自我按摩祛百病

李家盈　编著

人民体育出版社

前 言

自我按摩是一种自助的医疗手段，不依赖药物与器械，不依赖他人，不受时间地点的限制，是一种简便易行的医疗方法。

自我按摩运用各种不同的手法作用于施治部位，疏通经络，行气活血，调节脏腑与病变部位的生理状态，整复失常的解剖位置，通过坚持不懈的治疗，逐渐达到康复的效果。其主要功效如下：

一、调节脏腑功能

人的一切生理活动都离不开脏腑经络，内脏器官的疾病会在相应的经络和穴位上表现出来。例如，患慢性胃炎时，胃俞、脾俞、中脘、章门等穴位会出现明显压痛，并伴有大小不等的结节。按摩这些穴位，推运上腹部与背部膀胱经，辅以点足三里与内关穴，调和胃气而止痛，经过系统的自我按摩，症状会逐渐减轻以至痊愈。

二、疏通经络

经络不通、气血受阻就会引起疾病。神经衰弱、高血压病、脑震荡后遗症等都会伴有头痛、头晕、失眠等症状，其头顶、颞部的太阳、悬颅、率谷、角孙、风池、百会等穴位都能触摸到大小不等的结节与条索，并伴有明显压痛。这是经络不通的表现，"不通则痛"。采用推、揉、捏、按、揪、掐、点等手法舒筋活络，引邪外出，软化硬结，消除病理产物，使气血通畅，从而达到"通则不痛"的疗效。

三、调节神经系统功能

按摩通过自主神经反射，调节中枢神经系统功能，改善人的精神与心理状态。一些疾病，如神经衰弱、慢性疲劳综合征、更年期综合征等，都会出现烦躁不安、忧郁焦虑、心悸多汗、失眠多梦、头昏脑胀等症状。采用分推阴阳、推运印堂、双运太阳、五指推顶、干洗头、抹双柳、疏头维、一指托天、推心置腹等手法，往往能取得立竿见影的效果。按摩后，神清气爽、畅胸抒怀，前后判若两人。但是，对于这些疾病的治疗不会一蹴而就，只有经过坚持不懈的自我按摩，才能获得满意效果。

四、促进血液循环

在大白兔的两个膝关节内注入蓝墨水，对一侧膝关节进行按摩，然后切开两个膝关节，结果发现按摩的膝关节内蓝墨水消失了，未按摩的膝关节内蓝墨水依然大部分存在。这一实验充分证明，按摩能促进血液循环，加速有害物的排泄，进而促进受损部位的修复。

五、祛瘀生新

活血化结、祛瘀生新是按摩的黄金法则。一些疾病，如髌尖末端病、胫腓骨疲劳性骨膜炎、行军足等，吃药打针无济于事，而按摩与自我按摩却能获得满意的效果，通过推、揉、捏、掐、刮、拨、捋等手法，活血止痛、祛瘀化结，消除病理产物，促进新生组织的生长，从而达到肢体康复的效果。

自我按摩是一项容易入门的医疗技术，只要认真揣摩、悉心体验、反复实践，人人都能掌握。自己动动手就能把病赶走，运用自我按摩，有人竟治愈多年的慢性胃炎，有人治好了肩周炎，也有人治愈反复发作的偏头痛，这样的例子不胜枚举。

自我按摩对于某些疾病可起到立竿见影的效果，而对于一些慢性疾病，如颈椎病、肩周炎、骨关节病等则不会一蹴而就，需要经过坚持不懈的长期自我按摩治疗，才能达到逐渐康复的效果。

自我按摩有一定的适应症，骨肿瘤、关节结核、出血性疾病、皮肤破损、严重的心脑疾病等禁忌做自我按摩。

《自我按摩祛百病》一书对90多种疾病的病因、临床表现、治疗方法、注意事项等作了简明扼要的介绍，对每种疾病的治疗步骤、自我按摩手法作了详细论述。每种治疗手法都有图片演示，让人一看就懂，一学就会。本书图文并茂，通俗易懂，适合不同文化层次、不同年龄段的读者阅读。

本书在编写过程中承蒙北京医科大学及有关部门的领导、同仁鼎力相助，谨在此表示衷心的谢意！由于作者水平有限，书中不妥与错误之处恳请读者批评指正，不胜感激。

目 录

第一章 自我按摩手法 (1)

一、基础按摩手法 (1)

    1. 推法 (1)

    2. 揉法 (2)

    3. 捏法 (3)

    4. 拨法 (3)

    5. 搓法 (4)

    6. 掐法 (5)

    7. 点法 (6)

    8. 捻法 (7)

    9. 按法 (7)

    10. 挤法 (8)

    11. 揪法 (9)

    12. 滚法 (10)

    13. 捋法 (10)

    14. 擦法 (11)

    15. 拿法 (12)

    16. 抓法 (12)

    17. 刮法 (13)

    18. 提法 (14)

1

19. 拘法 …………………………………………（14）
20. 合法 …………………………………………（15）
21. 分法 …………………………………………（15）
22. 勒法 …………………………………………（16）
23. 搔法 …………………………………………（16）
24. 抚法 …………………………………………（17）
25. 抹法 …………………………………………（17）
26. 扭法 …………………………………………（18）
27. 运法 …………………………………………（19）
28. 抖法 …………………………………………（19）
29. 握法 …………………………………………（20）
30. 屈法 …………………………………………（21）
31. 伸法 …………………………………………（21）
32. 拍法 …………………………………………（22）
33. 劈法 …………………………………………（23）
34. 捶法 …………………………………………（23）
35. 扣法 …………………………………………（24）
36. 梳法 …………………………………………（25）
37. 振法 …………………………………………（25）
38. 戳法 …………………………………………（26）
39. 拢法 …………………………………………（26）
40. 拭法 …………………………………………（27）
41. 拂法 …………………………………………（27）
42. 抵法 …………………………………………（28）
43. 缕法 …………………………………………（28）
44. 散法 …………………………………………（29）
45. 啄法 …………………………………………（30）
46. 挪法 …………………………………………（30）

47. 摸法 …………………………………………………（31）

48. 切法 …………………………………………………（31）

49. 捣法 …………………………………………………（32）

二、复合按摩手法 ……………………………………………（33）

   1. 弹筋法 ………………………………………………（33）

   2. 平推法 ………………………………………………（33）

   3. 刨推法 ………………………………………………（34）

   4. 掌擦法 ………………………………………………（35）

   5. 指揉法 ………………………………………………（35）

   6. 掌抹法 ………………………………………………（36）

   7. 揉按法 ………………………………………………（37）

   8. 搓捋法 ………………………………………………（37）

   9. 揉捏法 ………………………………………………（38）

   10. 拇指抹法 …………………………………………（39）

   11. 指摩法 ……………………………………………（39）

   12. 拇指按法 …………………………………………（40）

   13. 鱼际擦法 …………………………………………（41）

   14. 拳顶法 ……………………………………………（41）

   15. 旋推法 ……………………………………………（42）

   16. 臂揉法 ……………………………………………（43）

   17. 金凤摆尾法 ………………………………………（43）

   18. 托肘摇肩法 ………………………………………（44）

   19. 归挤法 ……………………………………………（44）

   20. 虎口推搓法 ………………………………………（45）

   21. 指点手掌三穴法 …………………………………（45）

   22. 搓捋膝部法 ………………………………………（46）

   23. 搓揉涌泉法 ………………………………………（46）

24. 掌根按法 …………………………………（47）
25. 揉拿手三阳法 ……………………………（47）
26. 揉拿手三阴法 ……………………………（48）
27. 掐四缝法 …………………………………（48）
28. 掐八邪法 …………………………………（49）
29. 掐十宣法 …………………………………（49）
30. 掐八风法 …………………………………（50）
31. 补泻神阙法 ………………………………（50）
32. 双点章门法 ………………………………（51）
33. 推运胃脘法 ………………………………（51）
34. 碟转法 ……………………………………（52）
35. 指点三脘法 ………………………………（52）
36. 点鸠掐里法 ………………………………（53）
37. 合掌习颈法 ………………………………（53）
38. 四指戳顶法 ………………………………（54）
39. 推运印堂法 ………………………………（54）
40. 抹双柳法 …………………………………（54）
41. 双指开宫法 ………………………………（55）
42. 双揪铃铛法 ………………………………（55）
43. 二龙戏珠法 ………………………………（56）
44. 一指托天法 ………………………………（56）
45. 干洗头法 …………………………………（57）
46. 干洗脸法 …………………………………（57）
47. 推鼻梁法 …………………………………（57）
48. 巡眼眶法 …………………………………（58）
49. 双手理额法 ………………………………（58）
50. 双指推颈法 ………………………………（59）
51. 纵擦颈项法 ………………………………（59）

52. 鸣天鼓法 …………………………………………（60）

53. 拳旋法 ……………………………………………（60）

54. 掌旋法 ……………………………………………（61）

55. 双运太阳法 ………………………………………（61）

第二章　人体经络与常用穴位 ……………………（62）

一、十四经穴位 ………………………………………（62）

1. 手太阴肺经穴位 ………………………………（62）

2. 手阳明大肠经穴位 ……………………………（64）

3. 足阳明胃经穴位 ………………………………（66）

4. 足太阴脾经穴位 ………………………………（70）

5. 手少阴心经穴位 ………………………………（71）

6. 手太阳小肠经穴位 ……………………………（73）

7. 足太阳膀胱经穴位 ……………………………（76）

8. 足少阴肾经穴位 ………………………………（80）

9. 手厥阴心包经穴位 ……………………………（82）

10. 手少阳三焦经穴位 ……………………………（84）

11. 足少阳胆经穴位 ………………………………（86）

12. 足厥阴肝经穴位 ………………………………（89）

13. 督脉穴位 ………………………………………（91）

14. 任脉穴位 ………………………………………（94）

二、经外奇穴 …………………………………………（96）

1. 头面部经外奇穴 ………………………………（96）

2. 颈背腰部经外奇穴 ……………………………（98）

3. 腹部经外奇穴 …………………………………（99）

5

4. 上肢部经外奇穴 …………………………………（100）

　　5. 下肢部经外奇穴 …………………………………（101）

第三章　各科常见疾病自我按摩 ……………………（102）

一、头颈部疾病 ………………………………………（102）

　　1. 颈椎病 ……………………………………………（102）

　　2. 落枕 ………………………………………………（105）

　　3. 头痛 ………………………………………………（107）

　　4. 偏头痛 ……………………………………………（110）

　　5. 面神经麻痹 ………………………………………（113）

　　6. 面肌痉挛 …………………………………………（116）

　　7. 脑震荡后遗症 ……………………………………（118）

二、腰背部与胸腹部疾病 ……………………………（121）

　　1. 急性腰扭伤 ………………………………………（121）

　　2. 腰部劳损 …………………………………………（123）

　　3. 腰椎间盘突出症 …………………………………（125）

　　4. 髂腰韧带损伤 ……………………………………（128）

　　5. 腰背风湿症 ………………………………………（131）

　　6. 第三腰椎横突综合征 ……………………………（133）

　　7. 冈上肌肌腱炎 ……………………………………（135）

　　8. 胸部软组织挫伤 …………………………………（138）

　　9. 胸部岔气 …………………………………………（140）

　　10. 肋间神经痛 ………………………………………（143）

　　11. 腹部肌肉损伤 ……………………………………（145）

　　12. 手术后肠粘连 ……………………………………（147）

13. 胸锁关节脱位后遗症 …………………………………（150）

三、肩部与上臂部疾病 …………………………………（152）

1. 肩关节周围炎 …………………………………………（152）
2. 肩关节扭挫伤 …………………………………………（155）
3. 肩袖损伤 ………………………………………………（157）
4. 肩关节脱位后遗症 ……………………………………（160）
5. 肩锁关节脱位后遗症 …………………………………（162）
6. 肱骨骨折后遗症 ………………………………………（164）

四、肘部与前臂部疾病 …………………………………（167）

1. 网球肘 …………………………………………………（167）
2. 肘关节尺侧副韧带损伤 ………………………………（169）
3. 肘关节骨折后遗症 ……………………………………（172）
4. 尺骨鹰嘴滑囊炎 ………………………………………（174）
5. 旋后肌综合征 …………………………………………（177）
6. 旋前圆肌综合征 ………………………………………（179）
7. 桡神经损伤 ……………………………………………（182）
8. 正中神经损伤 …………………………………………（184）

五、腕部与手部疾病 ……………………………………（187）

1. 腕关节损伤 ……………………………………………（187）
2. 腕管综合征 ……………………………………………（189）
3. 腕部小关节紊乱 ………………………………………（192）
4. 腕三角软骨盘损伤 ……………………………………（194）
5. 腕舟状骨骨折后遗症 …………………………………（197）
6. 腕凸症 …………………………………………………（199）
7. 指间关节扭伤 …………………………………………（202）

7

8. 指部腱鞘炎 …………………………………（205）
9. 手部职业性痉挛 ……………………………（207）
10. 桡骨茎突部狭窄性腱鞘炎 …………………（210）
11. 掌腱膜挛缩症 ………………………………（212）
12. 指间关节脱位后遗症 ………………………（214）
13. 月骨脱位后遗症 ……………………………（217）

六、臀部与大腿部疾病 ……………………………（219）

1. 弹响髋 ………………………………………（219）
2. 梨状肌综合征 ………………………………（222）
3. 股四头肌损伤 ………………………………（225）
4. 股后肌群损伤 ………………………………（227）
5. 股内收肌综合征 ……………………………（230）

七、膝部与小腿部疾病 ……………………………（233）

1. 增生性膝关节炎 ……………………………（233）
2. 膝外侧副韧带损伤 …………………………（236）
3. 髌尖末端病 …………………………………（239）
4. 髌骨骨折后遗症 ……………………………（241）
5. 鹅足损伤 ……………………………………（245）
6. 胫骨结节炎 …………………………………（247）
7. 胫骨疲劳性骨膜炎 …………………………（250）
8. 小腿三头肌拉伤 ……………………………（253）
9. 腓肠肌痉挛 …………………………………（255）
10. 腓肠肌损伤 …………………………………（258）
11. 胫神经损伤 …………………………………（261）
12. 腓总神经损伤 ………………………………（263）

八、足踝部疾病 （266）

1. 踝关节扭伤 （266）
2. 踝关节骨折后遗症 （268）
3. 足副舟骨损伤 （270）
4. 跟腱周围炎 （273）
5. 跟骨结节炎 （275）
6. 跖趾关节挫伤 （277）
7. 跗管综合征 （280）
8. 跖骨疲劳性骨膜炎 （282）
9. 跖趾关节脱位后遗症 （285）

九、内外科与五官科疾病 （287）

1. 风寒感冒 （287）
2. 慢性支气管炎 （290）
3. 慢性鼻炎 （292）
4. 近视眼 （295）
5. 神经衰弱 （297）
6. 失眠 （300）
7. 晕动病 （302）
8. 中暑 （305）
9. 胃神经官能症 （307）
10. 高血压病 （310）
11. 呃逆 （312）
12. 便秘 （315）
13. 冻伤 （318）
14. 雷诺氏病 （320）

第一章　自我按摩手法

自我按摩手法分为基础按摩手法和复合按摩手法两大类，共104种手法。每一种手法需勤加练习，熟练掌握，以达运用自如、发挥效用的目的。

一、基础按摩手法

1. 推法

推法是以拇指指腹或手掌着力于施治部位，做往返的移动，是按摩常用手法之一。

【操作要领】坐位，以拇指指腹或手掌置于施治部位，用一定的压力做往返的直线向前推进。推进时用力要平稳，由轻到重，刚柔相济。推法有指推法、刨推法、掌推法、拳推法等（图1-1-1～图1-1-4）。

【功效】通经活络，祛瘀消积，消肿止痛，温经散寒。

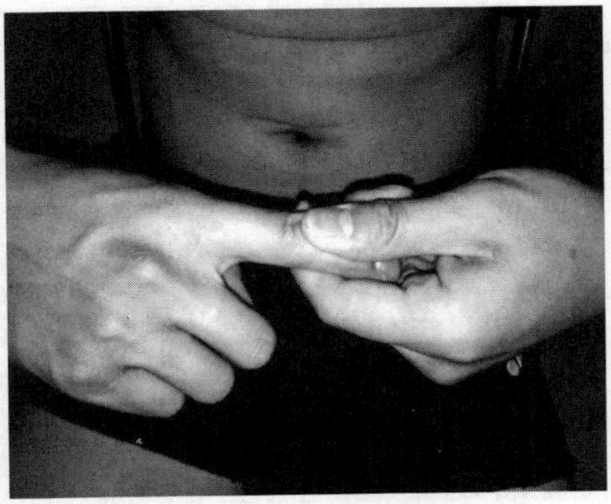

图1-1-1　指推法

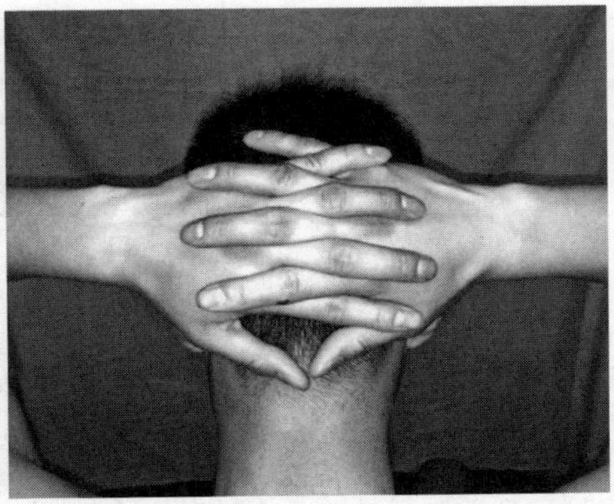

图1-1-2　刨推法

1

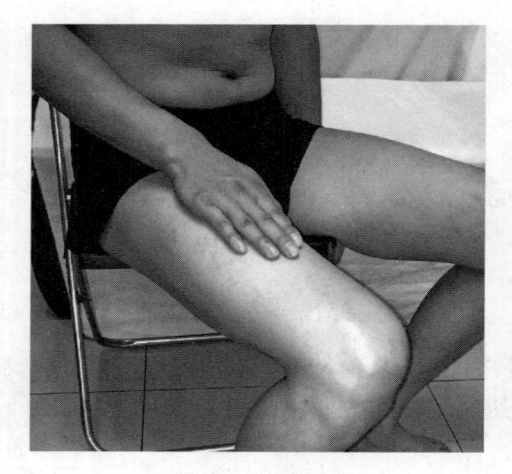

图1-1-3 掌推法 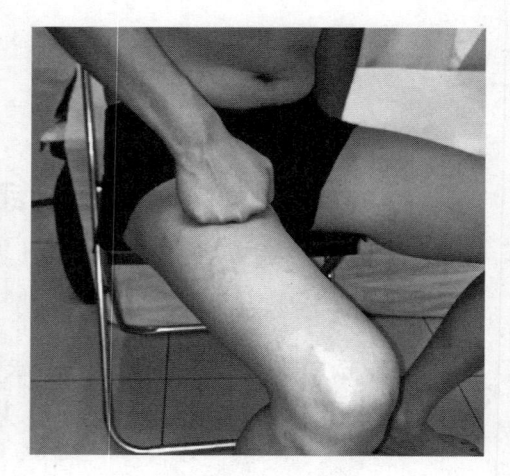　　　　　　　　　图1-1-4 拳推法

2. 揉法

揉法是以手指与手掌着力于施治部位，做柔和的旋转揉动。

【操作要领】坐位，以指腹、掌根、大小鱼际及掌心着力于施治部位，做旋转回环的连续动作，动作要连贯，用力要均匀。揉法有掌揉法、指揉法等（图1-1-5、图1-1-6）。

【功效】调和气血，温经散寒，活血止痛。

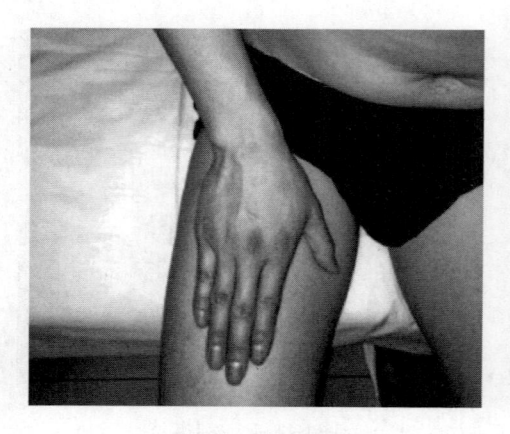

图1-1-5 掌揉法 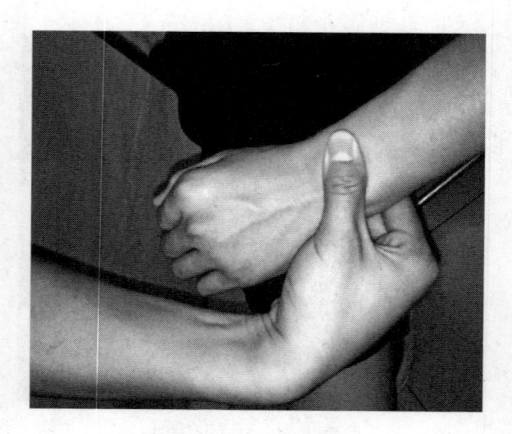　　　　　　　　　图1-1-6 指揉法

3. 捏法

捏法是以拇指与其余四指的对合力夹住施治部位的肌肤，做反复交替的捏挤。

【操作要领】坐位，拇指与其余四指呈钳形，夹住施治部位，均匀地挤捏皮肉肌筋，一紧一松地自然推进。手法要灵活自如，柔中有刚，刚中有柔，刚柔相济。捏法是十大常用按摩手法之一，多用于四肢与肩颈部（图1-1-7、图1-1-8）。

【功效】通经活络，松解肌筋，消肿止痛。

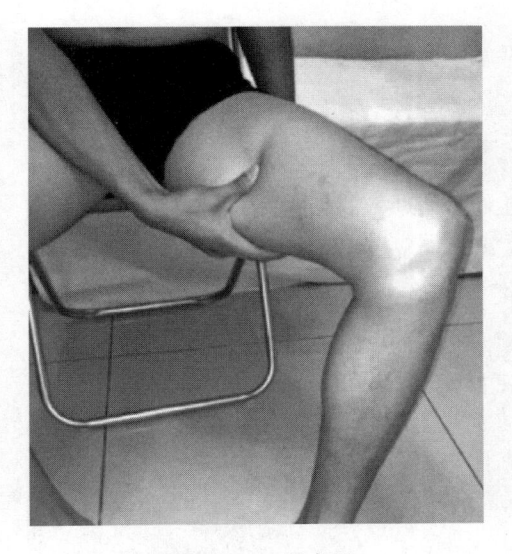

图1-1-7 捏大腿 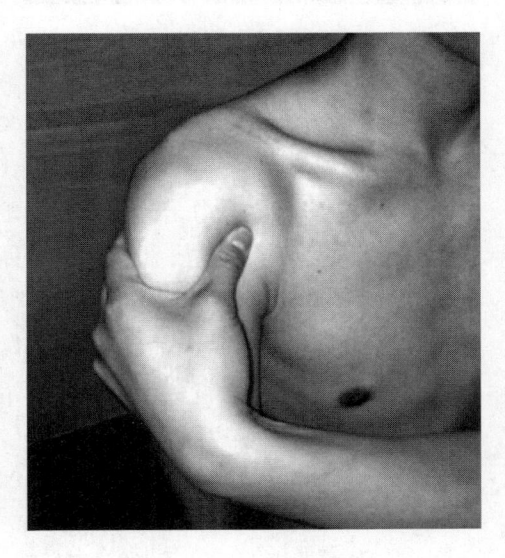　　　　　　　　图1-1-8 捏肩部

4. 拨法

拨法是以拇指端深按于施治部位并推动，按而动之为拨。

【操作要领】坐位，以拇指端对准施治部位，并与肌肉、肌腱的走行方向垂直，做左右拨动，由轻到重，由浅入深，拨动时手指下应有弹动感（图1-1-9、图1-1-10）。注意保护皮肤，不伤筋骨皮是按摩的原则之一。

【功效】梳理肌筋，软坚化结，以痛治痛。

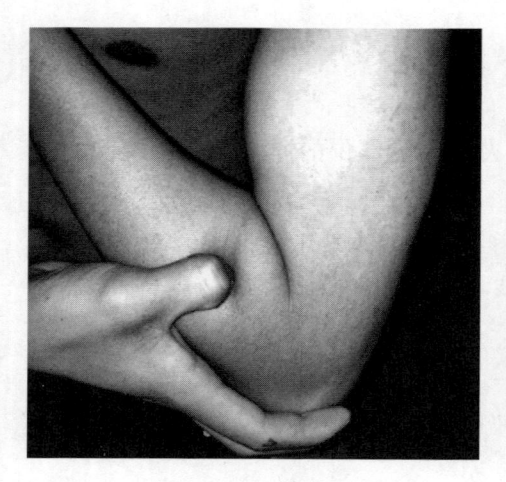

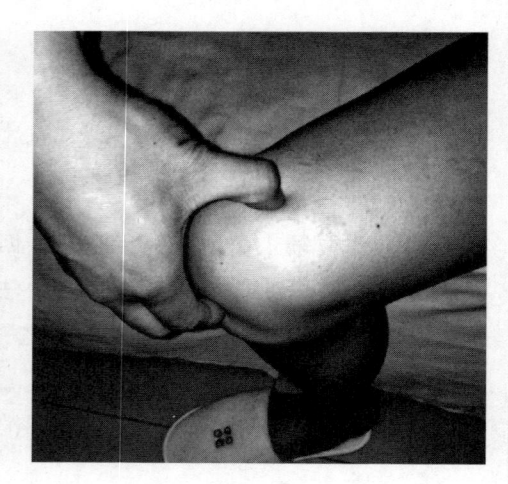

图1-1-9　拨法一　　　　　　　图1-1-10　拨法二

5. 搓法

搓法是以手掌着力于施治部位，自上而下地反复摩擦推动。

【操作要领】坐位，以手指或手掌着力于施治部位，自上而下反复摩擦推动，就像洗澡时的搓背动作，用力要深沉，由轻到重，再由重到轻（图1-1-11、图1-1-12）。注意保护皮肤。

【功效】引血下行，活血止痛，祛风散寒。

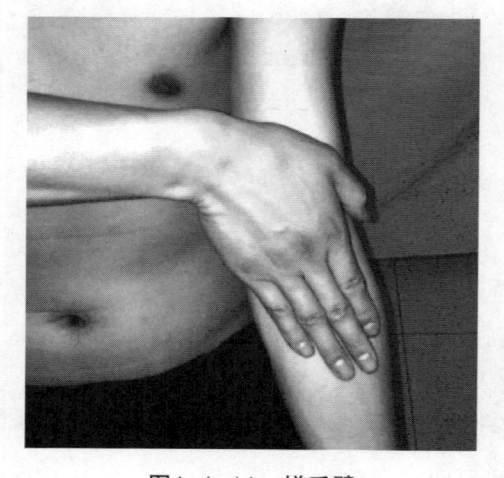

图1-1-11　搓手臂　　　　　　　图1-1-12　搓大腿

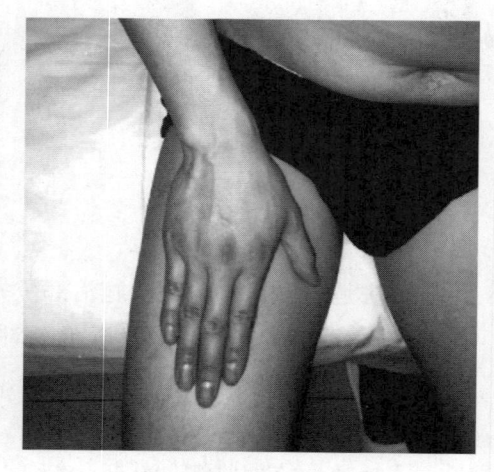

6. 掐法

掐法是以拇指端甲缘对准施治部位重按之，甲按为掐，起到以掐代针的作用。

【操作要领】坐位，以拇指端甲缘对准穴位，重按而掐之，30秒左右松开。掐法常用的穴位有人中穴、十宣穴、合谷穴、劳宫穴等（图1-1-13～图1-1-16）。此法是重刺激手法，具有醒脑开窍的功效。如患者昏厥时掐人中，可收到回阳救逆的效果。要注意保护皮肤，修剪指甲。

【功效】开窍醒脑，缓解痉挛，消肿止痛。

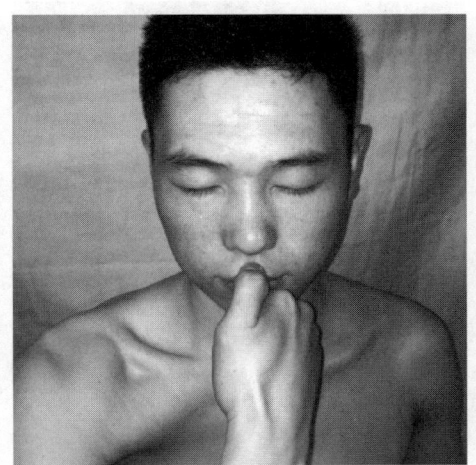

图1-1-13　掐人中穴

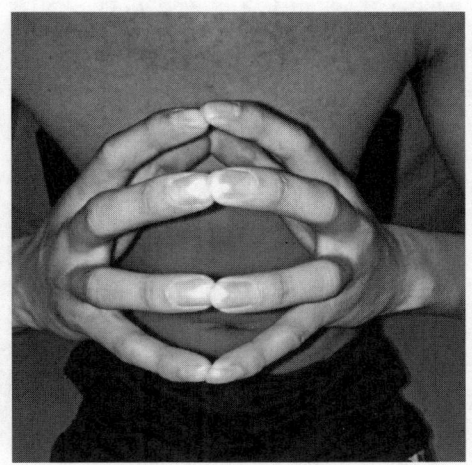

图1-1-14　掐十宣穴

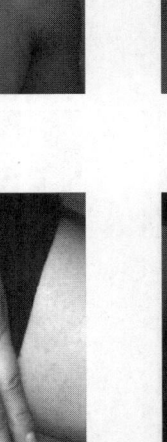

图1-1-15　掐合谷穴

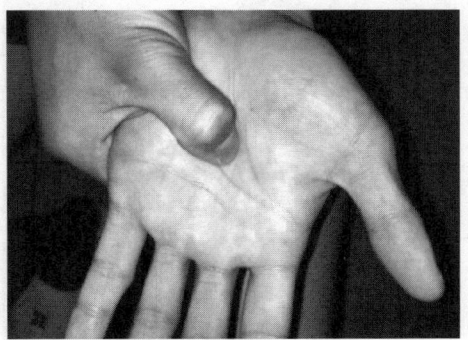

图1-1-16　掐劳宫穴

7. 点法

点法是以拇指端着力于施治部位或穴位，点而按之，按而压之，是常用的按摩手法之一。

【操作要领】坐位，以拇指端着力于施治部位或痛点，按而压之，逐渐用力，再逐渐减力，点30秒后松开再点，反复3～5次。点法的常用穴位有紫宫穴、落枕穴、曲池穴、风府穴等（图1-1-17～图1-1-20）。点法与掐法相似，但有区别，点法的着力点为指端，掐法的发力点为指端甲缘。

【功效】通经活络，调和气血，散瘀止痛。

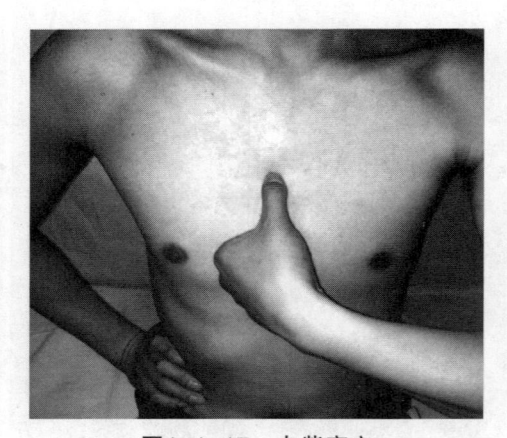

图1-1-17　点紫宫穴

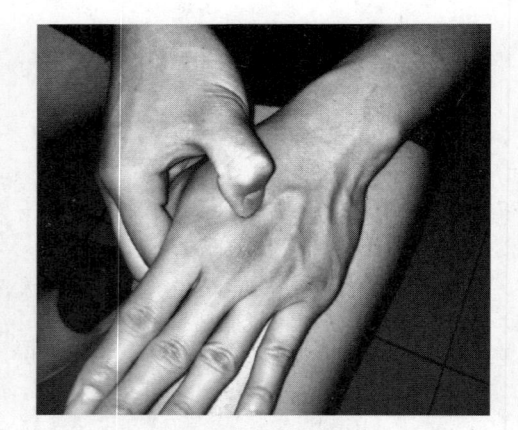

图1-1-18　点落枕穴

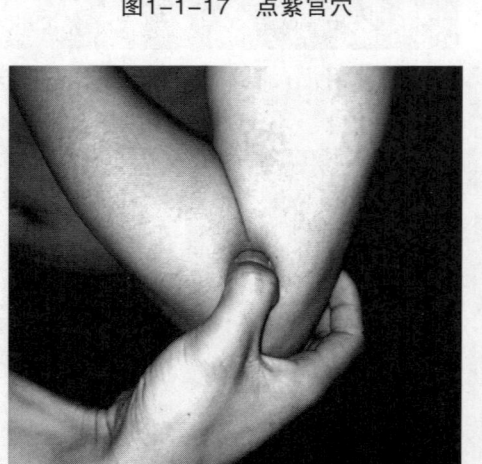

图1-1-19　点曲池穴

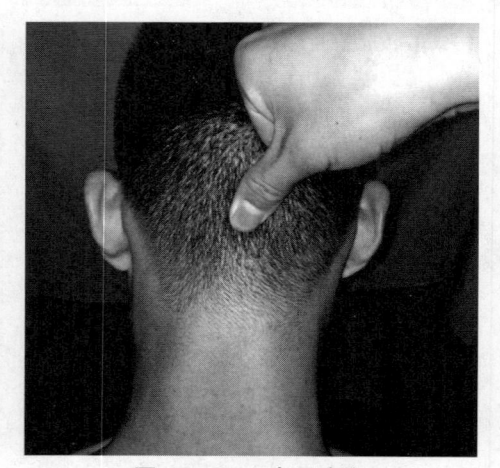

图1-1-20　点风府穴

8. 捻法

捻法是用拇指与食指捏住施治部位，做左右旋转搓动。

【操作要领】坐位，用拇指与食指指腹捏住施治部位，如捻线状快速捻搓，由表及里。此法多用于手指、足趾部和小关节部的按摩（图1-1-21～图1-1-23）。

【功效】滑利关节，消肿止痛，软坚化结。

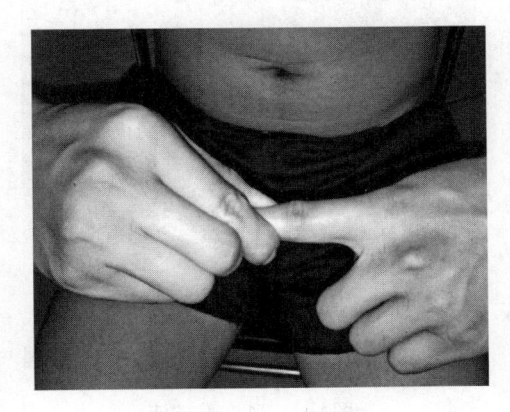

图1-1-21 捻手指

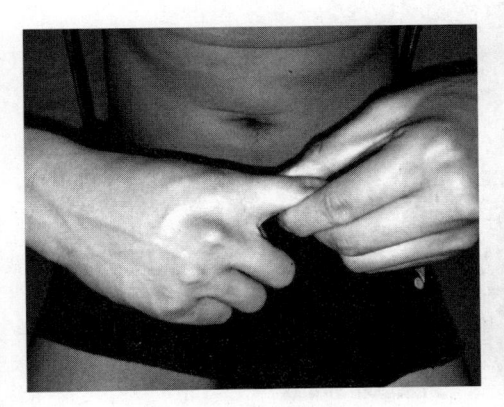

图1-1-22 捻指关节

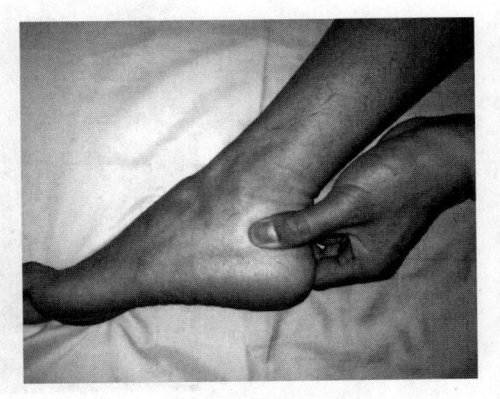

图1-1-23 捻跟腱

9. 按法

按法是以手指、手掌、拳头、肘尖着力于施治部位，逐渐用力下压。

【操作要领】坐位，伸臂，沉肩，伸腕，将力量集中于手指、手掌、拳头或肘尖下压（图1-1-24～图1-1-26）。此法多用于四肢和腰背部按摩，施力时由轻到重，再由重到轻，缓缓移动，反复操作。要用寸劲、巧劲，禁忌暴力操作。

【功效】松解肌筋，缓解痉挛，消炎止痛。

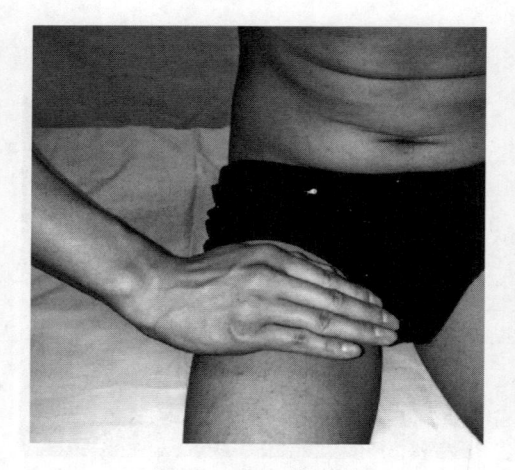

图1-1-24 掌按法　　　　　　　　图1-1-25 拳按法

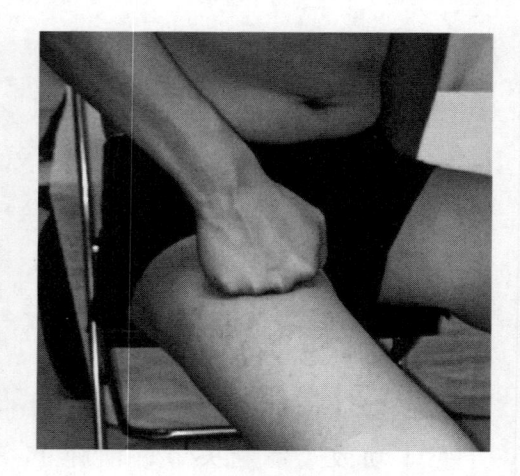

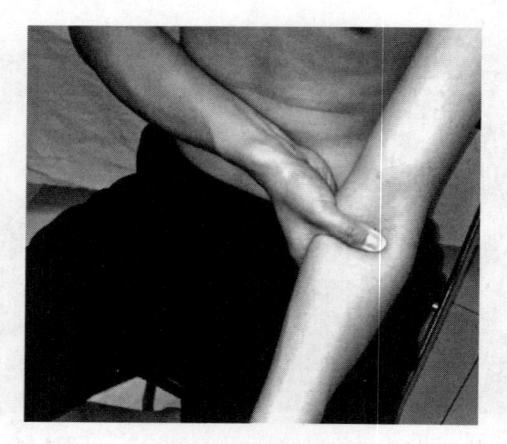

图1-1-26 指按法

10. 挤法

挤法是以手指或手掌的对合力，着力于施治部位挤而压之。

【操作要领】坐位，以单手的拇指与食指，或双手的拇指对合力着力于施治部位挤而压之、挤而合之，挤10秒后松开再挤（图1-1-27、图1-1-28）。如头痛时挤太阳穴，能取得立竿见影的效果，头痛立刻减轻。此法以挤后施治部位出现深红色或紫色为度，避免挤破皮肤。

【功效】引血下行，活血止痛，通经活络。

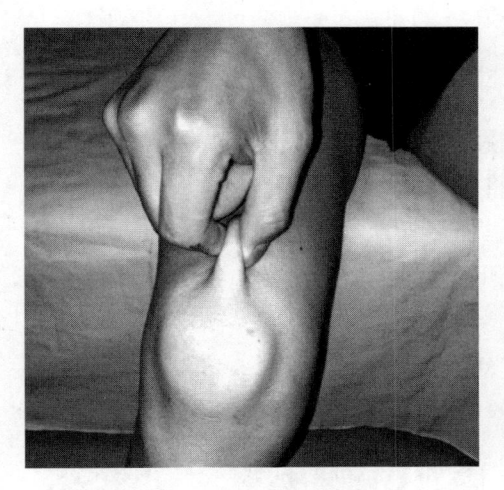

图1-1-27　单手挤法

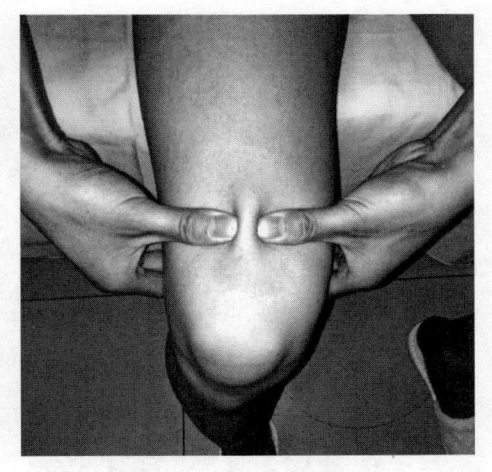

图1-1-28　双手挤压法

11. 揪法

揪法是以拇指食指指腹呈钳形，夹住施治部位的皮肤或肌筋，捏而提起，随即使之滑脱。

【操作要领】坐位，用拇指与食指夹住施治部位的皮肤或肌筋，捏紧后提起，随即滑离，如此反复操作20~30次，使局部皮肤呈深色或紫红色（图1-1-29、图1-1-30）。要用寸劲巧力，免伤皮肤。

【功效】疏通经络，祛风散寒，活血止痛。

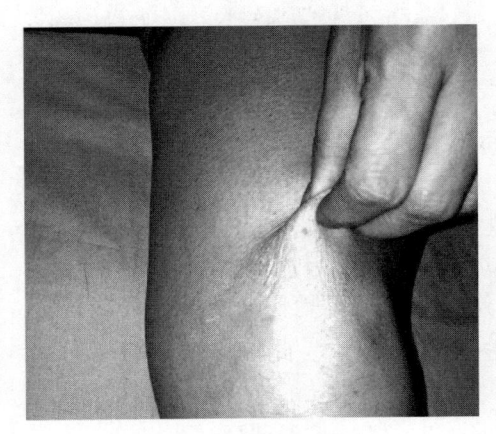

图1-1-29　单手揪法

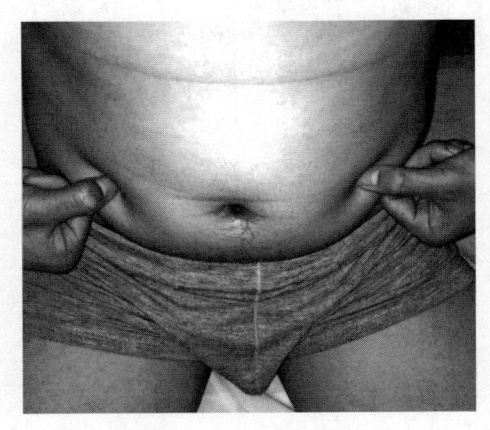

图1-1-30　双手揪法

9

12. 滚法

滚法是手握空拳，手背置于施治部位做往返内外的旋转滚动的手法。

【操作要领】坐位，一手半握拳，将手背置于施治部位，以小鱼际和手背为发力点，通过腕关节的灵活旋转，一翻一扣地往返滚动（图1-1-31、图1-1-32）。操作时手背要紧贴皮肤，不可跳跃，用力要均匀，动作要灵活自如。此法多用于肩部与四肢的按摩。

【功效】舒筋活络，消肿止痛，行气活血。

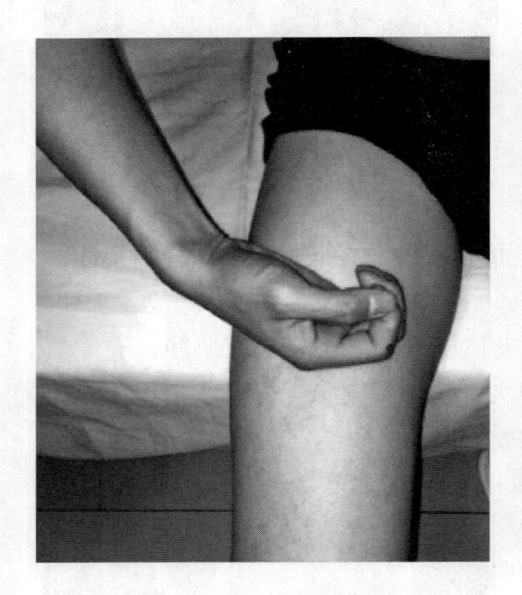

图1-1-31　半握拳滚法　　　　　　图1-1-32　臂滚法

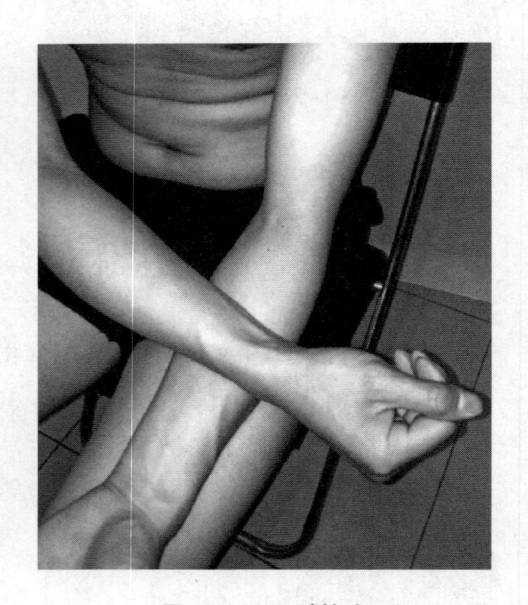

13. 捋法

捋法是以手掌紧贴肢体，由近端逐渐推压至远端的手法。

【操作要领】坐位，手掌置于肢体近端，自上而下地快速滑推至远端，形如捋胡子（图1-1-33、图1-1-34）。手法要灵活轻快。此法多用于四肢和颈部的按摩。

【功效】温通经络，散寒止痛，舒展肌筋。

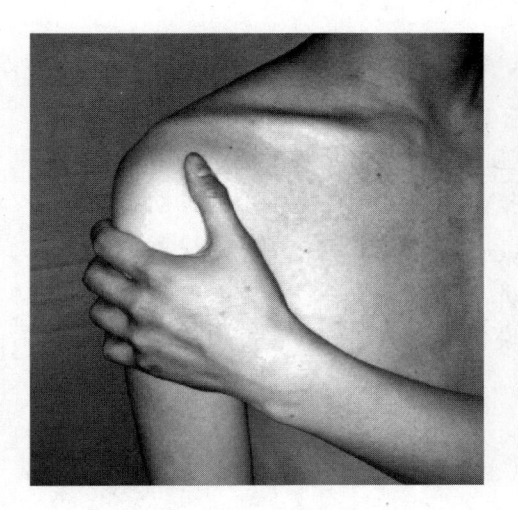

图1-1-33 捋上肢　　　　　　　图1-1-34 捋下肢

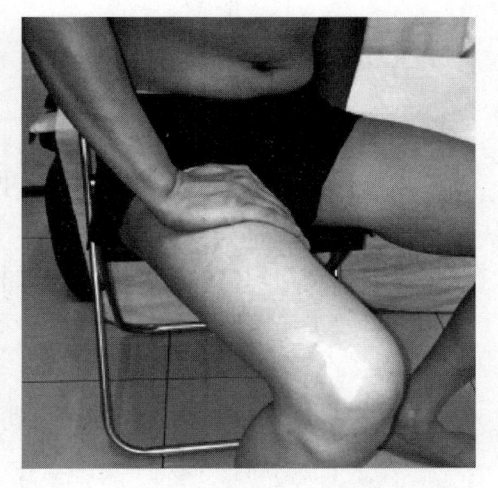

14. 擦法

擦法是以手掌紧贴皮肤，略微用力下压，做上下左右的直线摩擦。

【操作要领】坐位，手掌紧贴施治部位做直线往返摩擦。手法要灵活轻快，浮而不沉，滑而不滞（图1-1-35、图1-1-36）。动作要连贯，不可跳跃或中断。

【功效】温经活络，祛风散寒，活血化结。

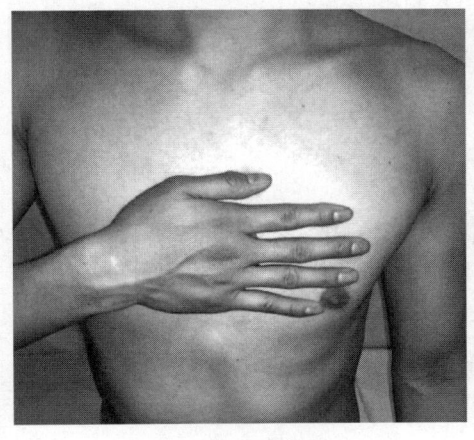

图1-1-35 掌擦胸部　　　　　　图1-1-36 掌擦膝部

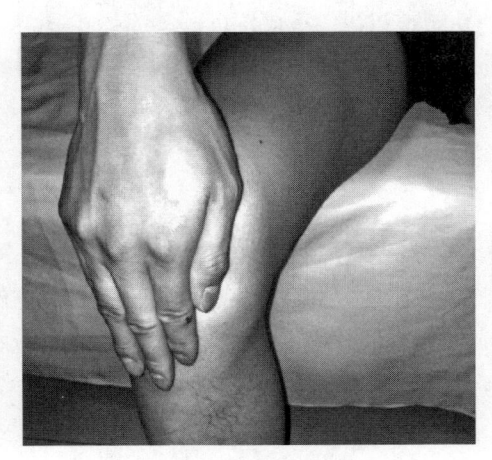

15. 拿法

拿法是拇指与其余四指呈钳形，将施治部位的肌筋夹住做捏提动作。

【操作要领】坐位，拇指与其余四指呈钳形，夹住施治部位的肌筋一紧一松地捏提，使局部有酸胀舒适之感（图1-1-37、图1-1-38）。注意手指对合时用力要柔和均匀，由轻到重，刚柔相济。

【功效】松解肌筋，活血止痛，散瘀化结。

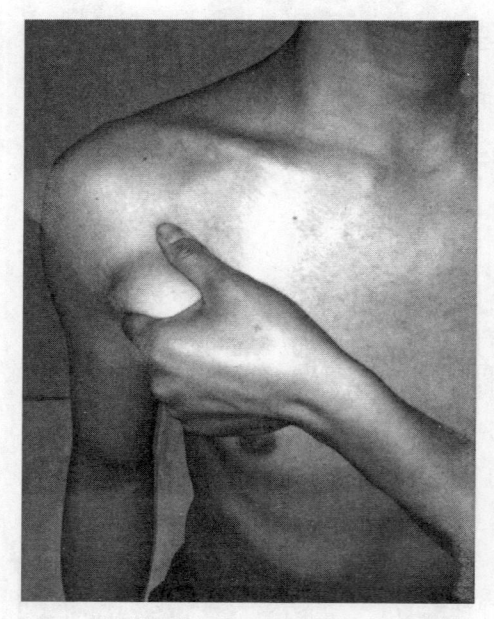

图1-1-37 拿胸大肌　　　　　　图1-1-38 拿三角肌

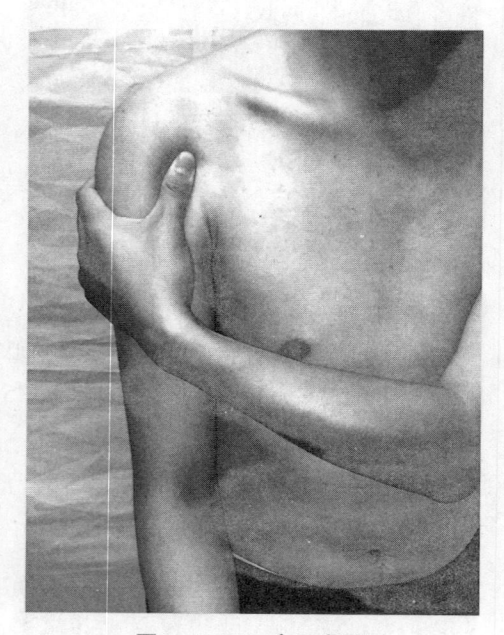

16. 抓法

抓法是用手掌满把捏拿施治部位的肌肤，然后逐渐松开的手法。

【操作要领】坐位，用掌根与五指指腹的对合力将施治部位的肌肤握于掌内，然后徐徐分开，如此反复操作2～3分钟（图1-1-39、图1-1-40）。注意修剪指甲，免伤皮肤。

【功效】通经活络，祛风镇痛，散瘀化结。

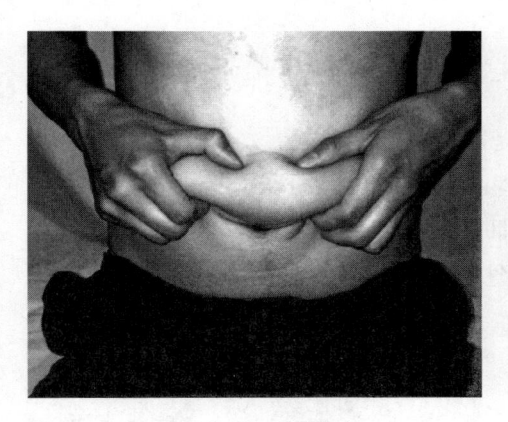

图1-1-39 抓肚皮

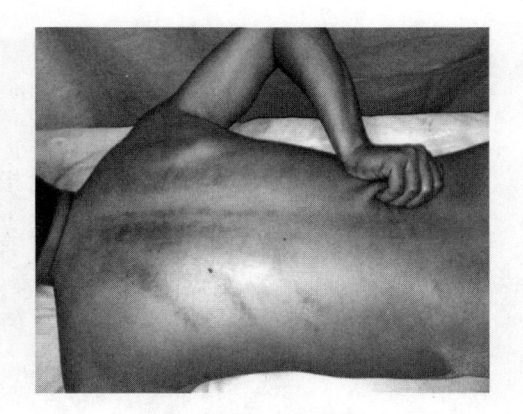

图1-1-40 抓腰部

17. 刮法

刮法是以拇指端甲缘或拳尖紧贴施治部位的皮肤，做反复刮拭的手法。

【操作要领】坐位，拇指端甲缘或拳尖（手背骨突出部）着力于施治部位，做快速直行或横行的刮拭（图1-1-41、图1-1-42）。要用寸劲巧力，直至被刮部位的皮肤呈现紫红色为止。注意保护皮肤。民间常用小酒杯或汤匙边缘蘸麻油刮皮肤治疗风湿性关节炎等症，称为刮痧。

【功效】引邪外出，祛风止痛，缓解粘连。

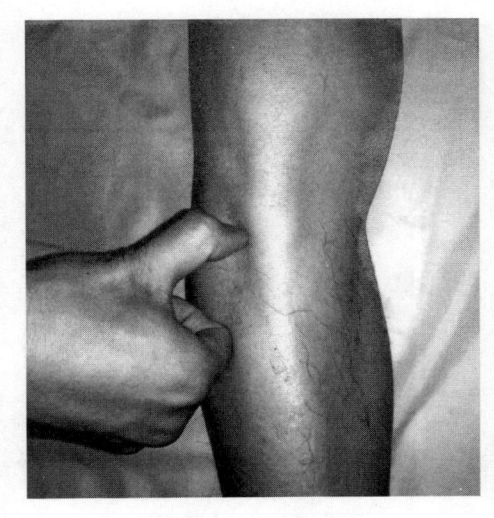

图1-1-41 拇指刮

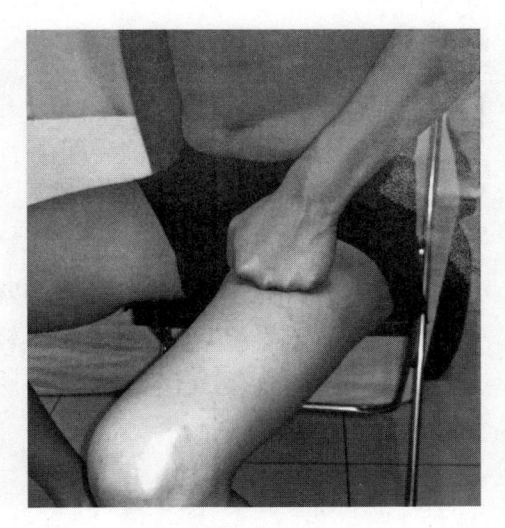

图1-1-42 拳尖刮

18. 提法

提法是正骨八法之一，提有提起、提伸与牵引之意。

【操作要领】坐位，用拇指与食指捏住施治部位的肌肤向上牵拉，要用寸劲巧力，不可生拉硬扯。提起肌肤后立即松开，然后再提，使局部的皮肤呈深红色便可，注意保护皮肤（图1-1-43、图1-1-44）。

【功效】通经活络，缓解粘连，活血止痛。

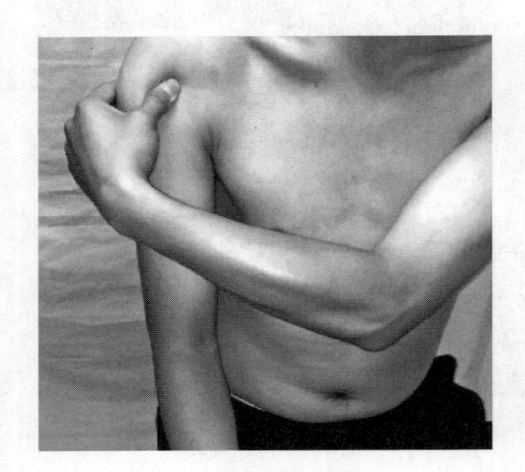

图1-1-43 提三角肌

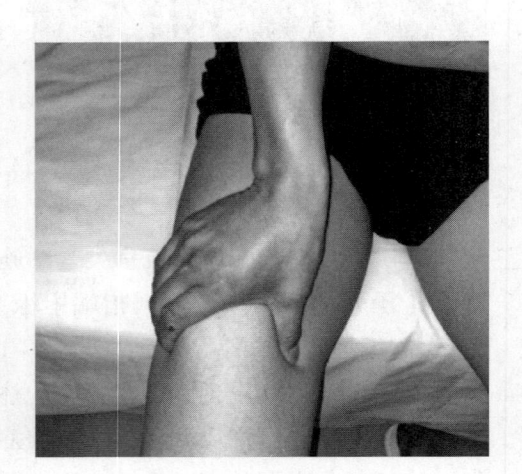

图1-1-44 提股四头肌

19. 抠法

抠法是食指弯曲呈钩形，以桡侧面紧贴施治部位着力并连续推抹的手法。

【操作要领】坐位，食指弯曲呈钩形，以食指第二与第三节的桡侧着力于施治部位，做连续的推抹，由轻到重，再由重到轻，刚柔相济（图1-1-45）。

【功效】开窍明目，提神醒脑，温经止痛。

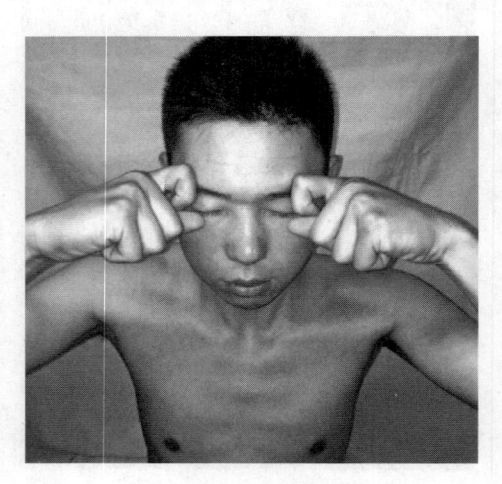

图1-1-45 抠双柳法

20. 合法

合法是以双手置于身体的对称部位，然后从两侧向中心合而拢之。

【操作要领】坐位，双手掌置于腹部两侧，向中心逐渐用力至合拢。双手要协调用力，手法要灵活自如，不能生推硬挤。此法多用于胸腹部和头部的按摩（图1-1-46）。

【功效】调和脾胃，理气活血，帮助消化。

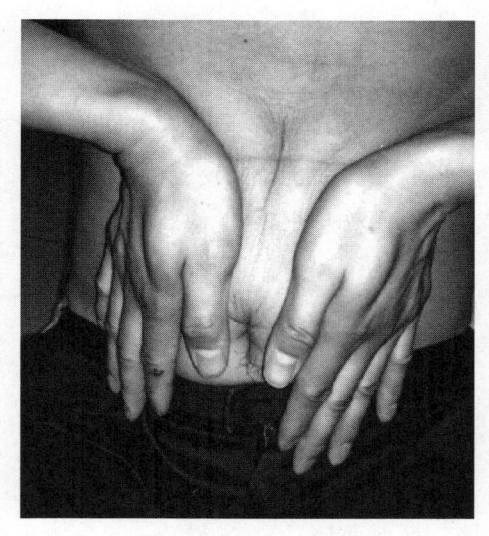

图1-1-46 腹部合法

21. 分法

分法是用双手掌或双手拇指指腹置于施治部位，向两侧分推的手法。

【操作要领】坐位，用双手掌或双手拇指指腹置于施治部位，向两旁推运。例如，头痛时用双手掌置于前额正中向两侧颞部推运。推运时双手用力要均匀，由轻到重，再由重到轻。用此法治疗头痛、头晕、晕车、晕船、晕飞机能获得手到病除的效果，屡试不爽。此法多用于头部、膝部的按摩（图1-1-47、图1-1-48）。

【功效】调和气血，开窍醒脑，明目止晕。

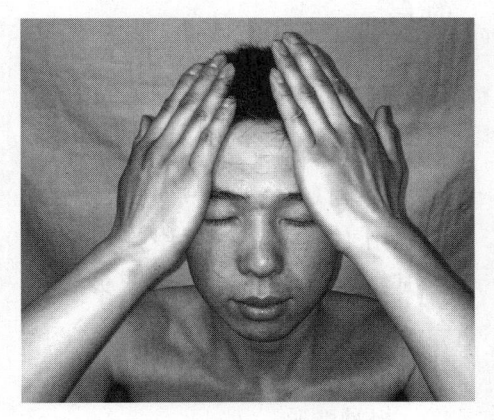

图1-1-47 分推前额

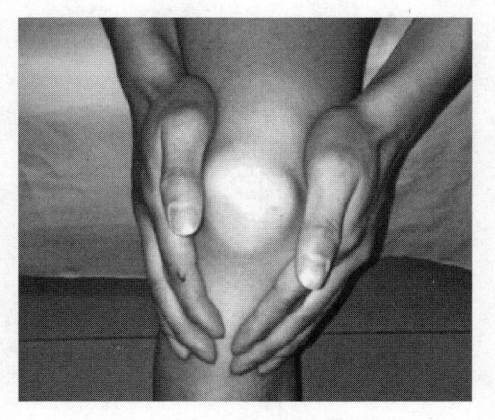

图1-1-48 分推大腿

22. 勒法

勒法是以食指与中指屈曲夹住患指的根部，急拉后松开的手法。

【操作要领】坐位，健侧食指与中指屈曲夹住患指的根部，两指略施力对合，然后迅速滑出指端。操作时要用寸劲巧力，此法多用于治疗手指与足趾损伤（图1-1-49）。

【功效】舒筋活血，消炎止痛，活血散瘀。

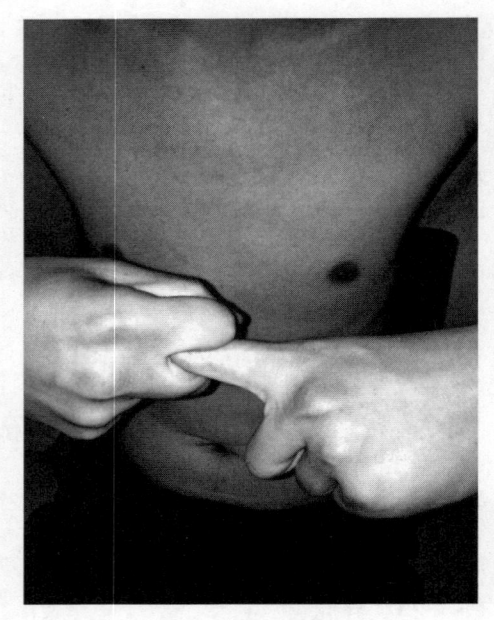

图1-1-49 勒法

23. 搔法

搔法是五指并拢微屈呈爪形，用指端在施治部位挠动浮抓的手法。

【操作要领】坐位，单手或双手五指略分开、微屈呈爪形，着力于施治部位，用指端轻柔地挠动浮抓（图1-1-50）。注意要指端用力，不可用指甲挠抓，以免损伤皮肤。此法多用于头部和颈肩部的按摩。

【功效】温煦皮肤，祛风止痒，提神醒脑。

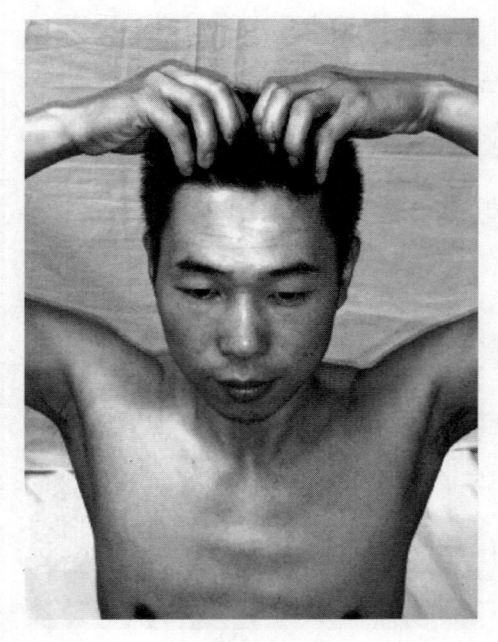

图1-1-50 搔法

24. 抚法

抚法是以手掌或五指置于施治部位，轻轻地按着并抚摩的手法。

【操作要领】坐位，用单手或双手的指腹或手掌平放在施治部位，做轻柔的直线往返或环旋的抚摩。注意手法要轻而不沉，滑而不滞，以局部温和舒适为宜。抚法为舒畅法之一，常与摩法、运法、推法密切配合使用。此法多用于头面部和腹部的按摩（图1-1-51、图1-1-52）。

【功效】镇静安眠，消肿止痛，消除浅瘀。

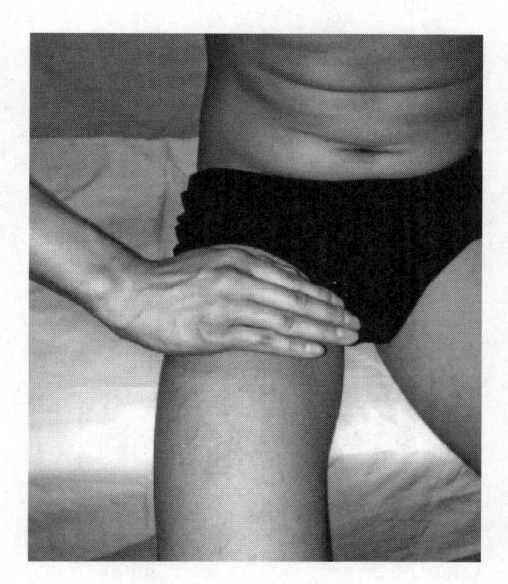

图1-1-51 抚大腿　　　　图1-1-52 抚腹部

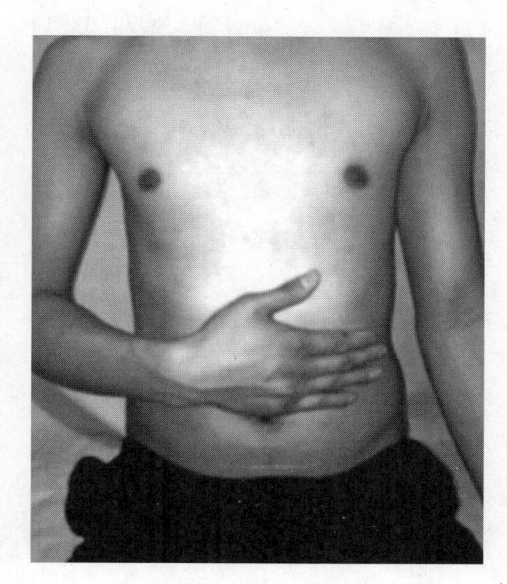

25. 抹法

抹法是以拇指指腹紧贴施治部位的皮肤，做上下左右的往返推动的手法。

【操作要领】坐位，拇指指腹或手掌着力于施治部位，做上下左右的往返推动，由轻到重（图1-1-53、图1-1-54）。此法与推法相似，但有区别，推法是单方向移动，抹法可任意往返移动。注意抹动时用力要均匀，手法要柔和舒适。

【功效】开窍醒脑，明目止晕，促进血运。

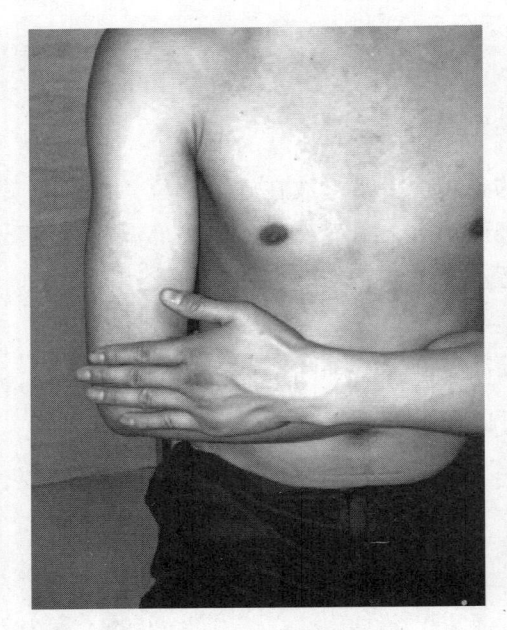

图1-1-53 抹前臂

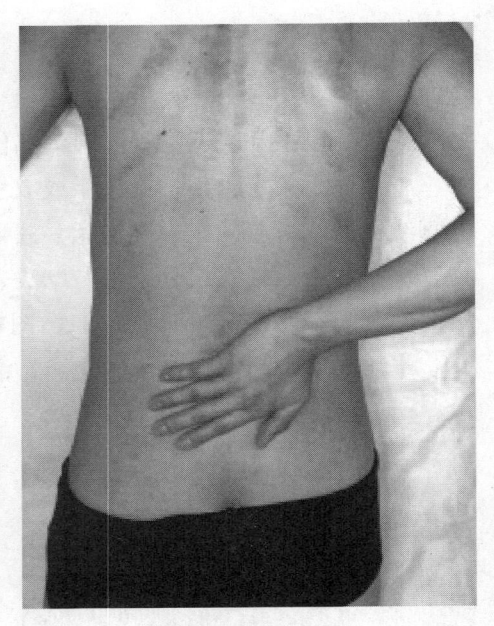

图1-1-54 抹腰部

26. 扭法

扭法是以拇指与食指指腹捏住施治部位的皮肤，做反复扭转的手法。

【操作要领】坐位，拇指与食指捏住施治部位的皮肤，略微上提，反复扭转，使局部皮肤呈紫红色（图1-1-55）。注意要用寸劲巧力，免伤皮肤。此法多用于肩背部和四肢关节部的按摩。

【功效】以痛治痛，祛风散寒，引血下行。

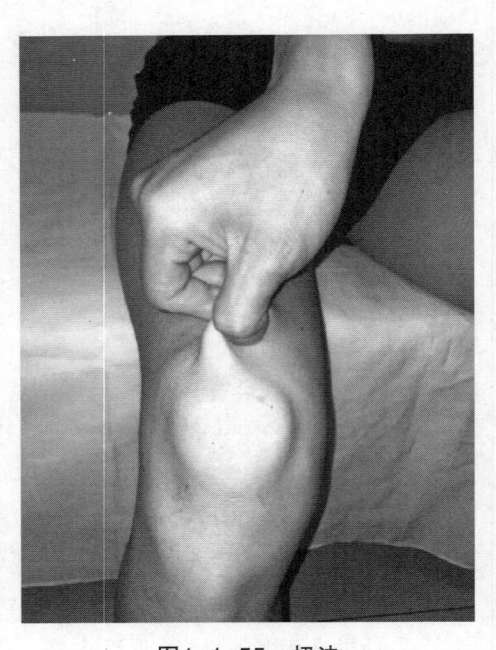

图1-1-55 扭法

27. 运法

运法是以拇指指腹或手掌着力于施治部位，做直线或环形的推摩揉动的手法。

【操作要领】坐位，拇指指腹或手掌贴于施治部位，做直线或环绕的运摩揉动，宜轻不宜重（图1-1-56、图1-1-57）。此法实为推法的演变，而较推法的幅度和面积大，常与推法并用，多用于胸腹部和头面部的按摩。

【功效】活血通脉，消肿止痛，安抚神经。

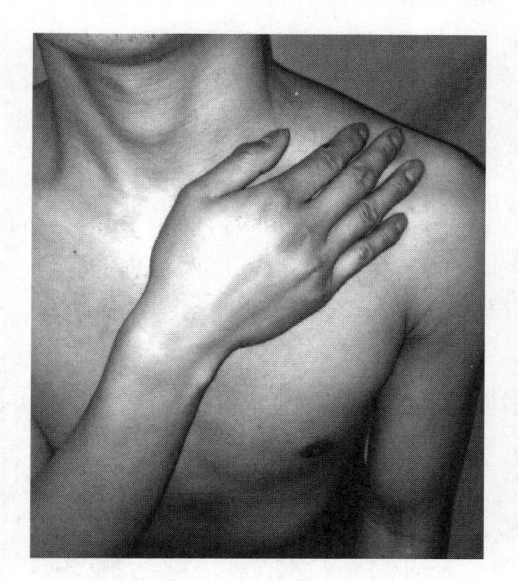

图1-1-56 手掌运法　　图1-1-57 拇指运法

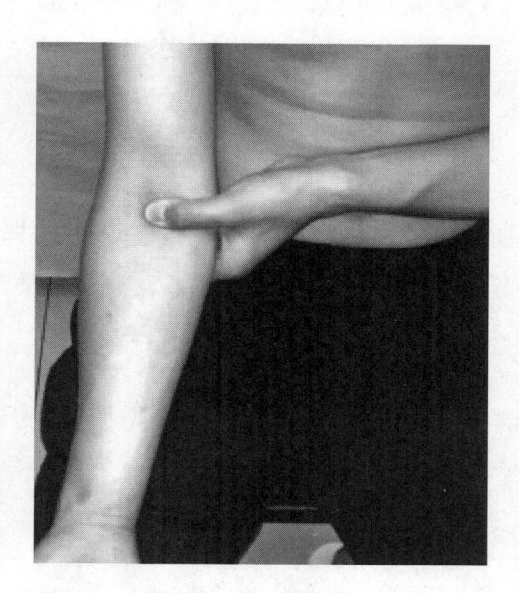

28. 抖法

抖法是用手握患肢或患指远端，做小幅度的上下连续颤动的手法。

【操作要领】坐位，手握患肢或患指远端，先以轻柔的手法摇转几次，使患部放松，随即稍微用力做连续的小幅度上下颤动，呈波浪形动作，连续3~4次（图1-1-58、图1-1-59）。要用寸劲巧力，不可猛然大幅度抖动。此法多用于四肢和手指的按摩，是手法治疗后的结束动作。

【功效】缓解粘连，滑利关节，消导化滞。

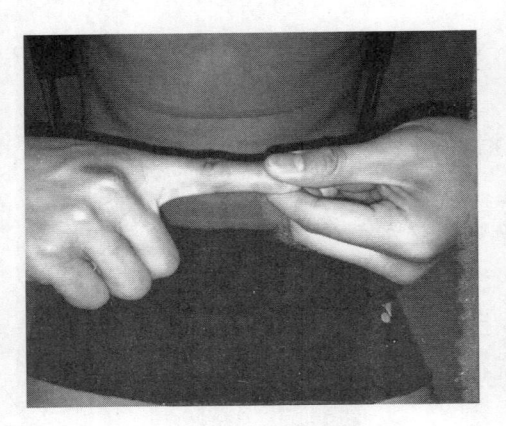

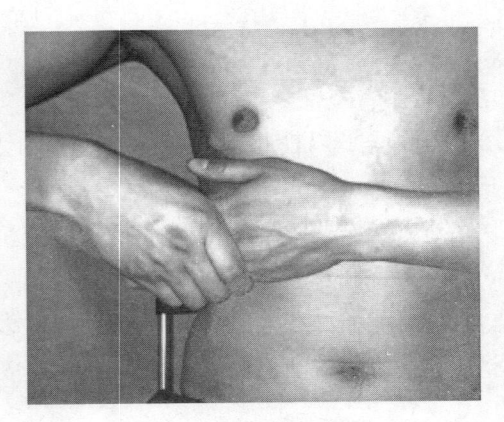

图1-1-58 抖手指   图1-1-59 抖腕关节

29. 握法

握法是用手攥住肢体,一紧一松地自上而下移动的手法。

【操作要领】坐位,用手握住肢体,然后一紧一松地自上而下循序移动(图1-1-60、图1-1-61)。手法要缓而有力,由表及里,刚柔相济。此法多用于四肢的按摩。

【功效】理顺肌筋,松解肌肉,消肿止痛。

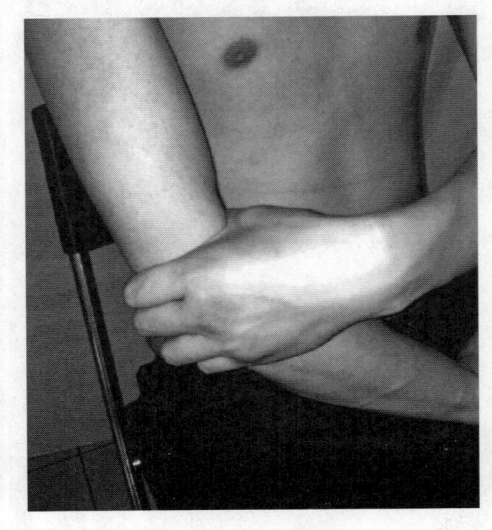

图1-1-60 握肘部   图1-1-61 握小腿

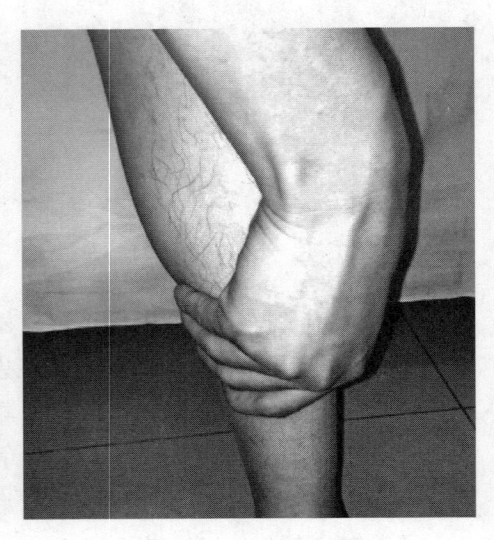

30. 屈法

屈法是对因伤处于僵直的关节施以推按使其屈曲的手法。

【操作要领】坐位,用健侧手握住患肢远端,然后缓缓推按,将僵直而不能屈的关节逐渐屈曲(图1-1-62、图1-1-63)。操作时手法要柔和,要用寸劲巧力,禁忌强力推按。必须注意,运用此法之前应先用抚法、推法、捏法、揉法,使关节周围的软组织充分放松,减轻屈曲阻力;治疗关节功能障碍不会一蹴而就,需经过多次反复治疗才能使关节逐步恢复正常功能。此法多用于关节僵直、关节创伤性粘连、关节屈曲困难者。

【功效】滑利关节,缓解粘连,活血止痛。

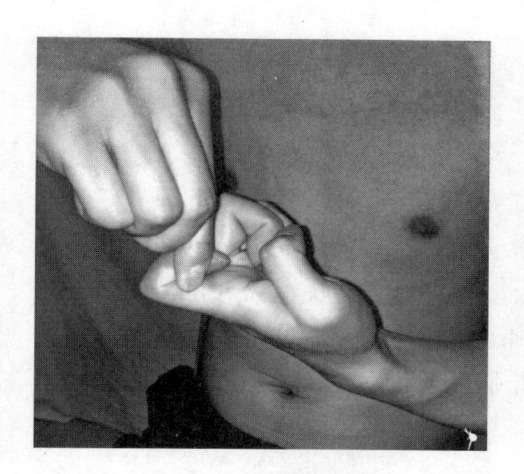

图1-1-62 屈指关节　　　　图1-1-63 屈肘关节

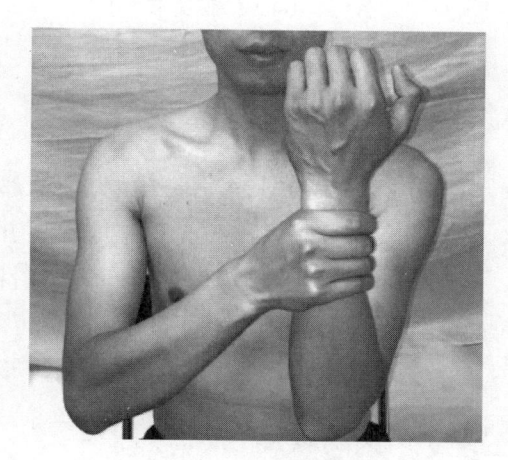

31. 伸法

伸法是对因伤处于屈曲状态不能伸直的关节施以推按与牵托的手法。

【操作要领】坐位,用健侧手握住患侧肢体远端,施力推按,使屈曲的关节逐渐伸直(图1-1-64、图1-1-65)。如果病情严重,不要急于求成,只有经过多次治疗才能使关节恢复正常功能。运用此法前要推运、推捋、揉捏患肢关节,使其周围软组织充分放松。施治时手法要稳妥柔和,不可生推硬按。此法多用于创伤性关节炎、骨折后遗症、关节伸屈不利等。

【功效】通利关节,缓解粘连,活血止痛。

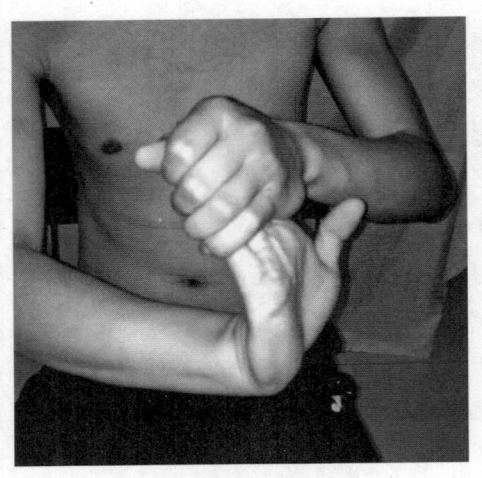

图1-1-64 伸腕关节　　　　　　　图1-1-65 伸踝关节

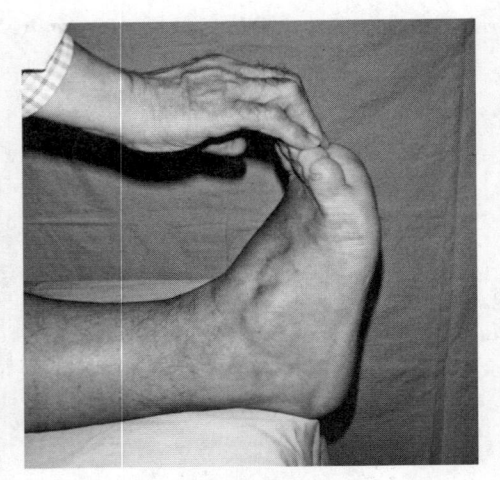

32. 拍法

五指并拢微屈，用虚掌拍打施治部位为拍法。

【操作要领】坐位，单手或双手五指并拢微屈，用手腕自然摆动，一起一落反复拍打施治部位（图1-1-66、图1-1-67）。手法要轻快柔和，富有节奏感，使局部有轻微振动。此法多用于背部及下肢，是按摩后的结束手法。

【功效】行气活血，缓解疼痛，放松肌筋。

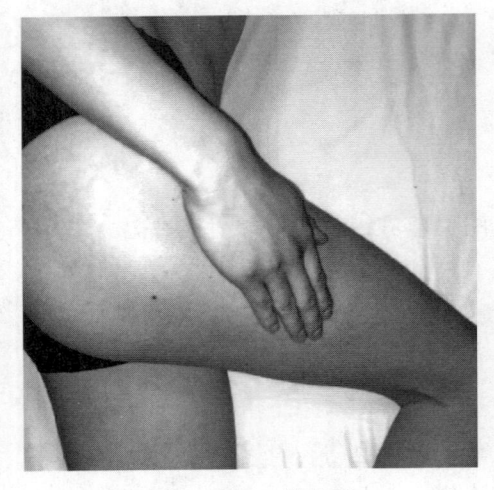

图1-1-66 拍大腿　　　　　　　图1-1-67 拍肩

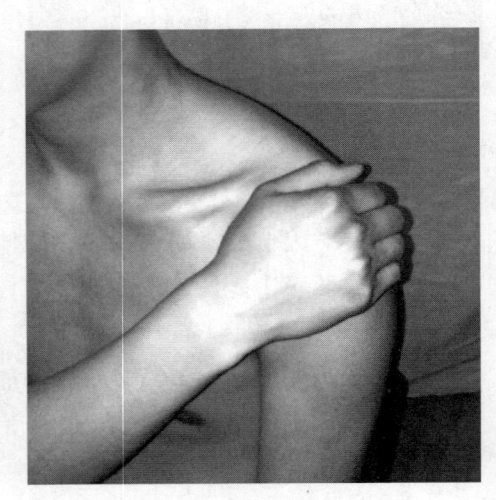

33. 劈法

五指并拢略屈，用尺侧掌指部劈打施治部位为劈法。

【操作要领】坐位，单手或双手五指并拢微屈，在手腕自然摆动的带动下，一起一落，以尺侧掌指部劈打施治部位（图1-1-68、图1-1-69）。手法要灵活自如，轻快柔和，使局部有舒适感。此法多用于腰背、臀部、大腿、肩部按摩。

【功效】引血下行，活血止痛，散瘀消肿。

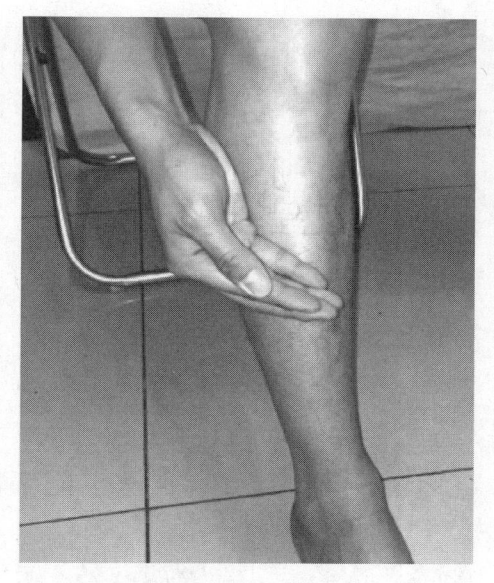

图1-1-68 劈小腿　　　　　　　　图1-1-69 劈大腿

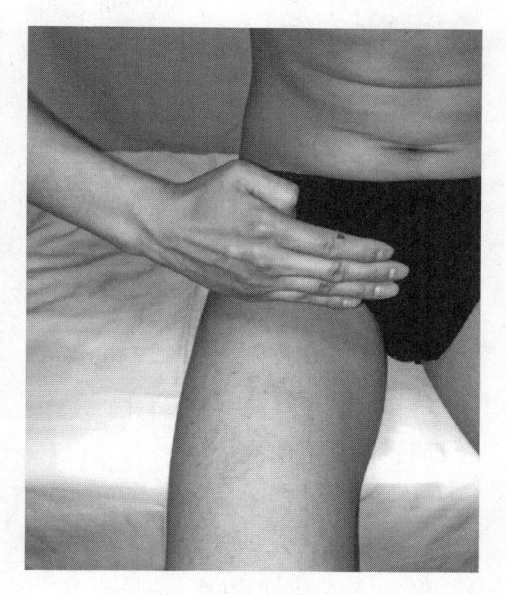

34. 捶法

五指握拳，用拳头的尺侧面捶击施治部位为捶法。

【操作要领】坐位，单手握拳或双手握拳，有节奏地自然起落捶击施治部位。手法要柔和和舒适，不可重捶重打（图1-1-70、图1-1-71）。此法多用于腰背部及下肢按摩。

【功效】引血下行，活血止痛，放松肌筋。

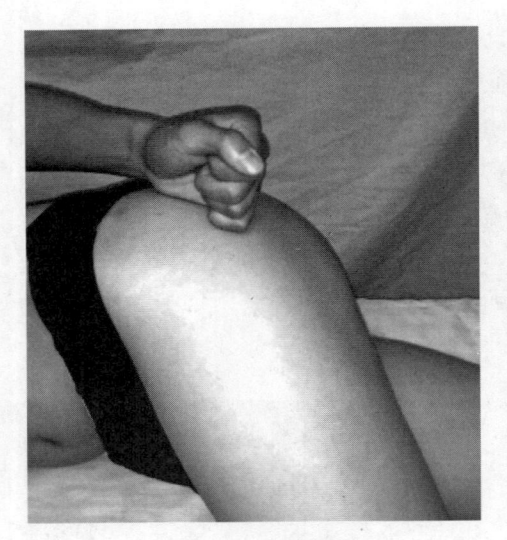

图1-1-70 捶臀部

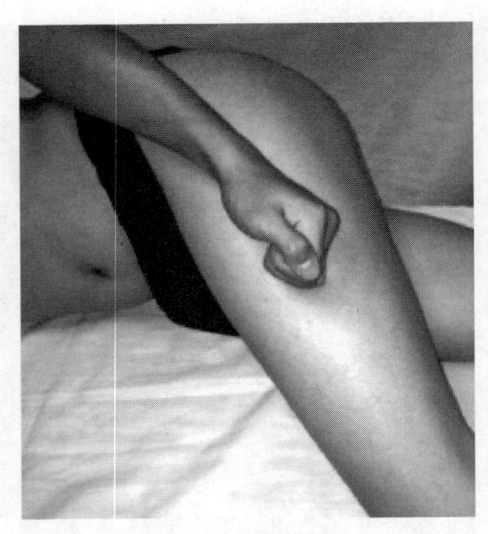

图1-1-71 捶大腿

35. 扪法

双手掌相互摩擦，待手发热后立即按压在施治部位为扪法。

【操作要领】坐位，双手掌相互摩擦生热后立即按压施治部位，使热气透入皮下组织，要多次反复，直至局部有温热感为止（图1-1-72）。此法多用于腹部。

【功效】温通经络，祛风散寒，缓解疼痛。

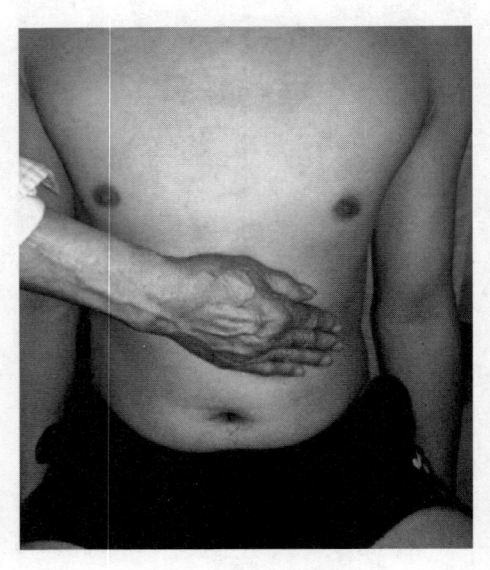

图1-1-72 扪腹部

36. 梳法

以五指指腹着力于施治部位往返梳动，形如用梳子梳头为梳法。

【操作要领】坐位，单手或双手五指微屈，自然分开，用指腹在施治部位梳理，形如用梳子梳头发，手法要灵活自如，轻柔舒适（图1-1-73、图1-1-74）。此法多用于头部、胸腹部按摩。

【功效】解表助阳，理经顺络，解郁除烦。

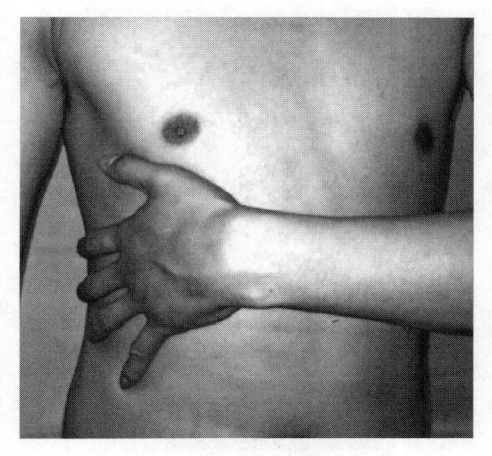

图1-1-73 梳胸部

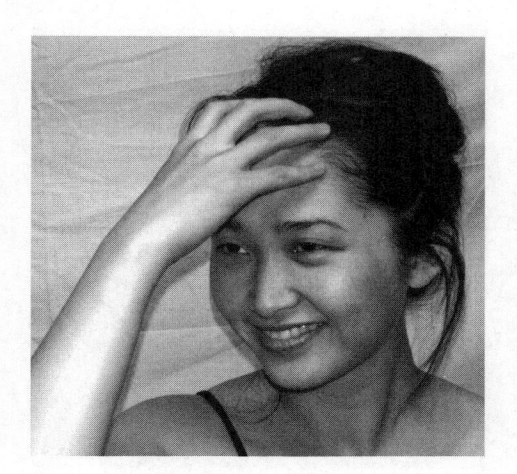

图1-1-74 梳头部

37. 振法

用手掌紧贴施治部位，做上下颤动为振法。

【操作要领】坐位，单手或双手重叠平贴于施治部位，做上下快速颤动。操作时手不要离开施治部位，振动的频率要快，幅度要小，使局部有温热和舒适之感（图1-175）。此法多用于腰背部、臀部及大腿的按摩。

【功效】放松肌肉，缓解粘连，温经止痛。

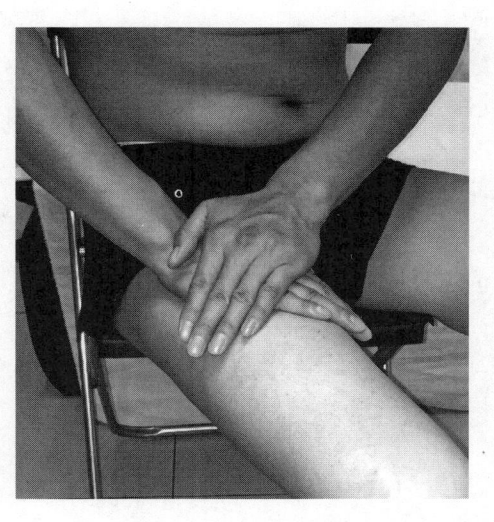

图1-1-75 振大腿

38. 戳法

以指端着力于施治部位或穴位上，点而不移为戳法。

【操作要领】坐位，拇指或中指伸直，垂直着力于施治部位或穴位上，点而定之（图1-1-76、图1-1-77）。戳法与点法有区别，戳以贯力戳在痛点或穴上，持续至施治部位有传导感与舒适感为度。

【功效】通经活络，宣通气血，清眩安神。

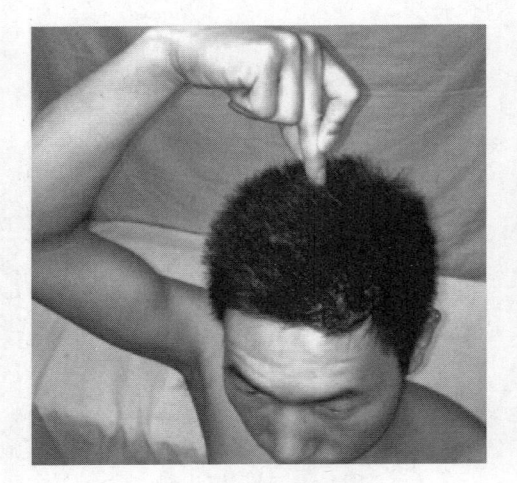

图1-1-76 戳头部　　　　　图1-1-77 戳大腿

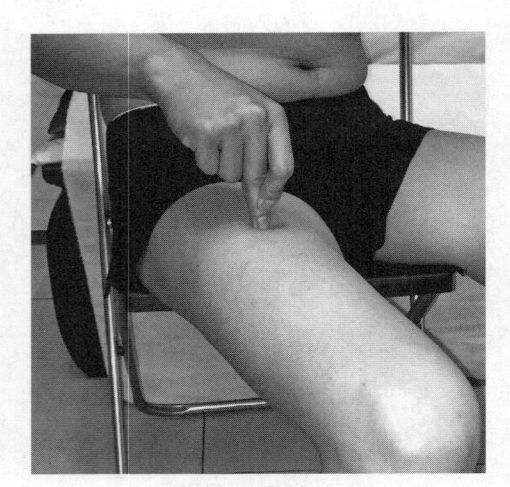

39. 拢法

用双手掌尺侧对合夹入施治部位的肌肤，一夹一放为拢法。

【操作要领】坐位，用双手掌尺侧相互对合，夹住施治部位的肌肤稍停后松开再夹，将肌肤托到一定高度时摇动几下再松手，一夹一放，反复多次（图1-1-78）。此法多用于腹部按摩。

【功效】消积导滞，活血止痛，畅通气血。

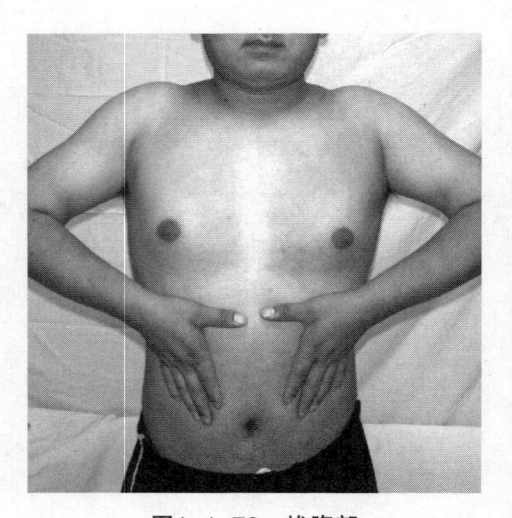

图1-1-78 拢腹部

40. 拭法

用手掌或指腹置于施治部位，做直线或螺旋形的推进为拭法。

【操作要领】坐位，将手掌紧贴于施治部位做直线或螺旋形的推进，推而按之，由轻到重，由柔到刚，刚柔相兼，操作时用力要均匀（图1-1-79）。

【功效】健脾和胃，活血散瘀，消肿止痛。

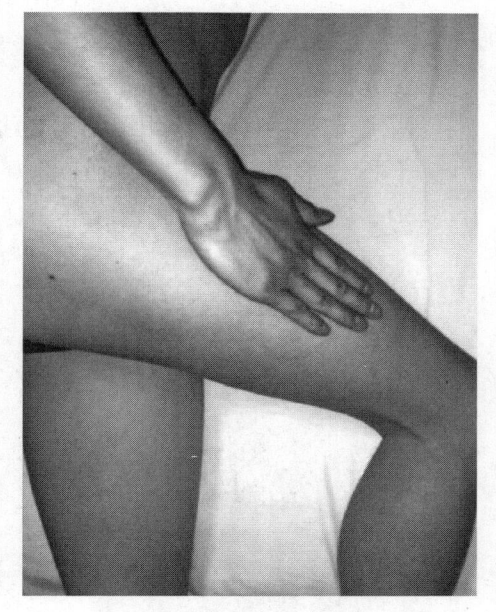

图1-1-79 拭大腿

41. 拂法

手指并拢伸直，在施治部位轻快地掠擦为拂法。

【操作要领】坐位，手指自然伸直在施治部位轻快地掠擦，以手腕自如地摆动，带动手指（图1-1-80）。此法多用于肩背部及腹部按摩。

【功效】通经活络，温煦皮肤，疏通气血。

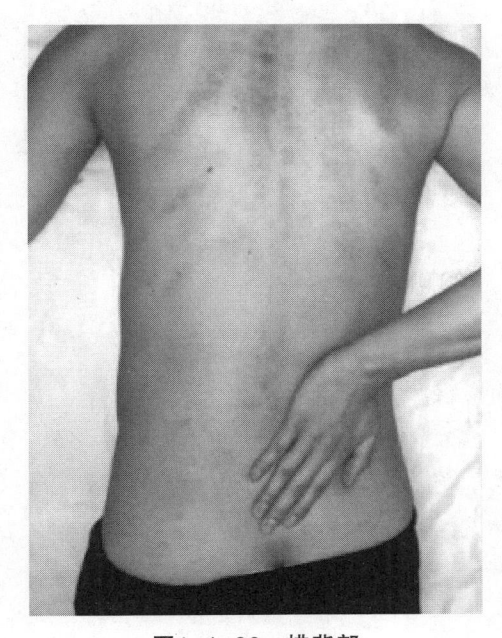

图1-1-80 拂背部

42. 抵法

两手指或两手掌相对用力按压为抵法。

【操作要领】坐位，用双手拇指腹或掌根在施治部位相对按压（图1-1-81、图1-1-82）。此法适用于对称的穴位，如太阳穴、风池穴。

【功效】疏通脉络，活血止痛，开窍醒脑。

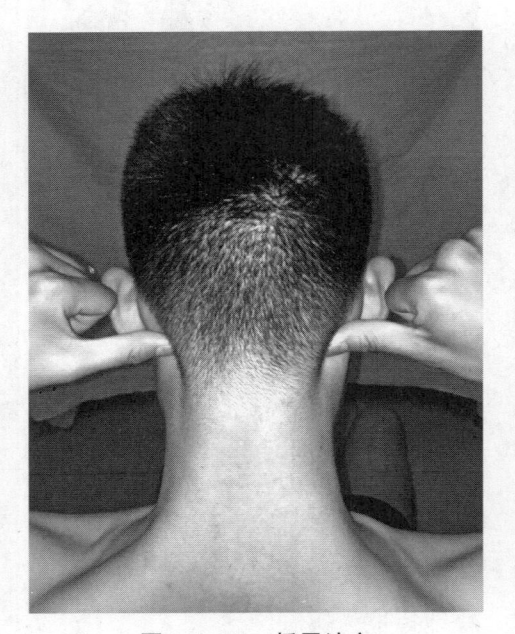

图1-1-81 抵风池穴　　　　图1-1-82 抵颞部

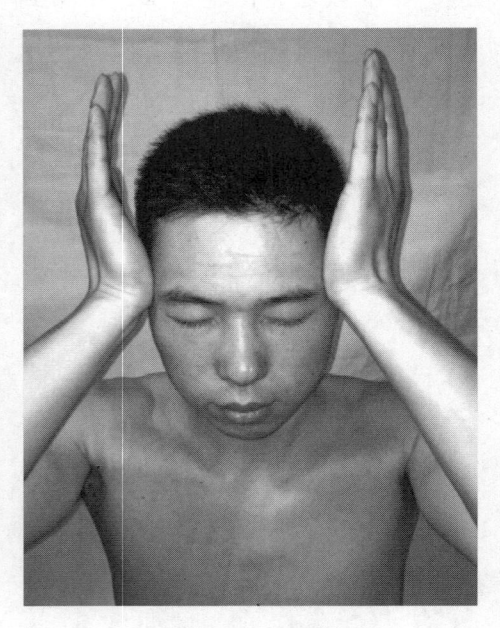

43. 缕法

手握住肢体，然后一握一松，缓缓向下缕顺为缕法。

【操作要领】手握肢体，然后一松一紧自上而下循序移动（图1-1-83、图1-1-84）。此法多用于上臂与前臂按摩，它也是治筋八法之一。

【功效】理顺肌筋，缓解挛缩，疏导瘀滞。

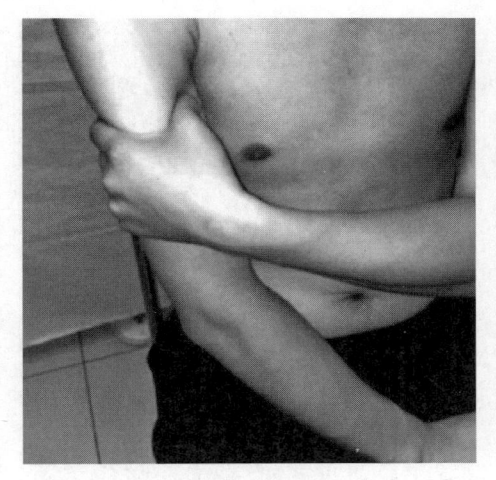

图1-1-83 缕上臂

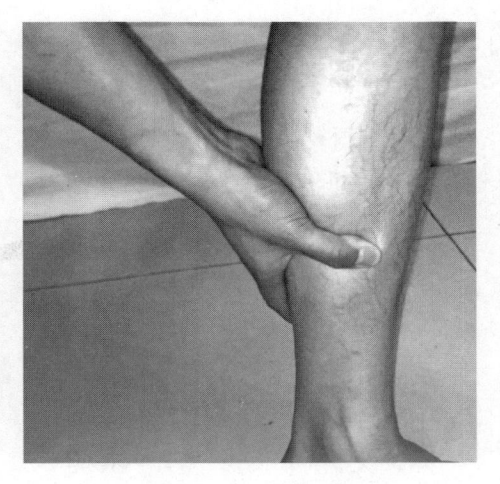

图1-1-84 缕小腿

44．散法

以掌根置于施治部位，离心地向伤处四周按、揉、推、擦为散法。

【操作要领】坐位或卧位，一手的掌根对准患处，然后做按、揉、推、擦，常用于治疗肌肉痉挛（图1-1-85、图1-1-86）。

【功效】活血散结，温经止痛，祛瘀生新。

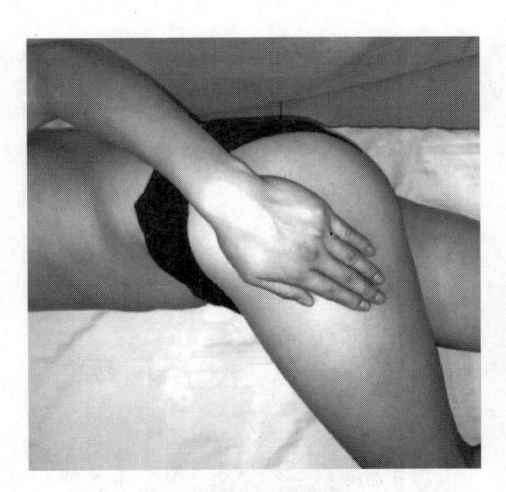

图1-1-85 髋部散法

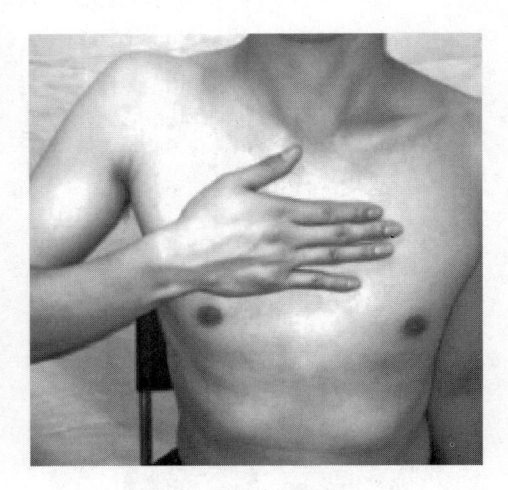

图1-1-86 胸部散法

45. 啄法

手指自然屈曲，以手腕上下屈伸摆动带动指端，着力于施治部位为啄法。

【操作要领】坐位，双手或一手五指自然屈曲，指端并齐，以手腕上下屈伸摆动带动指端，着力于施治部位，手指与体表要垂直，着力要均匀（图1-1-87）。此法主要用于头部与胸部按摩。

【功效】通经活络，活血止痛，散风祛寒，开胸顺气。

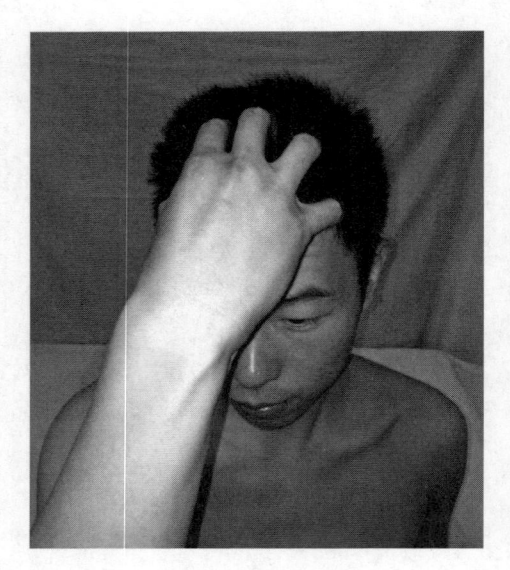

图1-1-87 啄法

46. 挪法

满把抓着施治部位的肌肤，稍停后前移，再抓为挪法。

【操作要领】坐位，一手或双手放在施治部位，随即满把抓着肌肤，稍停后放开再挪，不断前移（图1-1-88、图1-1-89）。此法适于腹部与大腿部按摩。

【功效】活血散瘀，消除积聚，祛风止痛。

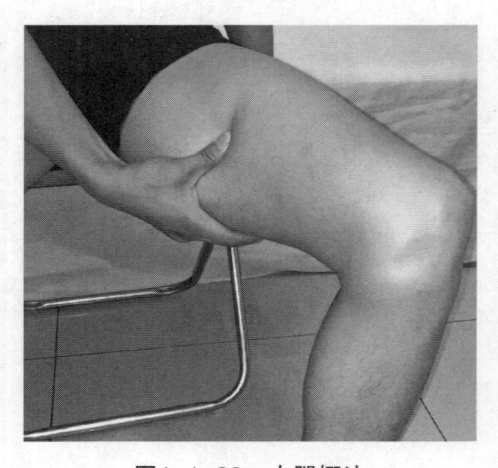

图1-1-88 大腿挪法

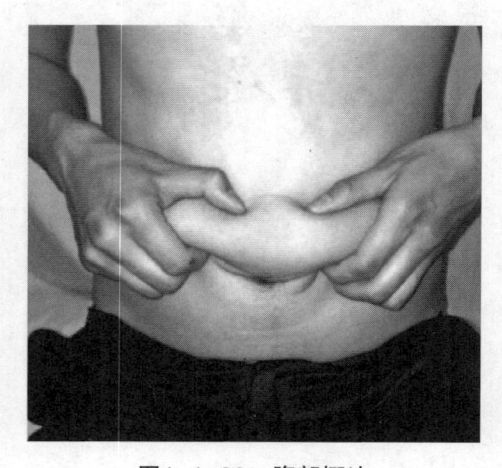

图1-1-89 腹部挪法

47. 摸法

摸法是用手触摸肢体与穴位，是伤科正骨八法之一。

【操作要领】坐位，以手触摸施治部位，探查是否有骨折、脱位、条索、硬结、凹陷、筋歪、痛点等，是常用的诊治之法（图1-1-90、图1-1-91）。摸而触之为诊疾，摸而抚之为诊治。摸而抚之是以手指指腹着力于施治部位往返抚摩，使局部有温热与舒适之感，手法要轻快灵活。

【功效】温通经络，活血化瘀，消肿止痛。

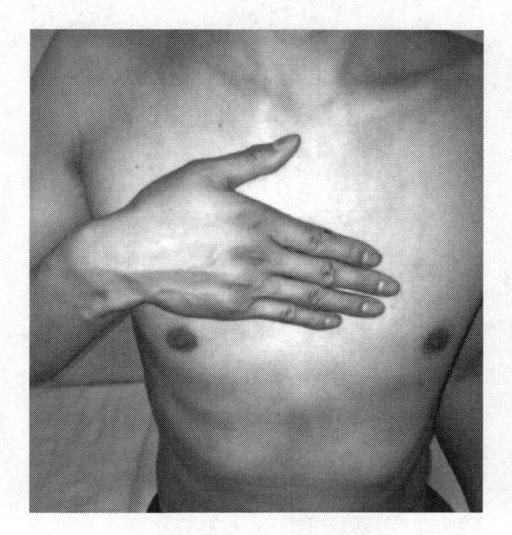

图1-1-90 胸部摸法　　　　　　　图1-1-91 腰部摸法

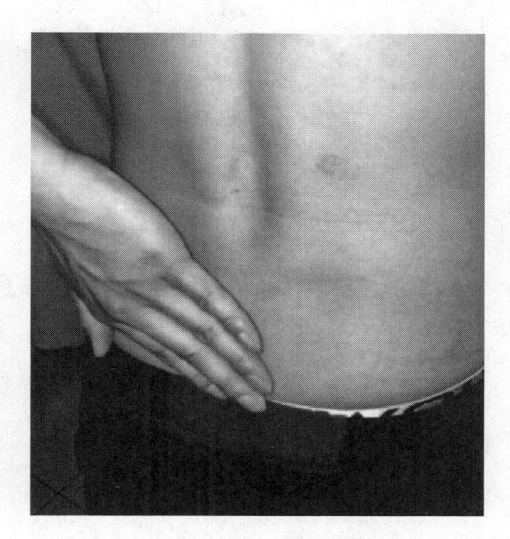

48. 切法

用指端顺序点按施治部位，称为切法。

【操作要领】仰卧位，拇指与其余四指微屈、对齐，在施治部位直上直下、一起一落地用寸劲点按、切押（图1-1-92、图1-1-93）。手法要灵活自如，柔中带刚、刚中有柔，缓慢移动，顺序而切。操作前应修剪指甲，避免损伤。此法多用于面部、膝部、肩部。

【功效】疏散风寒，活血止痛，理顺肌筋。

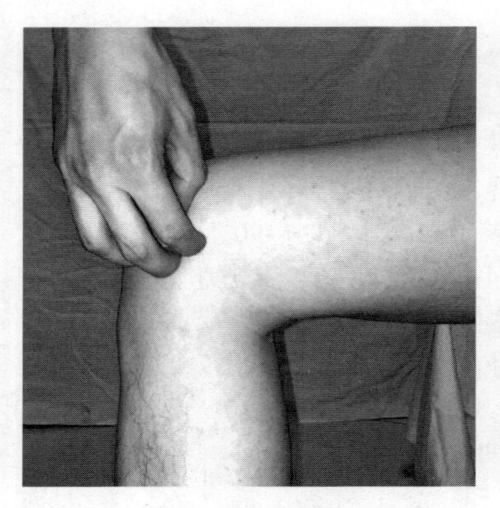

图1-1-92 切膝部　　　　　图1-1-93 切额部

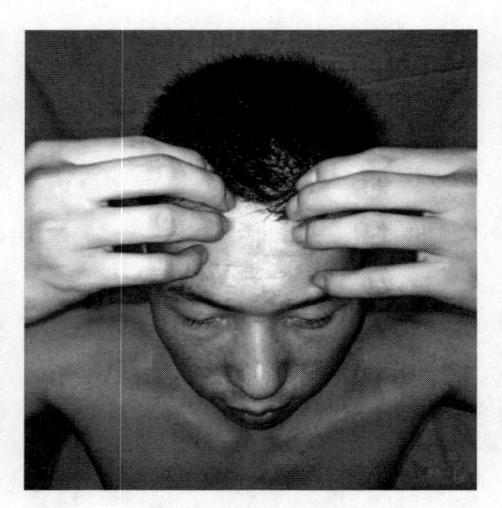

49. 捣法

用指端对准施治部位点而动之的手法，称为捣法。

【操作要领】坐位，中指伸直，用拇指和食指固定中指下部，用中指对准施治部位高频率、低幅度地上下点而动之（图1-1-94、图1-1-95）。操作时，要用寸劲、巧劲。

【功效】通经活络，解痉通闭，调和气血。

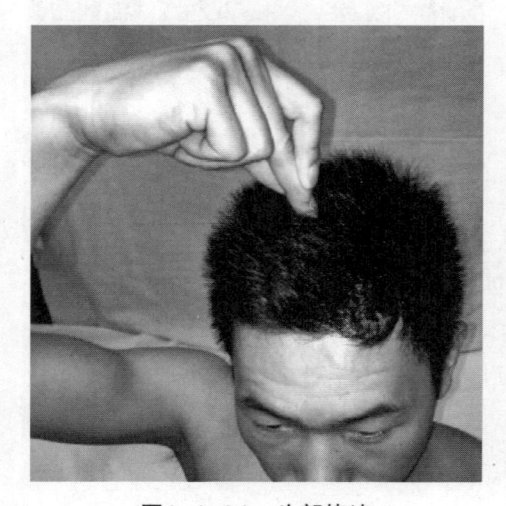

图1-1-94 头部捣法　　　　图1-1-95 臂部捣法

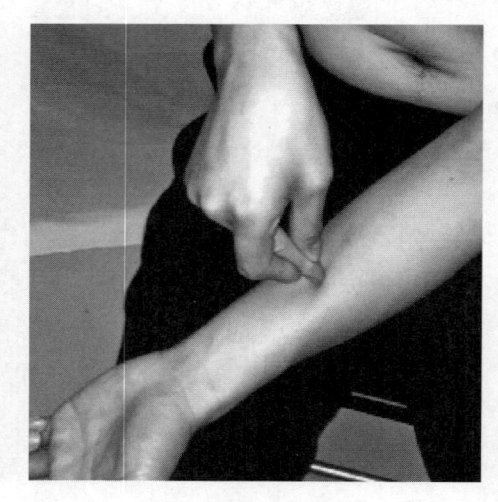

二、复合按摩手法

1. 弹筋法

用拇指与食指指腹捏住肌肤或肌腱，向上提起然后立即放开为弹筋法。

【操作要领】坐位，用拇指与食指指腹捏紧施治部位的肌肤或肌腱，做短时间的挤压，然后向上提起，立即松开，如拉弓弦之状，使其弹回（图1-2-1、图1-2-2）。此法多用于胸背部及表浅肌腱的按摩。要用寸劲巧力，不可生拉硬揪。

【功效】梳理肌筋，缓解粘连，活血止痛。

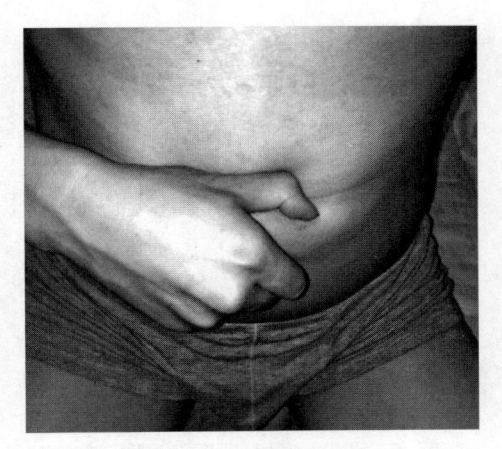

图1-2-1 腹部弹筋法　　　　图1-2-2 跟腱弹筋法

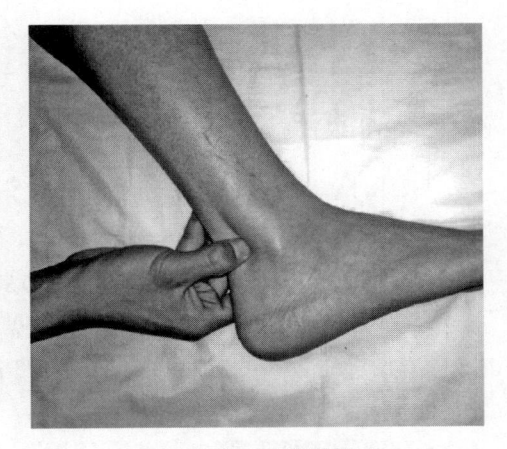

2. 平推法

手掌着力于施治部位，往返推进为平推法。

【操作要领】坐位，手掌着力于施治部位，做上下左右来回推动，用力要均匀，手掌要贴紧皮肤，推于皮表，而作用于肌筋与脏腑（图1-2-3、图1-2-4）。此法多用于头部。胸腹部及腰部的按摩。

【功效】通经活络，祛郁除闷，调和气血。

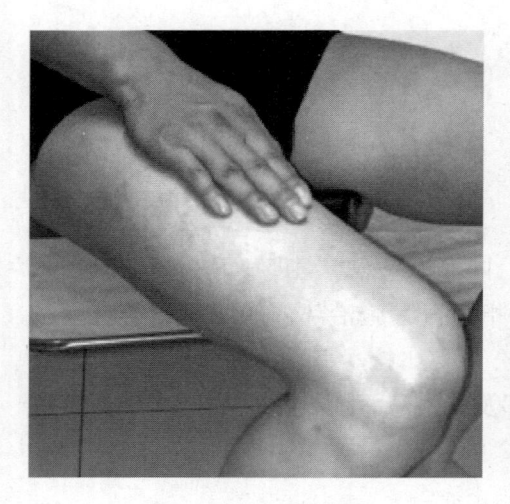

图1-2-3 平推大腿　　　　　　图1-2-4 平推腹部

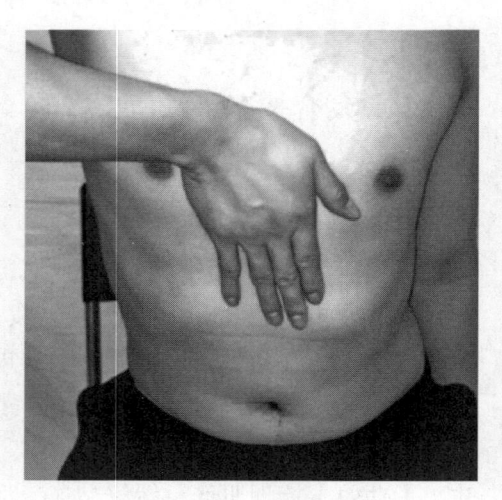

3. 刨推法

双手十指交叉，着力于施治部位，往返直线推动为刨推法。

【操作要领】坐位，双手十指交叉，着力于施治部位，双手协调用力向前推按，宛若木工推刨子，双手用力要均匀，动作要缓而有力（图1-2-5、图1-2-6）。此法多用于四肢、膝部按摩。

【功效】通经活络，平衡阴阳，活血散瘀。

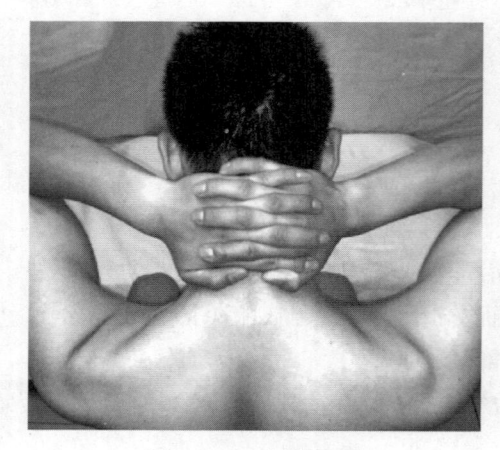

图1-2-5 刨推颈项　　　　　　图1-2-6 刨推膝部

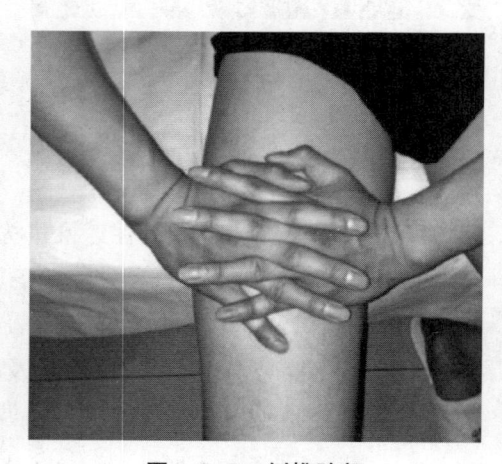

4. 掌擦法

手掌着力于施治部位，往返擦拭为掌擦法。

【操作要领】坐位，用手掌在施治部位往返擦拭，发力点为大鱼际、小鱼际及掌根（图1-2-7、图1-2-8）。动作要连贯、实而不滞、滑而不浮。此法多用于肩背及下肢按摩。

【功效】通调气血，活血止痛，散瘀消肿。

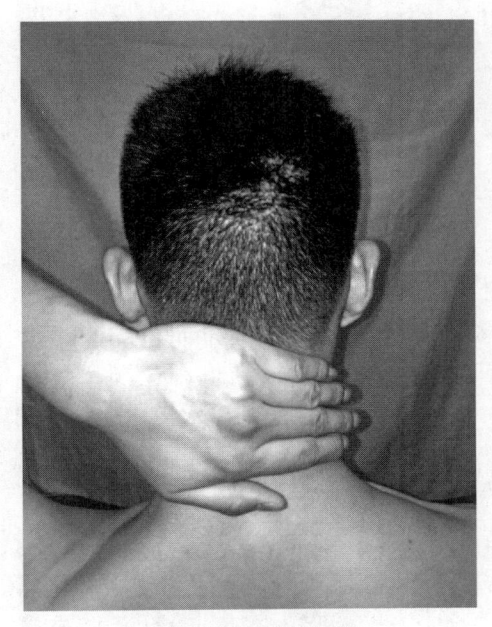

图1-2-7　掌擦颈项

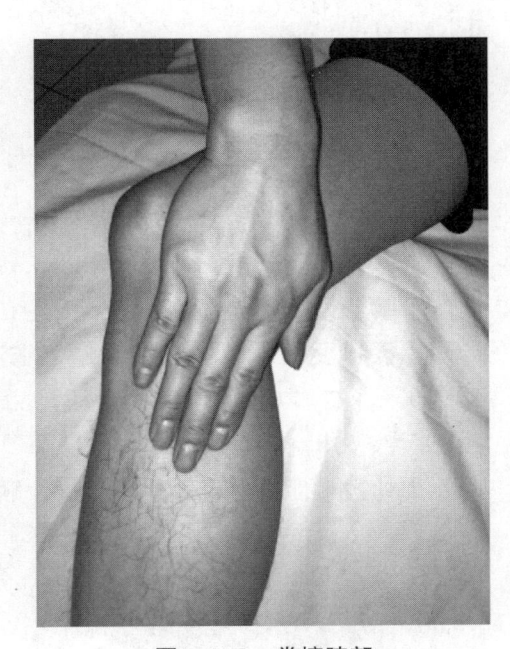

图1-2-8　掌擦膝部

5. 指揉法

拇指对准施治部位的痛点，做旋转揉动为指揉法。

【操作要领】坐位，拇指指腹对准肢体痛点做旋转揉按（图1-2-9、图1-2-10）。用力要均匀，动作要连贯，要旋而不滞，转而不乱，由轻到重，禁忌抠与掐。

【功效】引血下行，活血止痛，消肿散结。

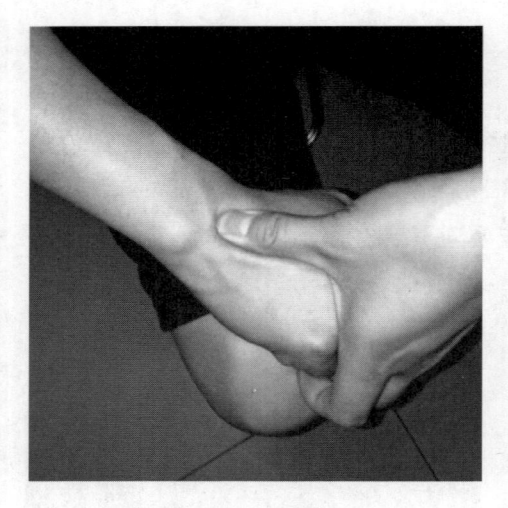

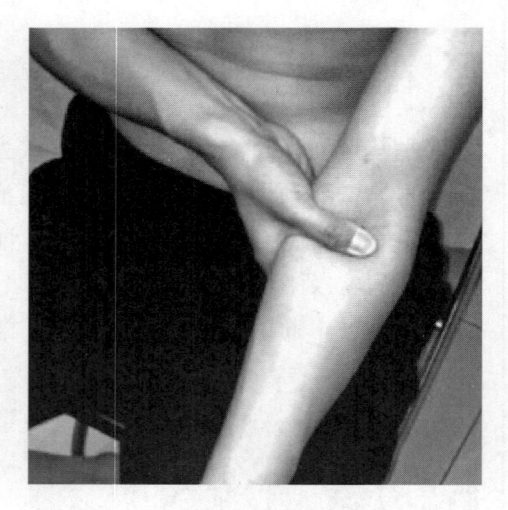

图1-2-9 指揉腕部　　　　　　　图1-2-10 指揉肘部

6. 掌抹法

手掌着力于施治部位，做上下左右往返移动为掌抹法。

【操作要领】坐位，手掌贴于施治部位，做轻而不浮、重而不滞的往返移动（图1-2-11、图1-2-12）。用力要均匀，动作要连贯。此法多用于额、颈、面部按摩。

【功效】促进血运，活血止痛，顺气降逆。

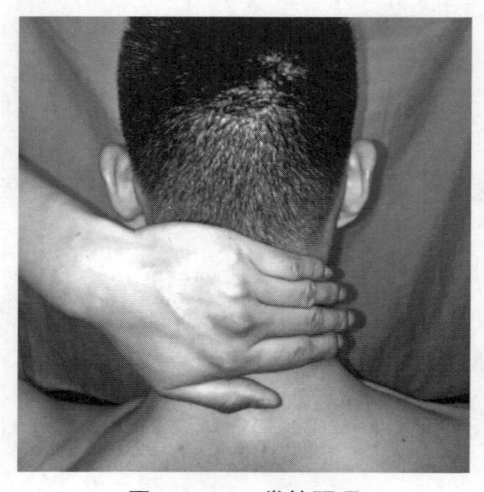

图1-2-11 掌抹颈项　　　　　　图1-2-12 掌抹胸部

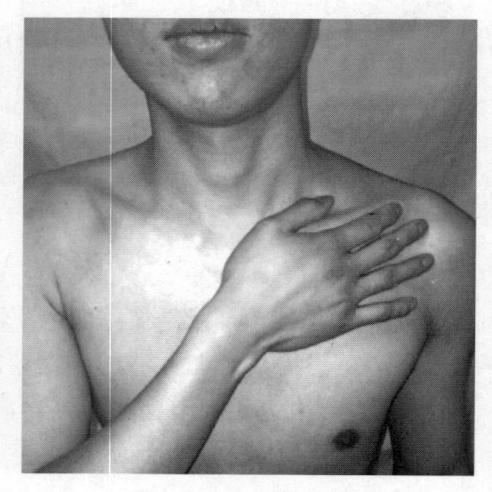

7. 揉按法

以腕关节的自然旋转带动掌指揉动，并在停顿时以手掌垂直向下按压为揉按法。

【操作要领】坐位，手掌在施治部位旋转揉动，着力后以掌根按而压之，揉按结合（图1-2-13、图1-2-14）。可轻可重，但要用寸劲，浅劲在肌筋，深劲达筋骨。此法多用于四肢按摩。

【功效】疏通经络，祛风散寒，消肿止痛。

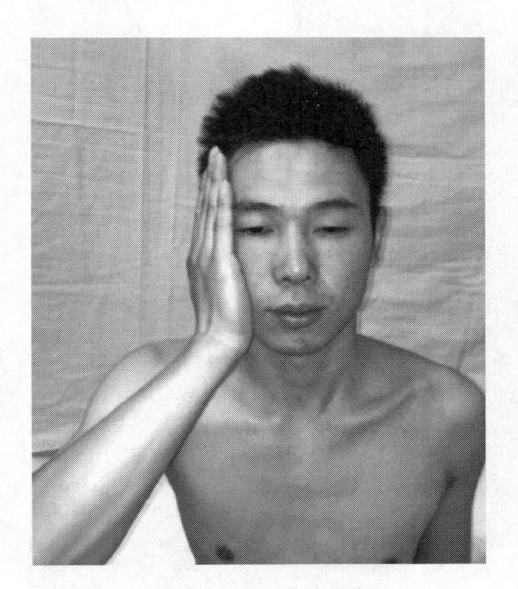

图1-2-13　揉按面部　　　　　　　图1-2-14　揉按大腿

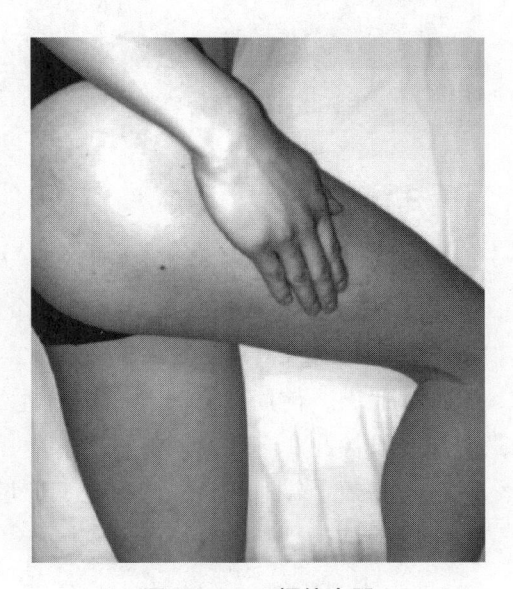

8. 搓捋法

手掌着力于施治部位，往返推搓与快速滑捋为搓捋法。

【操作要领】坐位，用手掌着力于施治部位，在腕关节的带动下，做灵活快速的推搓滑捋（图1-2-15、图1-2-16）。施力要均匀，动作要连贯，先推搓，后滑捋，搓则深沉，捋则浮滑，刚柔相济。

【功效】温通经络，活血化瘀，梳理肌筋。

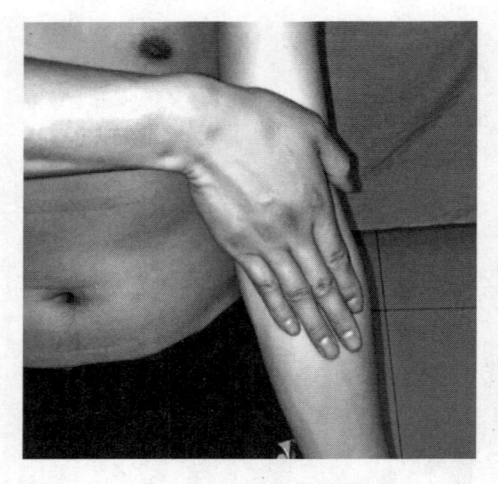

图1-2-15 搓捋前臂　　　　　　　　图1-2-16 搓捋大腿

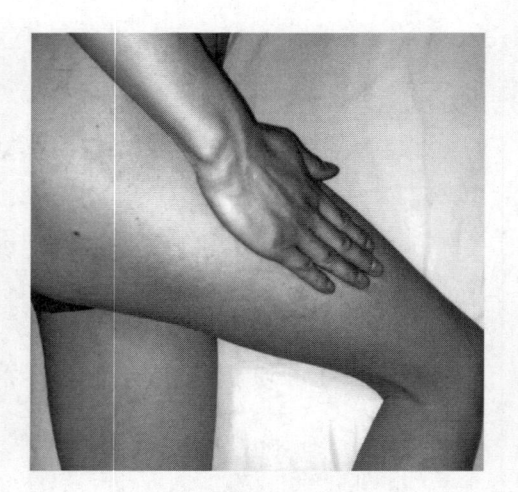

9. 揉捏法

拇指与其余四指指腹呈钳形，着力于施治部位旋转揉捏为揉捏法。

【操作要领】坐位，拇指与其余四指指腹着力于施治部位旋转揉捏、揉按，并加以捏拿（图1-2-17、图1-2-18）。揉而捏之，边揉边捏，一紧一松地揉捏肌肉，使局部有酸、痒与舒适之感。着力要匀称，手法灵活自如，不可忽快忽慢。此法多用于四肢按摩。

【功效】疏通经络，活血止痛，散瘀化结。

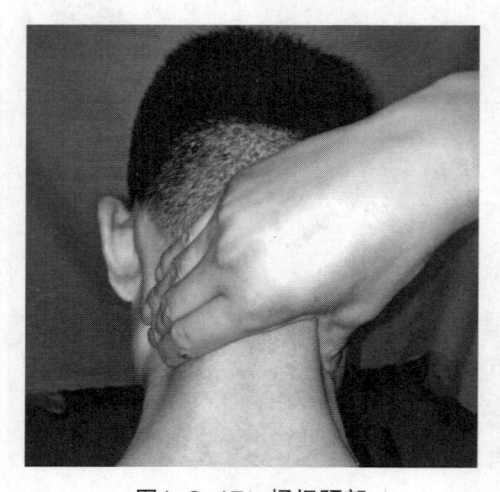

图1-2-17 揉捏颈部　　　　　　　　图1-2-18 揉捏膝部

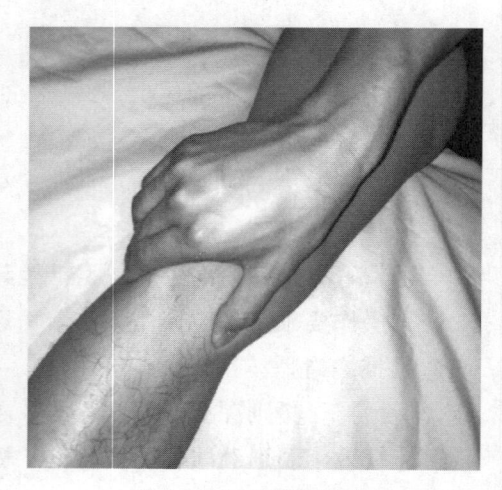

10. 拇指抹法

拇指指腹贴于施治部位，略微用力向下按之后，做上下左右对称的往返浮滑为拇指抹法。

【操作要领】坐位，以单手或双手拇指贴于施治部位，做上下左右往返移动推抹（图1-2-19、图1-2-20）。手法要往返自如，动作连贯。此法常用于头面部及四肢按摩。

【功效】疏风解毒，活血消肿，解痉止痛。

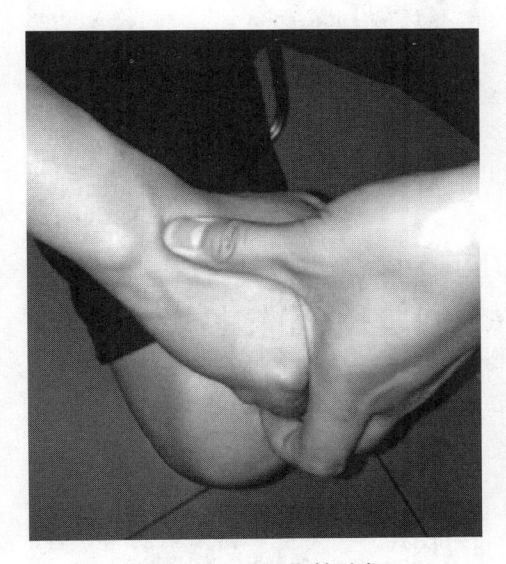

图1-2-19 拇指抹腕部　　　　　　　图1-2-20 拇指抹膝部

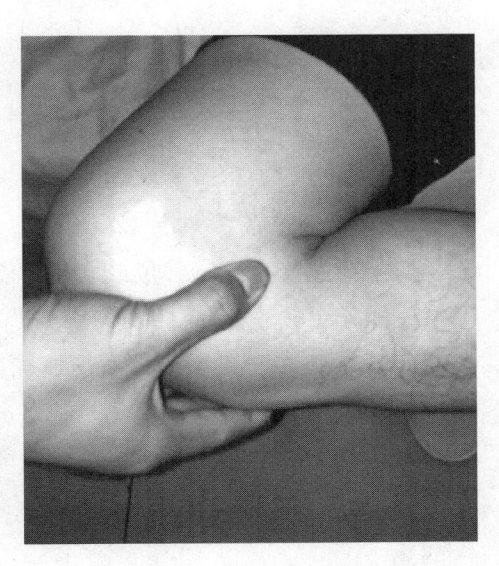

11. 指摩法

手指指腹贴于施治部位，柔和地旋而摩动为指摩法。

【操作要领】坐位，以食指、中指、无名指、小指指腹置于施治部位，以腕关节的自然旋转带动指摩动，由表及里，灵活自如（图1-2-21、图1-2-22）。此法与擦法不同，擦法着力于表皮，而指摩法为由浅入深。此法多用于胸腹部及四肢按摩。

【功效】调和气血，和中理气，调节肠胃。

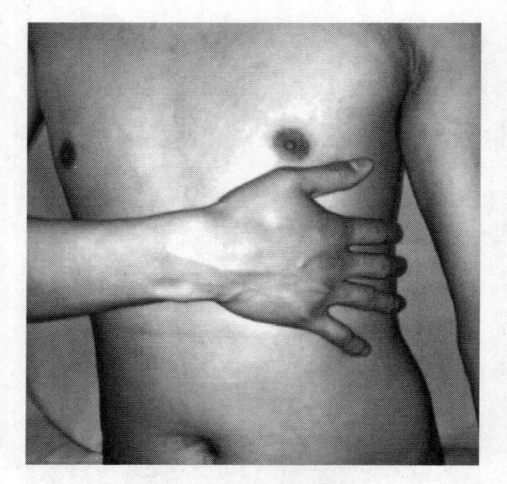

图1-2-21 指摩胸部　　　　　　　图1-2-22 指摩大腿

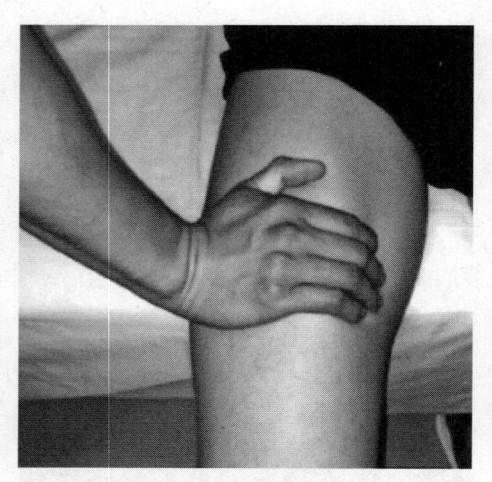

12. 拇指按法

拇指指腹置于施治部位或穴位，着力按压为拇指按法。

【操作要领】坐位，以拇指指腹着力于施治部位或穴位，由浅入深，按而留之，持续施力，直至局部有酸胀痛之感（图1-2-23、图1-2-24）。要选准穴位。此法用途广泛，适于全身各个部位。

【功效】化滞镇痛，活血消肿，解痉止痛。

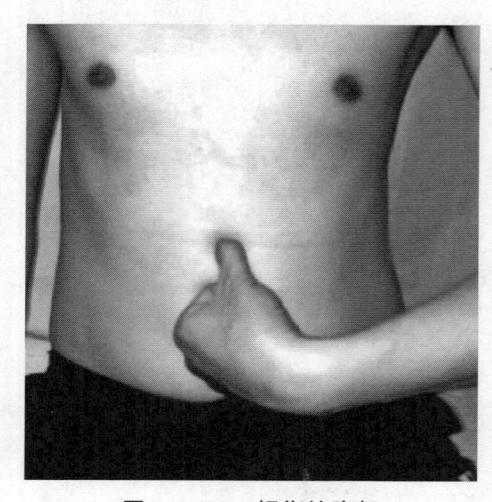

图1-2-23 拇指按腹部　　　　　　图1-2-24 拇指按膝部

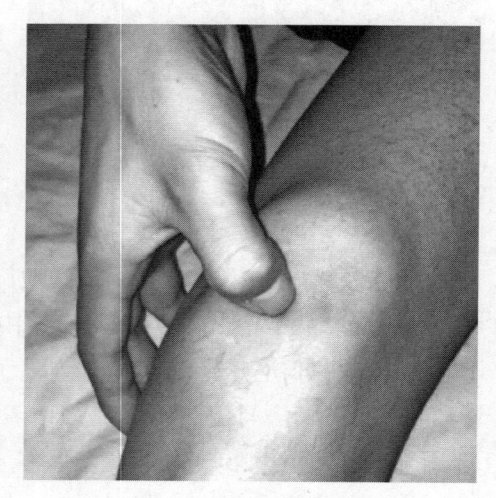

13. 鱼际擦法

一手五指并拢微屈，用大鱼际及掌根紧贴皮肤，做直线往返摩擦，为鱼际擦法。

【操作要领】坐位，一手五指并拢微屈成虚掌，用大鱼际及掌根紧贴施治部位皮肤，做直线往返摩擦，由浮到沉，由柔至刚（图1-2-25、图1-2-26）。

【功效】温经活血，消瘀止痛，理顺肌筋。

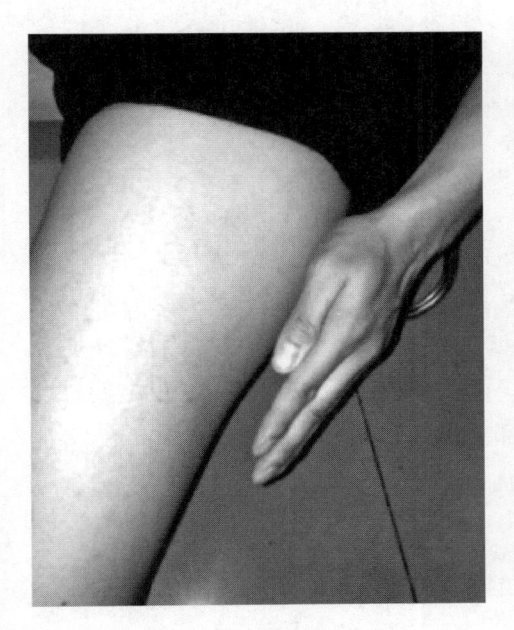

图1-2-25　鱼际擦大腿　　　　　　图1-2-26　鱼际擦膝部

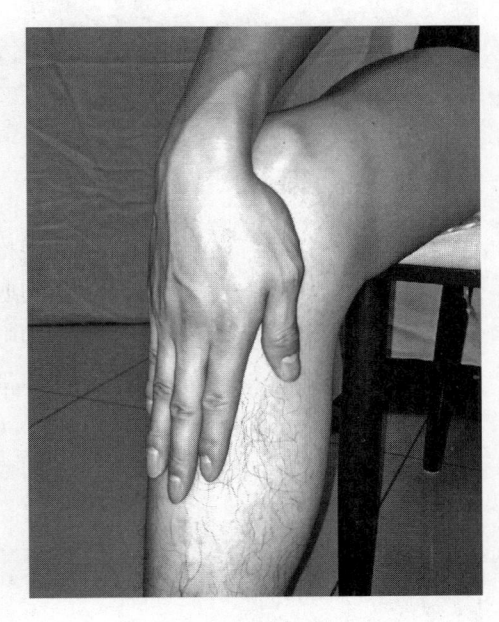

14. 拳顶法

手握实拳，用指间关节的背面着力于施治部位为拳顶法。

【操作要领】坐位，一手或双手握实拳，在施治部位做小范围的按压和拨动（图1-2-27、图1-2-28）。此法多用于肩背部与大腿部按摩。

【功效】活血理筋，松解痉挛，消肿止痛。

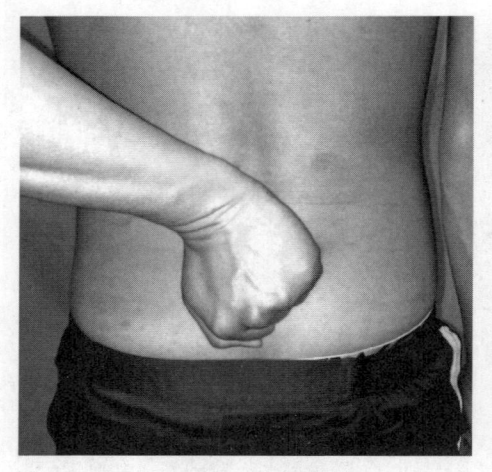

图1-2-27 拳顶腰部　　　　　　　图1-2-28 拳顶膝部

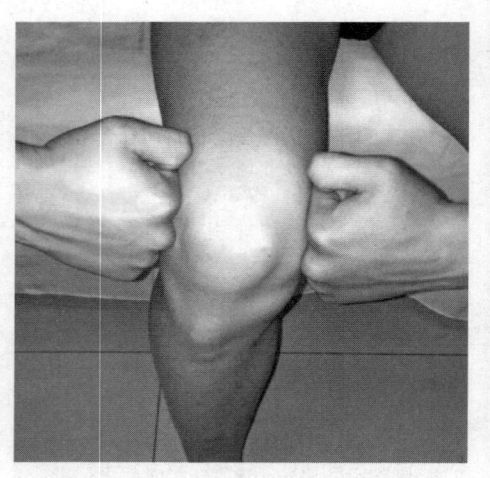

15. 旋推法

用指腹在施治部位旋转推运为旋推法。

【操作要领】坐位，以单手指腹吸定穴位或施治部位做旋转推运，速度比运法快，着力点比推法小（图1-2-29、图1-2-30）。操作时要沉肩、屈肘、悬腕，以臂带腕，自如旋转，推而不滞，轻而不浮，着力要均匀，反复旋推，使局部有温热与舒适感。此法多用于头部、腹部和四肢按摩。

【功效】通经活络，调和气血，活血止痛。

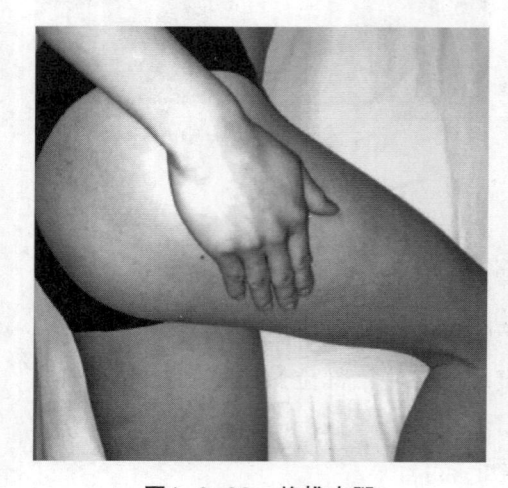

图1-2-29 旋推大腿　　　　　　　图1-2-30 旋推膝部

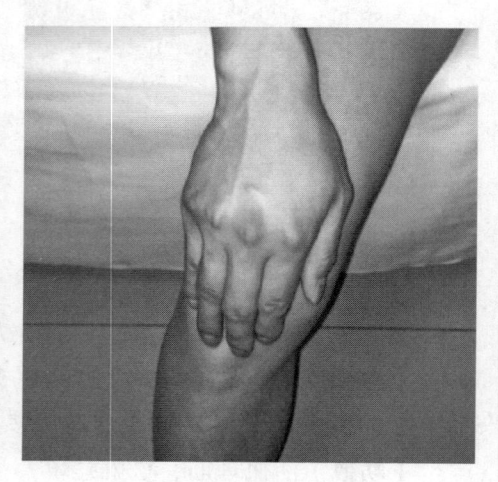

16. 臂㨰法

以前臂着力于施治部位做内外旋转为臂㨰法。此法是常用的手法之一。

【操作要领】坐位，沉肩、屈肘，以前臂吸定施治部位，缓慢而有节奏地内外旋转滚动，随滚随移（图1-2-31）。此法多用于腰背、大腿后部及臂部按摩。

【功效】活血化瘀，消肿止痛，松解肌筋。

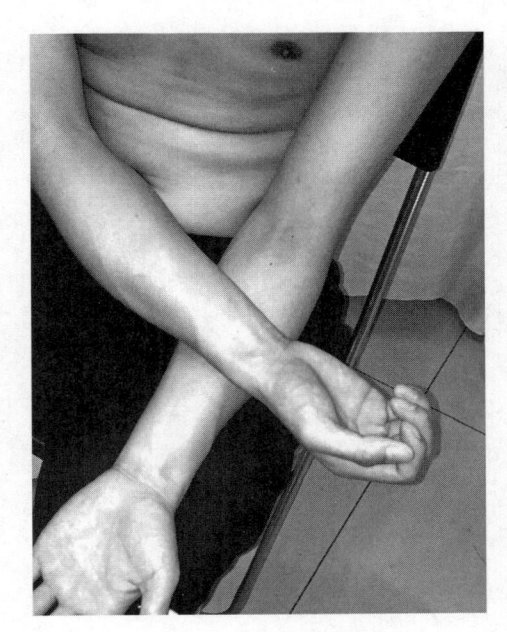

图1-2-31　臂㨰前臂

17. 金凤摆尾法

健侧手握患肢手腕，做内旋和外旋，五指随之摆动形如凤尾，故称金凤摆尾法。

【操作要领】坐位，手握患肢手腕，先轻柔地做肘部的屈伸，然后作内旋和外旋（图1-2-32）。内旋为内掰筋，外旋为外掰筋，操作时内外旋转不可超过正常生活活动范围，避免强力旋扭。

【功效】滑利关节，舒筋活络，捺正归棄。

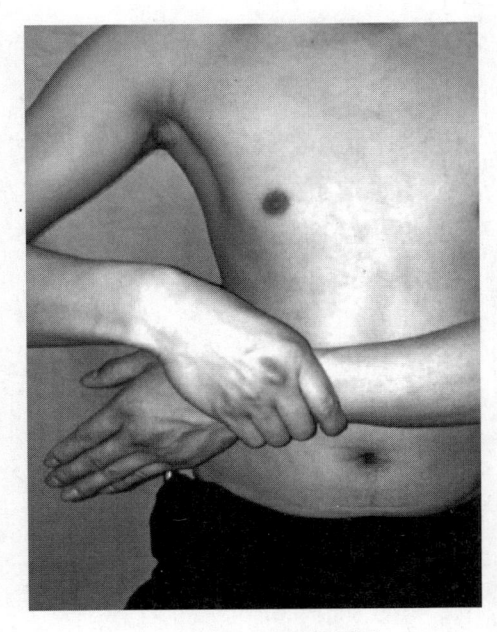

图1-2-32　金凤摆尾法

18. 托肘摇肩法

一手托起患肢肘部，做顺时针或逆时针旋转肩部为托肘摇肩法。

【操作要领】坐位，以健侧手托起患侧肘部，缓慢地顺时针或逆时针旋转肩部（图1-2-33）。要用巧力寸劲，不可生拉硬拽。

【功效】滑利关节，减轻粘连，活血止痛。

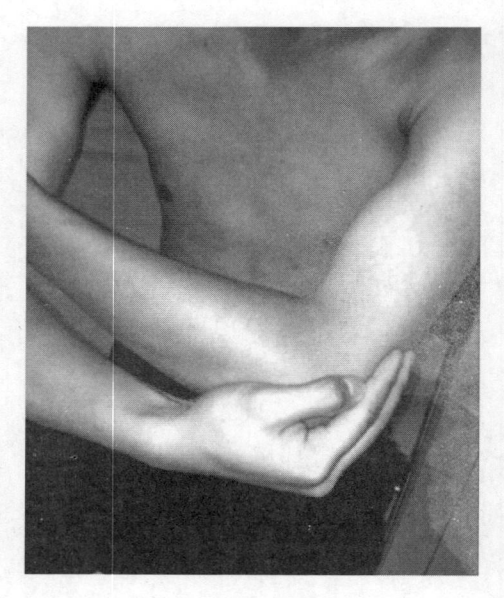

图1-2-33　托肘摇肩法

19. 归挤法

以双手拇指指腹施力于患处，用力向中间挤压的手法为归挤法。

【操作要领】坐位，用双手拇指对准患处两侧，然后向中间挤合（图1-2-34）。双手施力要匀称，缓而有力。

【功效】通经活络，消肿散结，解痉止痛。

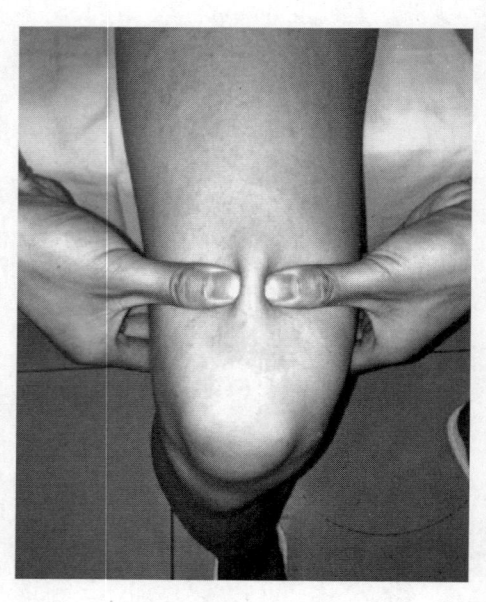

图1-2-34　归挤法

20. 虎口推搓法

拇指与食指张开，在施治部位推搓为虎口推搓法。

【操作要领】坐位，健侧拇指与食指张开，形如虎口，对准施治部位推搓，由浮到沉，由表及里（图1-2-35）。此法多用于四肢、肩部、肘部、膝部及头部按摩。

【功效】活血止痛，理气松肌，温通经络。

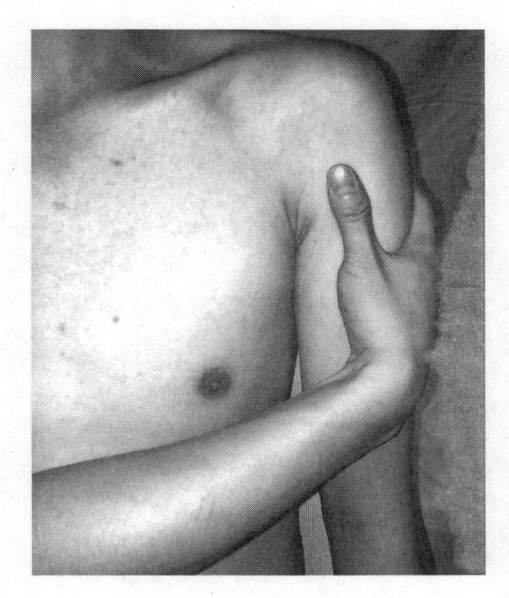

图1-2-35 虎口推搓法

21. 指点手掌三穴法

以一手的拇指、食指、中指对准另一只手的大陵、劳宫、鱼际三个穴点而按之为指点手掌三穴法。

【操作要领】坐位，以一手的三指端对准另一只手的大陵、劳宫、鱼际三个穴点而按之，由轻到重，由表及里，使局部有酸胀之感（图1-2-36）。

【功效】通经活络，开塞启闭，活血止痛。

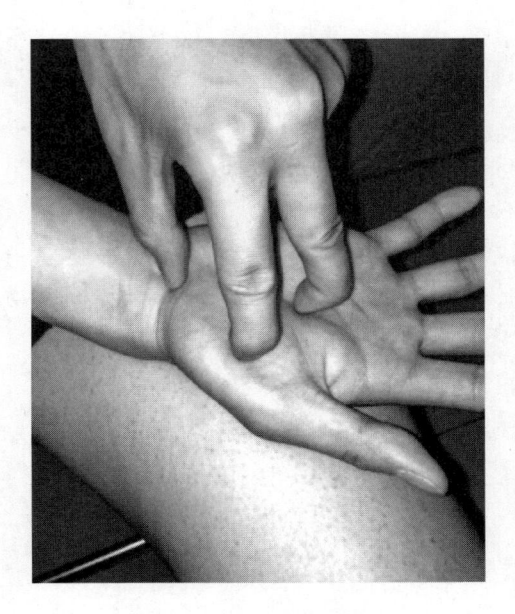

图1-2-36 指点手掌三穴法

22. 搓捋膝部法

双手置于膝关节内外侧搓捋为搓捋膝部法。

【操作要领】坐位，双手置于膝关节内外侧，上下交替搓而捋之，搓时缓慢直行，捋则旋转疾速（图1-2-37）。由表及里，由浮到沉。

【功效】理气活血，温经散寒，消肿止痛。

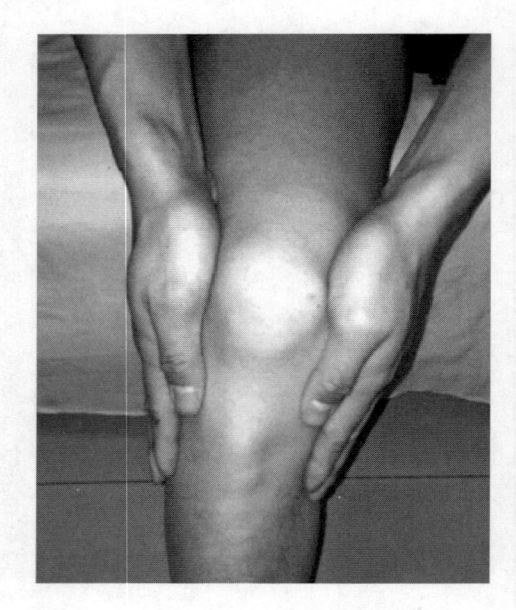

图1-2-37 搓捋膝部法

23. 搓揉涌泉法

用拇指指腹在涌泉穴上推搓揉动，为搓揉涌泉法。

【操作要领】坐位，腿屈膝放在另一大腿上，一手固定患足，另手拇指指腹对准涌泉穴搓而揉之，由轻到重，刚柔相济（图1-2-38）。此法有补泻作用，可用于急救，多与其他手法配合使用。

【功效】回阳救逆，开窍安神，通经活络。

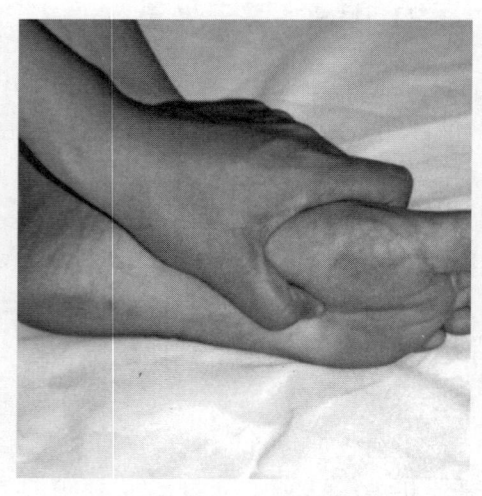

图1-2-38 搓揉涌泉法

24. 掌根按法

手掌平放于施治部位，用掌根着力向下按压为掌根按法。

【操作要领】坐位，单手或双手重叠平放于施治部位，用掌根着力向下按压，一起一落（图1-2-39）。此法常用于腰背部及四肢，也可用于心脏骤停的急救，患者仰卧，医者一手掌根置于患者胸骨下段，剑突之上，另手重叠于该手手背上，以冲击动作将胸骨向下按压，使其下陷3~4厘米，如此每分钟按压60~90次，要用巧力。

【功效】祛风散寒，开通闭塞，回阳救逆。

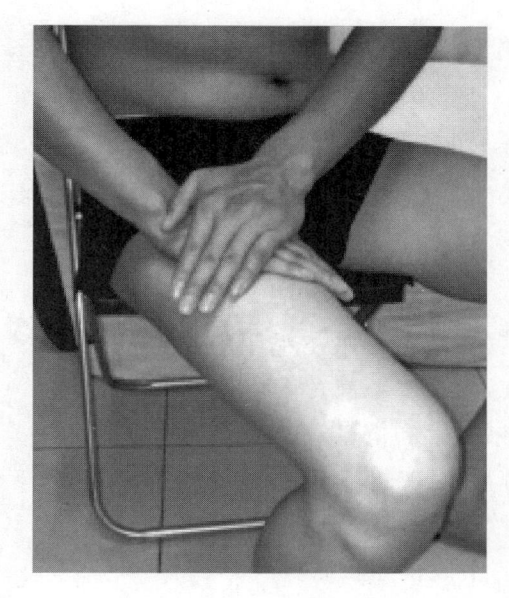

图1-2-39 掌根按法

25. 揉拿手三阳法

以拇指与其余四指呈钳形着力于患臂外侧手三阳之经筋，顺序揉而拿之，为揉拿手三阳法。

【操作要领】坐位，用健侧手从患肩外侧至手腕循手三阳经筋顺序揉拿往返操作（图1-2-40）。手法要均匀柔和，揉而不浮，拿而不滞。

【功效】活血止痛，软坚化结，通调气血。

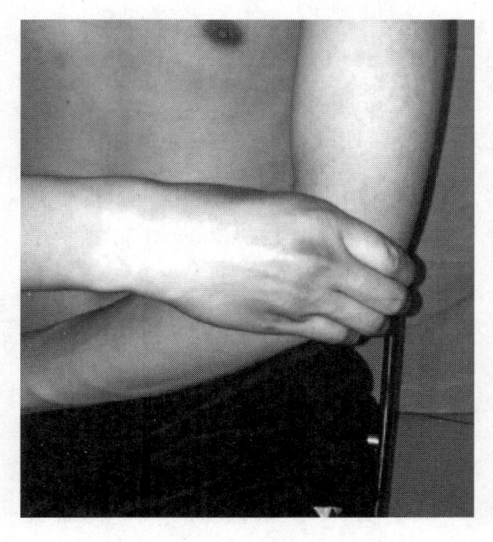

图1-2-40 揉拿手三阳法

26. 揉拿手三阴法

以拇指与其余四指呈钳形着力于患臂内侧手三阴之经筋，顺序揉而拿之，为揉拿手三阴法。

【操作要领】坐位，用健侧手从患侧腋下循手三阴经筋顺序揉拿至腕部（图1-2-41）。手法要柔和舒适，用力要均匀，不可忽轻忽重。

【功效】调和气血，强壮筋骨，活血止痛。

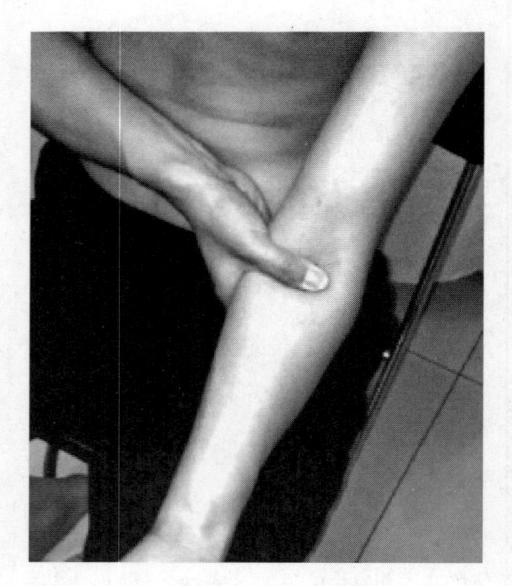

图1-2-41 揉拿手三阴法

27. 掐四缝法

用健侧食、中、环、小四指甲缘，对准患侧食、中、环、小四指中节重按而掐之为掐四缝法。

【操作要领】坐位，以健侧食、中、环、小四指甲缘，对准患侧四指中节，先轻柔地点而按之，然后重按而掐之，达到以指代针、以痛治痛之效（图1-2-42）。操作时要用寸劲巧力，避免刺破皮肤。此法主治小儿疳疾、手臂疼痛、手部功能障碍。

【功效】通经活络，活血止痛，消食化积。

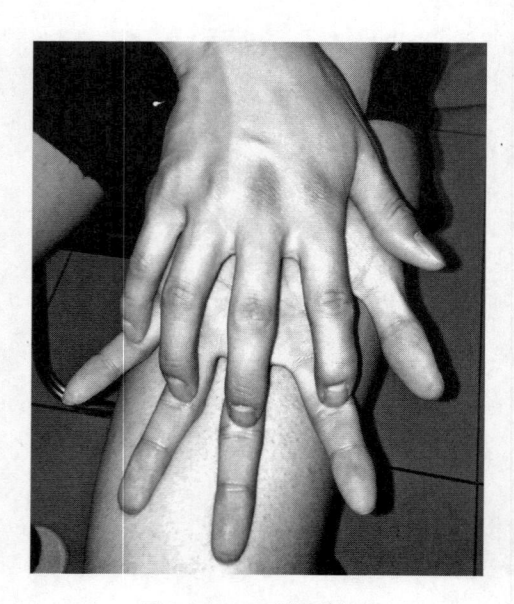

图1-2-42 掐四缝法

28. 掐八邪法

用健侧的食、中、环、小指的甲缘对准患侧的八邪穴，按而掐之为掐八邪法。

【操作要领】坐位，用健侧的食、中、环、小指的甲缘对准患侧的四个八邪穴，先轻柔点按，然后重按而掐之，使局部有明显的酸胀酸痛之感（图1-2-43）。

【功效】舒筋活络，祛邪扶正，活血止痛。

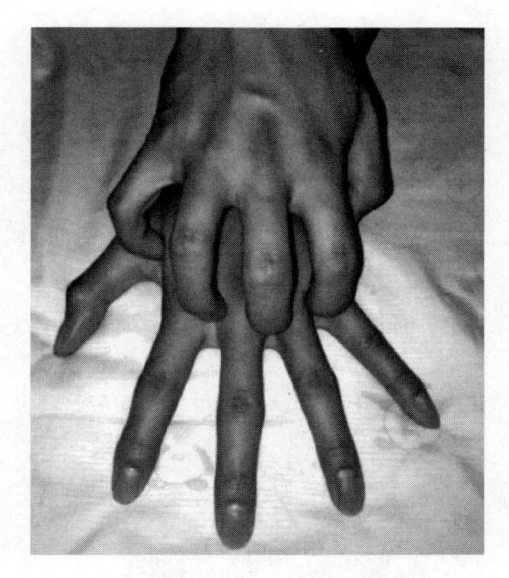

图1-2-43 掐八邪法

29. 掐十宣法

用健侧五指的甲缘对准患侧的十宣穴按而掐之为掐十宣法。

【操作要领】坐位，以健侧的五指甲缘对准患侧的五个十宣穴，柔和地点而按之，然后重按而掐之（图1-2-44）。注意修剪指甲，免伤皮肤。十宣穴位于十指尖端，距指甲一分处。此法多用于治疗手指麻木，咽喉疼痛。

【功效】开窍醒脑，回阳救逆，振奋精神。

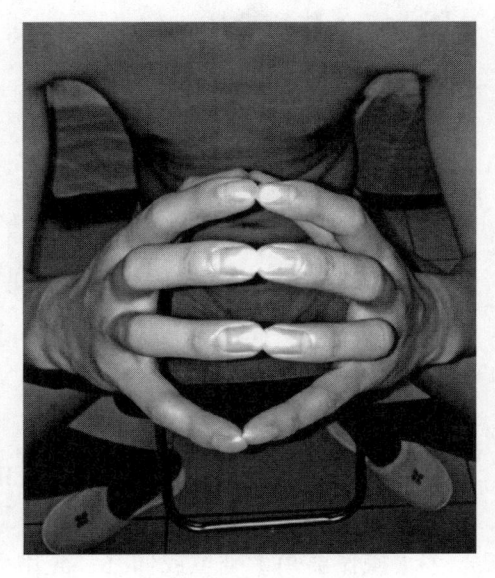

图1-2-44 掐十宣法

30. 掐八风法

用拇指端甲缘着力于趾缝按而掐之为掐八风法。

【操作要领】坐位，以拇指甲缘对准趾缝按而掐之，要用寸劲巧力，每足四穴、顺序操作（图1-2-45）。注意修剪指甲，免伤皮肤。此法多用于足部疼痛、麻木、头痛、胃痛等按摩。

【功效】散瘀止痛，引血下行，调节肠胃。

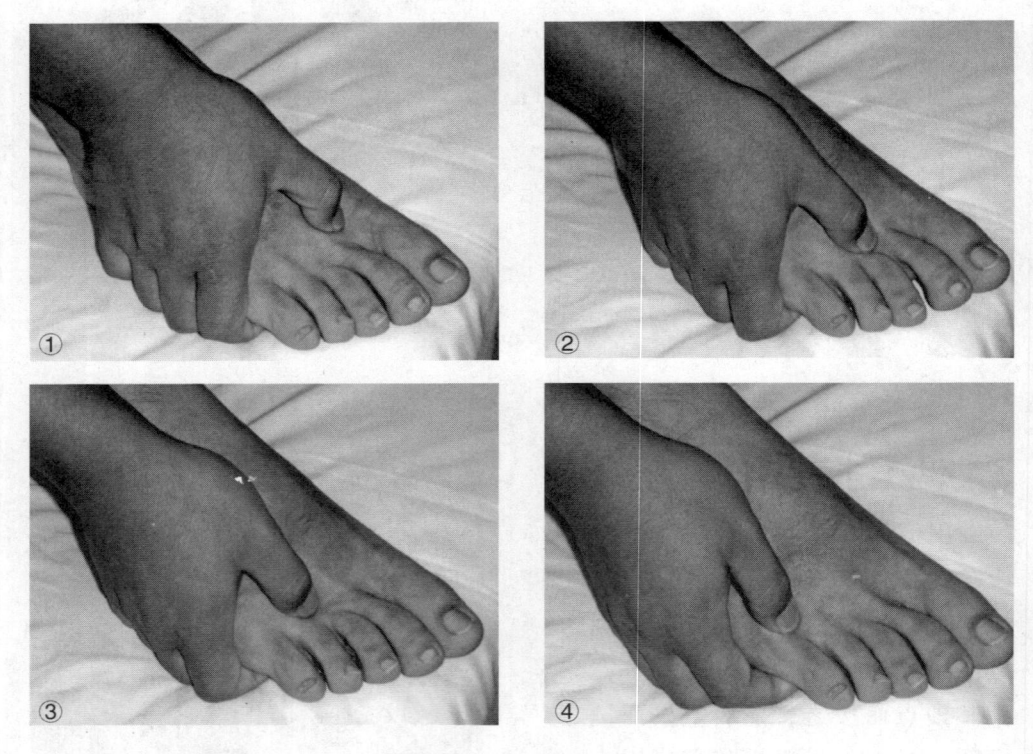

图1-2-45　掐八风穴

31. 补泻神阙法

以掌心对准神阙穴做左或右旋转推运，左旋推运为补，右旋推运为泻，故称为补泻神阙法。

【操作要领】坐位或仰卧，先用手在脐周围抚摩，然后以掌心对准肚脐正中向左或向右推运（图1-2-46）。此法可配合全身按摩，也可单独使用。

【功效】温阳固脱，健脾益胃，温中补虚，消积散积。

32. 双点章门法

用双手拇指端对准两侧章门穴，点而按之为双点章门穴。

【操作要领】坐位，双手拇指端对准位于第十一浮肋游离端稍下方的章门穴点而按之（图1-2-47）。双手用力要匀称，由轻到重，避免重掐重抠。

【功效】提升胃气，理气消滞，活络止痛。

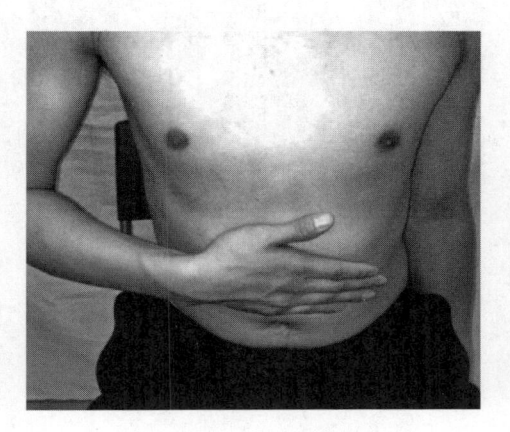

图1-2-46 补泻神阙法

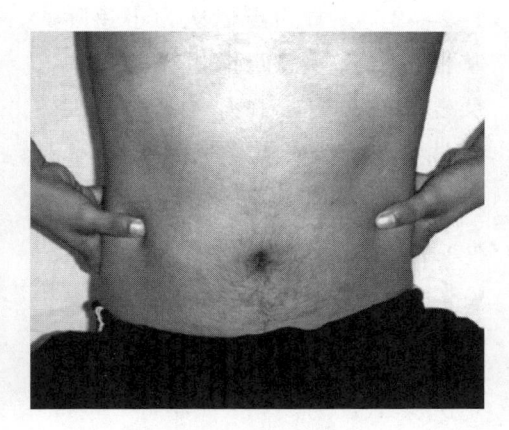

图1-2-47 双点章门法

33. 推运胃脘法

一手掌置于剑突下，推而运之为推运胃脘法。

【操作要领】坐位或仰卧，一手置于上腹部，从剑突下到幽门穴，做顺时针旋转推运（图1-2-48）。手法要平衡舒适，禁忌重按。严重的胃与十二指肠溃疡患者不宜用此法。

【功效】健脾和胃，消食导滞，活血止痛。

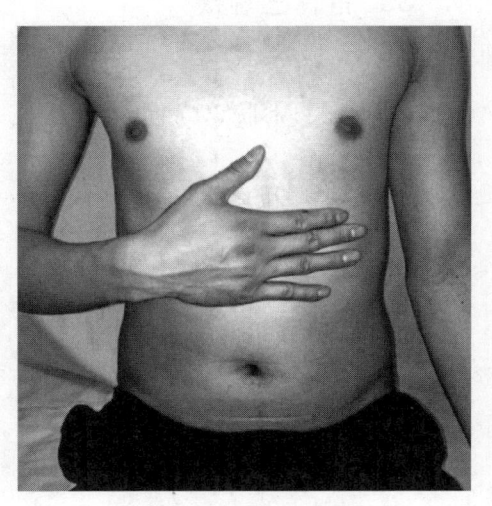

图1-2-48 推运胃脘法

34. 碟转法

手掌平放在施治部位，做顺时针方向旋压为碟转法。

【操作要领】坐位，手掌平放在施治部位，手掌不要移动，而做缓慢柔和的顺时针方向旋压（图1-2-49）。着力点依次为小鱼际、掌根、大鱼际、四指指腹的顺序，反复周旋、宛若一只在台面上旋转的盘子。此法多用于腹部按摩。

【功效】温通经络，缓解疼痛，消食化积。

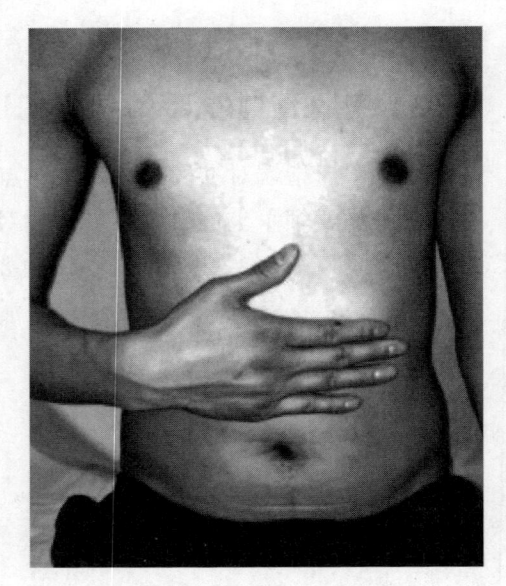

图1-2-49 碟转法

35. 指点三脘法

以一手的食、中、环三指对准上脘、中脘、下脘，点而按之为指点三脘法。

【操作要领】坐位或仰卧，先推、揉腹部，然后以食指、中指、无名将三指对准上脘、中脘、下脘，点而按之（图1-2-50），由表及里，由浅入深，使局部得气。所谓得气就是要有酸、胀、痛之感。

【功效】疏肝理气，健运脾胃，消食和中。

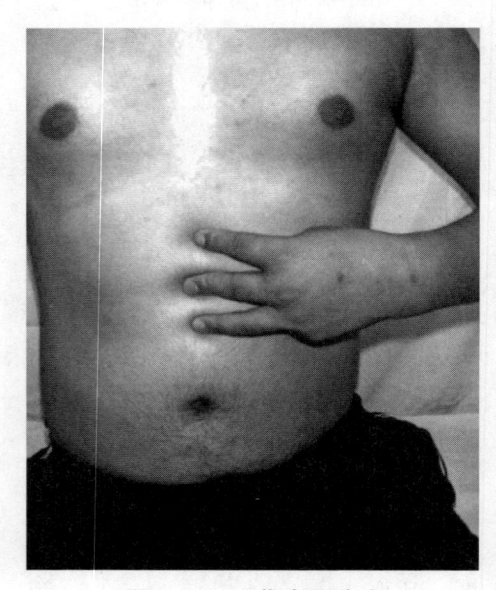

图1-2-50 指点三脘法

36. 点鸠掐里法

用拇指端点鸠尾穴，再掐足三里穴，谓之点鸠掐里法。

【操作要领】坐位，先用手掌推运揉动上腹部，然后用拇指端点剑突下的鸠尾穴，点而按之，可感到指下搏动或肠胃蠕动。然后用拇指点两腿的足三里穴（图1-2-51）。

【功效】活血理气，疏通任脉，消积止痛。

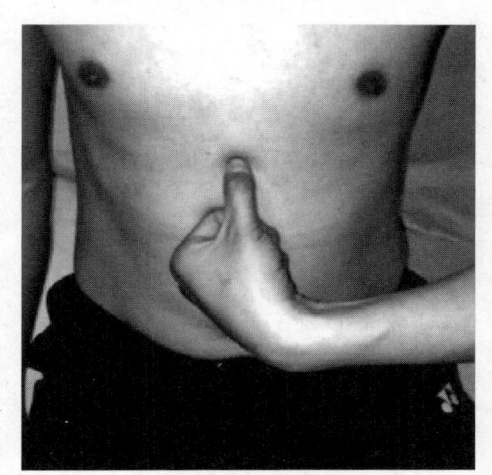

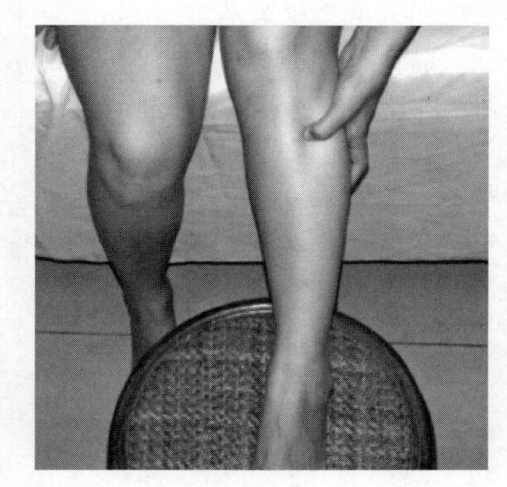

图1-2-51　点鸠掐里法

37. 合掌刁颈法

合掌刁颈法是以双手十指交叉，置于颈项两侧，提拿颈项部肌肉为合掌刁颈法。

【操作要领】坐位，双手十指交叉，置于颈项两侧，施力合掌夹提颈后肌肉（图1-2-52）。手法要缓而有力，柔和舒适，注意保护气管，以免影响呼吸。

【功效】松解肌筋，通经活络，消炎止痛。

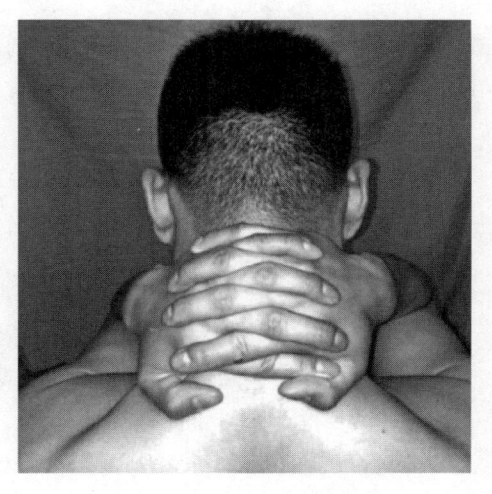

图1-2-52　合掌刁颈法

38. 四指戳顶法

用拇指、食指、中指、无名指对准四神聪穴，戳而点之为四指戳顶法。

【操作要领】坐位，拇指、食指、中指、无名指指端对准四神聪穴戳而点之，点而不移（图1-2-53），持续至头部有舒适感与传导感。

【功效】祛寒解表，通络活络，提神醒脑。

39. 推运印堂法

双手四指指腹从两眉正中直推至发际为推运印堂法。

【操作要领】坐位，以食指、中指、无名指和小指的指腹，从两眉正中的印堂穴循督脉而上，推运至神庭穴（图1-2-54）。双手用力要匀称，动作要连贯，灵活自如，按摩后自觉精神焕发，畅心舒怀。

【功效】通经活络，祛瘀行滞，清眩明目。

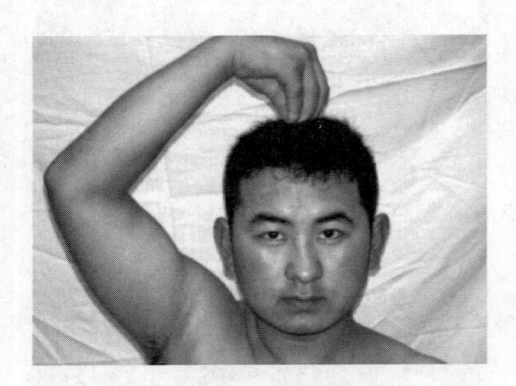

图1-2-53 四指戳顶法

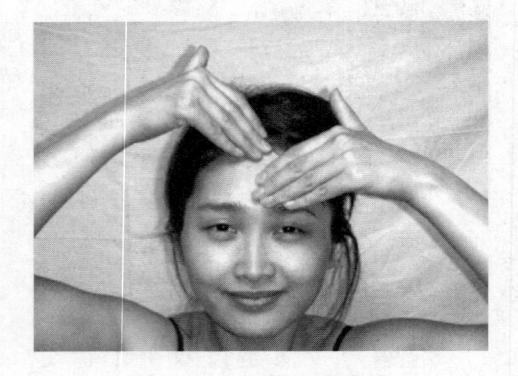

图1-2-54 推运印堂法

40. 抹双柳法

双手中指指腹从眉头至眉梢推抹为抹双柳法。

【操作要领】坐位，双手中指指腹从眉头至眉梢推而抹之（图1-2-55）。此法一举多得，眉中的攒竹、鱼腰、丝竹空都受到良性刺激。顺行抹动数次后，顿觉耳聪目明、神清气爽。

【功效】滋阴潜阳，醒脑明目，镇静止晕。

41. 双指开宫法

以双手中指对准两侧的听宫穴，同时点而按之为双指开宫法。

【操作要领】坐位，双手中指对准听宫穴点而按之（图1-2-56）。操作时两指对点，点而吸定，由表及里，手法要柔和舒适，禁忌强力按压。

【功效】开窍通耳，调和阴阳，消肿止痛。

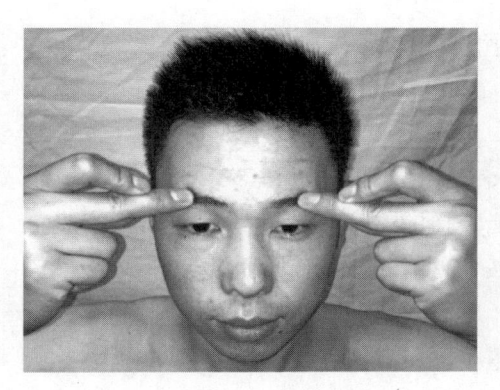

图1-2-55 抹双柳法

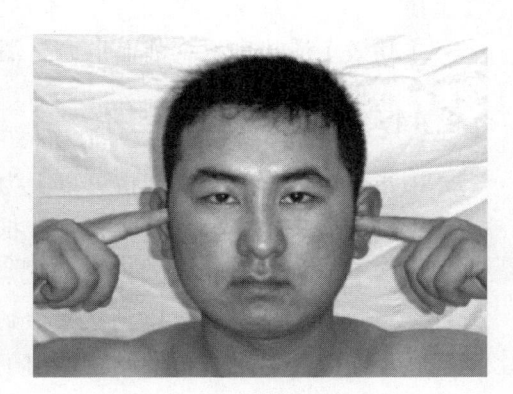

图1-2-56 双指开宫法

42. 双揪铃铛法

双手拇指与食指捏住两侧耳垂，向下揪抻，因耳垂形如铃铛，故称为双揪铃铛法。

【操作要领】坐位，用双手拇指与食指指腹捏住两侧耳垂，垂直向下揪抻3~5次（图1-2-57）。要用寸劲巧力，不可生拉硬扯。

【功效】通利九窍，调和气血，除烦止痛。

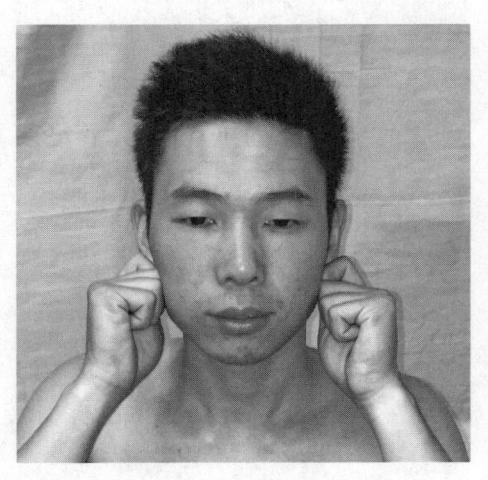

图1-2-57 双揪铃铛法

43. 二龙戏珠法

拇指与食指置于喉结两旁，两指相对揉按，因两指形如双龙，喉结似珠，故称二龙戏珠法。

【操作要领】坐位，头略后仰，拇指与食指置于喉结两旁（即外金津、外玉液），两指相对揉按（图1-2-58）。手法要柔和，要用寸劲巧力，力戒重按重压。

【功效】清热利喉，活血散瘀，消肿止痛。

44. 一指托天法

中指端着力于百会穴点按，以上为天，故称一指托天法。

【操作要领】坐位，以食指指腹抵于中指的二、三节的背侧，拇指指腹抵于二、三节掌侧，中指端对准百会穴点按（图1-2-59），由表及里，持续1~2分钟。点按时要微颤，可感到从头顶到背后有一股暖热放射到两腿，并有气感上提。操作时要对准穴位。此法多用于体质虚弱者。

【功效】开窍宁神，平肝息风，升阳固脱。

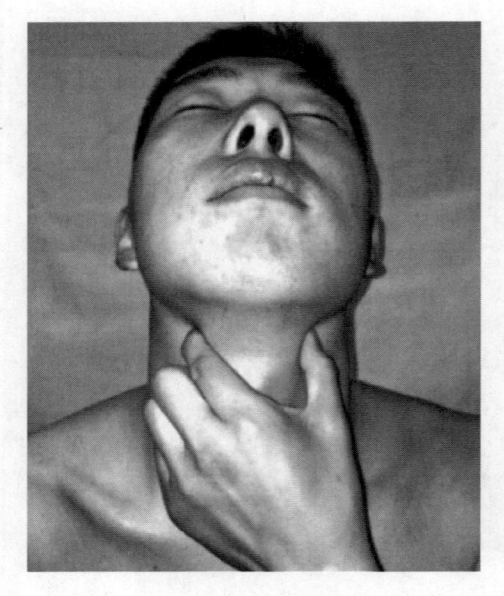

图1-2-58　二龙戏珠法　　　　图1-2-59　一指托天法

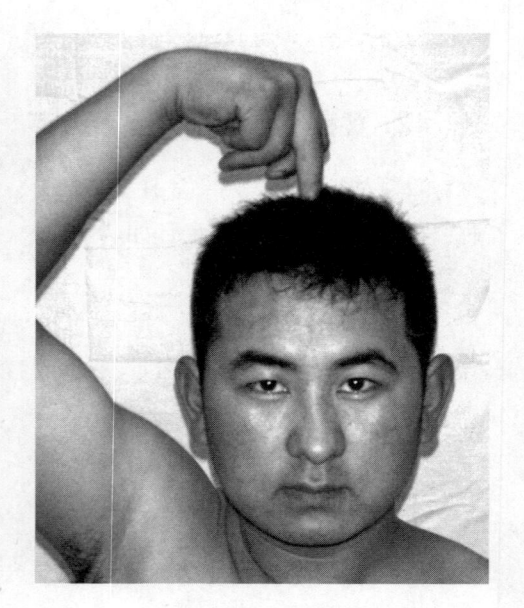

45. 干洗头法

双手十指着力于头部搓动挠抓,形如洗头,故称干洗头法。

【操作要领】坐位,双手十指略分开微屈,以指端着力于头部左右搓动挠抓,缓缓移至头顶,如此反复数次(图1-2-60)。双手用力要匀称,手法要灵活自如,用此法后顿觉神清气爽、畅心舒怀。此法多用于治疗头痛、头晕、健忘失眠等症。

【功效】开窍醒脑,清眩明目,活血止痛。

46. 干洗脸法

双手抚摩推运面颊,形如洗脸却无水,故称干洗脸法。

【操作要领】坐位,双手五指并拢略屈,着力于两侧面颊,自上而下往返抚摩推运(图1-2-61)。操作时要以双手指腹与手掌着力,指腹以抚摩为主,手掌以推运为主。以面部红润、微热为佳,不可强力推搓。

【功效】温通经络,行气活血,祛风散寒。

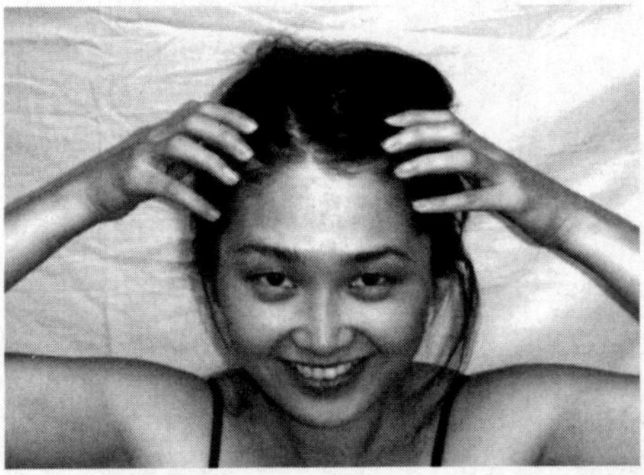

图1-2-60　干洗头法　　　　　　　图1-2-61　干洗脸法

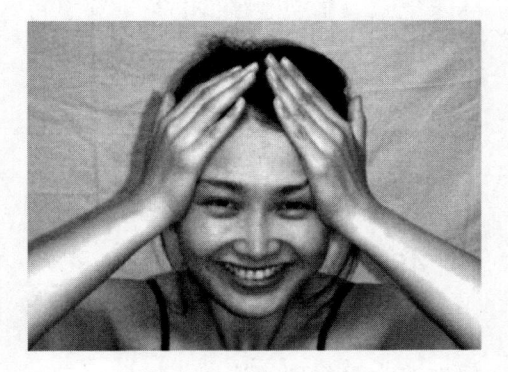

47. 推鼻梁法

双手拇指或食指指腹从鼻根至鼻翼推按,为推鼻梁法。

【操作要领】坐位,用双手拇指或食指指腹,从鼻根至鼻翼两侧推按(图1-2-62)。手法要柔和舒适,不可用大力推按。此法多用于治疗鼻塞、流涕及慢性鼻炎。

【功效】通利鼻窍，畅通呼吸。

48. 巡眼眶法

用双手食指或中指的指腹推运眼眶四周，为巡眼眶法。

【操作要领】坐位，用食指或中指的指腹推运眼眶四周（图1-2-63）。手法要柔和舒适。手指不可触动眼珠。操作时要洗净双手。

【功效】明目止晕，提高视力。

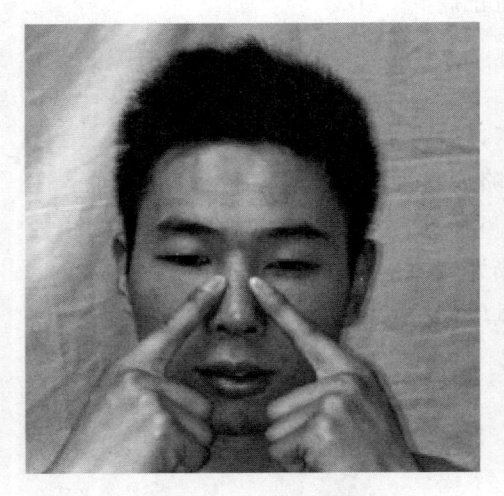

图1-2-62　推鼻梁法

图1-2-63　巡眼眶法

49. 双手理额法

双手十指交叉，从前额向枕部推按为双手理额法。

【操作要领】坐位，双手十指交叉，从前额至枕部推按（图1-2-64）。以手指及大鱼际为着力点，手法要沉而不滞、轻而不浮。操作时避免重搓重按。

【功效】通经活络，消积破结，镇静安眠。

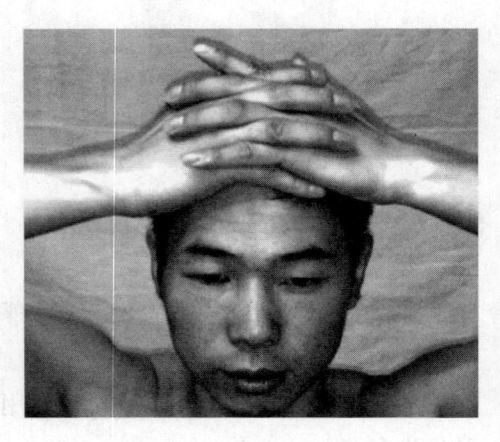

图1-2-64　双手理额法

50. 双指推颈法

双手十指交叉，置于枕部，用两拇指指腹从上至下推按颈项部两侧为双指推颈法。

【操作要领】坐位，双手十指交叉放在枕部，用两拇指指腹至上而下推按颈项部两侧（图1-2-65）。向下移动要缓而有力。髓型颈椎病和严重高血压病患者不宜应用此法。

【功效】温经通络，活血止痛，祛风散寒。

51. 纵擦颈项法

五指并拢，从后顶穴至大椎穴纵向擦拭为纵擦颈项法。

【操作要领】坐位，一手五指并拢，从颈项上部至下部纵擦（图1-2-66），由轻到重，由表及里。操作时手不要离开皮肤，手法要灵活自如。

【功效】疏通皮部，祛风散寒，解痉止痛。

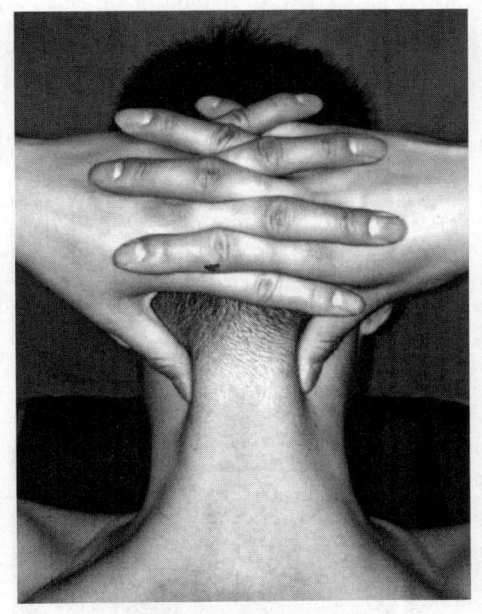

图1-2-65 双指推颈法

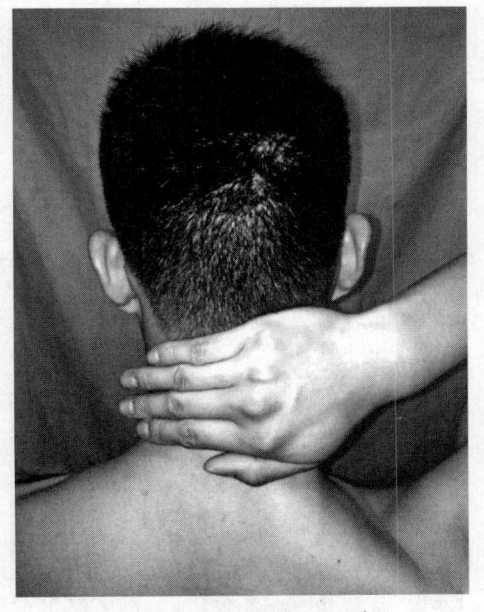

图1-2-66 纵擦颈项法

52. 鸣天鼓法

双手心掩耳，食指放在中指上，然后让食指下滑弹击枕部为鸣天鼓法。

【操作要领】坐位，双手掩耳食指放在中指上，然后使食指下滑弹击枕部，可听到"咚、咚……"之声，弹击要缓而有力，弹击20~30次（图1-2-67）。

【功效】提神醒脑，清眩止晕，活络止痛。

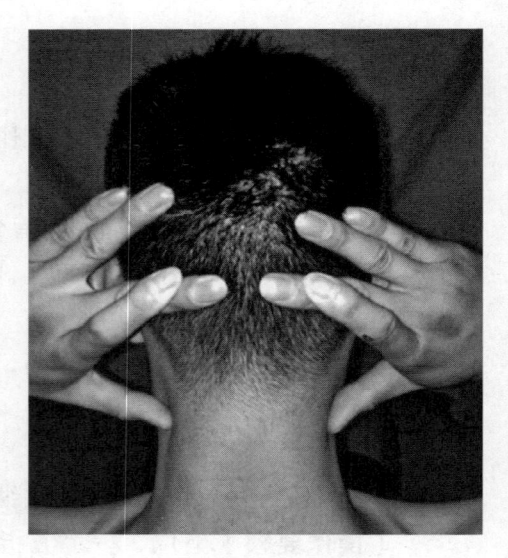

图1-2-67 鸣天鼓法

53. 拳旋法

用拳头置于施治部位做旋转的手法为拳旋法。

【操作要领】坐位，以拳头置于施治部位，适当用力按压做顺时针或逆时针旋转（图1-2-68、图1-2-69），使周围的肌肤受到牵扯。由轻到重，由表及里。此法多用于四肢及腰部按摩。

【功效】疏通经络，祛风散寒，活血止痛，松解粘连。

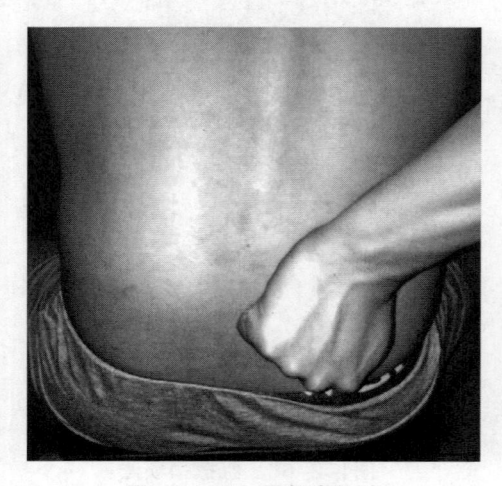

图1-2-68 腰部拳旋法　　　图1-2-69 手部拳旋法

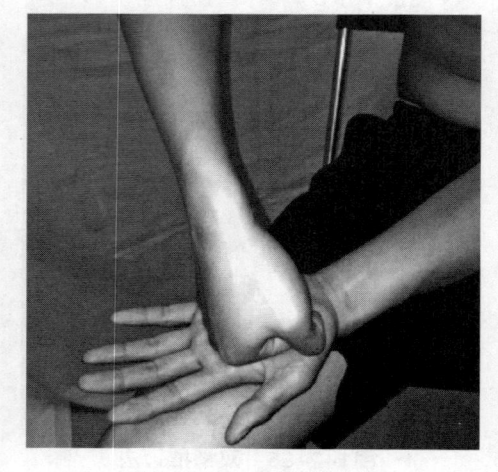

54. 掌旋法

用手掌置于施治部位做旋转的手法,称为掌旋法。

【操作要领】坐位,以手掌置于施治部位,适当用力按压后,做顺时针或逆时针旋转（图1-2-70）,由浮至深、由柔至刚,刚柔相兼。

【功效】通经活络,行气活血,消肿止痛,温经散寒。

55. 双运太阳法

用双手拇指或中指对准太阳穴着力推运的手法,称为双运太阳法。

【操作要领】坐位,以双手中指指腹对准两侧太阳穴,做顺时针旋转推运（图1-2-71）,手法要轻柔舒适。再以双手中指对点太阳穴,然后轻提。

【功效】疏通经络,健脑安神,活血止痛。

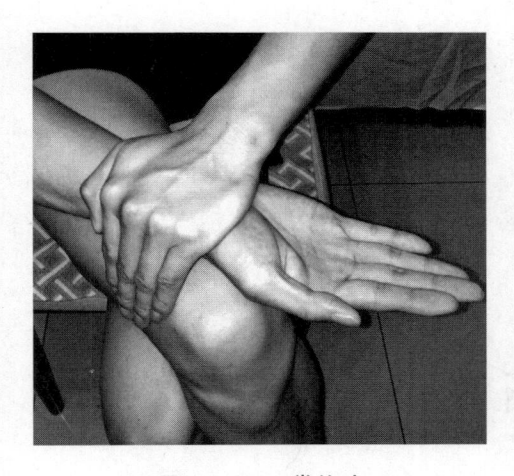

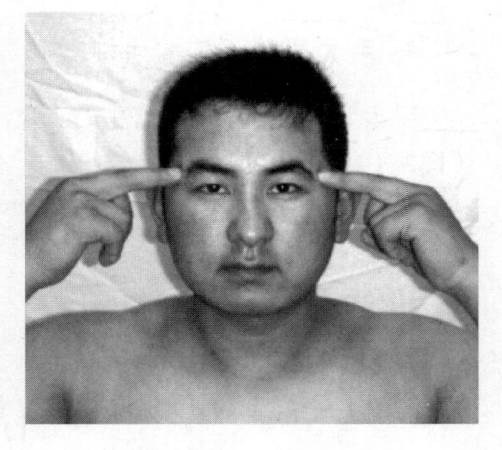

图1-2-70　掌旋法　　　　　　图1-2-71　双运太阳法

第二章 人体经络与常用穴位

经络是运行气血、联系脏腑和体表及全身各部的通道，是人体功能的调控系统。穴位是指人体经络线上特殊的点区部位，通过按摩穴位刺激相应的经络可起到治疗疾病的效果。自我按摩常用的穴位包括十四经穴位和经外奇穴两部分。

一、十四经穴位

1. 手太阴肺经穴位

手太阴肺经穴位主要有中府、尺泽、孔最、列缺、太渊、鱼际、少商等穴（图2-1-1）。

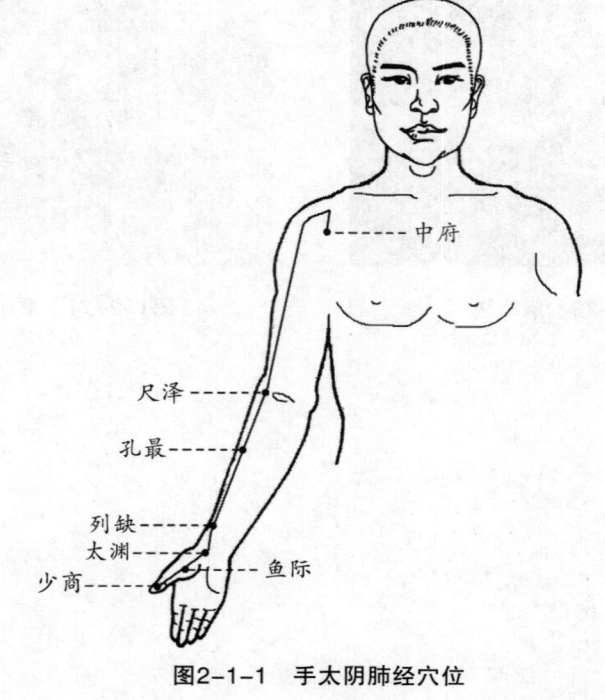

图2-1-1　手太阴肺经穴位

（1）中府
中府穴位于胸前壁上部，第一肋间隙外侧，距任脉6寸。
【主治】咳嗽、气喘、胸痛、肩背痛。
【手法】点、按、揉、掐。

（2）尺泽
尺泽穴位于肘横纹中，肱二头肌腱桡侧。取穴时需微屈肘。
【主治】咳嗽、咽喉痛、肘臂痛。
【手法】点、按、揉、掐。

（3）孔最
孔最穴位于尺泽与太渊联线上，距太渊7寸，桡骨内缘处。
【主治】咳嗽、咽喉痛、肘臂痛。
【手法】点、按、揉、捏。

（4）列缺
患者两手虎口相交叉，一手食指押在另一手腕的桡骨茎突上，食指尖达到处就是此穴。
【主治】头痛、咳嗽、咽喉痛、口眼歪斜。
【手法】点、按、揉。

（5）太渊
仰掌，在腕横纹上，桡动脉桡侧凹陷中为此穴。
【主治】咳嗽、哮喘、咽喉疼痛、手腕痛。
【手法】点、按、掐、捏。

（6）鱼际
仰掌，在第一掌骨掌侧中部，赤白肉际取穴。
【主治】咳嗽、咽喉疼痛、发热、声音嘶哑。
【手法】点、按、揉、掐。

（7）少商
本穴在大拇指里侧，距离指甲根角约0.1寸处。
【主治】咳嗽、咽喉疼痛、抽风、中风昏迷。
【手法】掐、切、点、按。

2. 手阳明大肠经穴位

手阳明大肠经的穴位主要有商阳、二间、三间、合谷、阳溪、手三里、曲池、臂臑、肩髃、迎香等穴（图2-1-2）。

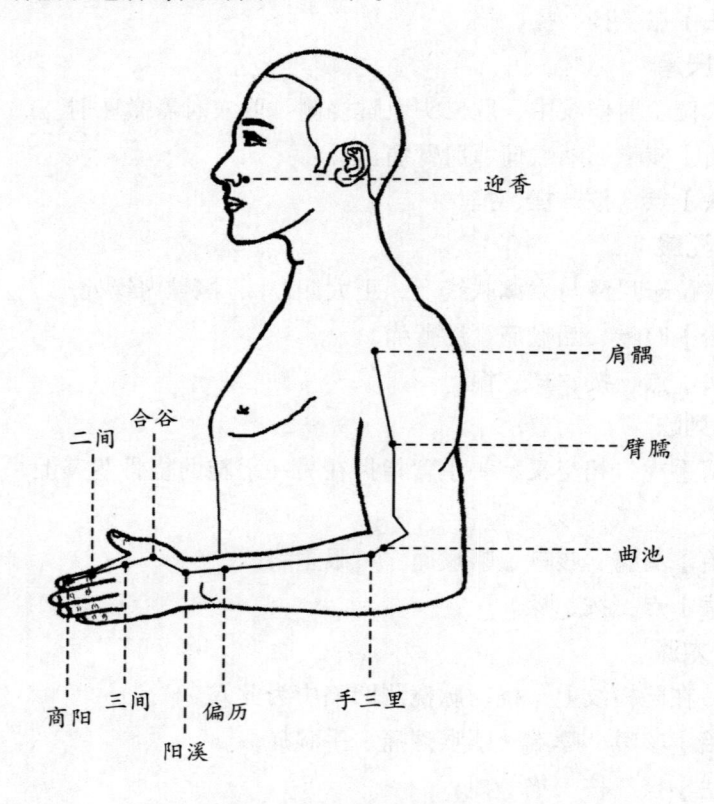

图2-1-2　手阳明大肠经穴位

（1）商阳

商阳穴在食指靠拇指一侧，距指甲角0.1寸处。

【主治】发烧、牙痛、手指疼痛。

【手法】掐、切、点、按。

（2）二间

二间穴在食指掌指关节的前方桡侧，食指第一节指骨小头的前方。

【主治】热病、牙痛、流鼻血。

【手法】掐、点、按、切。

（3）三间

三间穴在食指掌指关节的后方桡侧，第二掌骨小头的后方。

【主治】牙痛、手指及手背红肿。

【手法】切、点、按、掐、揉。

（4）合谷

拇食指张开，以另手的拇指指关节横纹放在虎口上，拇指尖到达的地方为此穴。

【主治】牙痛、面瘫、咽喉痛、发热、癔病。

【手法】点、按、揉、掐。

（5）阳溪

取穴位时拇指向上翘起，在拇指直下的腕部出现两条筋，一条为拇短伸肌腱，另一条为拇长伸肌腱，两条筋之间的凹陷处为此穴。

【主治】头痛、耳鸣、牙痛、目赤红肿、手腕痛。

【手法】点、按、揉、掐。

（6）手三里

手三里穴在曲池直下2寸处，紧靠桡骨的内侧。

【主治】肩臂疼痛、偏瘫、上肢不遂、腹泻呕吐。

【手法】点、按、揉、掐。

（7）曲池

屈肘成直角，曲池穴在肘横纹尽头处。

【主治】高热、高血压、肘关节痛、咽喉疼痛。

【手法】点、按、揪、切、掐。

（8）臂臑

臂臑穴在三角肌下端偏内处，在曲池和肩髃的连线上。

【主治】肘臂疼痛、颈项拘急、淋巴结核。

【手法】点、按、揉、掐。

（9）肩髃

将手臂平举，在肩关节出现两个凹陷，肩髃穴在前面的凹陷中。

【主治】肩关节疼痛、上肢不遂。

【手法】按、揉、点、掐。

（10）迎香

在鼻翼外缘中点与鼻唇沟的中间为迎香穴。

【主治】鼻炎、鼻窦炎、面瘫。

【手法】点、按、揉、掐。

3. 足阳明胃经穴位

足阳明胃经的穴位主要有承泣、四白、巨髎、地仓、颊车、下关、头维、缺盆、梁门、天枢、大巨、水道、髀关、伏兔、阴市、梁丘、犊鼻、足三里、丰隆、上巨虚、下巨虚、解溪、陷谷、内庭、厉兑等穴（图2-1-3）。

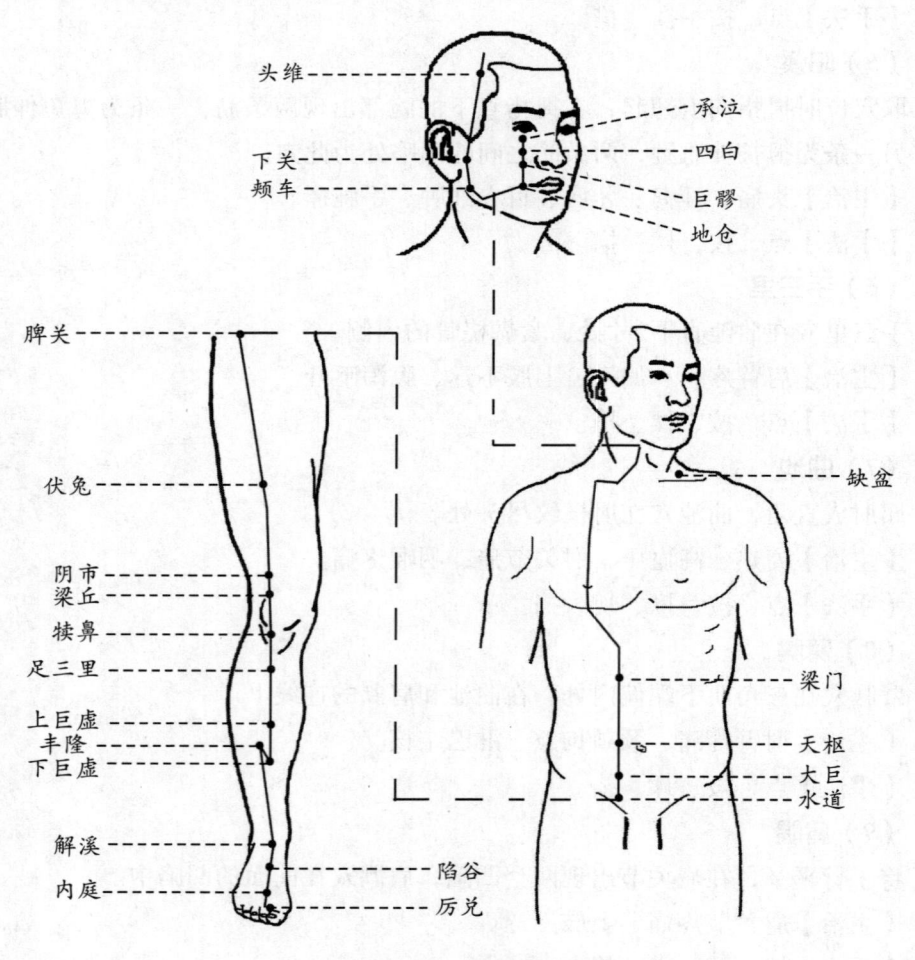

图2-1-3 足阳明胃经穴位

（1）承泣

承泣穴位于眼球与眼眶下缘之间，瞳孔直下。

【主治】目赤肿痛、流泪、视物模糊。

【手法】点、按。

（2）四白

四白穴位于目下1寸，眼眶下凹陷处，瞳孔直下。

【主治】目赤、目痛、口眼歪斜。

【手法】点、按、揉。

（3）巨髎

巨髎穴位于四白直下，与鼻翼下缘平齐在鼻唇沟外侧。

【主治】齿痛、口眼歪斜、唇颊肿痛。

【手法】点、按、揉、掐。

（4）地仓

地仓穴位于口角外侧，巨髎直下。

【主治】流涎、口眼歪斜、面瘫。

【手法】点、按、揉、掐。

（5）颊车

颊车穴位于下颌角的前上方，在牙齿咬紧时有一块肌肉隆起，压之有凹陷。

【主治】牙痛、口眼歪斜、面瘫。

【手法】按、揉、捏。

（6）下关

下关穴位于耳屏前约一横指，颧骨弓下的凹窝内，张开嘴时，凹窝就鼓起来。

【主治】牙痛、三叉神经痛、眩晕、耳鸣。

【手法】按、点、揉、捏。

（7）头维

头维穴位于额角发际，神庭旁4.5寸处。

【主治】头痛、目眩、目痛、流泪、视物不清。

【手法】按、揉点。

（8）缺盆

缺盆穴位于乳头线直上锁骨上窝之中点，天突旁4寸。

【主治】咳嗽、气喘、胸肋胀满。

【手法】按、揉、点。

（9）梁门

梁门穴位于脐上4寸、中脘旁2寸处。

【主治】胃痛、呕吐、食欲不振。

【手法】按、点、揉。

（10）天枢

天枢穴位于肚脐两旁2寸处。

【主治】腹泻、痢疾、腹痛、腹胀、水肿。

【手法】点、按、揉、掐。

（11）大巨

大巨穴位于天枢穴下2寸处。

【主治】小腹胀满、小便不利。

【手法】揉、按、点、掐。

（12）水道

水道穴位于关元左右外开2寸。

【主治】小腹胀满、小便不利。

【手法】按、揉、点、掐。

（13）髀关

髀关穴位于大腿根部，髂前上棘与髌骨外侧的连线上，缝匠肌外侧，与会阴平高处取之。

【主治】膝痛、膝关节炎。

【手法】点、按、揉、捏、掐。

（14）伏兔

伏兔穴位于髂前上棘与髌骨外侧的连线上，髌骨上缘6寸。

【主治】膝腰冷痛、疝气、腹胀。

【手法】点、戳、按、掐。

（15）阴市

阴市穴在膝盖外上缘3寸凹陷中。

【主治】腿部酸痛、膝关节炎。

【手法】按、点、捣、掐。

（16）梁丘

梁丘穴位于髌骨外缘上2寸凹陷处。

【主治】胃痛、膝肿痛、下肢不遂。

【手法】按、点、掐、揉。

（17）犊鼻

犊鼻穴位于髌骨下外边的凹陷中，即外膝眼。

【主治】膝肿痛、下肢不遂。

【手法】点、捣、按、掐、拨。

（18）足三里

足三里穴位于犊鼻穴直下3寸，距离胫骨约一横指处。

【主治】胃痛、腹胀、恶心、呕吐、腹泻、便秘、头晕。

【手法】按、掐、揉、点、捣。

（19）丰隆

丰隆穴位于犊鼻与解溪之间的中点。

【主治】咳嗽、气喘、痰多、眩晕、下肢不遂。

【手法】点、按、揉、掐、拨。

（20）上巨虚

上巨虚穴位于足三里穴直下3寸处。

【主治】腹泻、痢疾。

【手法】点、按、揉、捏、掐。

（21）下巨虚

下巨虚穴位于上巨虚直下3寸处。

【主治】小腹痛、疝气。

【手法】点、按、揉、捏、掐。

（22）解溪

解溪穴位于足背与小腿交界处横纹中间的凹陷中，与外踝尖平齐。

【主治】足踝疼痛、偏瘫、头痛。

【手法】点、揉、掐、拨。

（23）陷谷

陷谷穴位于第二、三跖趾关节后。

【主治】腹痛、足踝痛。

【手法】点、按、掐、切。

69

（24）内庭

内庭穴位于二、三趾缝正中略后，半横指处。

【主治】牙痛、胃痛、扁桃体炎。

【手法】切、揉、点、按。

（25）厉兑

厉兑穴位于第二趾末节外侧，距趾甲角约0.1寸处。

【主治】热病、失眠、心烦。

【手法】切、点、按、揉。

4. 足太阴脾经穴位

足太阴脾经的穴位主要有商丘、三阴交、阴陵泉、血海、大横等穴（图2-1-4）。

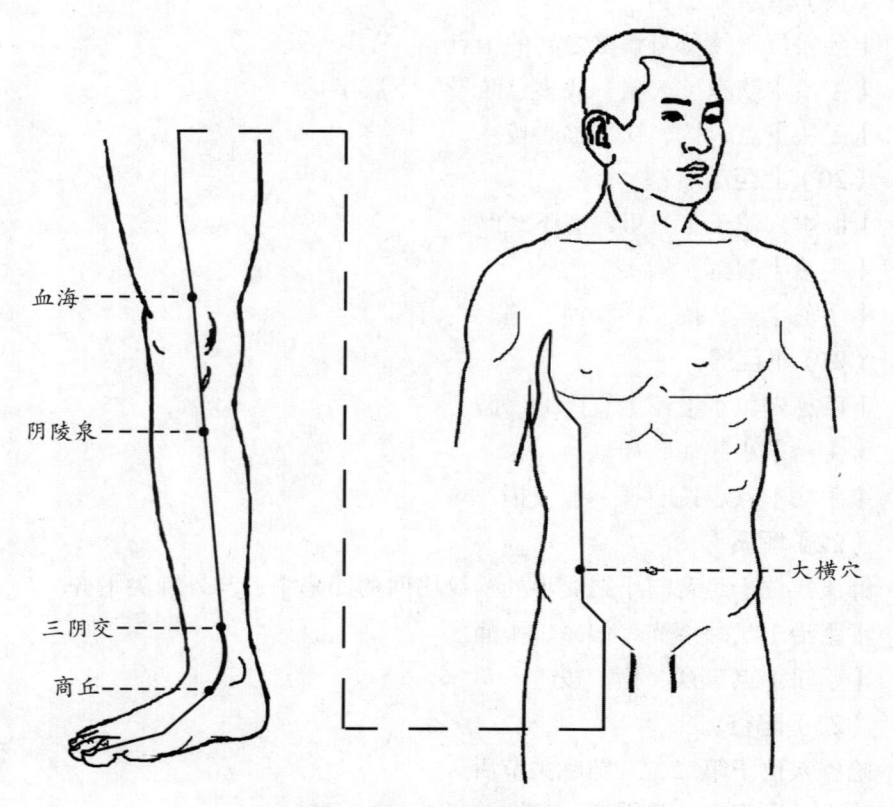

图2-1-4 足太阴脾经穴位

(1) 商丘

商丘穴位于内踝前缘直线与内踝下缘横线的交点处。

【主治】足背痛、踝关节扭伤。

【手法】点、按、捏、揉。

(2) 三阴交

三阴交穴位于内踝尖直上3寸胫骨后缘处。

【主治】消化不良、腹痛、失眠、偏瘫。

【手法】点、按、掐、揉。

(3) 阴陵泉

阴陵泉穴位于膝内侧，胫骨内侧髁下缘凹陷处。

【主治】腹胀、小便不利、水肿、膝痛。

【手法】点、按、揉、掐、切。

(4) 血海

血海穴位于股骨内上髁上2寸，股内收肌的突起中点处。

【主治】月经痛、丹毒、湿疹。

【手法】点、按、揉、掐。

(5) 大横

大横穴位于乳头直下，与肚脐平齐处。

【主治】便秘、痢疾、小腹痛。

【手法】点、揉、按。

5. 手少阴心经穴位

手少阴心经的穴位包括少海、灵道、通里、阴郄、神门、少府、少冲，共7个穴位（图2-1-5）。

(1) 少海

屈肘成直角，少海穴位于肘关节内侧横纹头处。

【主治】心痛、胸肋痛、手臂麻痛、颈项疼痛。

【手法】点、按、揉、捏。

(2) 灵道

灵道穴位于掌侧尺侧腕屈肌腱之桡侧，腕横纹上1.5寸处。

【主治】心绞痛、失眠、心烦。

【手法】点、按、掐、揉。

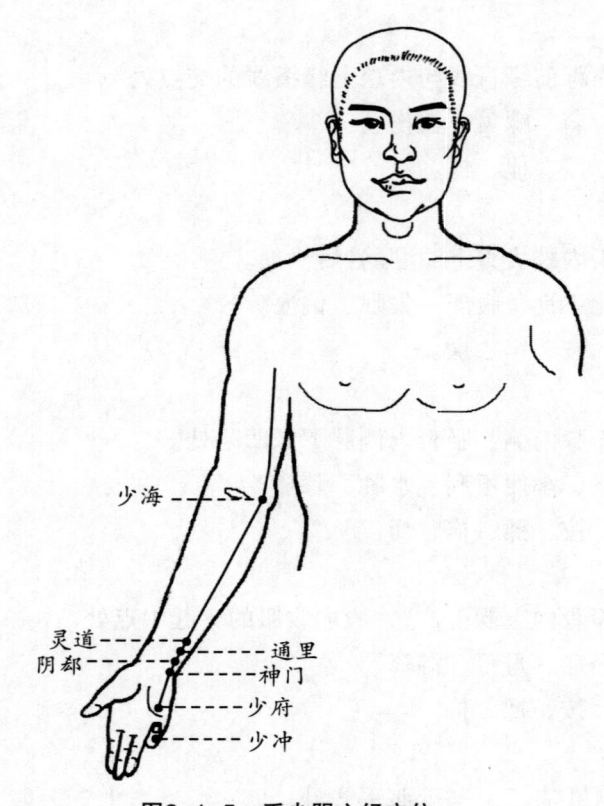

图2-1-5 手少阴心经穴位

（3）通里

通里穴位于灵道下0.5寸，腕横纹上1寸处。

【主治】头晕、目眩、失眠、心悸。

【手法】点、按、捏、揉、掐。

（4）阴郄

阴郄穴神门穴上0.5寸，在尺侧腕屈肌腱桡侧。

【主治】失眠、盗汗、心悸。

【手法】点、按、揉、掐。

（5）神门

神门穴位于尺侧腕屈肌腱桡侧，腕横纹上。

【主治】心悸、失眠、健忘、心烦。

【手法】点、按、揉、掐。

（6）少府

少府穴仰掌屈指，无名指与小指指尖之间为少府穴。

【主治】心悸、胸痛、小指拘挛、小便不利。

【手法】点、揉、掐、按。

（7）少冲

少冲位于小指靠近无名指的一侧，距指甲角0.1寸处。

【主治】心悸、心痛、胸肋痛。

【手法】点、按、揉、掐。

6. 手太阳小肠经穴位

手太阳小肠经的穴位包括少泽、后溪、腕骨、阳谷、养老、支正、小海、肩贞、臑俞、天宗、秉风、肩外俞、肩中俞、颧髎、听宫，共15个穴位（图2-1-6）。

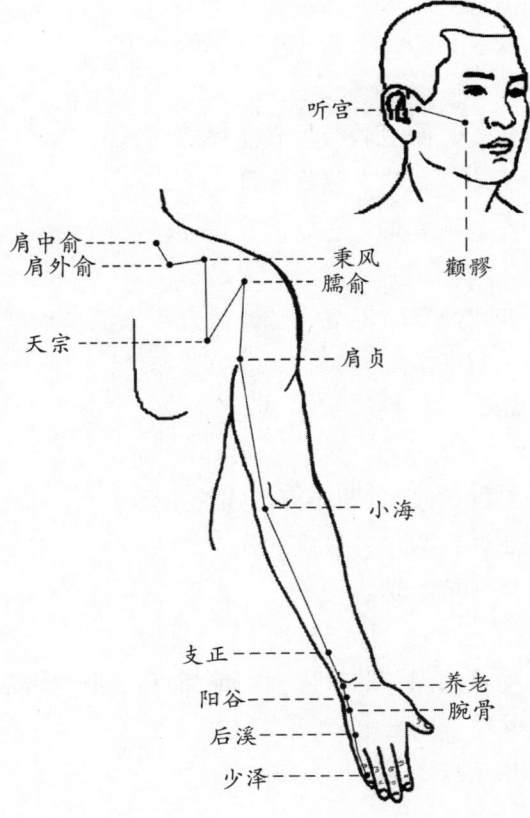

图2-1-6 手太阳小肠经穴位

（1）少泽

少泽穴位于小指外侧，距甲角0.1寸处。

【主治】咽喉疼痛、中风昏迷、发热。

【手法】切、点、揉、按。

（2）后溪

后溪穴位于小指外侧，第五掌指关节后，握掌时，在第五掌指关节后手掌横纹头处。

【主治】颈项痛、头痛、落枕、手臂痉挛。

【手法】切、掐、按、点、揉。

（3）腕骨

腕骨穴位于后溪上，第五掌骨基底与三角骨结合部的凹陷中。

【主治】颈项痛、头痛、腕关节痛。

【手法】按、点、揉、切。

（4）阳谷

阳谷穴位于腕关节尺侧，豌豆骨与尺骨茎突之间。

【主治】手腕痛、头痛、目眩、热病无汗。

【手法】切、按、点、揉、掐。

（5）养老

取穴时屈肘，掌心向着胸部，养老穴位于尺骨小头最高点平齐的骨缝中。

【主治】视物不清、肩背酸痛。

【手法】点、按、切、揉、掐。

（6）支正

支正穴位于阳谷上5寸，在阳谷与小海的连线上。

【主治】头痛目眩、肘臂酸痛、热病颈强。

【手法】按、点、揉、掐、切。

（7）小海

小海穴位于尺骨鹰嘴最高点与肱骨内上髁最高点之间的凹陷处。

【主治】颈项痛、耳鸣、肩背痛。

【手法】点、切、揉、按、掐。

（8）肩贞

取穴时手臂自然下垂，腋窝后面的竖纹头上1寸处为肩贞穴。

【主治】肩胛痛、手臂痛、上肢不遂。

【手法】点、按、揉、切、掐。

（9）臑俞

取穴时正坐，上臂内收，从肩贞直上，在肩胛骨肩峰突起之下凹陷处为臑俞穴。

【主治】肩背疼痛、手臂疼痛、上肢不遂。

【手法】点、按、揉、捏、掐。

（10）天宗

天宗穴位于肩胛岗下窝中央，与肩贞、臑俞呈三角形处。

【主治】肩背疼痛、肩胛骨周围疼痛、颊颌肿痛、气喘。

【手法】点、按、揉、捏、掐。

（11）秉风

秉风穴位于肩胛岗上缘中点向上1寸的凹陷处。

【主治】肩背疼痛、肩胛疼痛、上肢酸麻。

【手法】点、按、掐、捏、拨。

（12）肩外俞

肩外俞穴位于第一胸椎棘突下旁开3寸处，在肩胛骨脊柱缘的垂直线上。

【主治】颈椎病、落枕、肩臂痛、上肢冷痛。

【手法】点、按、掐、捏、拨。

（13）肩中俞

肩中俞穴位于大椎旁开2寸处。

【主治】咳嗽、肩背痛。

【手法】按、揉、点、掐。

（14）颧髎

颧髎穴位于外眼角直下，在颧骨下缘凹陷处，与鼻翼下缘平齐处为此穴。

【主治】面瘫、牙痛、口眼歪斜。

【手法】点、按、揉、掐。

（15）听宫

听宫穴位于耳屏正中前，微张口时呈凹陷处。

【主治】耳聋、耳鸣、牙痛。

【手法】点、按、切、揉、掐。

7. 足太阳膀胱经穴位

足太阳膀胱经的穴位主要有睛明、攒竹、大杼、风门、肺俞、心俞、膈俞、肝俞、胆俞、脾俞、胃俞、三焦俞、肾俞、气海俞、大肠俞、小肠俞、上髎、次髎、中髎、下髎、秩边、承扶、殷门、委中、承山、昆仑、至阴等穴（图2-1-7）。

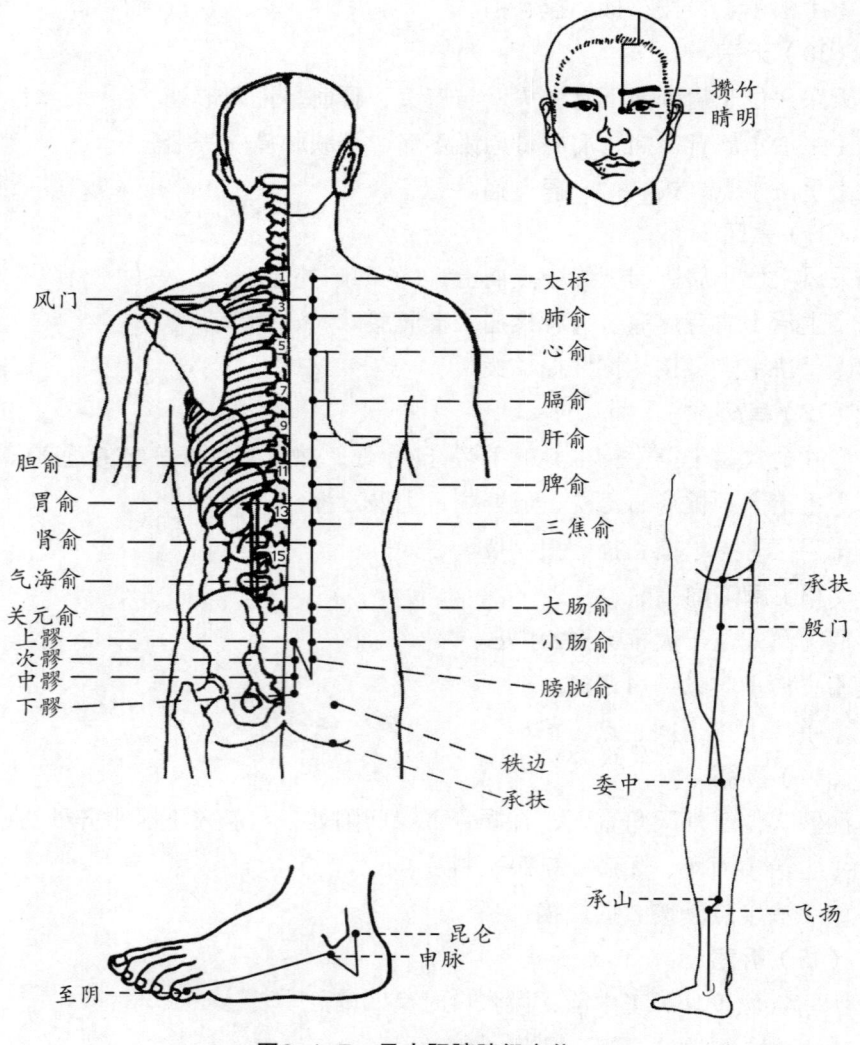

图2-1-7 足太阳膀胱经穴位

（1）睛明

睛明穴位于内眼角向外0.1寸，再向上0.1寸处。

【主治】目赤肿痛、流泪、眩晕。

【手法】点、按。

（2）攒竹

攒竹穴位于眼睛上方，眉毛内侧端处。

【主治】头痛、目眩、视物不清、流泪、目赤肿胀。

【手法】点、按、揉。

（3）大杼

大杼穴位于第一胸椎棘突下旁1.5寸处。

【主治】咳嗽、发热、头痛、肩背痛。

【手法】按、点、揉、捏、掐。

（4）风门

风门穴位于第二胸椎棘突下旁开1.5寸处。

【主治】伤风咳嗽、头痛发热、颈项痛。

【手法】点、按、揉、捏。

（5）肺俞

肺俞穴位于第三胸椎棘突下旁开1.5寸处。

【主治】咳嗽、气喘、盗汗。

【手法】点、按、掐、揉。

（6）心俞

心俞穴位于第五胸椎棘突下旁开1.5寸处。

【主治】健忘、失眠、咳嗽、心悸、心烦。

【手法】点、按、揉、掐。

（7）膈俞

膈俞穴位于第七胸椎棘突下旁开1.5寸处。

【主治】呕吐、噎膈、咳嗽、气喘、盗汗。

【手法】点、按、揉、掐。

（8）肝俞

肝俞穴位于第九胸椎棘突下旁开1.5寸处。

【主治】目赤、目眩、肋痛、肩背痛。

【手法】点、按、揉、掐。

(9) 胆俞

胆俞穴位于第十胸椎棘突下旁开1.5寸处。

【主治】胸肋痛、肝炎、胆囊炎、口苦。

【手法】点、按、捏、揉。

(10) 脾俞

脾俞穴位于第十一胸椎棘突下旁开1.5寸处。

【主治】脾胃虚弱、腹胀、腹泻、水肿、呕吐、背痛。

【手法】点、按、揉、捏、掐。

(11) 胃俞

胃俞穴位于第十二胸椎棘突下旁开1.5寸处。

【主治】胃脘痛、脾胃虚弱、呕吐、腹胀、食欲不振。

【手法】点、按、揉、掐、捏。

(12) 三焦俞

三焦俞穴位于第一腰椎棘突下旁开1.5寸处。

【主治】腹胀、肠鸣、呕吐、消化不良。

【手法】点、按、揉、掐。

(13) 肾俞

肾俞穴位于第二腰椎棘突下旁开1.5寸处。

【主治】遗精、遗尿、月经不调、肾虚。

【手法】点、按、揉、捏、掐。

(14) 气海俞

气海俞穴位于第三腰椎棘突下旁开1.5寸处。

【主治】腰痛、痛经、痔疮。

【手法】点、按、揉。

(15) 大肠俞

大肠俞穴位于第四腰椎棘突下旁开1.5寸处。

【主治】腰痛、便秘、腹痛、腹胀。

【手法】点、按、揉。

(16) 小肠俞

小肠俞穴位于第一骶椎下旁开1.5寸处。

【主治】小肠胀痛、遗精、痢疾。

【手法】点、按、揉、捏。

（17）上髎

上髎穴位于第一骶后孔中，小肠俞与脊椎正中线的中间。

【主治】腰痛、月经不调、小便不利、便秘。

【手法】点、按、揉、掐。

（18）次髎

次髎穴位于第二骶后孔中，髂后上棘与督脉之中点。

【主治】腰痛、月经不调、痛经。

【手法】点、按、捏、揉、掐。

（19）中髎

中髎穴位于第三骶后孔中，在中膂俞与督脉之间。

【主治】月经不调、腰骶骨、便秘、小便不利。

【手法】点、按、揉、掐。

（20）下髎

下髎穴位于第四骶后孔中，在白环俞与督脉之间。

【主治】小腹痛、便秘、小便不利、腰痛。

【手法】点、按、揉、掐、捏。

（21）秩边

秩边穴位于第四骶椎下旁开3寸处。

【主治】腰骶痛、坐骨神经痛。

【手法】按、点、揉、掐、切。

（22）承扶

承扶穴位于大腿横纹的中央，俯卧取之。

【主治】腰痛、腿痛、痔疮。

【手法】按、点、揉、掐、戳。

（23）殷门

殷门穴位于承扶与委中的连线上，在承扶下6寸处。

【主治】腰腿痛、脊背痛。

【手法】按、点、拨、掐。

（24）委中

委中穴位于腘窝横纹中央，在股二头肌腱与半肌腱中间。

【主治】腰腿痛、半身不遂、膝痛、便秘。

【手法】按、点、揉、拨、掐。

（25）承山

承山穴位于从委中到脚后跟与外踝尖平齐处联线的中间。

【主治】腰痛、小腿肚转筋、便秘。

【手法】点、按、揉、捏、掐。

（26）昆仑

昆仑穴位于外踝与跟腱中央凹陷处。

【主治】腰痛、足跟痛、头痛、颈项痛。

【手法】按、揉、掐、点、捏。

（27）至阴

至阴穴位于小趾外侧，距离趾甲根角0.1寸处。

【主治】头痛鼻塞、难产、目痛、足底热。

【手法】点、按、揉、掐。

8. 足少阴肾经穴位

足少阴肾经的穴位主要有涌泉、然谷、太溪、大钟、照海、复溜、阴谷、肓俞等穴（图2-1-8）。

（1）涌泉

涌泉穴位于足底前1/3处，取穴时五趾屈曲，在足掌前面正中出现凹陷就是此穴。

【主治】头痛、颈项痛、头晕、咽喉痛、小便不利、失声、口干。

【手法】按、点、揉、掐、拨。

（2）然谷

然谷穴位于内踝前下方，有一个高骨叫舟骨粗隆，在高骨的前下方。

【主治】足背痛、麻木、月经不调。

【手法】点、按、掐、切、揉。

（3）太溪

太溪穴位于内踝与跟腱之间凹陷中，与内踝尖平齐。

【主治】咽喉痛、齿痛、失眠、腰脊痛。

【手法】点、按、揉、切。

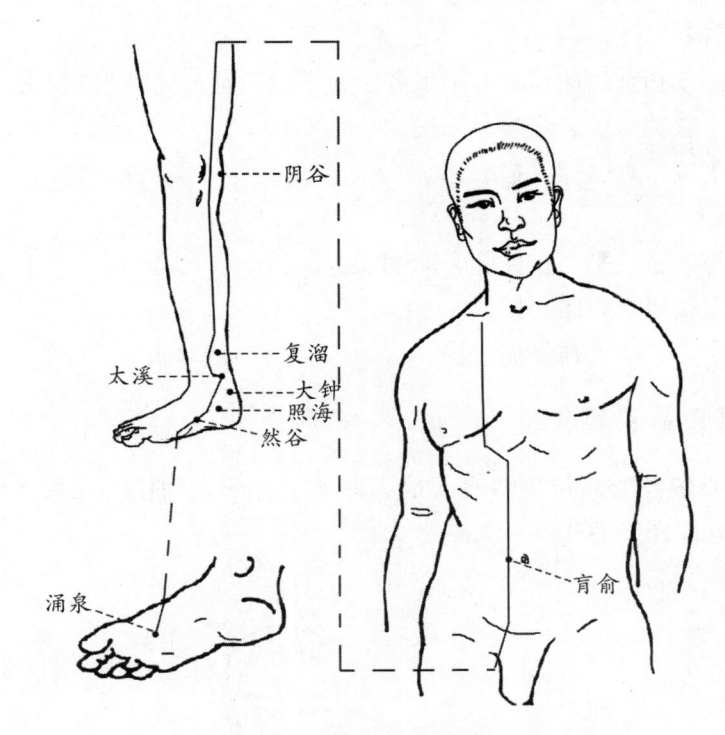

图2-1-8　足少阴肾经穴位

（4）大钟

大钟穴在与内踝下缘平齐而靠近跟键处。

【主治】足跟痛。

【手法】点、按、戳、揉、掐。

（5）照海

照海穴位于内踝下1寸，内踝下缘凹陷处。

【主治】咽喉干痛、失眠、月经不调。

【手法】按、点、揉、掐、拨。

（6）复溜

复溜穴位于太溪上2寸，跟腱前缘取之。

【主治】腹胀、盗汗、腿肿。

【手法】揉、点、按、掐、切。

（7）阴谷

阴谷穴位于腘窝内侧，与委中平齐，在半腱肌腱与半膜肌腱之间。

【主治】膝关节炎、疝痛、阳痿。

【手法】按、点、揉、掐、切。

（8）肓俞

肓俞穴与肚脐相平，在任脉旁0.5寸处。

【主治】腹痛、腹胀、便秘。

【手法】点、按、揉、切、掐。

9. 手厥阴心包经穴位

手厥阴心包经的穴位主要有天池、曲泽、郄门、间使、内关、大陵、劳宫、中冲等穴（图2-1-9）。

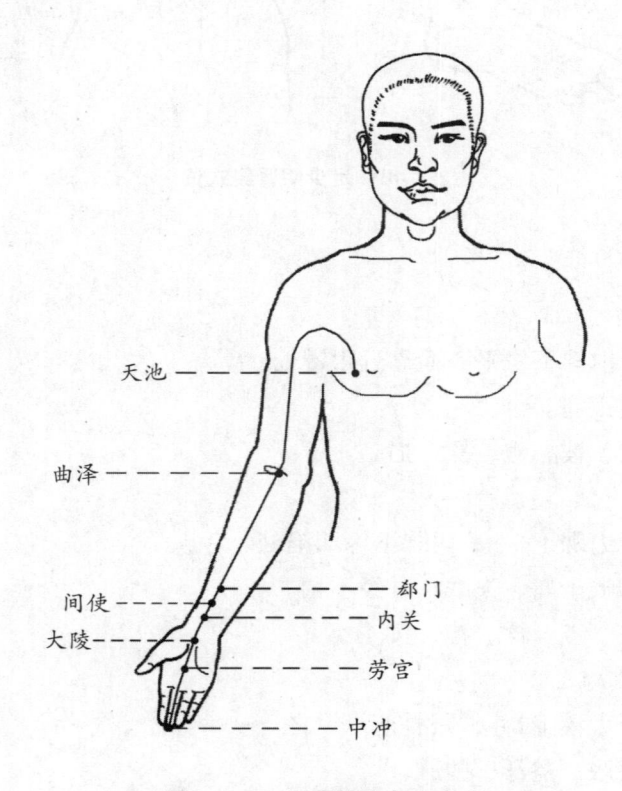

图2-1-9　手厥阴心包经穴位

（1）天池

天池穴位于乳头外1寸，第四肋间陷中取之。

【主治】胸闷、肋痛、心烦。

【手法】点、按、揉、捏、掐。

（2）曲泽

曲泽穴位于肘横纹中，肱二头肌腱尺侧缘取之。

【主治】肘臂痛、心痛、烦燥、胃痛、呕吐、发热。

【手法】点、按、揉、捏、掐。

（3）郄门

郄门穴位于大陵直上5寸，两筋的中间。

【主治】心悸、癔病。

【手法】按、点、掐、揉、拨。

（4）间使

间使穴位于掌上3寸，两筋之间凹陷处。

【主治】心痛、心悸、胃痛、呕吐、肘臂痛、发热。

【手法】点、按、捏、揉、切。

（5）内关

内关穴位于掌后第一横纹正中直上2寸，两筋的中间。

【主治】心痛、心悸、胃痛、呕吐、胸肋痛、发热、手臂痛。

【手法】按、掐、点、揉、切。

（6）大陵

大陵穴位于腕横纹正中，在掌长肌腱与桡侧腕屈肌腱之间。

【主治】心痛、心悸、胃痛、呕吐、胸肋痛。

【手法】点、按、揉、切、掐。

（7）劳宫

劳宫穴位于掌中央，在第二、三指掌关节之后的掌骨间，握拳时在中指与无名指之间的掌心中。

【主治】心痛、恶心、口疮、口臭。

【手法】按、点、揉、掐、切。

（8）中冲

中冲穴位于中指尖的中央，距离指甲约半个大米粒。

【主治】昏迷、中暑、心痛、心烦、发热、小儿惊风。

【手法】按、揉、点、掐、切。

10. 手少阳三焦经穴位

手少阳三焦经的穴位主要有关冲、液门、中渚、阳池、外关、支沟、天井、臑会、肩髎、角孙、耳门、丝竹空等穴（图2-1-10）。

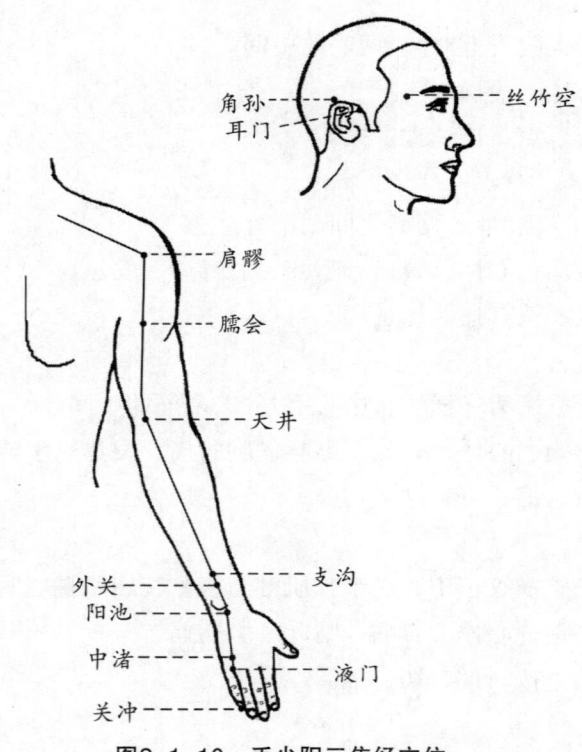

图2-1-10 手少阳三焦经穴位

（1）关冲

关冲穴位于无名指外侧，距指甲角0.1寸处。

【主治】头痛、目赤、咽喉痛、心烦。

【手法】按、揉、掐、切、点。

（2）液门

液门穴位于第四、五指缝的后方，掌指关节的前方。

【主治】头痛、咽喉痛。

【手法】点、按、揉、捏、切、掐。

（3）中渚

中渚穴在液门上1寸，第四、五掌指关节的后方。

【主治】耳鸣、头痛、手痛。

【手法】切、捣、揉、捏、点、按。

（4）阳池

阳池穴位于手背，由无名指直上到手腕有个凹陷，靠腕部正中大筋的尺侧为此穴。

【主治】腕痛、肩背痛、消渴口干。

【手法】按、揉、捏、点、掐。

（5）外关

外关穴位于阳池上2寸，尺、桡骨之间。

【主治】头痛、胸肋痛、肘伸屈不利。

【手法】点、按、掐、揉、拨、切。

（6）支沟

支沟穴位于外关上1寸，尺、桡骨之间。

【主治】便秘、肩背痛、胸肋痛。

【手法】点、按、揉、切、掐。

（7）天井

天井穴位于尺骨鹰嘴后上方，屈肘时呈凹陷处。

【主治】偏头痛、胸肋痛、肩臂痛。

【手法】点、按、揉、捏、掐、切。

（8）臑会

臑会穴位于肩髎与尺骨鹰嘴的连线上，在三角肌后缘处。

【主治】肩臂疼痛、肩胛痛、目痛。

【手法】点、按、捏、揉、掐、切。

（9）肩髎

肩髎穴位于肩峰的后下方，当上臂平举时在肩关节上出现两个凹陷，前面凹陷是肩髃穴，后面的凹陷就是肩髎穴。

【主治】肩痛、肩周炎、臂痛。

【手法】点、按、切、掐、拨。

（10）角孙

角孙穴位于耳尖上方，入发际处。

【主治】头痛、偏头痛、齿痛、颈项痛。

【手法】点、按、捏、揉、掐、切。

（11）耳门

耳门穴位于耳屏的缺口处，稍微向前，有个凹陷处。

【主治】耳鸣、耳聋、齿痛、颈项痛。

【手法】按、揉、捏、掐、切、拨。

（12）丝竹空

丝竹空穴位于眉毛外端，入眉毛处。

【主治】头痛、目赤、目眩。

【手法】点、按、切、揉。

11. 足少阳胆经穴位

足少阳胆经的穴位主要有瞳子髎、听会、率谷、阳白、风池、肩井、带脉、居髎、环跳、风市、膝阳关、阳陵泉、光明、悬钟、丘墟、足临泣、足窍阴等穴（图2-1-11）。

（1）瞳子髎

瞳子髎穴位于外眼角外0.5寸处。

【主治】头痛、目痛、目赤流泪。

【手法】点、按、揉、切。

（2）听会

听会穴位于耳屏前下方，与耳屏切迹平齐处，张口时，用手指按压有一个凹窝就是此穴。

【主治】耳鸣、耳聋、齿痛、口眼歪斜。

【手法】点、按、揉、掐。

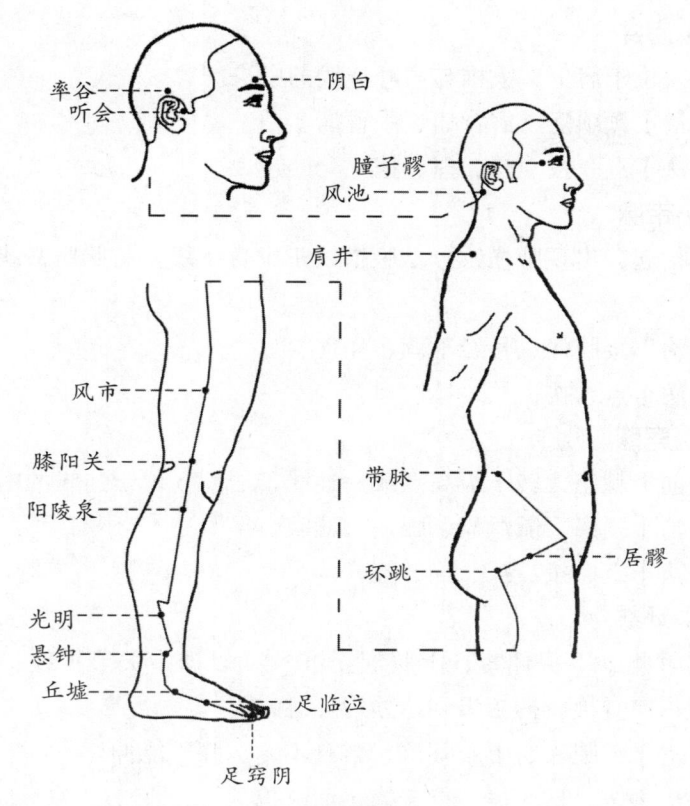

图2-1-11 足少阳胆经穴位

（3）率谷

率谷穴位于耳尖上入发际1.5寸处。

【主治】偏头痛、呕吐、头晕、烦躁。

【手法】点、按、揉、掐。

（4）阳白

阳白穴位于眉毛中点上1寸，直对瞳孔处。

【主治】前额痛、目眩、流泪。

【手法】点、按、揉、掐、捏。

（5）风池

风池穴位于颈后斜方肌两旁头发边内的凹陷窝中。

【主治】头痛、感冒、颈项痛、肩背痛、目赤痛。

【手法】点、按、揉、捏、掐。

（6）肩井

肩井穴位于肩上，大椎与肩峰连线的中央。

【主治】颈项痛、肩背痛、手臂痛。

【手法】点、按、揉、捏、掐。

（7）带脉

手臂抬起，出现腋横纹，从腋横纹正中直下线，与肚脐横线的交叉点处就是带脉穴。

【主治】腰胁痛、月经不调、疝气。

【手法】点、按、揉、掐、捏。

（8）居髎

由髂前上棘至大转子最高点成一连线，居髎穴位于连线的中央。

【主治】腰痛、骶骶痛、腿痛、瘫痪。

【手法】点、按、揉、掐、捏。

（9）环跳

取穴时侧卧下腿伸直，上腿屈至90°，以拇指关节横纹，按在大转子头上，拇指指向脊椎，拇指尖到达处为环跳穴。

【主治】腰腿痛、下肢痿痹、半身不遂、膝不能伸。

【手法】按、揉、拨、点、捣、切、掐。

（10）风市

风市穴位于大腿外侧，直立时两手臂自然下垂，中指尖到达处为此穴。

【主治】半身不遂、下肢痿痹、膝关节炎、全身瘙痒。

【手法】点、按、揉、拨、掐。

（11）膝阳关

膝阳关穴在膝外侧，阳凌泉直上，股骨外上髁上方凹陷处。

【主治】膝关节炎、小腿麻木。

【手法】按、点、揉、捏、掐、切。

（12）阳陵泉

阳陵泉穴位于腓骨小头前下方凹陷处。

【主治】半身不遂、下肢痿痹、膝痛、口苦、呕吐。

【手法】点、按、揉、捏、拨、切。

(13) 光明

光明穴位于外踝尖直上5寸,腓骨前缘。

【主治】眼痛、下肢痛。

【手法】点、按、切、揉、捏。

(14) 悬钟

悬钟穴位于外踝尖直上3寸,靠腓骨后缘。

【主治】半身不遂、颈项痛、膝痛、腿痛、胸腹胀满。

【手法】点、按、揉、切、掐。

(15) 丘墟

丘墟穴位于外踝前缘直下线与下缘平齐横纹的交叉点的凹窝中。

【主治】颈项痛、胸肋痛、下肢痿痹、足踝痛。

【手法】按、点、揉、捏、切。

(16) 足临泣

足临泣穴位于第四趾、小趾的趾缝上,第四、五跖趾关节后0.5寸处。

【主治】足痛、耳鸣、乳腺炎。

【手法】按、点、揉、捏、掐、切。

(17) 足窍阴

足窍阴穴位于第四趾外侧,距趾甲角0.1寸。

【主治】偏头痛、目痛、足踝痛、耳鸣。

【手法】按、揉、点、切、掐。

12. 足厥阴肝经穴位

足厥阴肝经的穴位主要有大敦、行间、太冲、中封、曲泉、章门、期门等穴(图2-1-12)。

(1) 大敦

大敦穴位于足部拇趾末关节外侧,指甲根与趾关节之间。

【主治】崩漏、遗尿、疝气。

【手法】点、按、揉、捏、掐。

(2) 行间

行间穴位于足部拇趾与第二趾的趾缝后约0.5寸。

【主治】月经过多、尿道疼痛、疝气、头痛、目眩、失眠。

【手法】点、按、揉、捏、掐。

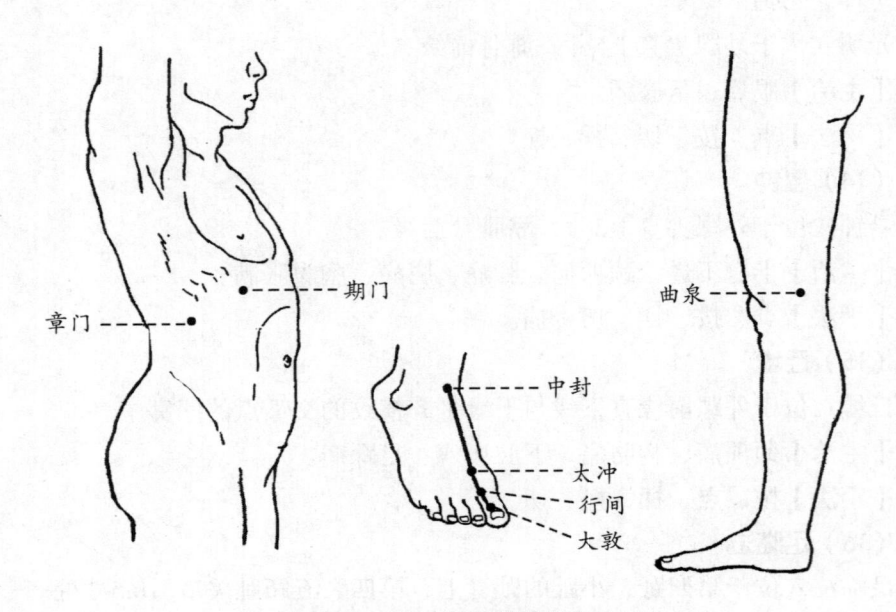

图2-1-12 足厥阴肝经穴位

（3）太冲

太冲穴位于行间上1.5寸处，第一、二跖趾关节的后方。

【主治】头痛、头晕、崩漏、疝气、小便不通、偏瘫。

【手法】点、按、掐、揉。

（4）中封

中封穴位于内踝尖平齐的内踝前缘，与脚弯前面靠内踝侧一条大筋（胫骨前肌腱）的中间。

【主治】遗精、疝气、小便不利。

【手法】点、按、揉、捏、掐、切。

（5）曲泉

曲泉穴位于膝内侧，屈膝在横纹头上方，胫骨内髁之后，半膜肌、半腱肌的前缘。

【主治】膝关节痛、子宫下垂。

【手法】按、揉、捏、切、拨。

（6）章门

章门穴位于侧腹部，第十一浮肋游离端之下。

【主治】脾胃虚弱、呕吐、腹泻、腰背痛。

【手法】点、按、揉、捏、掐。

（7）期门

乳头下2寸，第六、七肋间为期门穴。

【主治】胸肋胀满、腹胀、呕吐、呃逆、乳痛。

【手法】点、按、揉、捏、掐。

13. 督脉穴位

督脉的穴位主要有长强、腰俞、腰阳关、命门、至阳、身柱、陶道、大椎、哑门、风府、脑户、后顶、百会、前顶、上星、神庭、人中等穴（图2-1-13）。

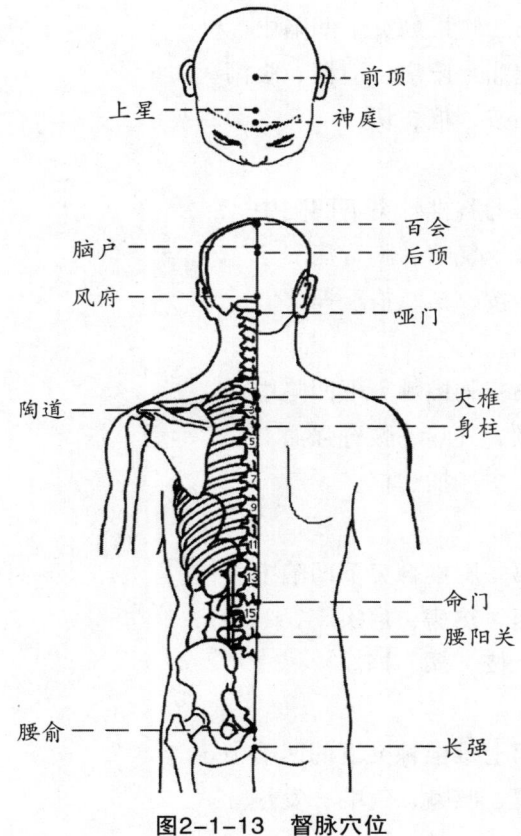

图2-1-13 督脉穴位

（1）长强

长强穴位于尾骨与肛门的中间。

【主治】脱肛、便秘、痔疮。

【手法】点、按、掐。

（2）腰俞

腰俞穴位于第四骶椎下，骶管裂孔中。

【主治】月经不调、痔疮、下腰痿痹。

【手法】按、揉、点、掐。

（3）腰阳关

腰阳关穴位于第四腰椎棘突下凹陷中。

【主治】腰骶痛、下肢痿痹、月经不调、遗精、阳痿。

【手法】点、按、揉、掐。

（4）命门

命门穴位于第二腰椎棘突下凹陷中。

【主治】腰腿痛、阳痿、遗精、腹泻。

【手法】点、按、掐、切。

（5）至阳

至阳穴位于第七胸椎棘突下凹陷中。

【主治】咳嗽、气喘、胸背痛。

【手法】点、按、揉、掐、捏。

（6）身柱

身柱穴位于第三胸椎棘突下凹陷中。

【主治】咳嗽、气喘、腰脊强痛。

【手法】点、按、揉、掐。

（7）陶道

陶道穴位于第一胸椎棘突下凹陷中。

【主治】头痛、热病、疟疾。

【手法】点、按、揉、掐。

（8）大椎

大椎穴位于第七颈椎棘突下的凹陷中。

【主治】感冒、咳嗽、气喘、发热。

【手法】点、按、揉、掐。

（9）哑门

哑门穴位于第一与第二颈椎之间。

【主治】中风、舌强不语、癫痫。

【手法】点、按、揉、掐。

（10）风府

风府穴位于哑门上0.5寸，枕骨下的凹陷中。

【主治】头痛、目眩、中风不语、半身不遂。

【手法】点、按、揉、捏、掐。

（11）脑户

脑户穴位于头部正中线上，风府上1.5寸处。

【主治】头痛、头晕、颈项强痛。

【手法】点、按、揉、掐。

（12）后顶

后顶穴位于百会后1.5寸处。

【主治】头痛、头晕、癫痫。

【手法】点、按、揉、掐。

（13）百会

百会穴位于两耳廓尖连线之中点，前顶后1.5寸处。

【主治】头痛、头晕、耳鸣、中风、脱肛、阴挺。

【手法】点、按、揉、捏、掐。

（14）前顶

前顶穴位于百会前1.5寸处。

【主治】头痛、头晕、目眩、癫痫。

【手法】点、按、揉、掐、捏。

（15）上星

上星穴位于发际正中直上1寸处。

【主治】头痛、目疾、鼻渊、癫狂。

【手法】点、按、掐、揉、捏。

（16）神庭

神庭穴位于头部正中线上，入前发际0.5寸处。

【主治】头痛、头晕、失眠、惊悸。

【手法】点、按、揉、掐。

(17) 人中

人中穴位于鼻唇沟上1/3处。

【主治】昏迷、休克、口眼歪斜、小儿惊风、癫狂。

【手法】点、按、揉、掐。

14. 任脉穴位

任脉的穴位主要有中极、关元、气海、神阙、水分、下脘、中脘、上脘、巨阙、鸠尾、膻中、紫宫、天突、承浆等穴（图2-1-14）。

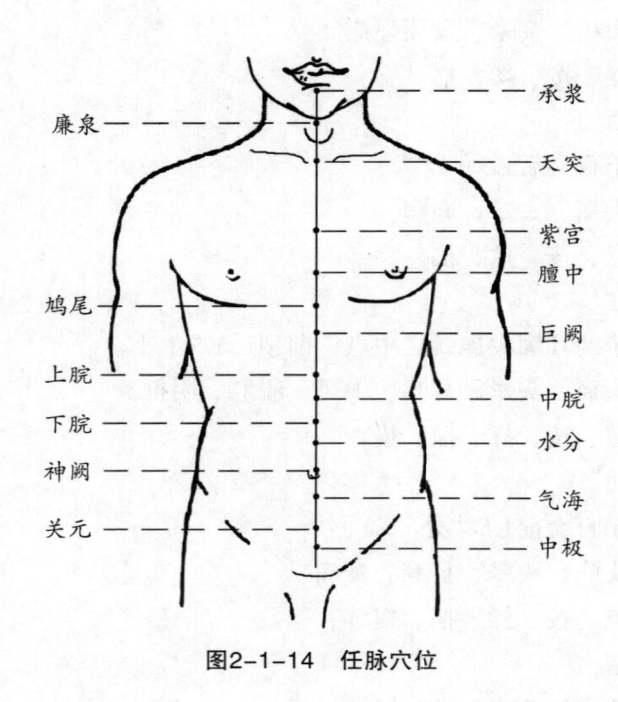

图2-1-14　任脉穴位

（1）中极

中极穴位于肚脐下正中线下4寸处。

【主治】遗尿、遗精、阳痿、月经不调、小便不利、子宫下垂。

【手法】点、按、揉、掐。

（2）关元

关元穴位于腹部正中线脐下3寸处（或四横指）。

【主治】遗精、阳痿、遗尿、尿闭、疝气、小腹痛、脱肛、腹泻。

【手法】点、按、揉、掐、捏。

（3）气海

气海穴位于腹正中线脐下1.5寸处。

【主治】月经不调、闭经、疝气、小腹痛、带下、阴挺。

【手法】点、按、揉、掐、捏。

（4）神阙

神阙穴位于脐窝正中，仰卧取之。

【主治】腹痛、肠鸣、脱肛、腹泻。

【手法】点、按、揉。

（5）水分

水分穴在腹部正中线脐上1寸处。

【主治】腹胀、水肿。

【手法】点、按、揉、切、拨。

（6）下脘

下脘穴位于腹部正中线脐上2寸处。

【主治】胃痛、腹胀、肠鸣、呕吐、脾胃虚弱。

【手法】点、按、揉、掐。

（7）中脘

中脘穴位于腹正中线，上脘下1寸处。

【主治】胃痛、腹胀、呕吐、反胃吐酸、脾胃虚弱。

【手法】点、按、揉、掐。

（8）上脘

上脘穴位于腹正中线，脐上5寸处。

【主治】胃痛、反胃、呕吐。

【手法】点、按、揉、掐。

（9）巨阙

巨阙穴位于腹正中线，鸠尾下1寸处。

【主治】心胸痛、反胃、反酸、噎膈、呕吐、心悸。

【手法】点、按、揉、掐。

(10) 鸠尾

鸠尾穴位于剑突下,脐上7寸处。

【主治】心胸痛、反胃、癫痫。

【手法】点、按、揉、掐、捏。

(11) 膻中

膻中穴位于胸骨正中线,两乳头之间处。

【主治】气喘、咳嗽、噎膈、胸痛。

【手法】点、按、掐、揉。

(12) 紫宫

紫宫穴位于胸骨正中线,平第二肋间隙处。

【主治】咳嗽、气喘、胸痛。

【手法】点、按、揉、捏。

(13) 天突

天突穴位于胸骨上窝,仰头取之。

【主治】咳嗽、气喘、咽喉痛、噎膈。

【手法】点、按、揉。

(14) 承浆

承浆穴位于下嘴唇下正中的凹窝处。

【主治】口眼歪斜、齿痛、齿龈肿胀、流泪。

【手法】点、按、掐。

二、经外奇穴

1. 头面部经外奇穴

头面部经外奇穴主要有四神聪、太阳、印堂、鱼腰、金津、玉液等穴(图2-2-1)。

(1) 四神聪

四神聪穴位于百会的前、后、左、右各1寸处。

【主治】头痛、头晕。

【手法】按、点、掐、揉。

图2-2-1 头面部经外奇穴

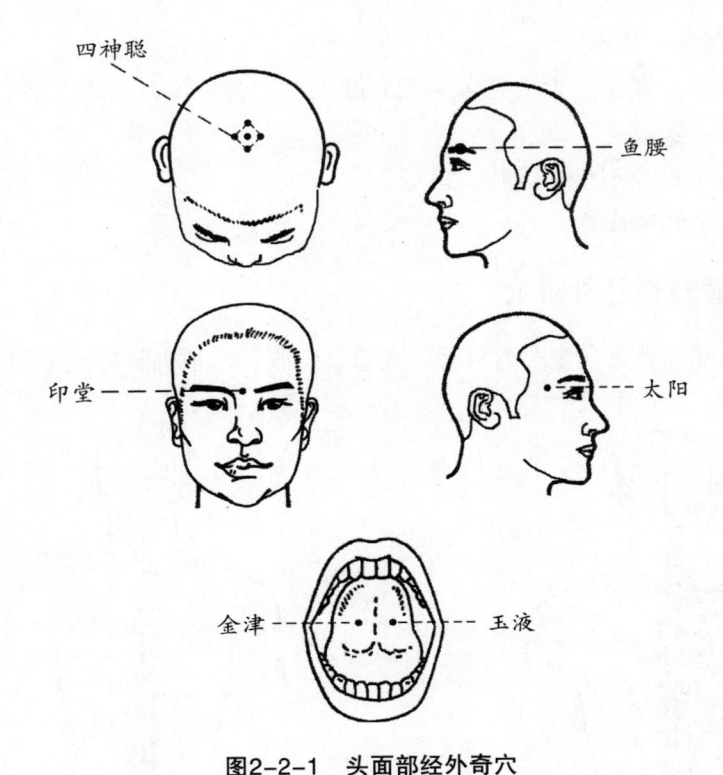

（2）太阳

太阳穴位于眉梢与外眼角的中间向后一横指处。

【主治】头痛、头晕、偏头痛、目赤红肿。

【手法】点、按、揉、捏。

（3）印堂

印堂穴位于两眉在中间。

【主治】头痛、头晕、失眠、心烦。

【手法】点、按、揉、掐、抹。

（4）鱼腰

鱼腰穴位于眉毛中央，左右两穴。

【主治】目赤红肿、头痛、目眩。

【手法】点、按、揉、捏。

97

(5) 金津、玉液

金津、玉液穴位于舌下系带两侧紫脉上，左为金津，右为玉液，取穴时舌头尖要紧贴上颚。

【主治】呕吐不止、舌肿、口疮。

【手法】浅刺出血。

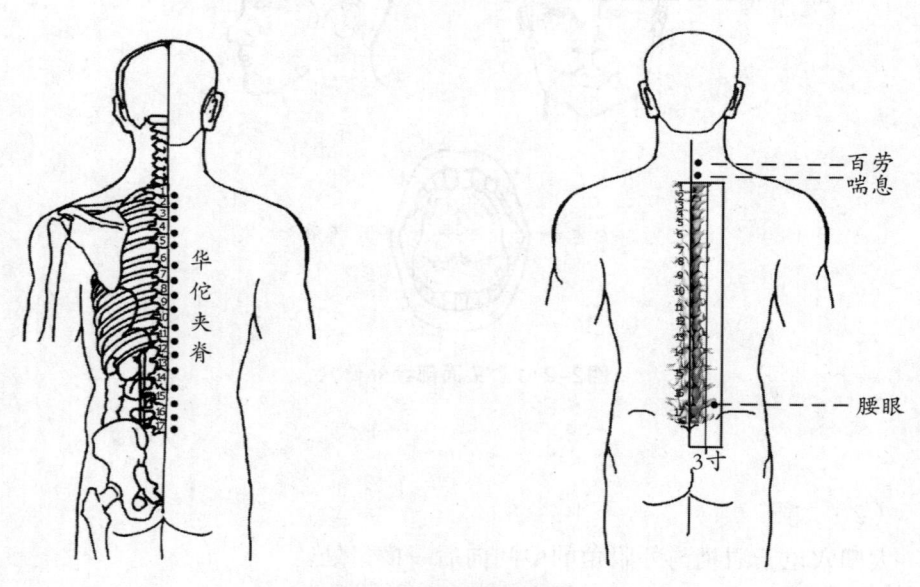

2. 颈背腰部经外奇穴

颈背腰部经外奇穴主要有百劳、喘息、腰眼、华佗夹脊等穴（图2-2-2）。

图2-2-2 颈背腰部经外奇穴

(1) 百劳

百劳穴位于大椎直上2寸，旁开1寸处。

【主治】支气管炎、瘰疬。

【手法】点、按、掐、揉。

(2) 喘息

喘息穴位于大椎左右各1寸处。

【主治】咳嗽、哮喘。

【手法】点、按、揉、掐。

（3）腰眼

腰眼穴位于第三、四腰椎之间外3寸，半凹窝中。

【主治】腰痛、虚劳、消瘦。

【手法】点、按、揉、掐。

（4）华佗夹脊

华伦夹脊穴位于第一胸椎至第五腰椎，每脊椎下左右外0.5寸处。一侧17穴，左右共34穴。

【主治】气喘、咳嗽、一切慢性疾病。

【手法】点、按、揉、掐、搓、推。

3. 腹部经外奇穴

腹部经外奇穴主要有维宫和子宫穴（图2-2-3）。

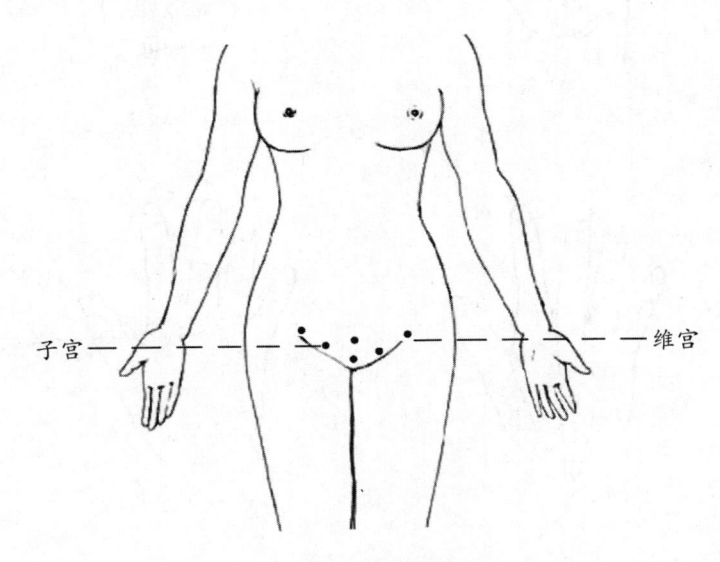

图2-2-3　腹部经外奇穴

（1）维宫

维宫穴位于关元穴左右横开，在大腿的腹股沟处。

【主治】月经不调、小腹痛、子宫下垂。

【手法】点、按、揉。

（2）子宫

子宫穴位于中极穴左右旁开3寸处。

【主治】月经不调、子宫下垂、小腹痛。

【手法】点、按、揉、掐。

4. 上肢部经外奇穴

上肢经外奇穴主要有十宣、四缝、八邪、落枕等穴（图2-2-4）。

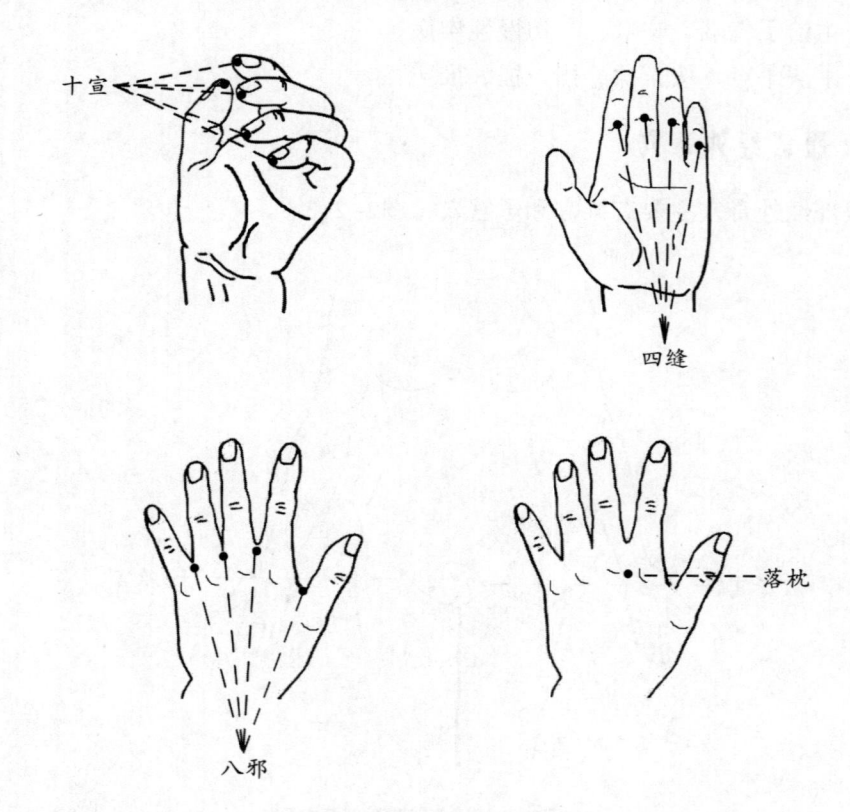

图2-2-4 上肢经外奇穴

（1）十宣

十宣穴位于十个手指尖端正中，距离指甲0.1寸处。

【主治】咽喉肿痛、发热、中风、昏迷。

【手法】掐、按、切。

(2) 四缝

四缝穴在食指、中指、无名指、小指的掌面，第一、二指节的横纹中点处。

【主治】小儿疳积、手指麻痛。

【手法】点、按、掐、切。

(3) 八邪

八邪穴位于手背，在两手指缝间，指蹼缘上方赤白肉际处。

【主治】手背红肿、头痛、牙痛。

【手法】点、按、揉、掐。

(4) 落枕

落枕穴位于手背上，第二、三掌骨小头后凹陷中。

【主治】落枕、颈项痛。

【手法】点、掐、切。

5. 下肢部经外奇穴

下肢部经外奇穴主要有鹤顶、膝眼和八风穴（图2-2-5）。

(1) 鹤顶

屈膝垂足，鹤顶穴在膝髌骨上缘正中凹陷处。

【主治】膝痛、下肢无力、瘫痪。

【手法】点、按、揉、掐。

(2) 膝眼

屈膝垂足，膝眼穴在髌韧带两侧凹陷处。

【主治】膝痛、中风、瘫痪、下肢无力。

【手法】点、按、揉、掐。

(3) 八风

八风穴位于趾蹼缘上方的趾缝中，左右共8穴。

【主治】脚背红肿、脚气。

【手法】点、掐、切。

图2-2-5 下肢部经外奇穴

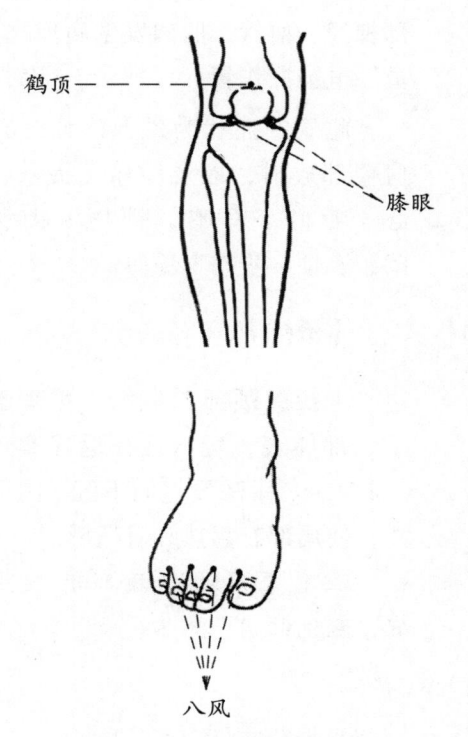

第三章　各科常见疾病自我按摩

一、头颈部疾病

1. 颈椎病

颈椎病是一种常见病，主要特征为骨质增生，椎间隙狭窄，滑囊增大，颈部神经、血管、肌肉发生病理改变。此病多发于伏案工作者，如教师、财会人员、电脑操作者。

此病的症状为颈部疼痛，并向肩臂部放射，以及头痛、头晕、恶心、呕吐、耳鸣、视物模糊、胸闷、心烦、步态不稳等。

【治疗】

①抚摩颈部：坐位，手掌着力于颈部体表，轻滑地往返移摩（图3-1-1）。手法要轻而不沉、滑而不滞，使局部有温热和舒适感。

注意事项：以颈部有微热为宜，避免红润和灼热。

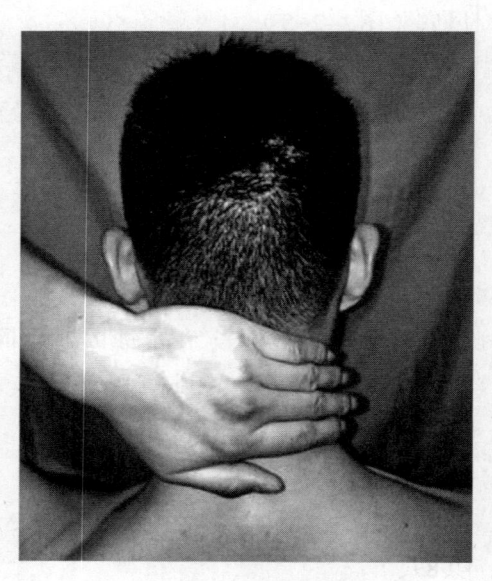

图3-1-1　抚摩颈部

第三章　各科常见疾病自我按摩

②**揉捏颈部**：坐位，拇指与其余四指呈钳形，自上而下揉捏颈部两侧肌肉（图3-1-2），由轻到重，起到通经活络、理气松肌的疗效（图3-1-2）。反复操作2分钟。

注意事项：操作时手法要灵活自如，由柔至刚，刚柔相兼。

③**双拇指按颈**：坐位，双手十指交叉，以双拇指指腹自上而下按压颈项两侧肌肉（图3-1-3），由表及里，起到调和气血、消炎止痛的作用。反复操作2分钟。

注意事项：遇到肌肉紧硬的部位要适当加力，避免掐与抠的手法。

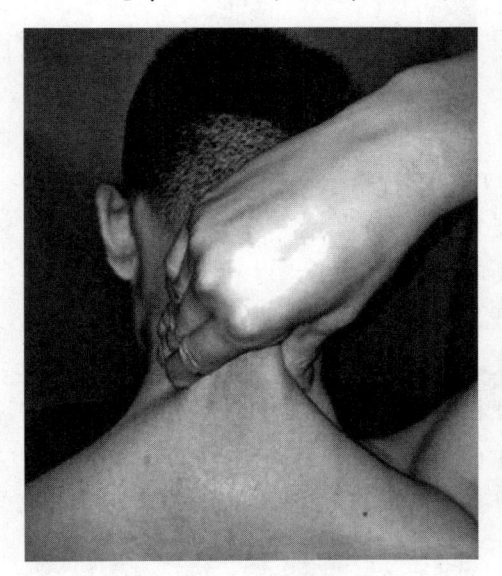

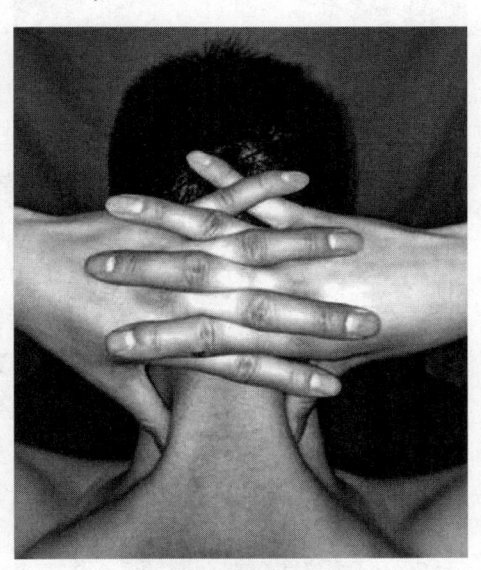

图3-1-2　揉捏颈部　　　　　　　　图3-1-3　双拇指按颈

④**三指拨痛点**：坐位，用一手的食、中、环三指置于颈项部痛点做上下拨动（图3-1-4），由浮到沉，由表及里，达到活血化瘀、以痛治痛的功效。反复操作2分钟。

注意事项：操作时要注意保护皮肤，要用寸劲巧劲。

⑤**双指点肩井**：坐位，双手中指端点两侧肩井穴（图3-1-5），点5秒钟松开再点，反复3~5次，起到点穴开筋、活血止痛之效。

注意事项：双手用力要均衡，由浅入深，使局部有明显的酸胀感。

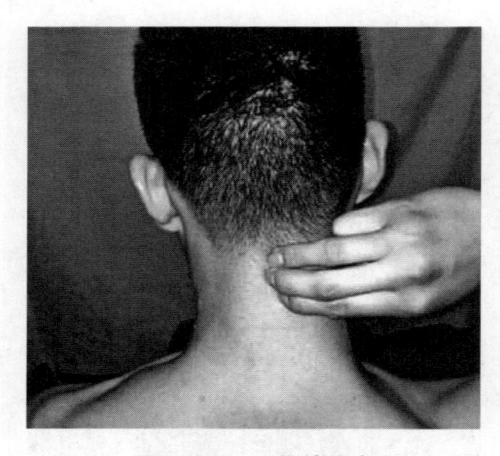

图3-1-4　三指拨痛点　　　　　　　图3-1-5　双指点肩井

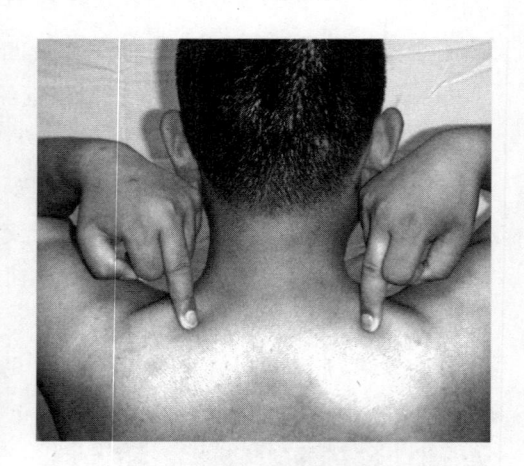

⑥掌擦颈项：坐位，手掌在颈部做上下左右摩擦（图3-1-6），由表及里，起到温经活络、祛风散寒的功效。反复操作2分钟。

注意事项：操作时手掌不能跳动，要贴紧颈部皮肤。

⑦撞击八邪穴：坐位，双手十指张开，相距10～15厘米，然后双手十指通过指缝互相撞击（图3-1-7），由轻到重，由柔至刚，达到通经活络、祛邪扶正、散风止痛、通利关节的效果。双手互相撞击30次左右。

注意事项：八邪穴是经外奇穴，位于两手指缝间，操作时对位要准确，避免指端互相碰撞。此穴对头痛、颈项部位疼痛有较好疗效。

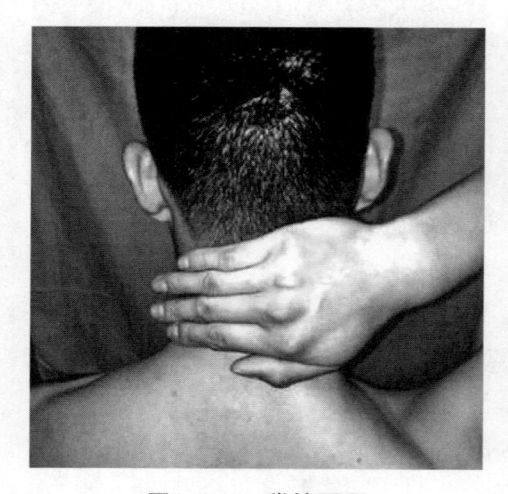

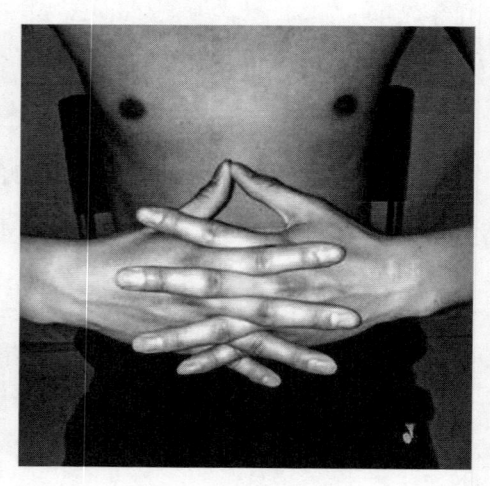

图3-1-6　掌擦颈项　　　　　　　图3-1-7　撞击八邪穴

⑧**点穴**：取风池、天柱、曲池、合谷、列缺，每穴点10秒钟，以局部酸胀痛为度。

【提示】

①做颈部按摩要小心谨慎，禁忌强力操作，手法要柔和舒适。
②枕头不宜过高过硬，注意颈部保暖。
③经常做颈部功能锻炼，适时做自我按摩。

2．落枕

落枕是一种常见病，多发于秋冬季节。睡眠姿势不正确，枕头过高或过低，颈部肌肉处于紧张状态，而导致痉挛。颈部受凉，寒邪入内，使局部经络受阻、气血失调而引起此病。

此病的症状为颈部活动受限，不能自主转头视物，颈部疼痛，并向头部及肩部放射。

【治疗】

①**掌抹颈项**：坐位，手掌着力于颈项部，做上下左右移抹（图3-1-8），使皮肤有温热感，达到温煦皮肤、活血止痛的效果。反复操作2～3分钟。

注意事项：操作时手法要灵活自如，用力要轻快。

②**揉捏颈项**：坐位，拇指与其余四手指呈钳形，自上而下揉捏颈项（图3-1-9），由轻到重，达到温经通络、疏风散寒的疗效。反复操作2～3分钟。

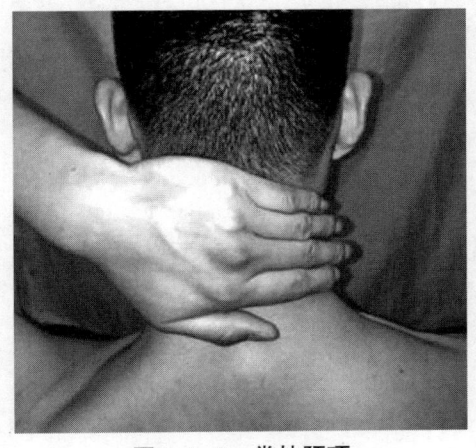

图3-1-8　掌抹颈项　　　　　　图3-1-9　揉捏颈项

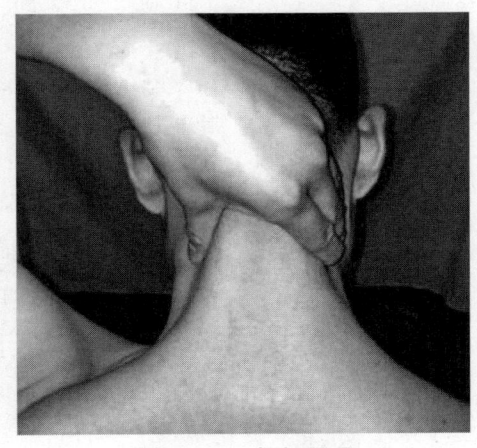

注意事项：手指与手掌不要离开接触的皮肤，使颈项的皮下组织随掌指的揉捏而滑动。避免掐抠。

③**指推颈项**：坐位，双手十指交叉置于枕部，用拇指指腹自上而下推按两侧颈部（图3-1-10），由表及里，起到疏通经络、软坚化结的作用。反复操作2～3分钟。

注意事项：双拇指指腹要紧贴皮肤，缓缓自上而下反复推按，注意保护皮肤，必要时可用润滑剂。

④**指拨痛点**：坐位，以食指、中指和无名指对准颈部痛点，左右拨动（图3-1-11），由浅入深，达到梳理肌筋、解痉止痛的效果。

注意事项：拨动时手下应有弹动感，但要用巧力寸劲，每个痛点拨动3～6次。

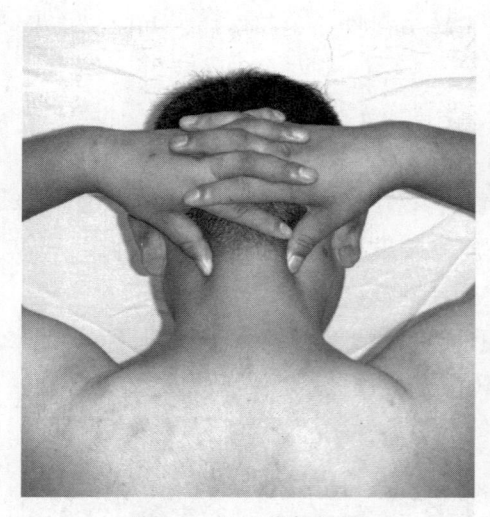

图3-1-10　指推颈项　　　　　　　　图3-1-11　指拨痛点

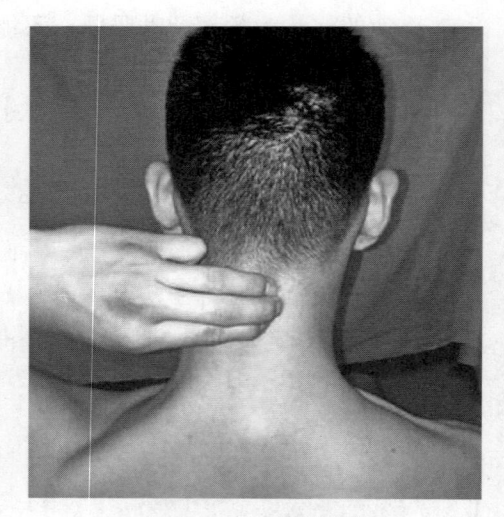

⑤**点落枕穴**：坐位，拇指端对准落枕穴，点而按之（图3-1-12），使局部有明显的酸胀痛感。点5秒钟后松开再点，反复3～5次，达到点穴开筋、活络止痛的目的。

注意事项：操作时手法要柔和，禁忌生掐硬抠，点穴后用大鱼际柔和地推运此处，消除不良反应。

⑥合掌刁颈：坐位，双手十指交叉，置于颈后，然后适当施力挤压颈后两侧肌肉（图3-1-13），由浅入深，达到通经活络、松解肌筋、活血止痛的结果。

注意事项：挤压时不要触及气管，挤压10秒钟后松开再挤压，反复3~5次。

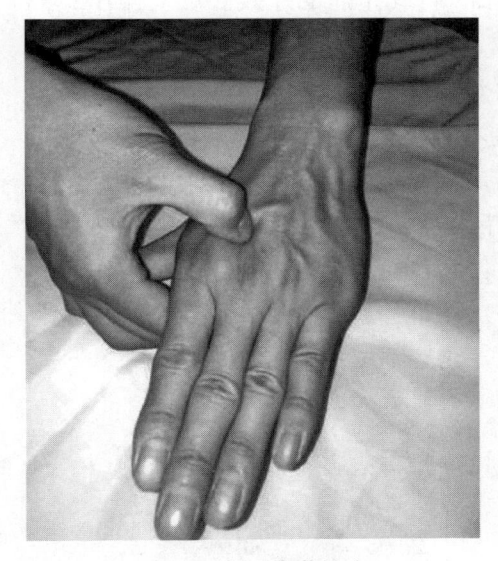

图3-1-12 点落枕穴

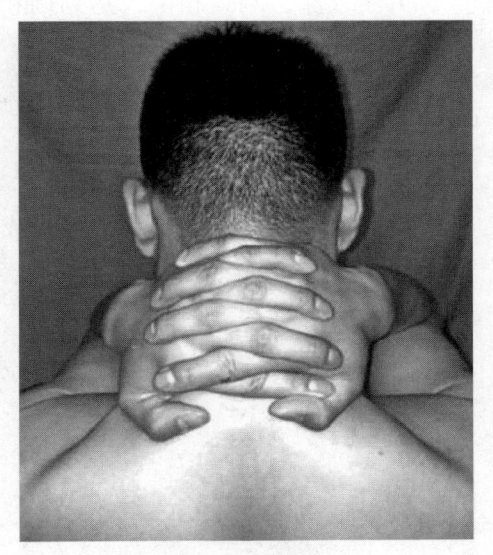

图3-1-13 合掌刁颈

⑦点穴：取风池、大椎、列缺、合谷，每穴点10秒钟，以局部酸胀痛为度。

【提示】

①手法要柔和舒适，不可强力操作。

②加强颈部功能锻炼，如左顾右盼、仰望天空、回头望月、缩脖抬肩、头手相争等。

3. 头痛

头痛是临床上最常见的症状之一，可出现于多种急慢性疾病中。

头痛可分为神经机能性、血管性、损伤性、中毒性、颅内高压性、脑膜性、鼻窦性、眼原性等。头痛常伴有烦躁、失眠、记忆力减退，严重时会出现恶心、呕吐、畏光等症状。

【治疗】

①切压前额：双手指从前额正中向两侧颞部切压（图3-1-14），由轻到重，由浅入深，刚柔相济，达到调和阴阳、行气止痛的疗效。反复操作2～3分钟。

注意事项：双手用力要匀称，手法要缓慢有力。头痛者两侧颞部大多会出现结节，小如绿豆、大似蚕豆，这是经络不通的表现，按摩能散滞解郁、疏通经络，头痛自然减轻或消失，结节也随之缩小或消失。

②双运太阳：坐位，双手拇指或中指对准两侧太阳穴做顺时针旋转推运（图3-1-15），由表及里，达到通经活络、活血止痛的功效。反复操作2～3分钟。

注意事项：对于严重高血压病患者及年老体弱者手法不宜过重。

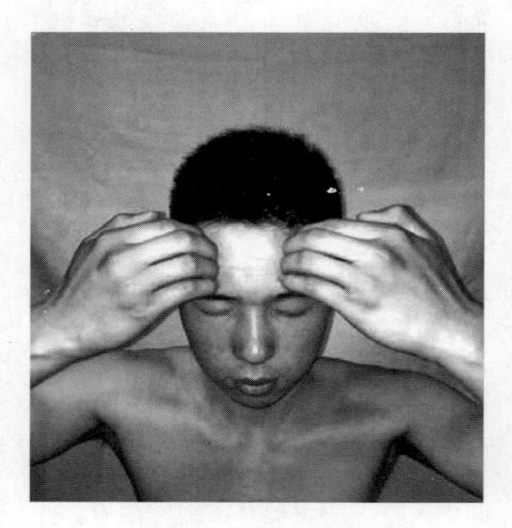

图3-1-14 切压前额　　　　　　　　图3-1-15 双运太阳

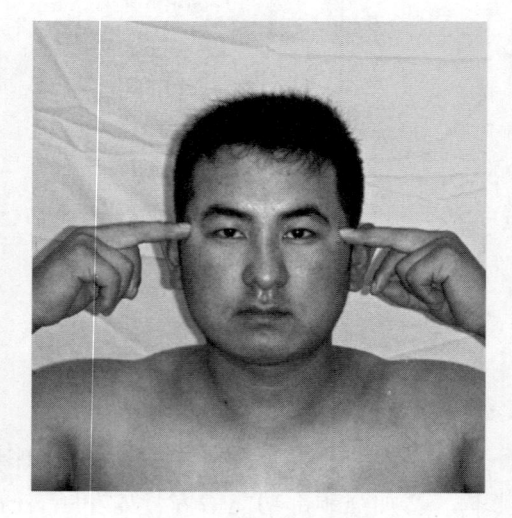

③揉捏颈项：坐位，一手的拇指与其余四指呈钳形，从颈项上部至下部揉捏（图3-1-16），由轻到重，起到疏通经络、缓解闭塞、开窍止痛的作用。反复操作2～3分钟。

注意事项：手法要灵活舒适，衔接自然，避免中断或跳动。

④**五指戳顶**：坐位，一手的五指拢在一起，呈梅花形，中指对准百会穴，其余四指对准四神聪，戳而点之（图3-1-17），由轻到重，达到活络散风、祛寒止痛的目的。反复操作2~3分钟。

注意事项：要准确定位取穴，戳点要呈垂直角度，不可歪斜。

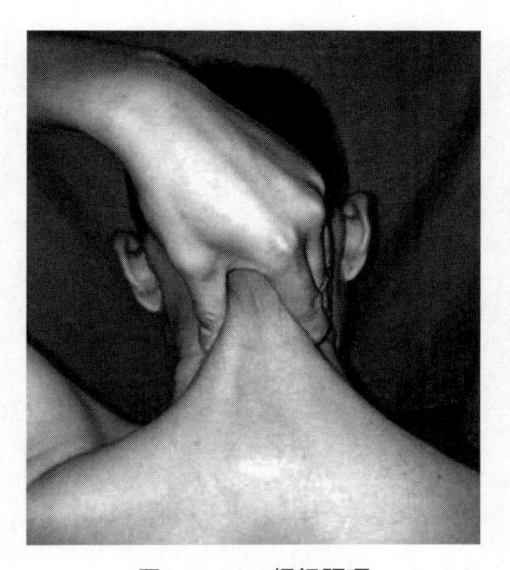

图3-1-16 揉捏颈项

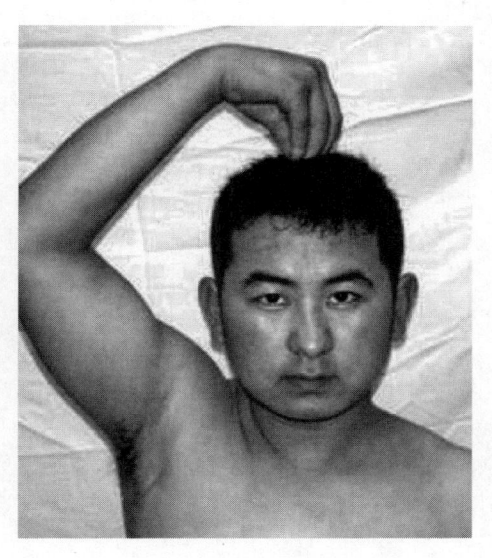

图3-1-17 五指戳顶

⑤**干洗头**：坐位，双手十指略分开，以指腹着力于头部皮肤搓动挠抓（图3-1-18），宛若洗头，缓慢移动，由表及里，达到疏通气血、祛风镇痛的功效。反复操作2~3分钟。

注意事项：操作时手法要柔和自然，避免用指甲挠抓，以免伤及头皮。

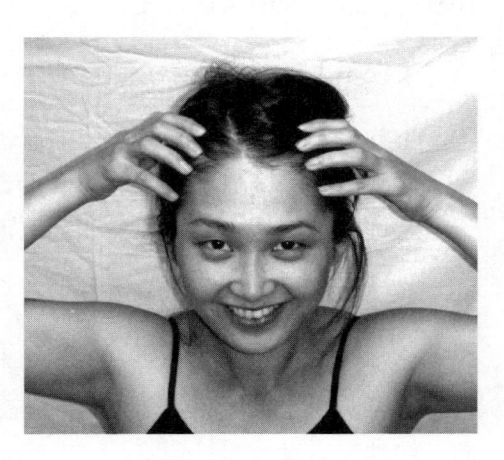

图3-1-18 干洗头

⑥抹双柳：坐位，双手食指屈曲，从眉头至眉梢抹动（图3-1-19），由轻到重，达到提神醒脑、活络止痛的功效。反复操作2～3分钟。

注意事项：以食指桡侧着力由内向外推抹，不可由外向内逆行。

⑦按压痛点：坐位，用拇指或中指对准头部痛点按压（图3-1-20），由轻到重，达到以痛治痛的功效。反复操作2～3分钟。

注意事项：以痛攻痛是治疗头痛的重要方法之一，但要找准痛点，然后施治，由表及里，由浅入深，要保护皮肤，不能用指甲掐。

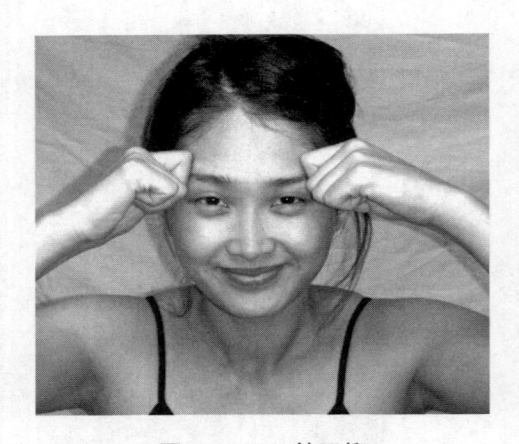

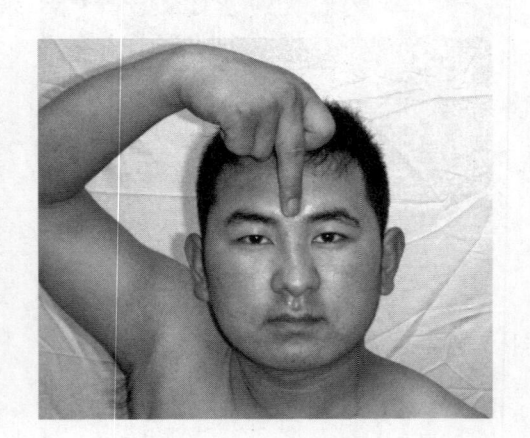

图3-1-19　抹双柳　　　　图3-1-20　按压痛点

⑧点穴：取上星、百会、风池、前顶、脑户、角孙、率谷、合谷，每穴点10秒钟，以局部酸胀痛为度。

【提示】

①首先要查明头痛的原因，然后进行针对性治疗。
②坚持体育锻炼是防止头痛的重要手段之一。
③按摩治疗功能性头痛往往会取得立竿见影的效果。

4. 偏头痛

偏头痛多发生于青春期，呈周期性发作，每次发作持续2～48小时。女性较多，常有家族史。发作前常有一定诱因，如过度疲劳、情绪波动、月经来潮、精神压力过大等。

此病的症状为一侧颞部呈持续性跳痛、全身无力、面色苍白、烦躁不安、恶心呕吐、心慌意乱等。

【治疗】

①**推抹前额**：坐位，以双手十指指腹为发力点，从前额正中向两侧颞部推抹（图3-1-21），由轻到重，达到调和阴阳、活络止痛的效果。反复操作2～3分钟。

注意事项：双手要密切配合，用力要匀称，手法要缓而柔和。

②**五龙游海**：坐位，一手的五指分开略屈，从前额正中至枕部平推（图3-1-22），推而按之，由表及里，达到滋阴潜阳、活血止痛的疗效。反复操作2～3分钟。

注意事项：五指要协调配合，用力要匀称，紧贴头皮推按，以五指指腹为着力点，避免抠抓。

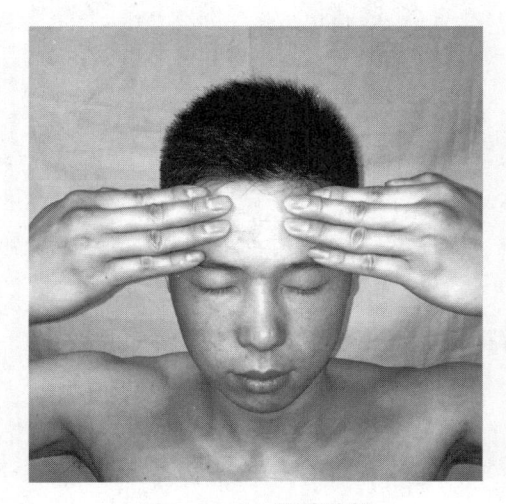

图3-1-21　推抹前额

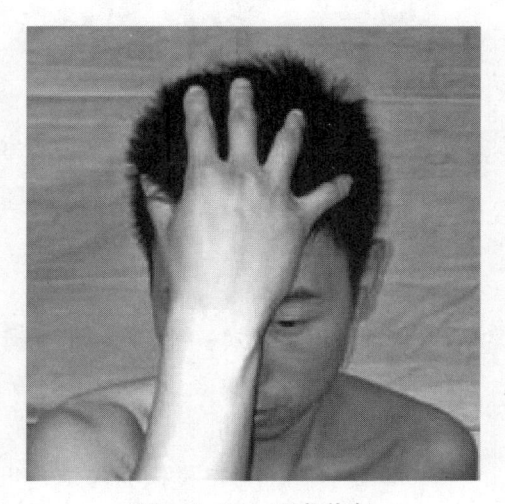

图3-1-22　五龙游海

③**指揉太阳穴**：坐位，双手的食指指腹对准双侧太阳穴，揉而按之（图3-1-23），由浅入深，起到活络止痛、醒脑明目的作用。反复操作2～3分钟。

注意事项：双手食指要对称同时用力，手法要柔和舒适。

④**干洗头**：坐位，双手十指略分开，自然屈曲，以双手指腹着力于两侧颞部，对称用力搓动挠抓（图3-1-24），搓而不滞，动而不浮，形如洗头，缓慢移至头顶，再由头顶至两侧颞部，由表及里，达到温通经络、祛风止痛的功效。反复操作2～3分钟。

注意事项：双手用力均匀，避免损伤毛发与头皮。此法在临床广泛应用，也是自我保健按摩的主要手法之一。

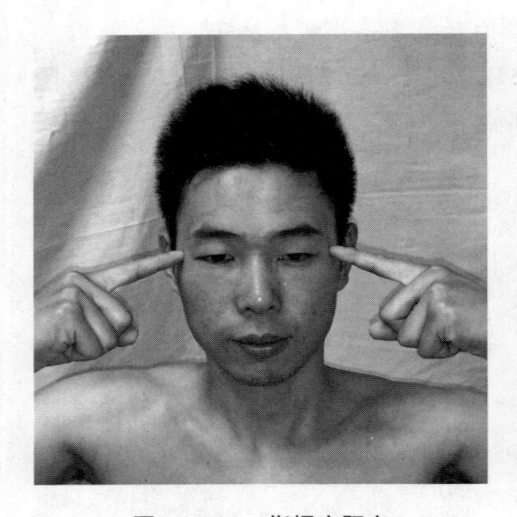

图3-1-23　指揉太阳穴　　　　　　图3-1-24　干洗头

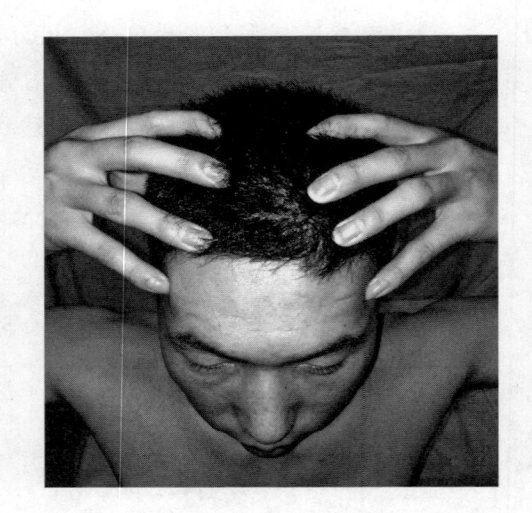

⑤**指揉风池穴**：坐位，双手拇指指腹对准双侧风池穴，揉而按之（图3-1-25），由轻到重，达到疏通经络、活络止痛的目的。反复操作2～3分钟。

注意事项：首先要找准穴位，用双手拇指指腹进行揉按，使局部有较明显的酸胀痛感。

⑥**点后溪穴**：坐位，用拇指端对准后溪穴点而按之（图3-1-26），使局部产生酸胀痛感，达到疏经活络、活血止痛的目的。

注意事项：点5秒钟后松开再点，反复3～5次。后溪是八脉交会穴之一，通于督脉，是治疗头颈部疼痛的要穴。

图2-1-25 指揉风池穴　　　　　　　图3-1-26 点后溪穴

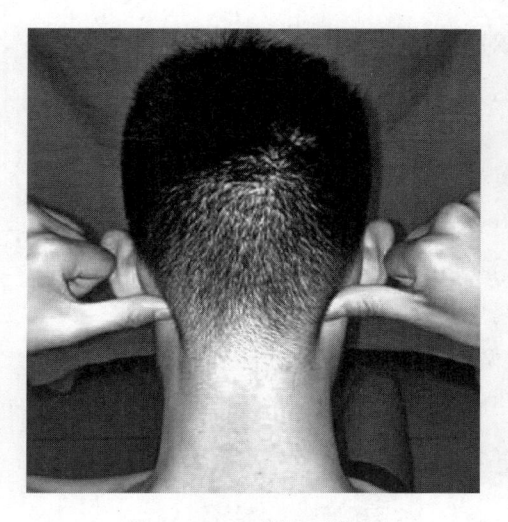

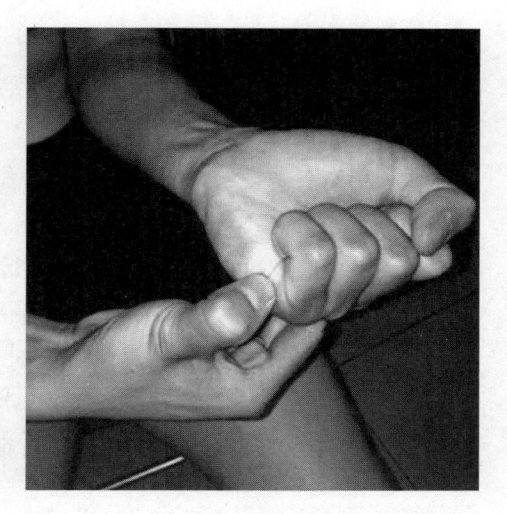

⑦点穴：取太阳、百会、鱼腰、上星、率谷、合谷，每穴点10秒钟，以局部酸胀痛为度。

【提示】

①积极从事体育锻炼，促进内啡肽的分泌。内啡肽不仅具有欣快作用，而且具有良好的镇痛效果。

②戒烟限酒，不吃高脂肪和高胆固醇食品，多吃蔬菜水果及五谷杂粮。

5. 面神经麻痹

面神经麻痹又称面瘫，是一种常见病，多见于20～40岁的男性。面部受风寒侵袭，经脉气血凝滞而发病。

此病的症状为患侧口眼歪斜，鼻唇沟变浅，面部麻木，不能皱眉，饮水时水由患侧口角流出。

【治疗】

①分推前额：坐位，双手掌从前额正中向两侧颞部分推（图3-1-27），由轻到重，达到调和气血、活络解痉的效果。反复操作2～3分钟。

注意事项：着力施推时，双手要灵活自如，不能跳跃或略过。

②**指揉地仓**：坐位，双手拇指或中指对准地仓穴揉而按之（图3-1-28），使局部有明显的酸胀感，达到通经活络、平衡阴阳的疗效。反复操作2～3分钟。

注意事项：双手用力要匀称，只能揉按，不能掐抠，以免损伤皮肤。

③**五指推顶**：坐位，一手的五指略分开，自然屈曲，从前额至枕部推按（图3-1-29），由表及里，起到温通经络、行气活血的作用。反复操作2～3分钟。

注意事项：手法要轻柔，避免损伤毛发与皮肤。

④**推运巨髎**：坐位，双手食指对准两侧巨髎穴做顺时针旋转推运（图3-1-30），由浅入深，达到调和气血、活络解痉的目的。反复操作2～3分钟。

注意事项：操作时以双手食指指腹为着力点，手法要柔和舒适。

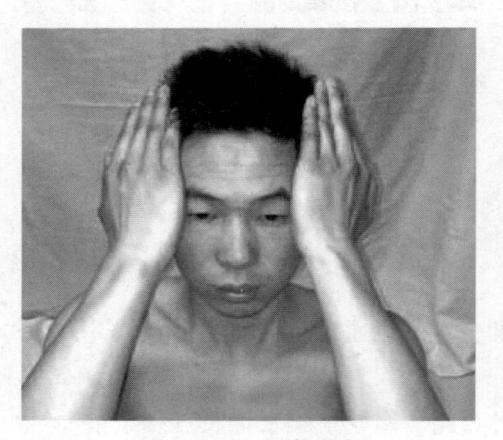

图3-1-27　分推前额

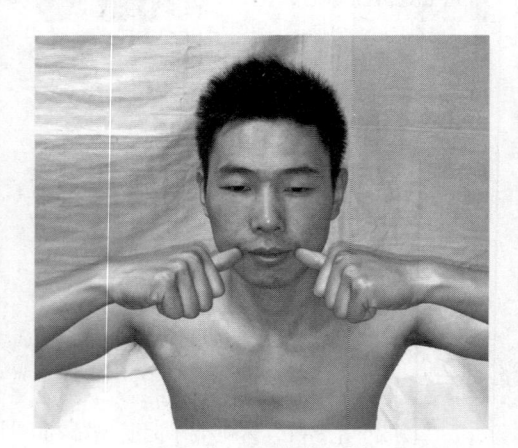

图3-1-28　指揉地仓

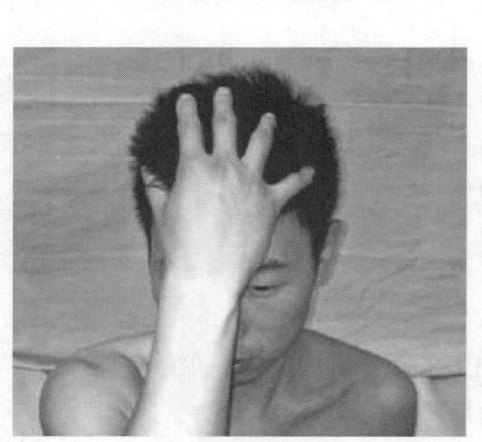

图3-1-29　五指推顶

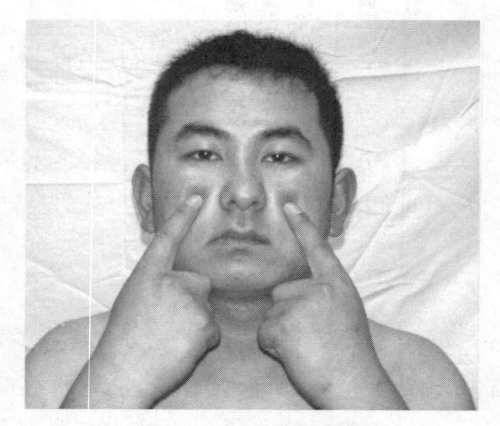

图3-1-30　推运巨髎

⑤**点合谷穴**：坐位，用拇指端对准对侧合谷穴点而按之（图3-1-31），使局部有明显的酸胀感，达到点穴开筋、缓解痉挛的功效。反复操作2~3分钟。

注意事项：要点而按之，每点10秒钟松开，然后再点。注意保护皮肤。

⑥**推运患处**：坐位，手掌贴于患侧面部，做顺时针旋转推运（图3-1-32），由表及里，起到活血通脉、舒展肌肤的效果。反复操作2~3分钟。

注意事项：手法要轻快灵活，不要重搓重按，宜缓不宜急。

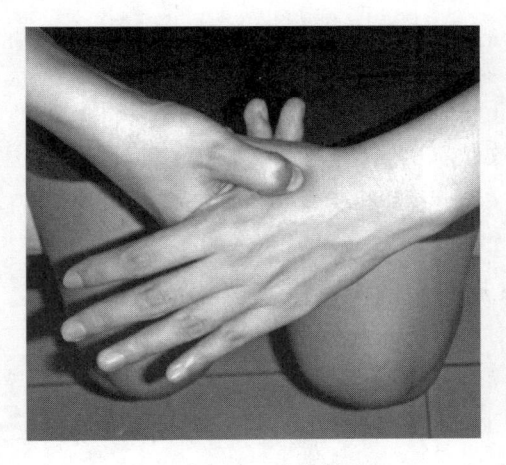

图3-1-31　点合谷穴　　　　　　　　图3-1-32　推运患处

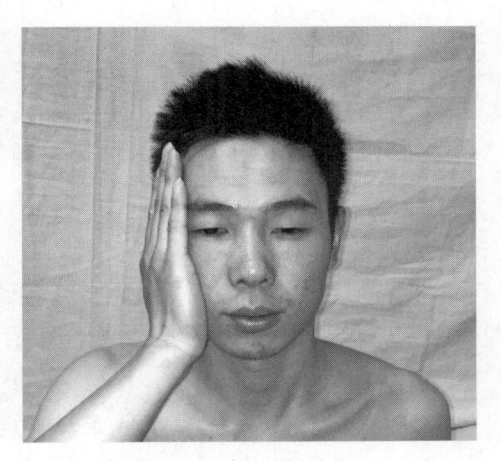

⑦**点穴**：取百会、太阳、印堂、阳白、人中，每穴点10秒钟，以局部酸胀疼为宜。

【提示】

①发病初期按摩手法不宜过重，手法要柔和舒适。

②面神经功能恢复后，要练习面部的随意运动，如张嘴、闭嘴、鼓腮、抬眉、欢笑等。

③注意保暖，避免冷风刺激，夏季不要让电扇吹面部。

④此病愈后良好，大多在短期内康复，如果超过半年不愈时，应考虑手术治疗，如面部神经减压术。

6. 面肌痉挛

面肌痉挛系半侧面部肌肉不规则地抽搐，多见于中年以上的妇女。发病的原因常为面神经通路上受到病理性刺激所致。中医认为此病乃是气血不足、外感风寒所致。

此病的症状为开始仅有眼轮匝肌间歇性抽搐，继而发展为面部其他肌肉抽搐，严重时会导致口角一起痉挛。

【治疗】

①**切压前额**：坐位，双手指从前额正中向两侧颞部切压（图3-1-33），由轻到重，达到调和气血、镇痛安神的效果。反复操作2～3分钟。

注意事项：双手用力要匀称，手法要柔和舒适。注意保护皮肤，必要时可用润滑剂。

②**推运巨髎**：坐位，双手拇指或食指对准两侧巨髎穴做旋转推运（图3-1-34），由表及里，达到通经活络、点穴开筋的疗效。反复操作2～3分钟。

注意事项：双手用力要协调一致，以指腹为着力点，避免掐抠，保护皮肤。

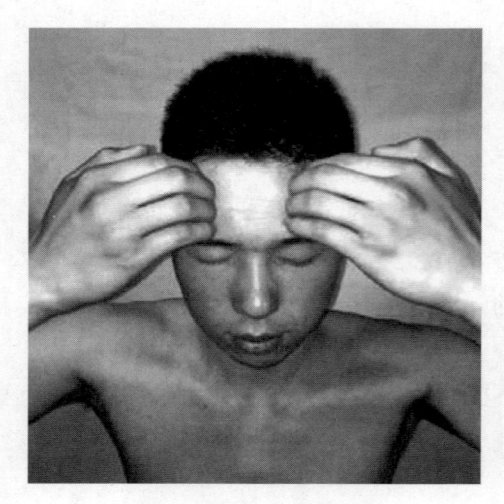

图3-1-33　切压前额　　　　图3-1-34　推运巨髎

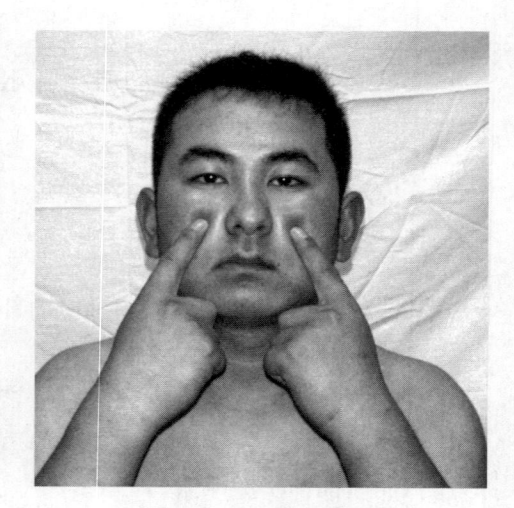

③**揉按地仓**：坐位，双手食指指腹对准两侧地仓穴揉按（图3-1-35），由浅入深，达到平衡阴阳、活络止痉的功效。反复操作2～3分钟。

注意事项：双手同时用力，揉而按之，使局部有明显的酸胀痛感。以指腹为着力点，免伤皮肤。

④**抹双柳**：坐位，双手中指指腹从两侧眉头至眉梢抹动（图3-1-36），由轻到重，起到疏风解表、活络行滞的作用。反复操作2～3分钟。

注意事项：操作时双手中指要对称用力，手法要柔和舒适。按摩后应有耳聪目明、精神焕发、心情爽快之感。不可自外向内逆行抹动。

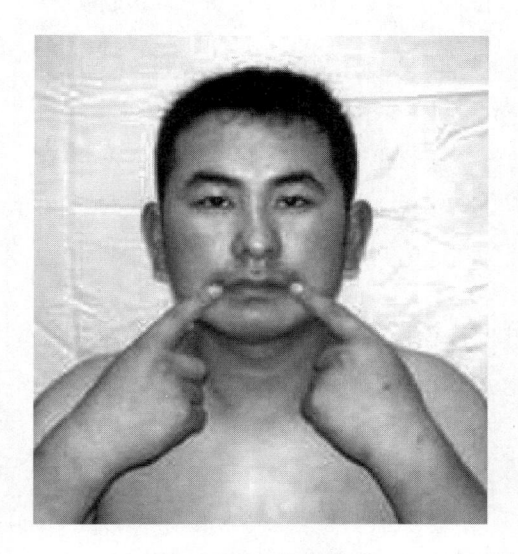

图3-1-35 揉按地仓　　　　　　　图3-1-36 抹双柳

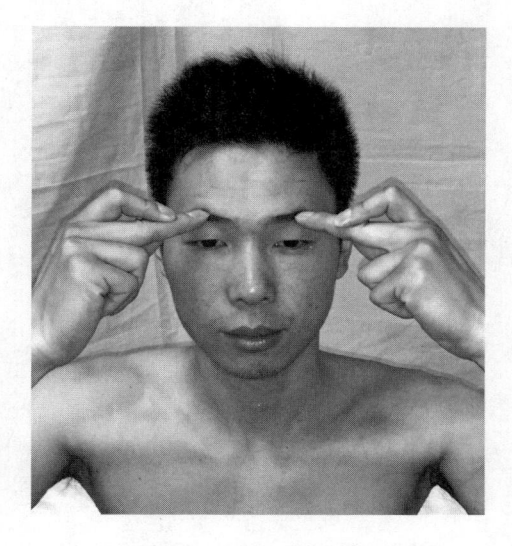

⑤**五指推顶**：坐位，五指略分开，自然屈曲，从前额至枕部推按（图3-1-37），由表及里，达到通调气血、活络止痉的目的。反复操作2～3分钟。

注意事项：操作时五指同时协调用力，以指腹为着力点，避免挠抓搓捣。

⑥**点颊车穴**：坐位，拇指指腹对准颊车穴点而按之（图3-1-38），使局部有明显的得气感，达到点穴开筋、活血通脉之功效。

注意事项：拇指伸直，将力贯注于指端，按而压之，戳而点之，点10秒钟后松开再点，反复3～5次。此穴属足阳明胃经，是治疗面部疾病的要穴。

117

图3-1-37　五指推顶　　　　　　　图3-1-38　点颊车穴

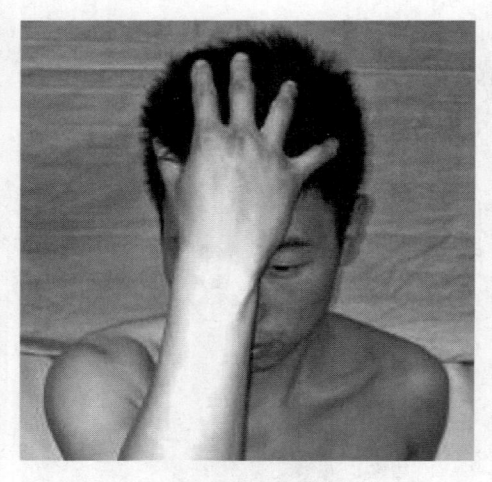

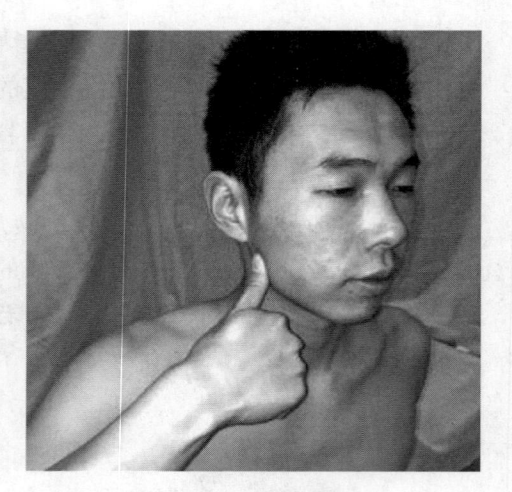

⑦点穴：取太阳、印堂、下关、合谷，每穴点10秒钟，以局部得气为宜。

【提示】

①查明病因，对于其他原因引起的继发性面肌痉挛，要积极治疗原发病。
②适度运动，保持心情舒畅，消除紧张情绪。
③注意保护面部，避免风寒湿刺激，不要用电风扇直吹头面部。

7. 脑震荡后遗症

头部因碰撞、跌扑与打击后发生的脑震荡，经过疗养仍遗留不同程度的头痛、头晕、恶心、记忆力减退、精神郁闷等，这些症状叫作脑震荡后遗症。

【治疗】

①**分推阴阳**：坐位，双手掌从前额正中向两侧颞部分推（图3-1-39），由轻到重，达到调和阴阳、提神醒脑的效果。反复操作2~3分钟。

注意事项：双手用力要协调一致，柔中有刚，刚中有柔，刚柔相兼。

②**五指推顶**：坐位，一手的五指略分开，自然屈曲，从前额至枕部推按（图3-1-40），由表及里，达到温通经络、活血止痛的疗效。反复操作2~3分钟。

注意事项：以五指指腹为着力点，推而按之，推而移动，移而不浮，刚柔相济。

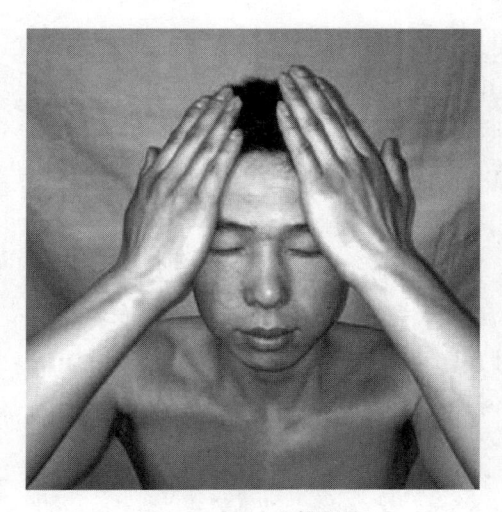

图3-1-39 分推阴阳　　　　　　　　图3-1-40 五指推顶

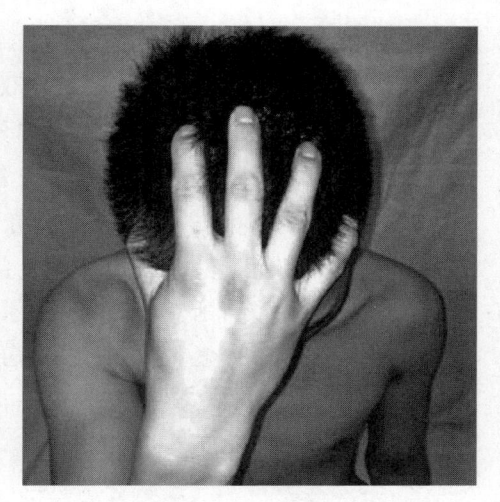

③双运太阳：坐位，用双手食指指腹对准太阳穴，做顺时针旋转推运（图3-1-41），由浅入深，起到疏通经络、活络止痛的作用。反复操作2~3分钟。

注意事项：双手食指指腹要紧贴皮肤，不能间断，手法要柔和舒适。

④揉捏颈项：坐位，从颈项上部至下部揉捏（图3-1-42），由轻到重，达到通经活络、醒脑明目的功效。反复操作2~3分钟。

注意事项：揉而捏动，捏以提拿，边揉边捏，揉捏相济。

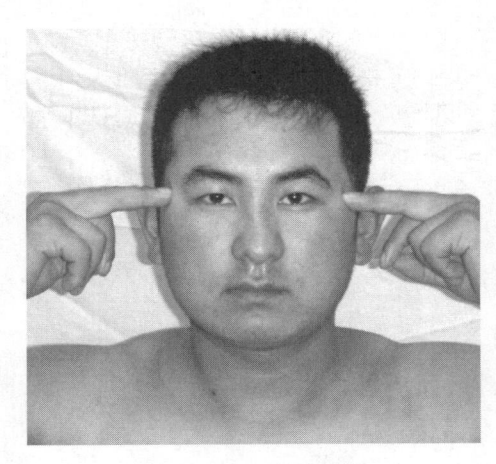

图3-1-41 双运太阳　　　　　　　　图3-1-42 揉捏颈项

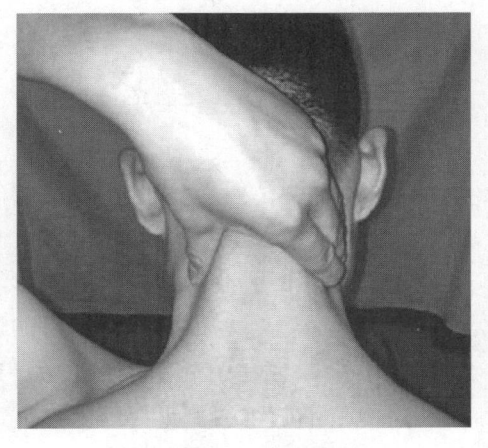

⑤**指抹前额**：坐位，五指略并拢微屈，用双手指端及指腹从前额向两侧颞部推抹（图3-1-43），缓慢移动，双手用力要匀称，由表及里，达到安抚神经、祛风镇痛的目的。反复操作2~3分钟。

注意事项：手法要轻柔和缓，避免损伤头皮及毛发。

⑥**一指托天**：坐位，用中指端着力于百会穴点而按之（图3-1-44），由表及里，由浮到沉，达到开窍醒脑、益气补虚之功效。持续点1~2分钟。

注意事项：操作时中指伸直，拇指指腹抵于中指的二、三节掌侧，食指指腹抵于中指二、三节背侧，辅助中指。操作时要轻按微颤，可感到从头顶经后背有一股温热之气放散到两腿，并有气感上提。此法可用于脑震荡后身体虚弱的患者。

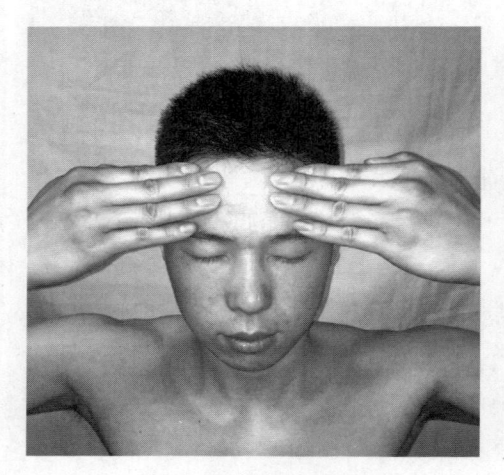

图3-1-43　指抹前额　　　　　　　图3-1-44　一指托天

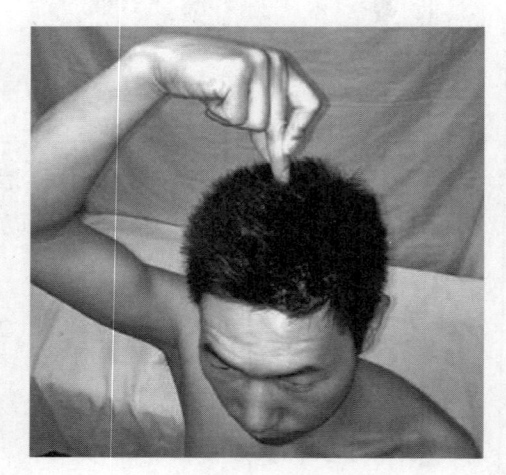

⑦**点穴**：取百会、前顶、悬颅、印堂、风府，每穴点10秒钟，以局部酸胀痛为度。

【提示】

①头部受伤后应立即去医院就诊。

②充分休息，保证睡眠，保持愉悦的心情。

③不摄取容易引起头痛的食品与饮料，如巧克力、红葡萄酒、咖啡、味精、熏肉、带蓝纹的上等奶酪。

④适量摄取海洋鱼类，如金枪鱼、三文鱼、沙丁鱼以及蔬菜与水果。

二、腰背部与胸腹部疾病

1. 急性腰扭伤

腰部承受人体50%的重力,从事体力劳动与体育锻炼时容易造成损伤。急性腰扭伤多发生于腰骶关节和两侧骶棘肌。负荷量过大,如搬抬重物时迫使腰肌强烈收缩,超过其生理限度时就会导致损伤。腰部力量薄弱,抗压能力低,受到外力冲击时也会引起不同程度的损伤。

此病的症状为腰部疼痛,活动受限,坐、卧、行走、翻身、起床困难,腰部有明显的局限性压痛点。

【治疗】

①抚摸腰骶:坐位,以同侧手从患侧腰部至骶部抚摸(图3-2-1),触及体表,达到通经活络、活血止痛的效果。反复操作2~3分钟。

注意事项:掌指要贴而不实,浮而不滞,动作要连贯,着力要轻柔。

②推搓腰骶:坐位,双手掌从腰部至骶部推搓(图3-2-2),由表及里,达到平衡阴阳、活血散瘀的疗效。反复操作2~3分钟。

注意事项:双手用力要匀称,先推搓,后滑捋,搓则沉滞,捋则浮滑,刚柔相济。

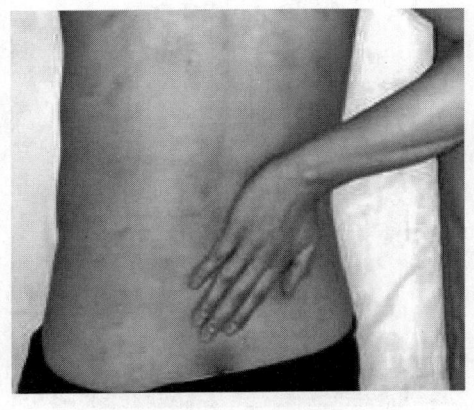

图3-2-1 抚摸腰骶

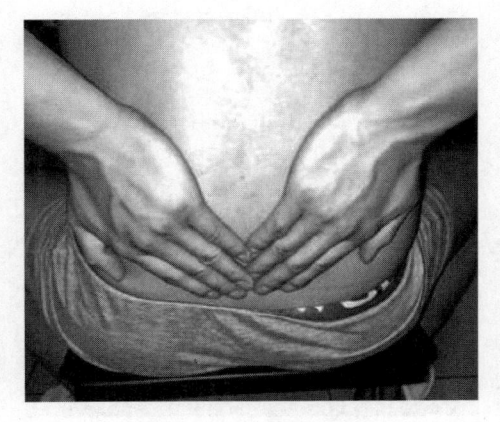

图3-2-2 推搓腰骶

③**拳压腰骶**：坐位，用拳头从患侧腰部至骶部按压（图3-2-3），由浅入深，达到放松肌筋、缓解疼痛的功效。反复操作2~3分钟。

注意事项：动作要缓而有力，使力量透入腰部组织深层。

④**指揉痛点**：坐位，双手拇指对准腰部痛点揉按（图3-2-4），由轻到重，达到以指代针、以痛治痛之效。反复操作2~3分钟。

注意事项：要用寸劲巧力，不能重抠或重掐，以免损伤皮肤。

⑤**拍打腰骶**：坐位，五指并拢微屈，一起一落地拍打患侧的腰骶部（图3-2-5），由表及里，起到引邪达表、缓解疼痛的作用。反复操作2~3分钟。

注意事项：用手腕的自然摆动拍打腰骶部，一起一落，用力要均匀，使局部有轻微的振颤与舒适之感。

⑥**点命门穴**：坐位，用拇指指腹对准命门穴点而按之（图3-2-6），使局部有明显的得气感，达到点穴开筋、通经活络、活血止痛的目的。

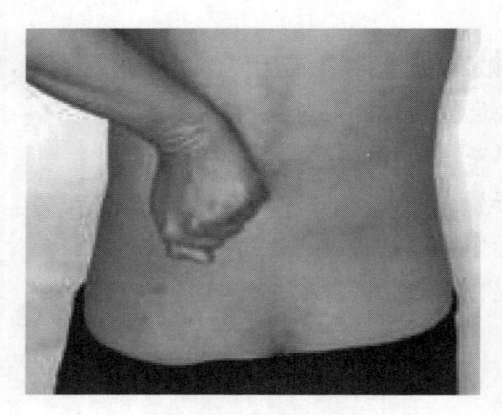

图3-2-3 拳压腰骶　　　　　　　　图3-2-4 指揉痛点

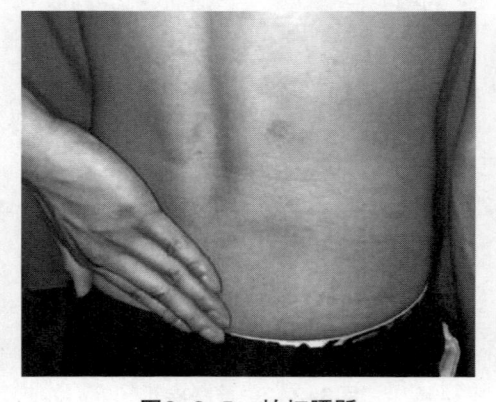

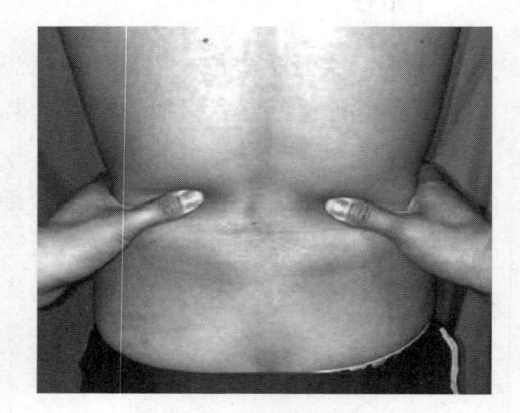

图3-2-5 拍打腰骶　　　　　　　　图3-2-6 点命门穴

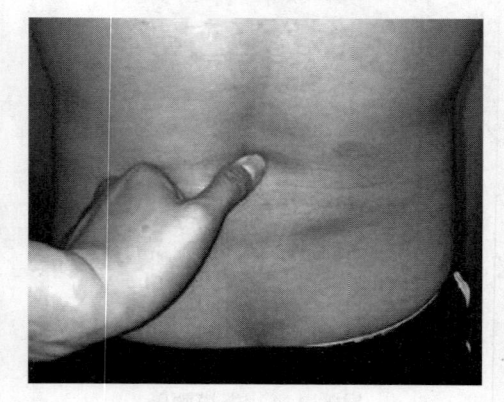

注意事项：拇指伸直，将力贯注于指腹，点而按之，点5秒钟后松开再点，反复5～8次。

⑦**点穴**：取风市、阳陵泉、悬钟、足三里，每穴点10秒钟，以局部得气为度。

【提示】

①腰部扭伤后应当卧硬板床休息，注意腰部保暖。
②如果腰痛剧烈，不要勉强做自我按摩。
③腰部不宜长时间放冰袋，以免引起局部风湿痛。

2. 腰部劳损

腰部劳损系腰背肌肉、筋膜、韧带、关节囊的慢性损伤，多见于举重、体操、投掷等项目的运动员，矿工与搬运工也易患此病。长期超负荷训练与重体力劳动，会引起慢性腰部损伤。腰部力量薄弱、过分从事专项训练、劳动时姿势不正确也是引起此病的重要原因。

此病的症状为腰部酸痛、沉重，腰部可触摸到硬结或条索，腰变平直，生理弯曲消失。

【治疗】

①**掌抹腰骶**：坐位，手掌从患侧腰部至骶部推抹（图3-2-7），由轻到重，起到通经活络、消炎止痛的作用。反复操作2～3分钟。

注意事项：手掌着力于腰部，做上下左右的往返移动，用力要均匀，动作要连贯。

②**拳压腰骶**：坐位，用双拳从腰部至骶部按压（图3-2-8），由表及里，达到松解肌筋、活血散瘀的疗效。反复操作2～3分钟。

注意事项：动作要缓而有力、灵活自如、刚柔相济。

③**推运痛点**：坐位，用掌心对准患侧腰部疼点，做顺时针旋转推运（图3-2-9），由浅入深，达到引血下行、活血化结的功效。反复操作2～3分钟。

注意事项：推运时由轻到重，再由重到轻，动作要连贯，不可跳跃。

④**搓捋腰骶**：坐位，双手掌从腰上部至骶部搓捋（图3-2-10），由轻到

重，起到平衡阴阳、解痉通闭的作用。反复操作2~3分钟。

注意事项：双手用力要均衡，动作要一致，搓则深沉，捋则浮滑。

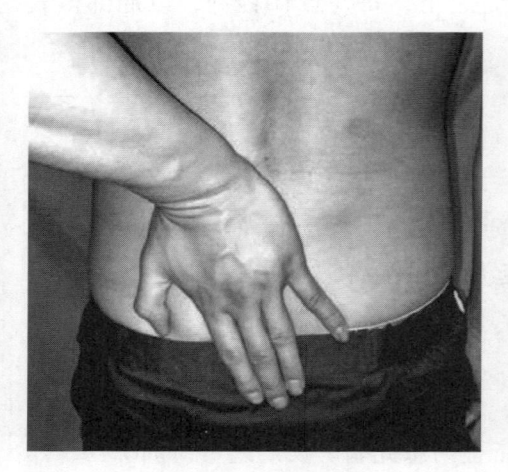

图3-2-7　掌抹腰骶

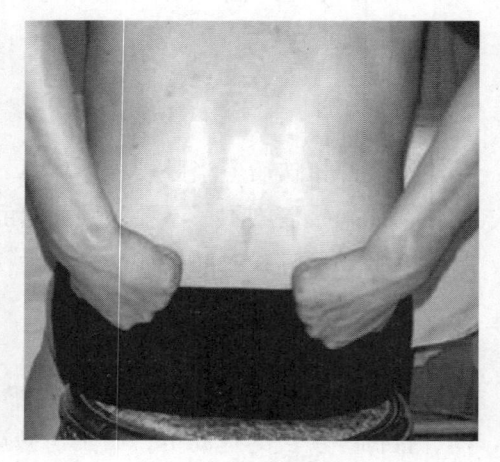

图3-2-8　拳压腰骶

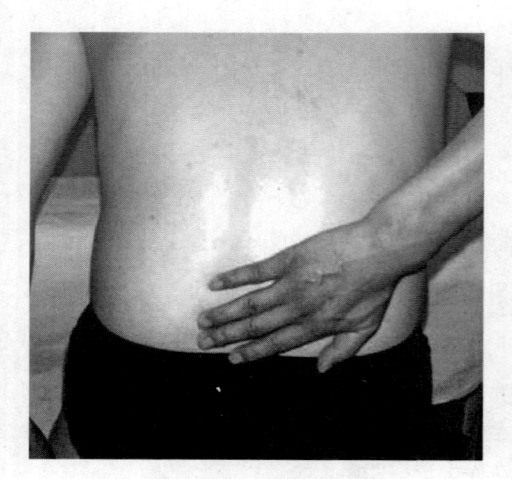

图3-2-9　推运痛点

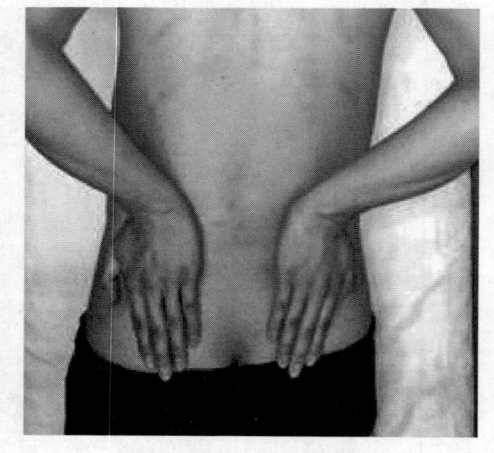

图3-2-10　搓捋腰骶

⑤**捶击腰骶**：坐位，用拳头从患侧腰部至骶部捶击（图3-2-11），由浅入深，达到通经活络、缓解疼痛的目的。反复操作2~3分钟。

注意事项：动作要灵活自如，一起一落轻快自然，禁忌重捶重打。

⑥**点腰阳关穴**：坐位，用拇指端对准腰阳关穴点而按之（图3-2-12），使局部有明显的酸胀痛感，达到通经活络、活血止痛之功效。

注意事项：拇指伸直，将力贯注于指端点而按之，点5秒钟后松开再点，反复5～8次。此穴属督脉，是治疗腰骶部疾病的要穴。

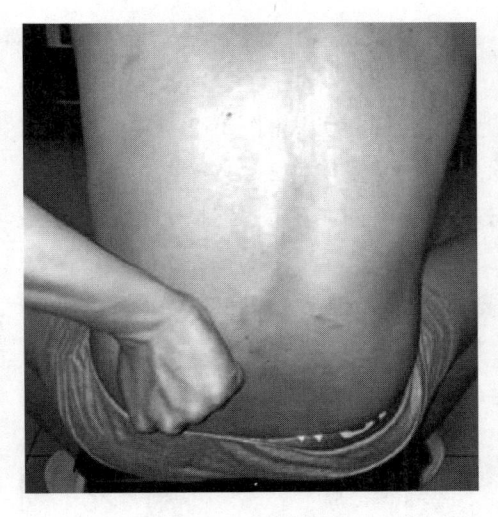

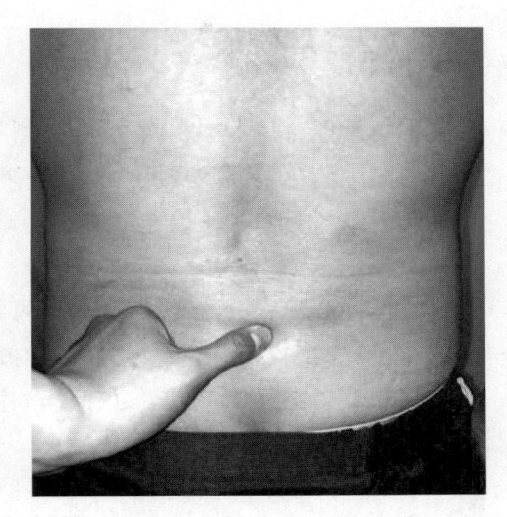

图3-2-11　捶击腰骶　　　　　　　图3-2-12　点腰阳关穴

⑦**点穴**：取环跳、风市、阳陵泉、悬钟、足三里，每穴点10秒钟，以局部酸胀痛为度。

【提示】

①治疗期间减少活动，注意局部保暖。
②工作和劳动时要不断改变体位，纠正不良姿势。
③加强腰肌锻炼，如仰卧起坐、仰卧单直腿上抬、双直腿上抬。

3. 腰椎间盘突出症

腰椎间盘突出症又称腰椎间盘纤维环破裂症，多发于20～40岁的青壮年，在运动员中多见于举重、体操、投掷、跨栏、足球等项目。

此病患者大多有弯腰抬重物、肩负重物扭腰史。椎间盘前厚后薄，向前弯腰时髓核就向后方移动，此时纤维环后部要承受较大的压力，如果突然转动腰部，压力骤然增大，髓核就会冲破纤维环而突出。

此病的症状为腰部疼痛，严重者坐卧不安，翻身和坐立困难，咳嗽、大便用力时疼痛加重。下肢放射性疼痛是此病的主要症状，疼痛会波及臀部、大腿、小腿与足部，经久不愈的患者下肢有麻木感，腰部活动受限，腰椎棘突旁有压痛。

【治疗】

①**抚摩腰部**：坐位，掌指从患侧腰上部至下部抚摩（图3-2-13），使局部有温煦感，达到温煦皮肤、温热止痛的效果。反复操作2~3分钟。

注意事项：掌指平放于腰部，要贴而不实、浮而不滞、轻拂而过，着力要均匀柔和。

②**推搓腰骶**：坐位，双手掌从两侧腰部至骶部推搓（图3-2-14），由轻到重，达到调和气血、活血止痛的疗效。反复操作2~3分钟。

注意事项：双手用力要匀称，动作要缓而有力，使局部有明显的温热感。

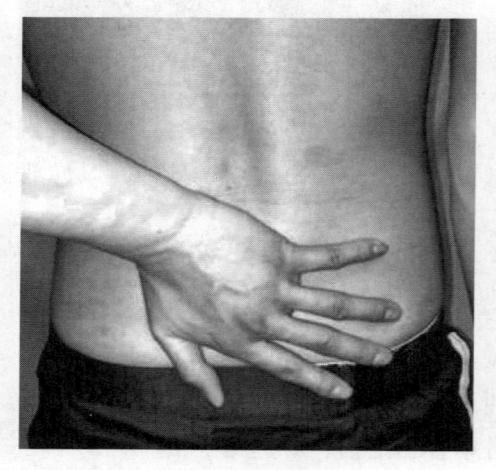

图3-2-13 抚摩腰部　　　　图3-2-14 推搓腰骶

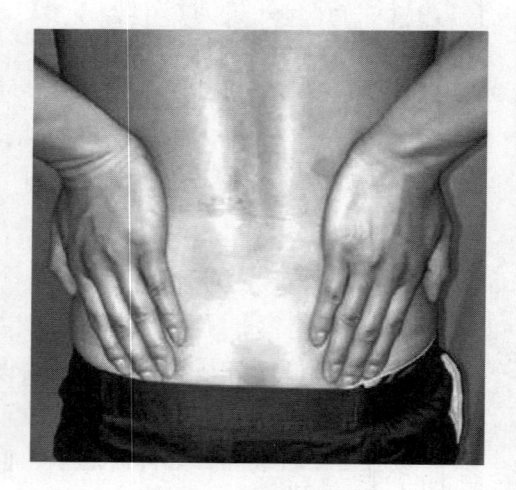

③**拳压腰骶**：坐位，双拳从腰上部至骶部按压（图3-2-15），由表及里，达到放松肌筋、活血化瘀之效。反复操作2~3分钟。

注意事项：双拳要协调一致、密切合作，动作要缓而有力，使力量透入组织深层。

④**捶击腰骶**：坐位，用拳头从患侧腰部至骶部捶击（图3-2-16），由浅入深，达到疏通经络、解痉通闭的功效。反复操作2~3分钟。

注意事项：手法要轻柔舒适、灵活自如，不能重捶重打。

⑤**推运痛点**：坐位，掌心对准腰部痛点做顺时针旋转推运（图3-2-17），由轻到重，起到引血下行、温通经络的作用。反复操作2~3分钟。

注意事项：用力要匀称，柔中有刚，刚中有柔，刚柔相济。

⑥**点肾俞穴**：坐位，用双拇指端对准两侧的肾俞穴点而按之（图3-2-18），使局部明显得气，达到疏通经络、调益肾气、止痛的功效。

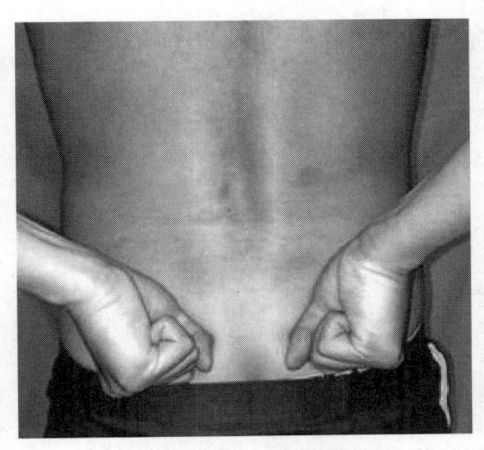

图3-2-15 拳压腰骶

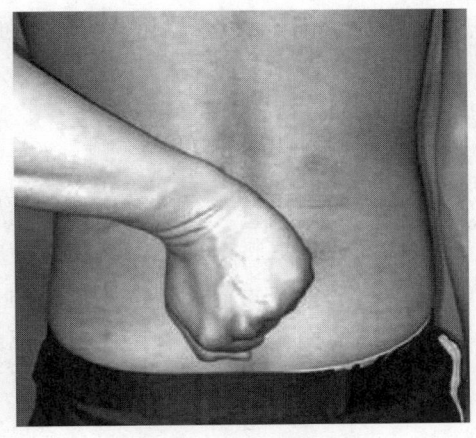

图3-2-16 捶击腰骶

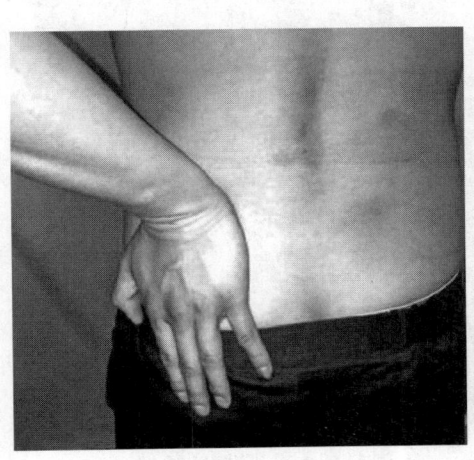

图3-2-17 推运痛点

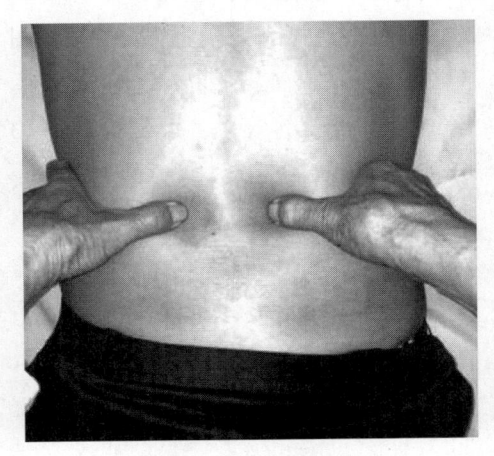

图3-2-18 点肾俞穴

注意事项：双手用力要匀称，点5秒钟后松开再点，反复3～5次。

⑦点穴：取委中、风市、阳陵泉、足三里、悬钟，每穴点10秒钟，以局部酸胀痛为度。

【提示】

①治疗期间要睡硬板床，有利于康复。

②提拿重物时不要弯腰，而要屈膝下蹲，上身保持正直，从而减轻腰椎间盘的压力。

③病情严重者不宜做自我按摩，应到医院就诊。

④症状消除后应适当锻炼，增强腰部力量，可做俯卧撑、旋转腰部、下蹲、负重下蹲等。

4. 髂腰韧带损伤

腰部负荷过重，经常过度向前弯腰，使髂腰韧带处于紧张状态，久之就会导致慢性劳损。腰部前屈时突然旋转腰部，就会造成一侧髂腰韧带损伤。

此病的症状为一侧或两侧髂腰角（第五腰椎与髂骨的夹角）疼痛，腰部前屈时疼痛加剧，髂腰角有压痛，腰部前屈受限。

【治疗】

①掌擦髂腰部：坐位，用患侧手掌从患侧腰上部至髂腰部擦拭（图3-2-19），由轻到重，达到通经活络、活血止痛的效果。反复操作2～3分钟。

注意事项：以手掌的大鱼际和小鱼际着力于施治部位往返擦动，动作要连贯，实而不滞，滑而不浮，刚柔相济。

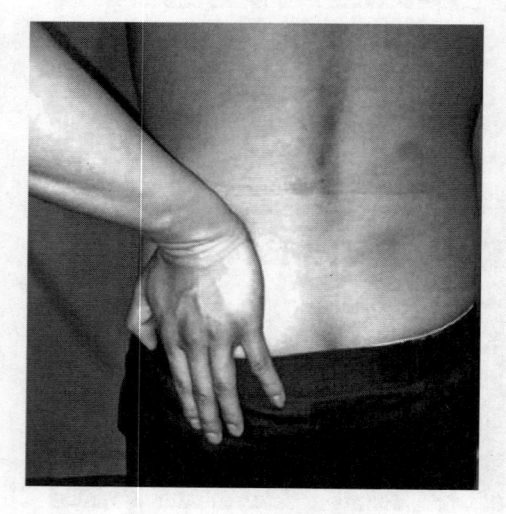

图3-2-19 掌擦髂腰部

②**按压髂腰部**：坐位，用双拳从两侧腰上部至髂腰部按压（图3-2-20），由表及里，达到放松肌筋、解痉止痛的疗效。反复操作2～3分钟。

注意事项：双手用力要均匀，手法要缓而有力，使力量传导到组织深层。

③**揉捏髂腰部**：坐位，用双手从两侧腰上部至髂腰部揉捏（图3-2-21），由柔至刚，由轻到重，起到引血下行、散风止痛、平衡阴阳的功效。反复操作2～3分钟。

注意事项：双手用力要协调一致，由轻到重，再由重到轻。

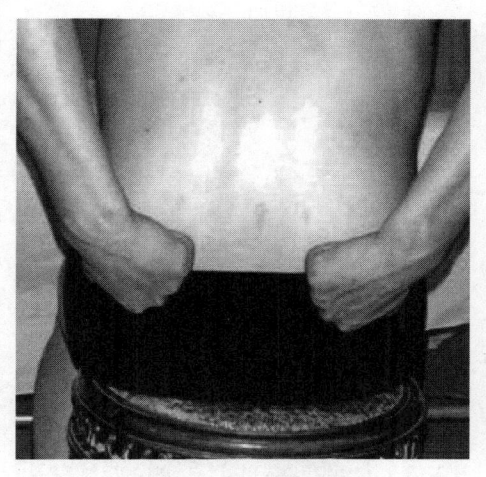

图3-2-20　按压髂腰部

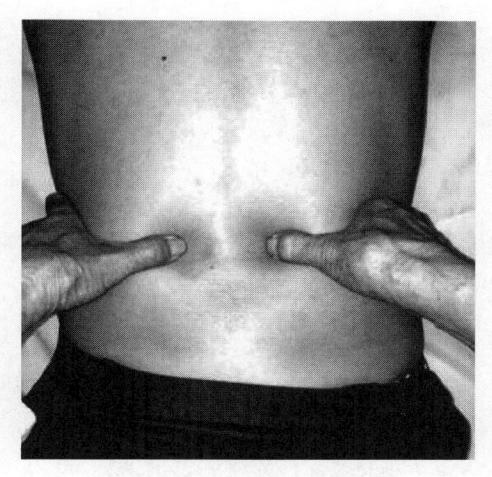

图3-2-21　揉捏髂腰部

④**推运痛点**：坐位，用手掌对准髂腰部痛点做顺时针旋转推运（图3-2-22），由轻到重，达到舒筋活络、活血镇痛之效。反复操作2～3分钟。

注意事项：动作要连贯，由轻到重，再由重到轻。

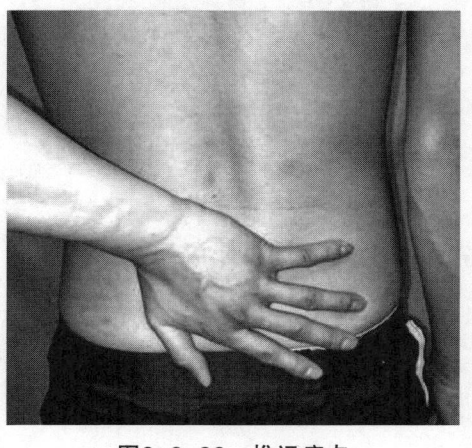

图3-2-22　推运痛点

⑤**捶击髂腰部**：坐位，用患侧拳头从患侧腰上部至髂腰部捶击（图3-2-23），由表及里，达到开导放松、活血化结的目的。反复操作2～3分钟。

注意事项：要用寸劲巧力，手法要柔和轻快，不能重捶重打。

⑥**点腰俞穴**：坐位，用一手拇指端对准腰俞穴点而按之（图3-2-24），由轻到重，起到点穴开筋、疏通经络、活血止痛的作用。

注意事项：拇指伸直对准腰俞穴点而按之，点5秒钟后松开再点，反复3～5次，每次点穴都应有明显的得气感。

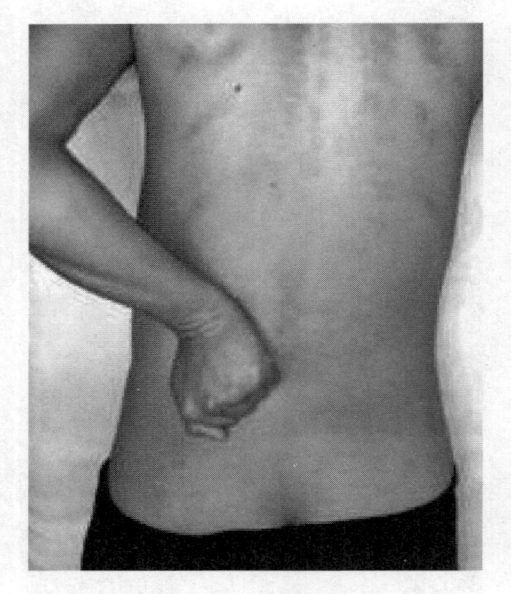

图3-2-23　捶击髂腰部　　　　　图3-2-24　点腰俞穴

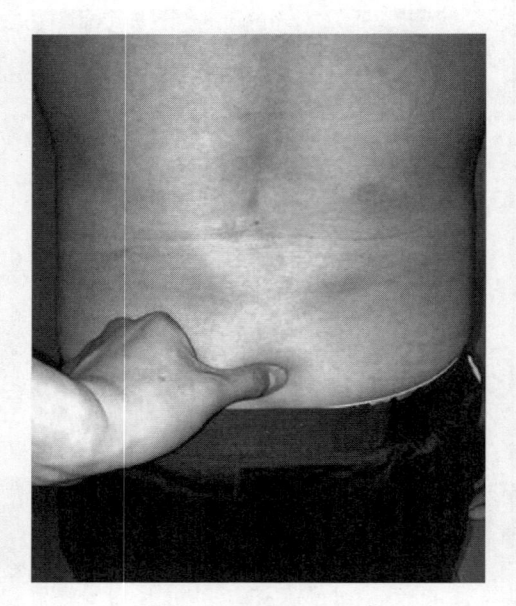

⑦**点穴**：取肾俞、命门、腰阳关、阳陵泉，每穴点10秒钟，以局部酸胀痛为度。

【提示】

①治疗期间腰部不要做前屈和侧屈，以免加重病情。

②加强腰部功能锻炼，如仰卧直腿抬高、仰卧坐起、仰卧模仿蹬自行车等。

5. 腰背风湿症

腰背风湿症又称腰背筋膜疼痛综合征，腰背部肌纤维炎，多见于重体力劳动者和运动员。腰背筋膜破裂，脂肪组织由裂口膨出，刺激周围神经而引起疼痛。

此病的症状为腰背部酸痛，并向臀部及下肢放射。寒冷时疼痛加重，劳动后症状加剧，在肩胛骨之间及第3～5腰椎旁有压疼，在骶髂关节处可触摸到大如蚕豆、小似米粒的结节。

【治疗】

①**掌擦腰背**：坐位，用手掌从背部至腰部擦动（图3-2-25），由轻到重，达到舒筋活络、活血止痛的效果。反复操作2～3分钟。

注意事项：手掌要紧贴皮肤，缓慢往返擦拭，手法要连贯，实而不滞、滑而不浮。

②**推搓腰背**：坐位，一手从背部至腰骶部推搓（图3-2-26），由表及里，达到平衡阴阳、活血散结的疗效。反复操作2～3分钟。

注意事项：双手用力要均衡，柔中有刚，刚中有柔，刚柔相济。

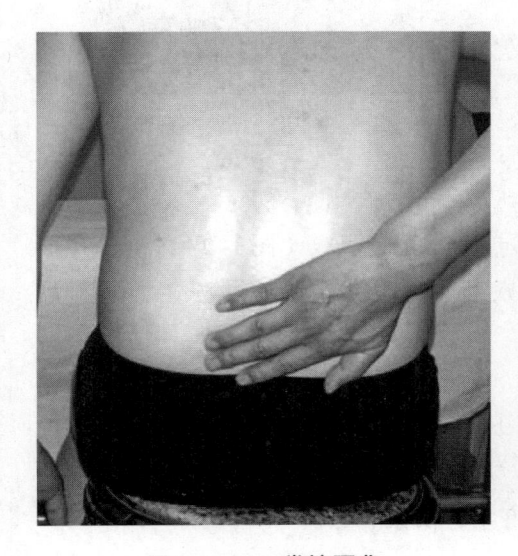

图3-2-25 掌擦腰背　　　　　　　图3-2-26 推搓腰背

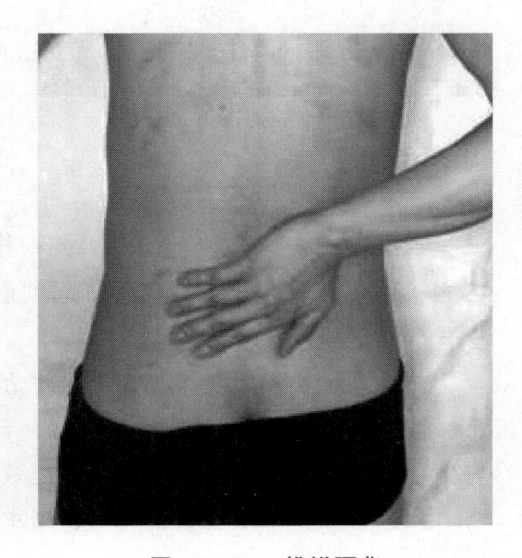

③**抓腰背部**：坐位，一手拇指与其余四指屈曲，抓腰背部（图3-2-27），由表及里，起到疏通经络、活血止痛、祛风散寒的作用。反复操作2～3分钟。

注意事项：手法要灵活自如，动作要连贯，不能间断，从上至下，从下至上，抓5秒钟松开再抓。

④**双掌推腰背**：坐位，双手掌从背部至腰部推按（图3-2-28），由轻到重，由柔至刚，刚柔相济，达到松解肌筋、消炎止痛的目的。反复操作2～3分钟。

注意事项：掌推时双手用力要均匀，要紧贴皮肤，不能跳动。

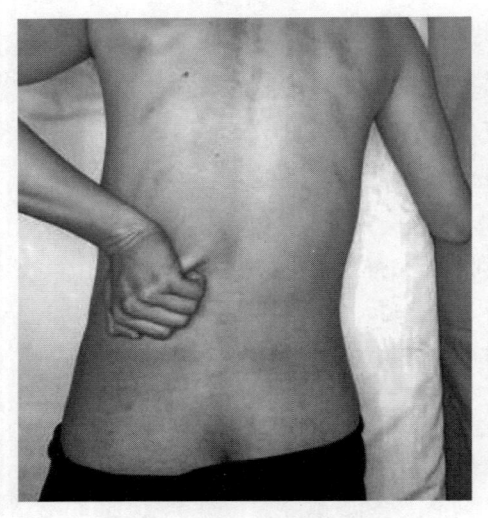

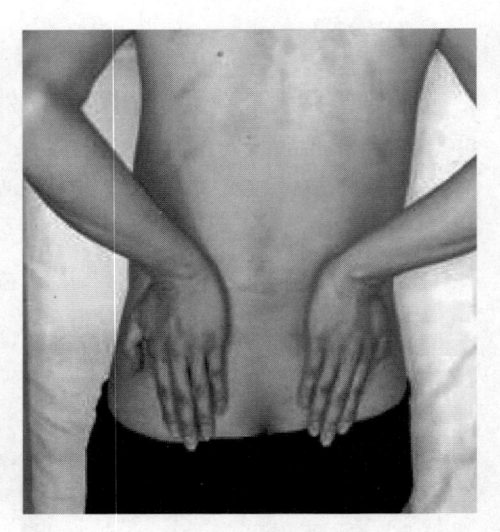

图3-2-27　抓腰背部　　　　　　　图3-2-28　双掌推腰背

⑤**点命门穴**：坐位，用一手的拇指点腰部的命门穴（图3-2-29），点而按之，使局部有明显的得气感，起到点穴开筋、活络止痛之功效。点5秒钟后松开再点，反复3～5次。

注意事项：点穴要深沉，逐渐施力，再逐渐减力。

⑥**捶击腰背**：坐位，一手握拳，自下而上捶击腰背部（图3-2-30），由轻到重，起到疏通经络、活血止痛之效。反复操作2～3分钟。

注意事项：手法要柔中有刚，刚中有柔，刚柔相济。

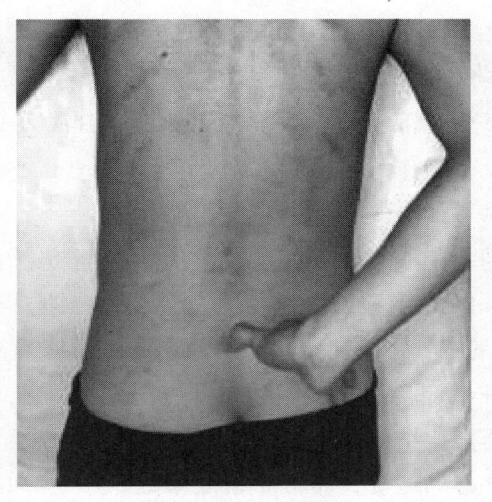

图3-2-29　点命门穴　　　　　　　　　图3-2-30　捶击腰背

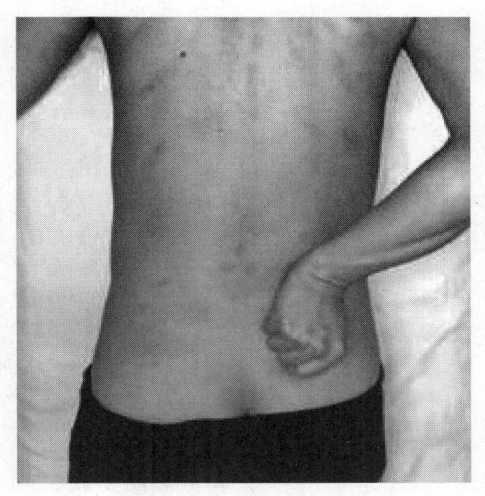

⑦点穴：取肾俞、上髎、委中、足三里，每穴点10秒钟，以局部酸胀痛为宜。

【提示】

①注意腰背部保暖，避免风寒湿侵扰。
②室外温度适宜时，要进行日光浴。
③坚持做按摩与自我按摩。

6.第三腰椎横突综合征

第三腰椎横突综合征是一种常见病，多见于青壮年及体操、投掷、排球运动员。第三腰椎是腰部活动的枢纽，当腰部活动时第三腰椎横突所承受的牵拉力最大，因而附着其上的软组织极易损伤。第三腰椎横突最长，与腰背筋膜的深层紧密接触，容易受到挤压和摩擦而损伤。

此病的症状为腰部一侧疼痛，并沿大腿放射到膝部，腰部酸痛无力。第三腰椎横突尖有明显压痛。

【治疗】

①掌擦腰部：坐位，以患侧手掌从患侧腰上部至下部擦拭（图3-2-31），

由轻到重，达到舒筋活络、活血止痛的效果。反复操作2～3分钟。

注意事项：持续用力，动作连贯，不能跳跃和略过。

②**揉捏腰部**：坐位，双手从腰上部至下部揉捏（图3-2-32），由浅入深，达到松解肌筋、活血化瘀的疗效。反复操作2～3分钟。

注意事项：双手用力要匀称，手法要灵活自如，禁忌抠与掐。

③**指揉痛点**：坐位，用单手或双手拇指指腹对准第三腰椎横突尖揉而按之（图3-2-33），由浅入深，达到以指代针、以痛治痛的功效。反复操作2～3分钟。

注意事项：第三腰椎横突较长，比较脆弱，不宜用力按压，以免引起骨折。

④**推运痛点**：坐位，以患侧手掌对准患侧腰部痛点做顺时针旋转推运（图3-2-34），由轻到重，起到引血下行、活血化结的作用。反复操作2～3分钟。

注意事项：手掌要紧贴皮肤，动作要持续连贯，不可中断或略过。

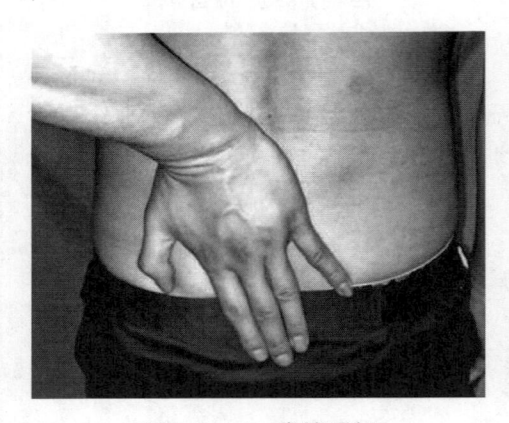

图3-2-31 掌擦腰部　　　　图3-2-32 揉捏腰部

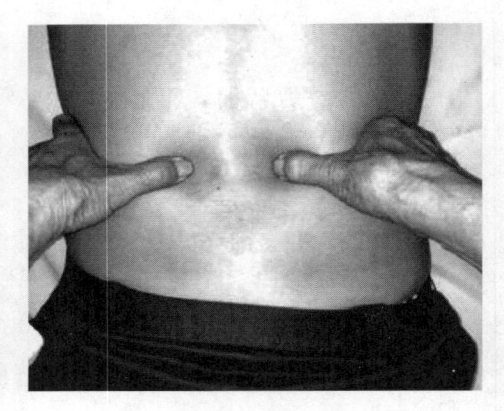

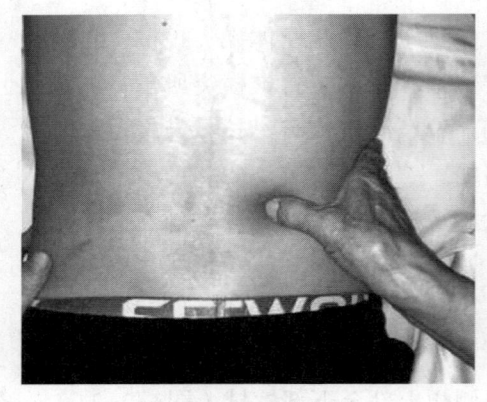

图3-2-33 指揉痛点　　　　图3-2-34 推运痛点

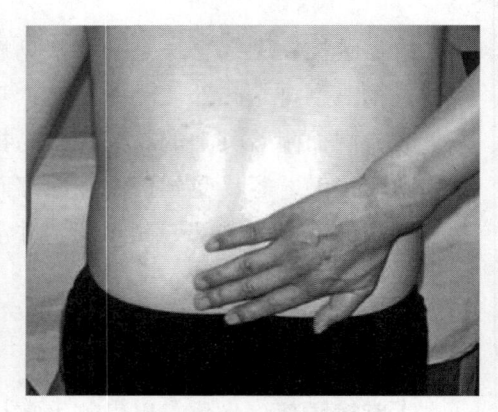

⑤**点腰阳关穴**：坐位，用拇指或中指对准腰阳关点而按之（图3-2-35），使局部有明显的酸胀感，达到点穴开筋、活络止痛的目的。

注意事项：由轻到重，再由重到轻，点5秒钟后松开再点，反复3~5次。

⑥**捶击腰部**：坐位，一手握拳，自上而下捶击腰部（图3-2-36），由表及里，起到引血下行、活络止痛之效。反复操作2~3分钟。

注意事项：手法要柔和舒适，不宜强力捶击。

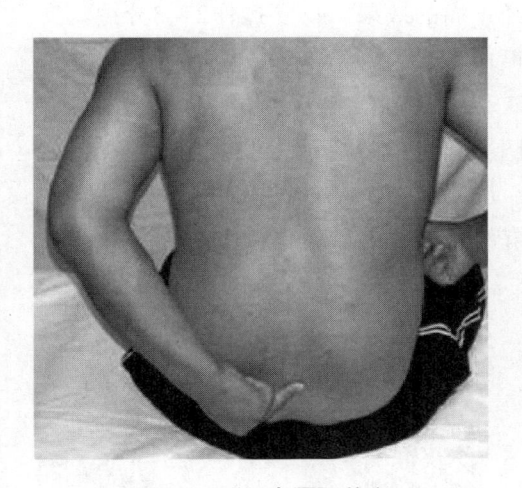

图3-2-35　点腰阳关穴　　　　　　　图3-2-36　捶击腰部

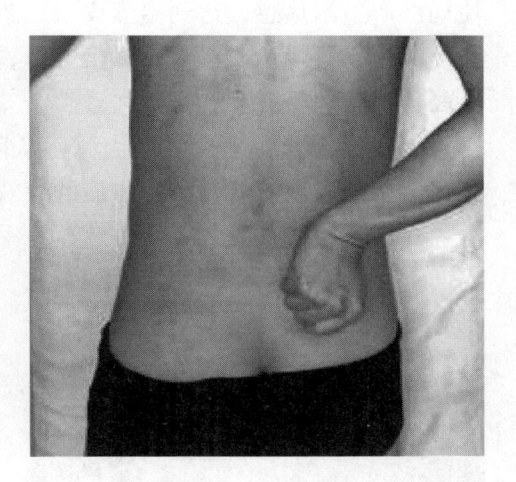

⑦**点穴**：取肾俞、阳陵泉、悬钟、足三里，每穴点10秒钟，以局部酸胀痛为宜。

【提示】

①老年患者做自我按摩时手法不宜过重，以免引起不良反应。

②治疗期间注意休息，避免做腰部旋转与伸屈活动。

③康复后要加强腰部力量练习，如仰卧起坐、仰卧屈膝挺腰、仰卧直抬腿等。

7. 冈上肌肌腱炎

冈上肌起于肩胛骨冈上窝，止于肱骨大结节顶部，其主要作用是使上臂外展，而经常超量外展肩部，使冈上肌受到反复牵拉，易引起该肌损伤，继而产

135

生创伤性炎症。

此病的症状为肱骨大结节处疼痛,疼痛可放射到颈部、上臂、前臂及手指。肩部活动受限,上臂外展60°~120°时疼痛加剧。

【治疗】

①**抚摩肩背**:坐位,用健侧掌指从冈上窝至肩前部抚摩(图3-2-37),使局部产生温热感,达到温煦皮肤、温经止痛的效果。反复操作2~3分钟。

注意事项:掌指平放于施治部位,贴而不实,浮而不滞,轻拂而过。手法要轻柔,动作要连贯。

②**揉捏肩背**:坐位,用健侧手从冈上窝至肩部揉捏(图3-2-38),由轻到重,达到放松肌筋、活血止痛的疗效。反复操作2~3分钟。

注意事项:五指用力要匀称,柔中有刚、刚中有柔、刚柔相济。

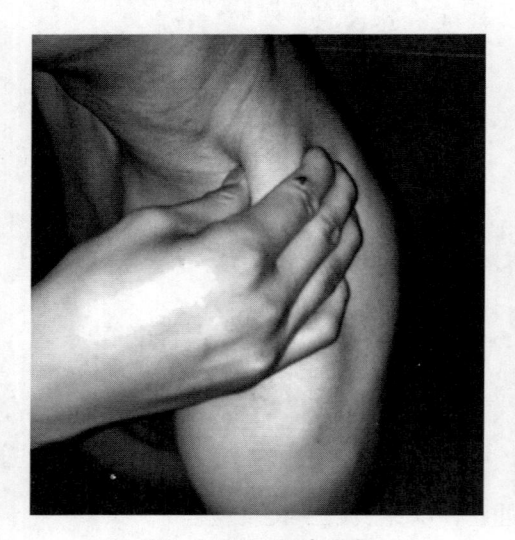

图3-2-37 抚摩肩背　　　　　图3-2-38 揉捏肩背

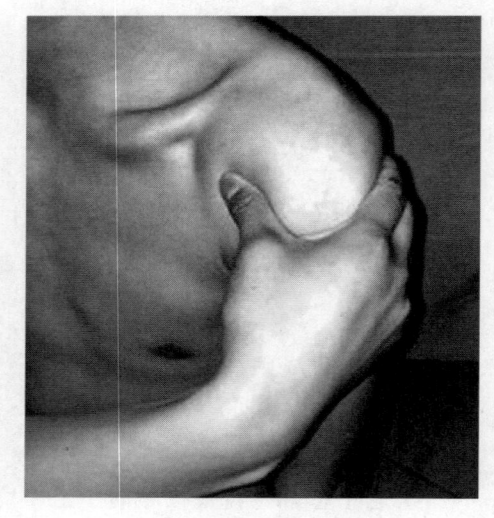

③**搽压肩部**:坐位,健侧手半握拳,置于肩前上部,手背紧贴皮肤,腕关节轻快自然地一扣一翻往返滚动(图3-2-39),由表及里,达到引血下行、活血化瘀之效。反复操作2~3分钟。

注意事项:手背紧贴施治部位皮肤滚动,不可跳跃或略过。

④**指擦肩背**：坐位，健侧的食指、中指、无名指、小指并拢，从冈上窝至肩前部做直线往返擦动（图3-2-40），由浅入深，达到通经活络、活血散结的功效。反复操作2~3分钟。

注意事项：手法要轻快自如，注意保护皮肤，可涂擦一点润滑剂。

⑤**指压痛点**：坐位，用健侧手的中指端按压患者侧背部痛点（图3-2-41），由轻到重，起到以指代针、以痛治痛的作用。反复操作2~3分钟。

注意事项：由轻到重，再由重到轻，避免重抠重掐。

⑥**劈打冈上肌**：坐位，用健侧手掌的尺侧劈打冈上肌（图3-2-42），从里到外，由浮到沉，达到疏通经络、引血下行、活血止痛的效果。反复操作2~3分钟。

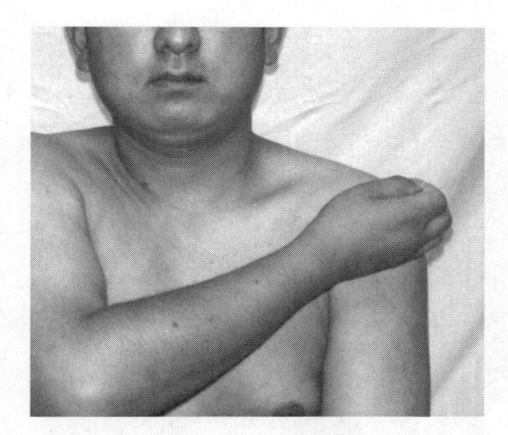

图3-2-39 擦压肩部　　　　　　　图3-2-40 指擦肩背

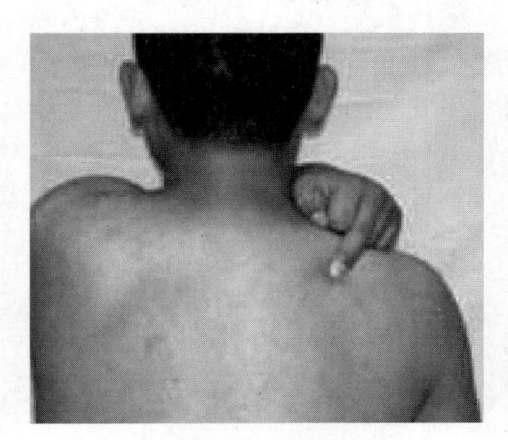

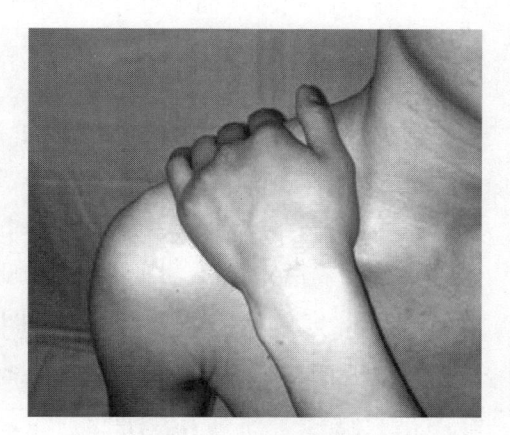

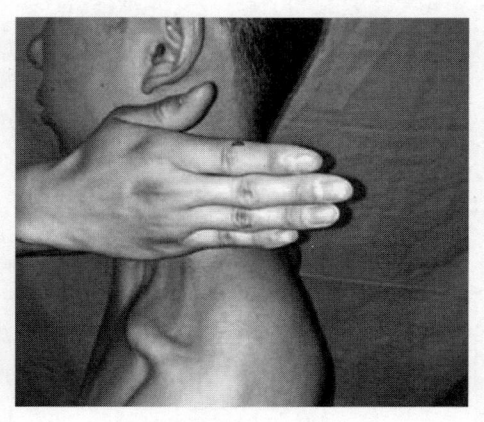

图3-2-41 指压痛点　　　　　　　图3-2-42 劈打冈上肌

137

注意事项：操作时手腕自然摆动带动手掌劈打患处，手法要柔和舒适，避免重打重扣。

⑦点穴：取肩髃、肩髎、曲池、合谷，每穴点10秒钟，以局部酸胀痛为度。

【提示】

①新伤应做冷敷，外敷新伤药。
②加强肩关节力量练习，如做俯卧撑、举杠铃、举哑铃等。

8. 胸部软组织挫伤

胸部软组织挫伤系胸部受到碰撞、打击而引起的损伤。其症状为胸部疼痛、肿胀，呼吸时疼痛加重，严重损伤时呼吸困难，局部有压痛。

【治疗】

①掌抹胸部：坐位，手掌从胸上部至胸下部抹动（图3-2-43），由轻到重，达到疏通经络、活血止痛的效果。反复操作2～3分钟。

注意事项：手掌要紧贴皮肤，操作时要灵活自如，不可跳跃和略过。

②推运痛点：坐位，用掌心对准胸部痛点做顺时针旋转推运（图3-2-44），由表及里，达到引血下行、活血散瘀的疗效。反复操作2～3分钟。

注意事项：推运时用力要均匀，不能忽重忽轻。

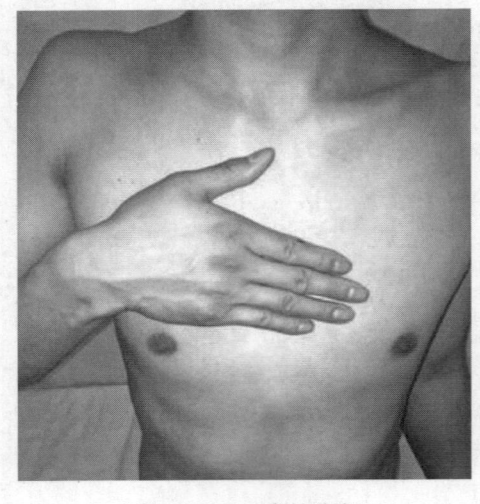

图3-2-43 掌抹胸部　　　　图3-2-44 推运痛点

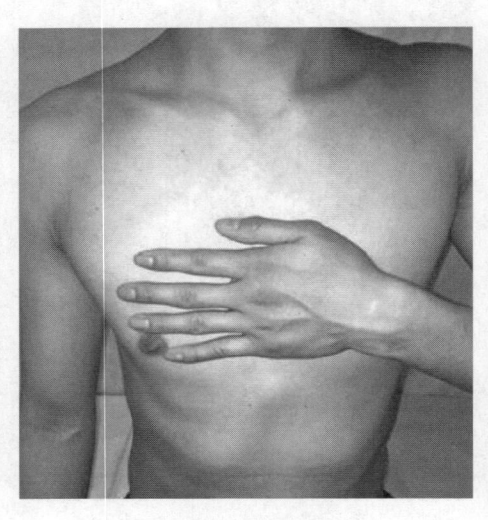

③**点内关穴**：坐位，用拇指端对准患侧内关穴点而按之（图3-2-45），使局部有酸胀痛感，达到疏通经络、活络止痛之效。点10秒钟后松开再点，重复3~5次。

注意事项：在针灸学中有"肚腹三里留，腰背委中求，头项寻列缺，面口合谷收，疼痛取阿是，胸胁内关谋"之说。内关穴为八脉交会穴之一，通于阴维脉，是治疗胸痛的要穴。

④**揉捏痛点**：坐位，用健侧手揉捏患侧胸部痛点（图3-2-46），由浅入深，起到舒筋活络、活血散结的作用。反复操作2~3分钟。

注意事项：五指用力要匀称，协调一致，柔中有刚，刚中有柔，刚柔相济。

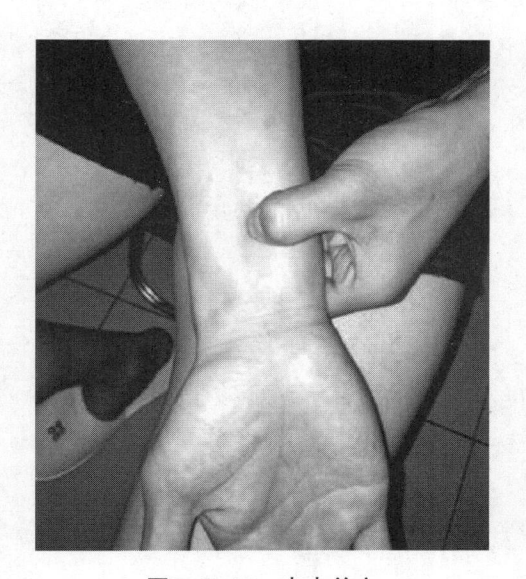

图3-2-45　点内关穴　　　　　　图3-2-46　揉捏痛点

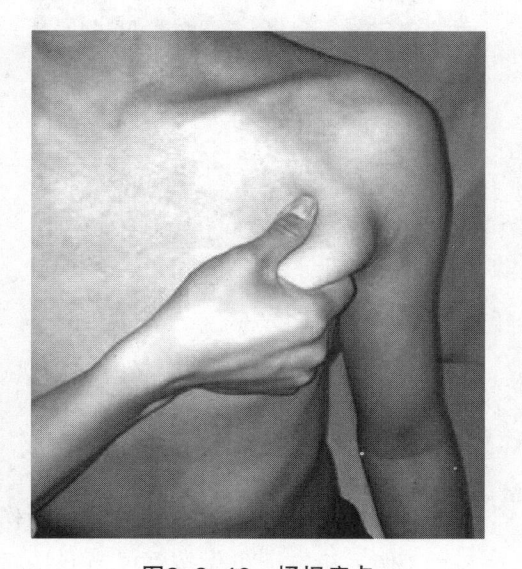

⑤**点膻中穴**：坐位，用拇指端对准膻中穴点而按之（图3-2-47），使局部有酸胀痛感，达到疏通经络、解痉通闭之效。点10秒钟后松开再点，反复3~5次。

注意事项：膻中穴为八会穴之一，是气会，是治疗胸部疾病的要穴。

⑥**胸部散法**：坐位，用健侧手掌对准患处，离心地向四周揉、按、推、擦

（图3-2-48），由轻到重，由浅入深，达到活血化瘀、消除结节、活血止痛的疗效。反复操作2~3分钟。

注意事项：胸部压痛点表浅，手法宜轻不宜重。散法是中医按摩治筋八法之一。

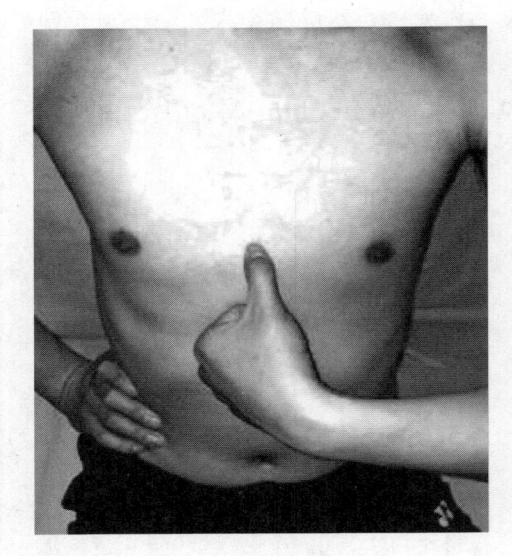

图3-2-47　点膻中穴

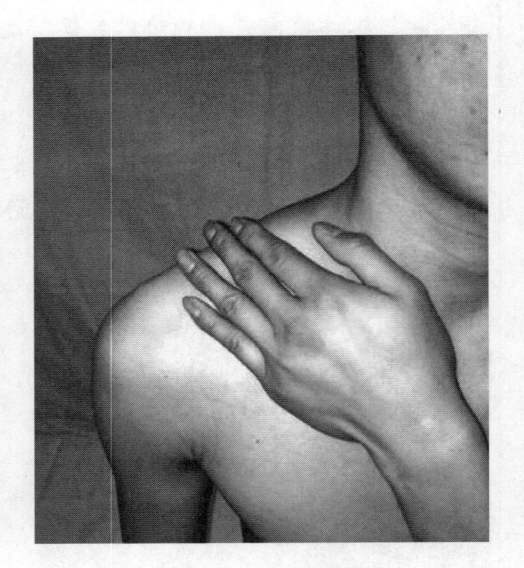

图3-2-48　胸部散法

⑦点穴：取玉堂、期门、阳陵泉，每穴点10秒钟，以局部酸胀痛为宜。

【提示】

①病情严重者应做冷敷或外敷新伤药，内服云南白药、七厘散。
②伤后第二天可做按摩或自我按摩。

9. 胸部岔气

胸部岔气又称胸胁迸伤，闪挫跌仆、挑抬重物、突然旋转等皆可导致胸廓的关节、软组织损伤，从而引起胸部疼痛及呼吸受限。用力过度、旋转扭挫、撞击胸部等均可导致胸部岔气。

此病的症状为胸部疼痛，呼吸不畅，受伤部位轻度肿胀，有明显压痛，可触及硬结。

【治疗】

①**掌擦胸部**：坐位，手掌从胸骨上部至剑突擦拭（图3-2-49），由轻到重，达到通经活络、活血止痛的效果。反复操作2~3分钟。

注意事项：手法要灵活，由轻到重，再由重到轻。

②**点膻中穴**：坐位，用拇指端对准膻中穴点而按之（图3-2-50），使局部有酸胀痛感，达到疏通经络、开胸顺气的疗效。每点10秒钟松开再点，反复3~5次。

注意事项：要用寸劲巧力，不可重抠重掐。

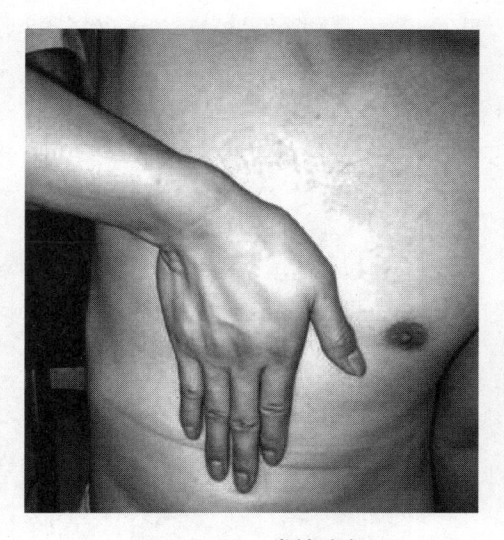

图3-2-49　掌擦胸部　　　　　图3-2-50　点膻中穴

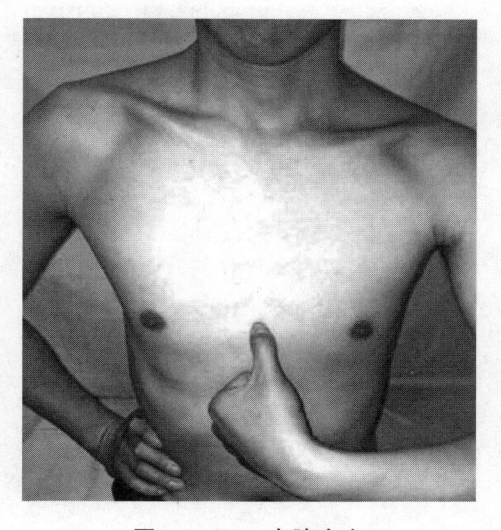

③**推运痛点**：坐位，用掌心对准胸部痛点做顺时针旋转推运（图3-2-51），由表及里，达到引血下行、活血散结的功效。反复操作2~3分钟。

注意事项：手掌要紧贴皮肤，不可间断和略过。

④**揉捏患处**：坐位，用健侧手揉捏患侧痛点及周围组织（图3-2-52），由轻到重，起到通调气血、开胸顺气的作用。反复操作2~3分钟。

注意事项：手法要缓而有力，由轻到重，再由重到轻，刚柔相济。

⑤**推心置腹**：坐位，手掌从胸上部至小腹部推按（图3-2-53），由表及里，达到疏通经络、宣肺宽胸的目的。反复操作2~3分钟。

注意事项：手法要平稳舒适，不可忽快忽慢，忽轻忽重。

⑥**双掌抹胸部**：坐位，用双手掌着力于胸部做左右往返移动（图3-2-54），由轻到重，达到通经活络、散瘀消肿的效果。反复操作2~3分钟。

注意事项：操作时以大鱼际和小鱼际为着力点，要轻而不浮，重而不滞，轻巧灵活地往返移抹。

⑦**点穴**：取玉堂、华盖、内关，每穴点10秒钟，以局部酸胀痛为度。

图3-2-51 推运痛点

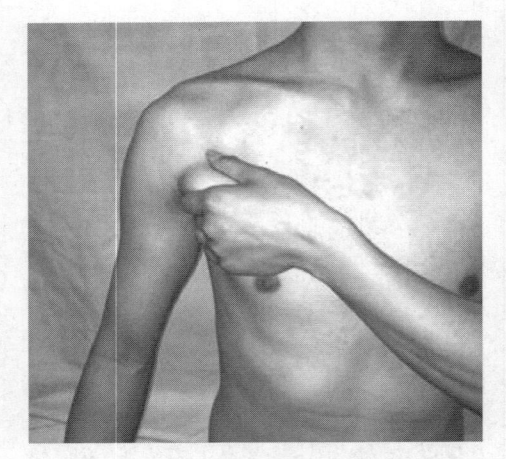

图3-2-52 揉捏患处

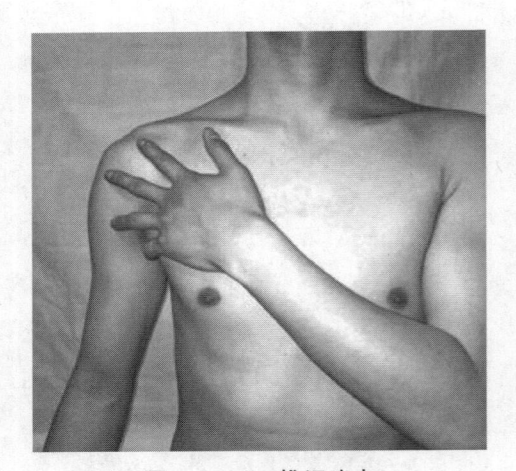

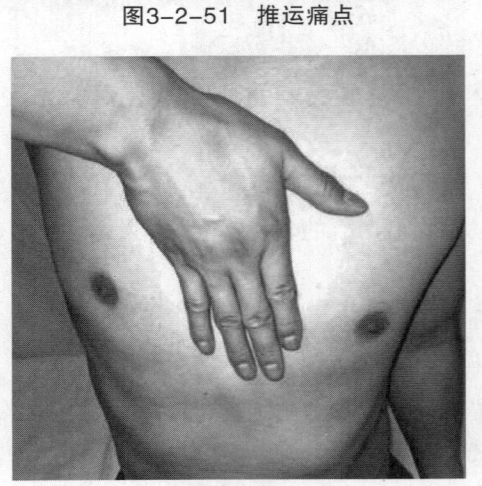

图3-2-53 推心置腹

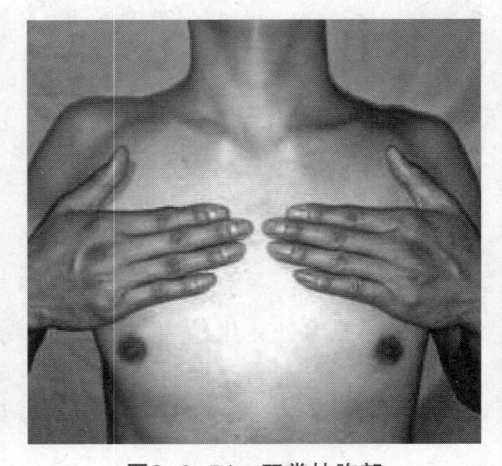

图3-2-54 双掌抹胸部

【提示】

①治疗期间要充分休息,不要参与剧烈运动。
②局部疼痛严重者可服云南白药或七厘散。
③手法治疗效果不佳时应转科诊治。

10. 肋间神经痛

肋间神经痛是指一根或多根肋间神经分布区的发作性疼痛,大多为邻近器官和组织病变引起。原发性肋间神经痛少见,继发性多由胸椎与肋骨外伤、胸椎间盘突出、肋椎关节错位、骨质增生所致。

此病的症状为肋间有针刺或刀割样疼痛,深呼吸与咳嗽时疼痛加剧,肋骨边缘有压痛。

【治疗】

①**平推任脉**:坐位,手掌从华盖穴至关元穴平推(图3-2-55),由轻到重,达到疏通经络、活络止痛的效果。反复操作2~3分钟。

注意事项:手法要平稳舒适,由轻到重,再由重到轻。

②**指推肋间隙**:坐位,一手五指微分开,对准患处肋间隙由胸正中线向腋下推按(图3-2-56),由表及里,达到促进血运、缓解疼痛的疗效。反复操作2~3分钟。

注意事项:五指用力要均匀,手法要柔中有刚,刚中有柔,刚柔相济。

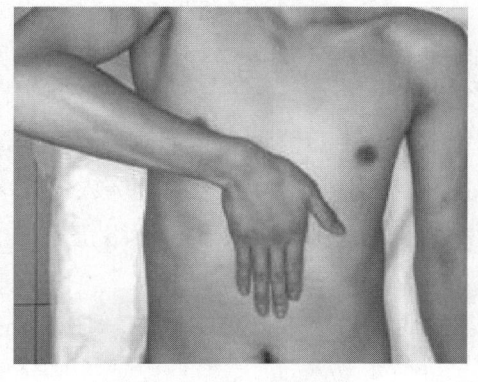

图3-2-55 平推任脉

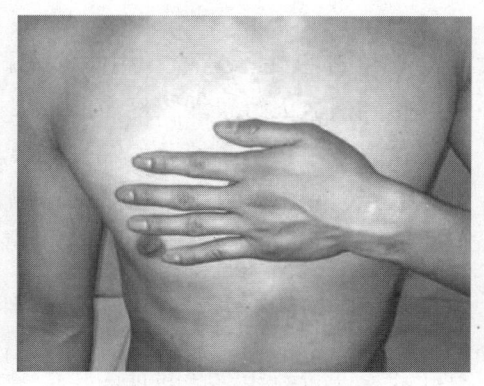

图3-2-56 指推肋间隙

③**点期门穴**：坐位，用双手拇指端对准期门穴点而按之（图3-2-57），点10秒钟后松开再点，反复3~5次，达到通经活络、温经止痛之效。

注意事项：双手用力要一致，使局部有酸胀痛的感觉。期门穴为肝之募穴，是治疗胸胁疾病的要穴。

④**推运痛点**：坐位，用手掌对准肋间痛点做顺时针旋转推运（图3-2-58），由浅入深，起到松解肌筋、活血化瘀的作用。反复操作2~3分钟。

注意事项：手法要缓而有力，使力量传导到组织深层，要用寸劲巧力。

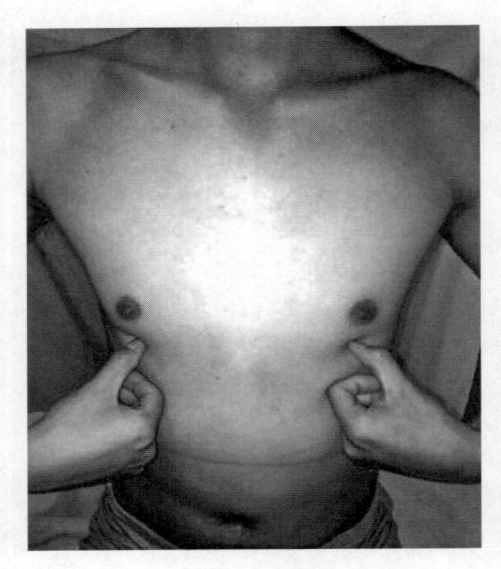

图3-2-57 点期门穴

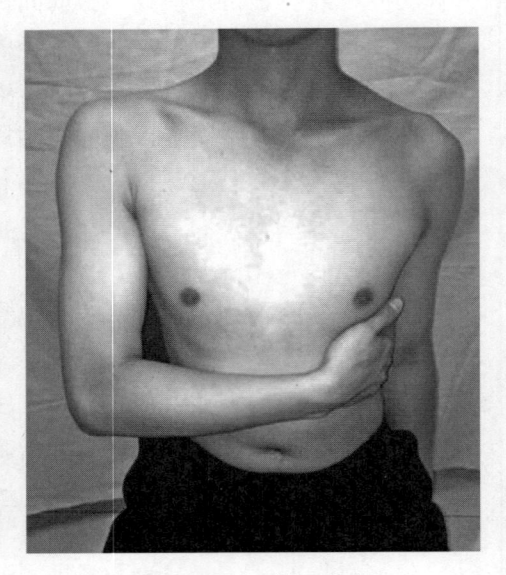

图3-2-58 推运痛点

⑤**拍击患处**：坐位，用手掌对准肋间痛点拍击（图3-2-59），由表及里，达到引血下行、缓解疼痛的效果。反复操作2~3分钟。

注意事项：以手腕灵活轻快的摆动带动手掌拍击，不可重拍重击。

⑥**点乳旁穴**：坐位，用双手拇指端对准位于乳头外一横指的乳旁穴（图3-2-60），点而按之，使局部有明显的得气感，达到宽胸顺气、活络止痛的功效。

注意事项：点5秒钟后松开再点，反复5至8次。双手拇指要伸直，将力贯注于指端，着力于施治部位。

第三章 各科常见疾病自我按摩

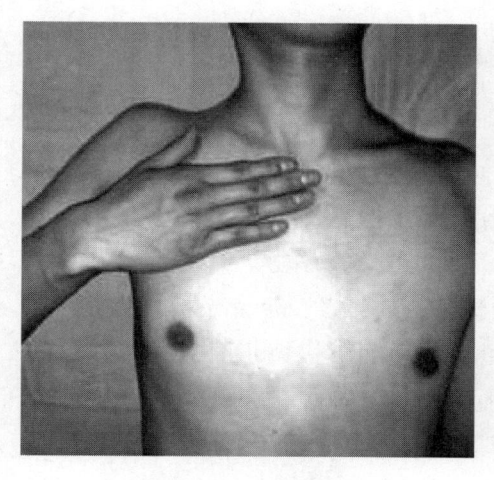

图3-2-59 拍击患处

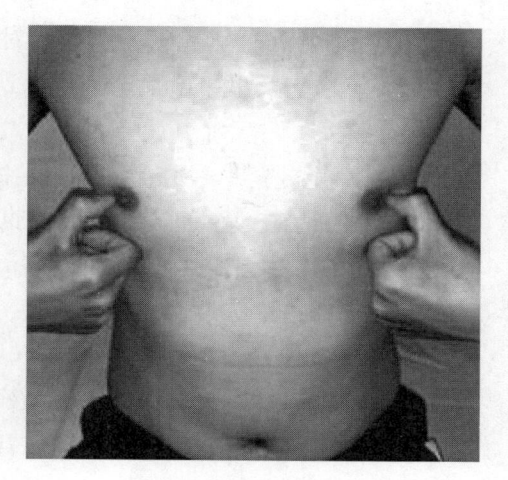

图3-2-60 点乳旁穴

⑦点穴：取玉堂、章门、阳陵泉、内关，每穴点10秒钟，以局部明显得气为宜。

【提示】

①详细查明病因，然后进行治疗。
②手法治疗效果不佳时应转科治疗。

11. 腹部肌肉损伤

腹部肌肉包括腹直肌、腹外斜肌、腹内斜肌、腹横肌。腹肌损伤多见于拳击、足球、冰球、体操、跳高等项目。运动时受到外力冲击，如拳击时击中腹部、足球碰击腹部、跳远时腹部肌肉剧烈收缩而导致拉伤。

此病的症状为腹部疼痛、腹肌紧张，有明显压痛。重者因剧痛而不能直腰。

【治疗】

①平推任脉：坐位，用手掌对准任脉，从膻中穴至关元穴平推（图3-2-61），由轻到重，达到通经活络、止痛的效果。反复操作2~3分钟。

注意事项：手掌要紧贴皮肤，自上而下缓缓推按，用力要均匀，不可忽重忽轻。

145

②**推运患处**：坐位，用手掌对准患处痛点做顺时针旋转推运（图3-2-62），由表及里，由柔至刚，达到松解肌筋、活血化结的疗效。反复操作2~3分钟。

注意事项：手法要灵活自如，柔中有刚，刚中有柔，刚柔相济。

③**指揉痛点**：坐位，用拇指指腹对准痛点揉按（图3-2-63），由浮至沉，由柔至刚，达到以指代针、以痛治痛之效。反复操作2~3分钟。

注意事项：揉而按之，按而点之，使力量达到深层，注意保护皮肤。

④**搓捋患处**：坐位，用手掌对准患处，自上而下搓捋（图3-2-64），由轻到重，起到促进血运、缓解疼痛的作用。反复操作2~3分钟。

注意事项：先推搓，后滑捋，搓则深沉，捋则滑浮，刚柔相济。

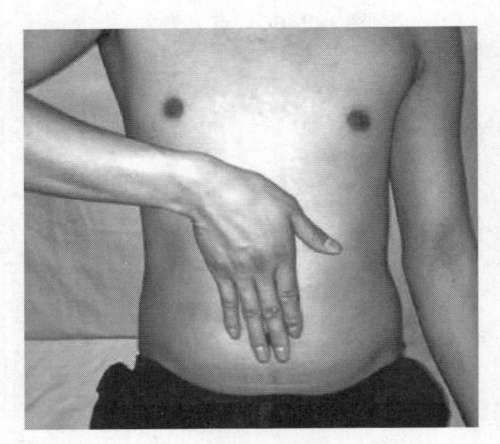

图3-2-61 平推任脉

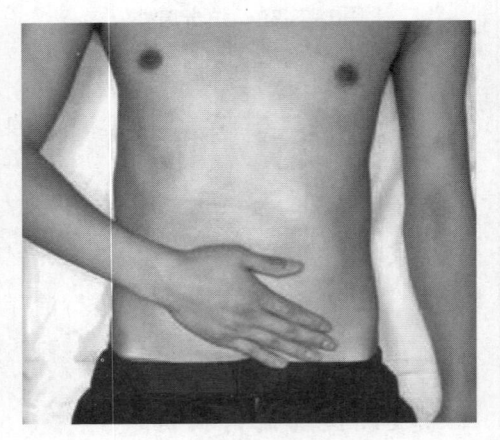

图3-2-62 推运患处

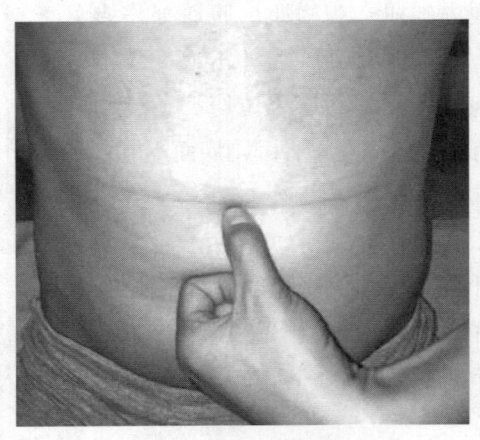

图3-2-63 指揉痛点

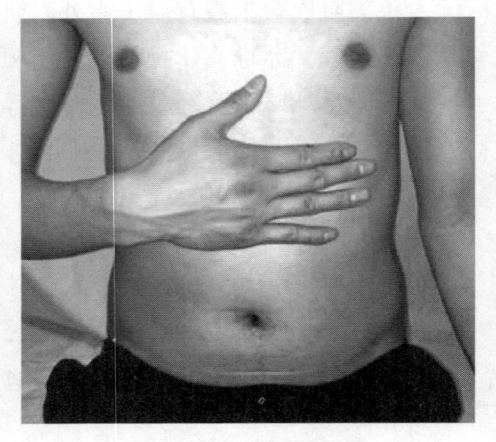

图3-2-64 搓捋患处

⑤**揉按患处**：坐位，用手掌对准患处揉而按之（图3-2-65），由表及里，达到引血下行、活血止痛的目的。反复操作2~3分钟。

注意事项：手法要平稳柔和，避免重按重推。

⑥**分推神阙穴**：坐位，双拇指指腹置于神阙穴，然后两侧分推至天枢穴（图3-2-66），反复推5~8次，由柔至刚，达到疏通经络、活络止痛的功效。

注意事项：手法平稳缓慢，刚柔相济，禁忌抠掐。

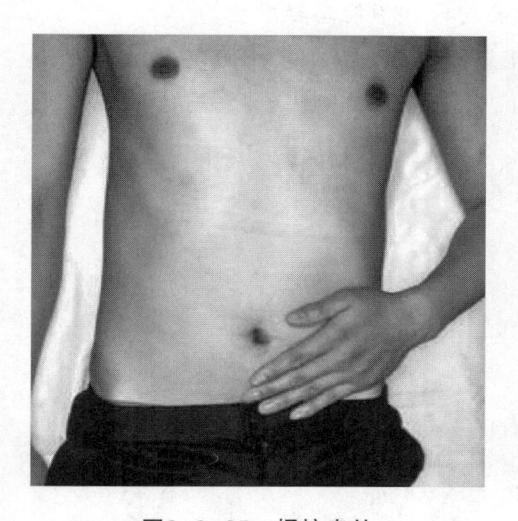

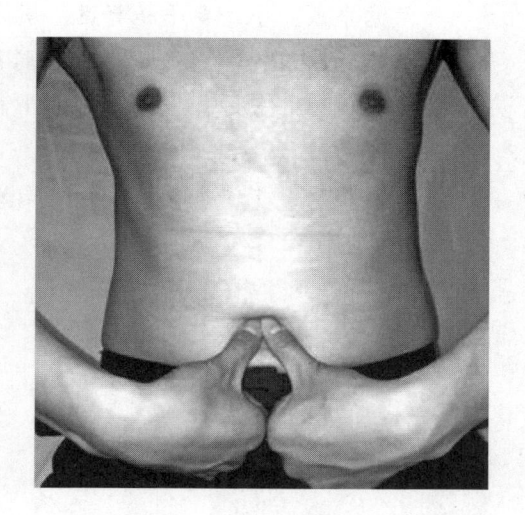

图3-2-65 揉按患处　　　　　　图3-2-66 分推神阙穴

⑦**点穴**：取中脘、上脘、阳陵泉、足三里，每穴点10秒，以局部得气为宜。

【提示】

①如果伤情较重，局部应做冷敷，外敷新伤药。

②症状消失后应做腰腹肌锻炼，如仰卧起坐、仰卧直抬腿等。

12.手术后肠粘连

手术后肠粘连系肠曲与腹壁或肠曲之间相互粘着现象，是腹部手术后常见的继发症。手术出血过多、止血不力、手术后腹腔感染、手术时不慎损伤肠浆膜等均可引起肠粘连。

此病的症状为腹痛、腹胀、恶心、呕吐、消化不良、食欲不振，腹部有包块，有压痛。

【治疗】

①**平推任脉**：坐位，手掌从膻中穴至关元穴平推（图3-2-67），由轻到重，达到通经活络、缓解疼痛的效果。反复操作2~3分钟。

注意事项：手法要平稳舒适，用力要均匀，不能忽轻忽重。

②**推运患处**：坐位，用掌心对准患处痛点做顺时针旋转推运（图3-2-68），由表及里，达到引血下行、活血散结的疗效。反复操作2~3分钟。

注意事项：手法要灵活自如，由表及里，缓而有力。

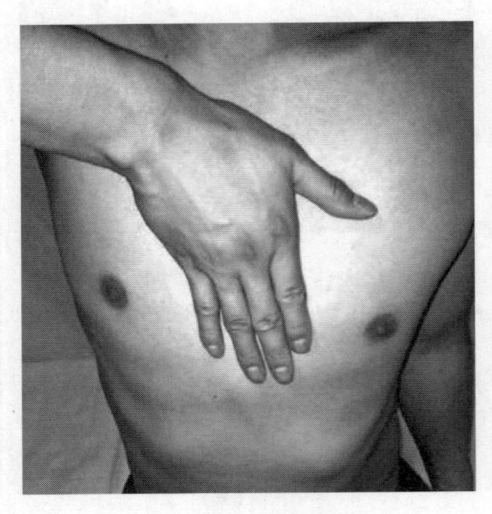

图3-2-67 平推任脉

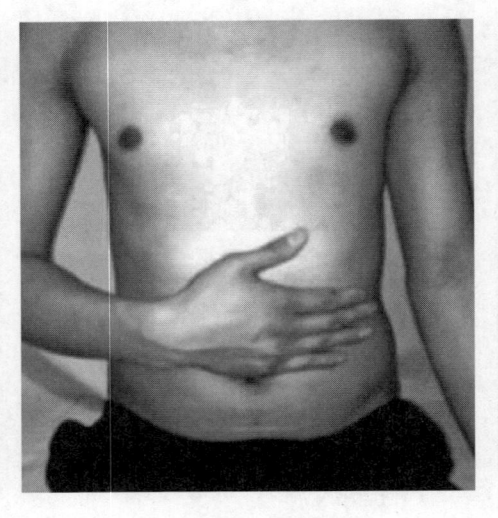

图3-2-68 推运患处

③**双指点章门**：坐位，用双手食指对准章门穴点而按之（图3-2-69），由浮到沉，达到疏调脏腑、通经活络、活血止痛的功效。章门穴是八会穴之一，是脏会，是治疗六脏疾病的要穴。

注意事项：先由轻到重，再由重到轻，点5秒钟后松开再点，反复3~5次。

④**指揉大横穴**：坐位，用双手拇指指腹对准大横穴揉而按之（图3-2-70），由轻到重，起到疏通经络、消炎镇痛的作用。反复操作2~3分钟。

注意事项：双手用力要均衡，手法要柔和舒适，避免重抠重掐。此穴为足太阴、阴维之会，是治疗腹痛、腹胀的要穴。

⑤**推运腹部**：坐位，用手掌从右下腹至上腹部及左腹部推运（图3-2-71），由表及里，达到调和气血、活血化结的目的。反复操作2~3分钟。

注意事项：推运路线为右下腹—上腹部—左腹部。用力要均衡，不可忽快忽慢，手法要缓而有力。

⑥**点天枢穴**：坐位，双手拇指端对准天枢穴点而按之（图3-2-72），使局部有明显的得气感，达到点穴开筋、活络止痛之功效。

注意事项：双手用力要对称，由浅入深，由表及里，点5秒之后松开再点，反复5至8次。

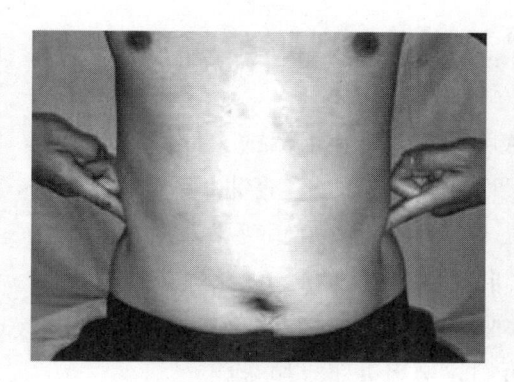

图3-2-69　双指点章门

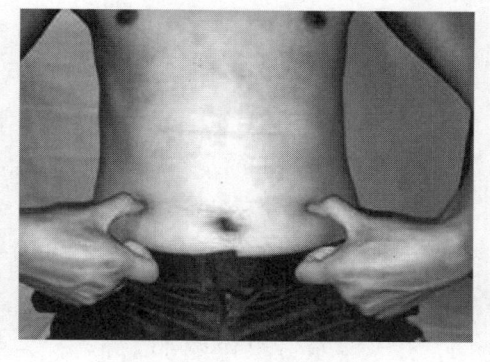

图3-2-70　指揉大横穴

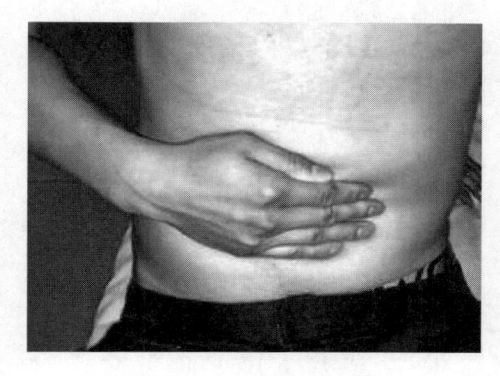

图3-2-71　推运腹部

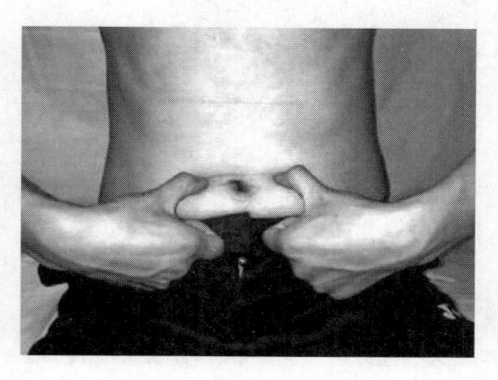

图3-2-72　点天枢穴

⑦**点穴**：取中脘、建里、足三里，每穴点10秒钟，以局部得气为宜。

【提示】

①不吃生冷油腻之类的食品。
②适当进行体育锻炼，注意腹部保暖。
②每天坚持做腹部的自我按摩。

13. 胸锁关节脱位后遗症

胸锁关节由锁骨的胸骨端和胸骨柄的锁骨切迹组成，关节周围有胸锁韧带和锁骨间韧带保护。

胸锁关节脱位如果复位正确，大多不会有后遗症，如果原始损伤严重，固定不当，会导致胸锁关节周围肿胀、疼痛等症状。通过按摩或自我按摩这些不良反应会逐渐消除。

【治疗】

①**掌擦胸锁部**：坐位，用健侧手掌从胸锁部至肩锁部擦拭（图3-2-73），由轻到重，达到舒筋活络、活血止痛的效果。反复操作2~3分钟。

注意事项：胸锁部压痛点表浅，不宜大力操作，要用寸劲巧力。

②**推运胸锁部**：坐位，用健侧手对准患侧胸锁部做顺时针旋转推运（图3-2-74），由表及里，达到通经活络、活血散结的疗效。反复操作2~3分钟。

注意事项：操作要平稳舒适，柔中有刚，刚中有柔，刚柔相济。

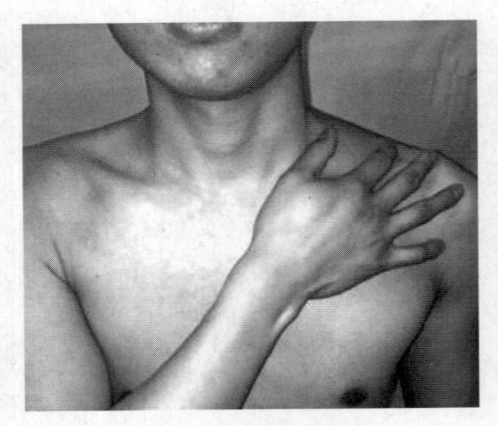

图3-2-73 掌擦胸锁部　　　　　　　图3-2-74 推运胸锁部

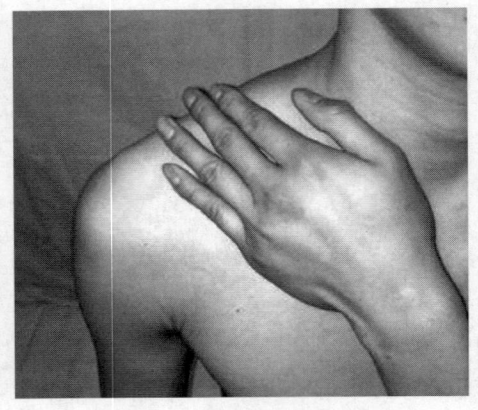

③**点期门穴**：坐位，双手拇指对准期门穴点而按之（图3-2-75），由浅入深，达到通调气血、点穴开筋的功效。点10秒钟后松开再点，反复3~5次。

注意事项：胸锁关节压痛点表浅，不宜用太大力量。期门穴是肝之募穴，是治疗胸胁部疾病的要穴。

④**指揉痛点**：坐位，用健侧手的拇指指腹对准胸锁关节的痛点揉而按之（图3-2-76），由轻到重，达到疏通经络、缓解疼痛之效。反复操作2~3分钟。

注意事项：手法要平稳柔和，不可重抠重按。

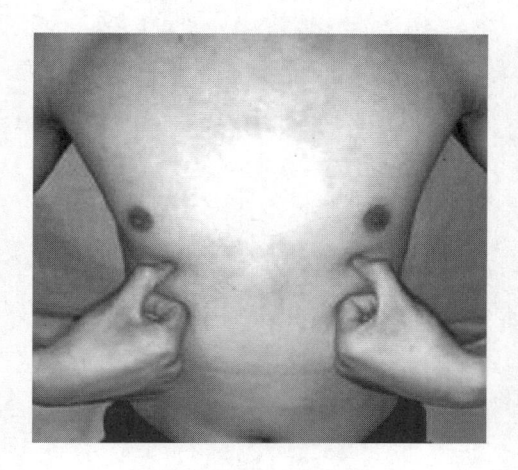

图3-2-75　点期门穴　　　　　　　图3-2-76　指揉痛点

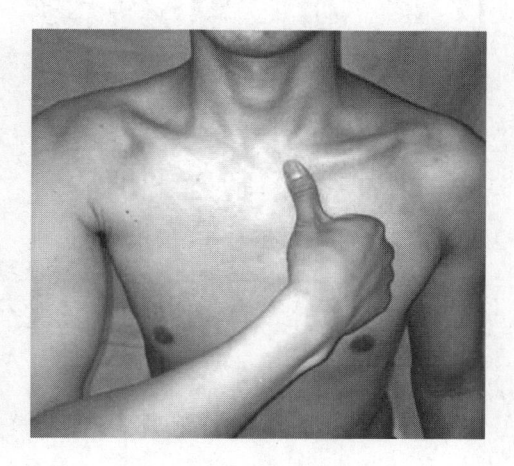

⑤**叩胸锁部**：坐位，一手五指并拢呈梅花形，以手腕自然摆动带动五指叩击胸锁部（图3-2-77），由表及里，起到温经通络、缓解疼痛的作用。反复操作1分钟。

注意事项：胸锁部压痛点表浅，操作时不宜用太大力量。

⑥**点膻中穴**：坐位，用拇指端对准膻中穴点而按之（图3-2-78），使局部有明显的得气感，达到通经活络、活血止痛的效力。

注意事项：点5秒之后松开再点，反复5~8次。此穴压痛点表浅，不宜用太大力量。

⑦**点穴**：取华盖、内关、合谷，每穴点10秒钟，以局部酸胀痛为度。

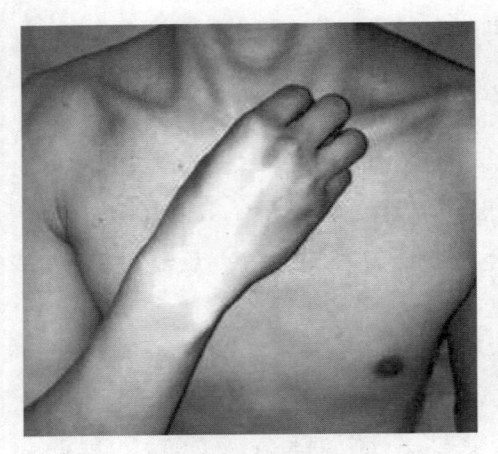

图3-2-77 叩胸锁部　　　　　　　　　图3-2-78 点膻中穴

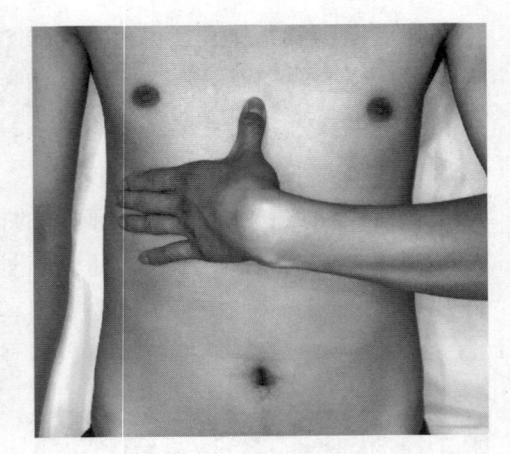

【提示】

①解除固定后要加强肩部力量练习，如举哑铃、举杠铃、做俯卧撑等。
②坚持按摩与自我按摩，直至完全康复。

三、肩部与上臂部疾病

1. 肩关节周围炎

肩关节周围炎又称漏肩风，发病年龄在50岁左右，故称"五十肩"，常发生于单侧。风寒侵袭，致使肩部气血凝滞，营养失调而发病。其症状为肩部疼痛，功能障碍，遇冷疼痛加剧。

【治疗】

①**指擦肩部**：坐位，食指、中指、无名指、小指并拢，指腹着力于患肩（图3-3-1），做直线往返擦动，使皮表有温热感，达到温煦皮肤、温经散寒的效果。反复操作2~3分钟。

注意事项：以腕部自然灵活的摆动带动手指擦动，频率要稍快，注意保护皮肤。

②揉捏肩部：坐位，用健侧手从患肩上部至下部揉捏（图3-3-2），由轻到重，达到放松肌筋、活血止痛的疗效。反复操作2～3分钟。

注意事项：拇指与其余四指呈钳形，一紧一松地揉捏肩部肌肉，手法要缓而有力，使力量透入深层组织。

③推搓肩部：坐位，以手掌指着力于患肩来回往返推搓和快速滑抒（图3-3-3），由表及里，起到调和气血、活血止痛、散瘀化结的作用。反复操作2～3分钟。

注意事项：健侧手夹扶患肩做快速推搓滑抒，动作要连贯，施力要均匀，先推搓后滑抒，搓则深沉，抒则浮滑，刚柔相济。

④握腕摇肩：坐位，以健侧手握住患侧手腕（图3-3-4），导引患肩做顺时针和逆时针摇动各30次，达到通利关节、缓解粘连的目的。

注意事项：要用寸劲巧力，摇动幅度由小到大，禁忌生扳硬拉。

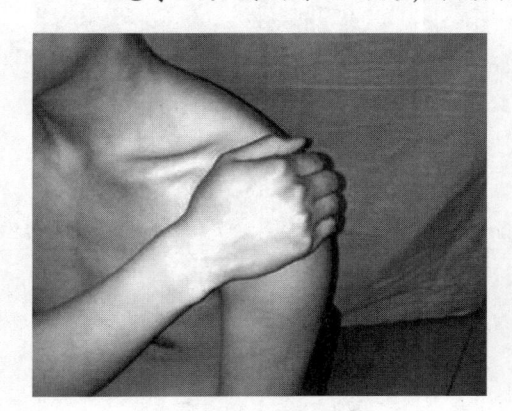

图3-3-1 指擦肩部

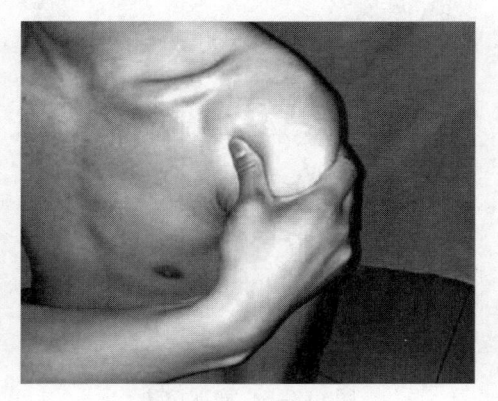

图3-3-2 揉捏肩部

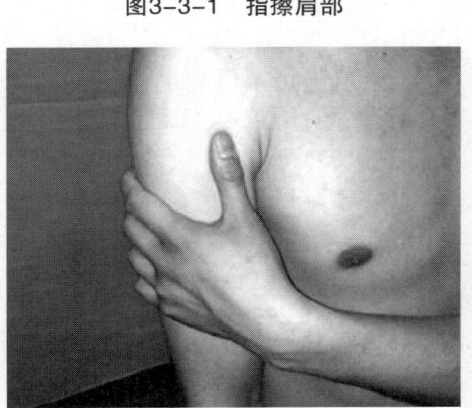

图3-3-3 推搓肩部

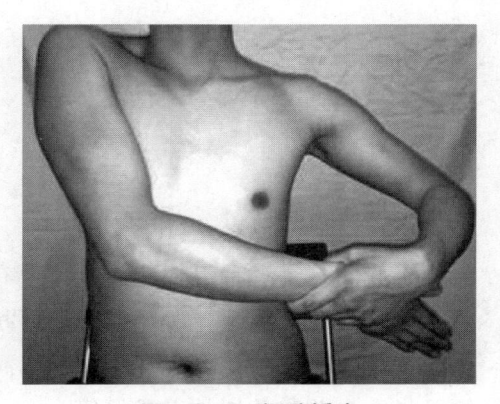

图3-3-4 握腕摇肩

⑤**肩部搽法**：坐位，健侧手半握拳，从肩上部至下部一翻一扣地来回滚动（图3-3-5），由浮到沉，由柔至刚，达到松解肌筋、活血止痛的功效。反复操作2~3分钟。

注意事项：滚动时手要紧贴皮肤，不能跳跃，着力点为手掌尺侧与手背，动作要轻快灵活。

⑥**指点痛点**：坐位，用健侧拇指端对准患肩痛点点而按之（图3-3-6），由表及里，使局部有明显的得气感，达到以指代针、以痛治痛的效果。

注意事项：点穴要集中精力，将力贯注于指端，由浅入深。

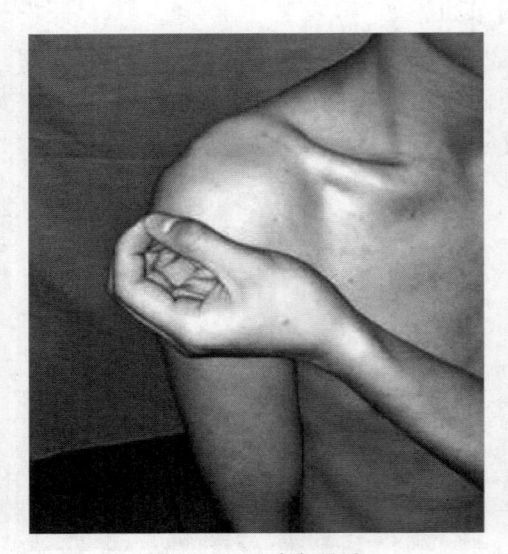

图3-3-5　肩部搽法　　　　　　　　图3-3-6　指点痛点

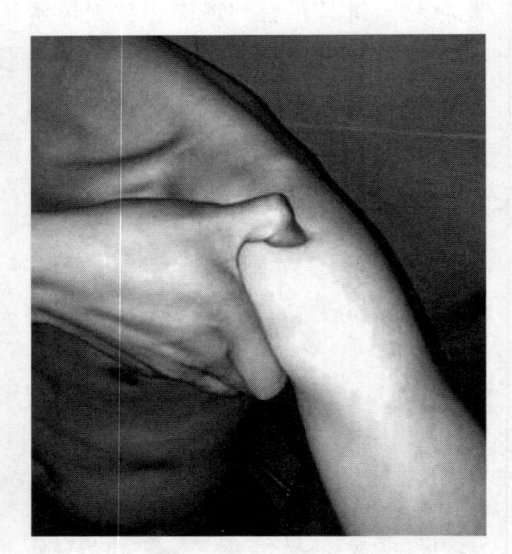

⑦**点穴**：取肩髃、肩髎、曲池、合谷，每穴点10秒钟，以局部酸胀痛为度。

【提示】

①肩周炎是一种慢性病，治疗要有耐心。
②注意局部保暖，避免风寒湿侵扰，必要时可做热敷。
③加强肩部锻炼，如徒手前平举、侧平举、上举。持哑铃前平举、上举、侧平举，在单杠或树枝上悬吊等。

2. 肩关节扭挫伤

肩关节受到直接或间接外力的碰撞和扭转，会引起肩部肌肉、韧带、筋膜、肌腱损伤，多见于体操、举重、投掷、拳击、摔跤项目人员及搬运工人。

提拿重物、强力冲击、大力扭转、过度牵拉等都会引起肩部肌肉、韧带、筋膜损伤，其症状为肩部疼痛、肿胀，肩部活动明显受限。

【治疗】

①指擦肩部：坐位，以健侧的食指、中指、无名指和小指着力于患侧肩部（图3-3-7），做直线往返擦动，使皮肤产生暖热感，达到温煦皮肤、活血止痛的效果。

注意事项：四指指腹要紧贴皮肤，避免跳跃或略过。注意保护皮肤，施治时可涂一些按摩乳。

②揉捏肩部：坐位，健侧手的拇指与其余四指呈钳形，从患者肩上部至下部揉捏（图3-3-8），由轻到重，达到舒筋活络、消肿止痛的疗效。反复操作2～3分钟。

注意事项：拇指与其余四指在患肩旋转揉捏，捏而提拿，边揉边捏、揉捏相兼。

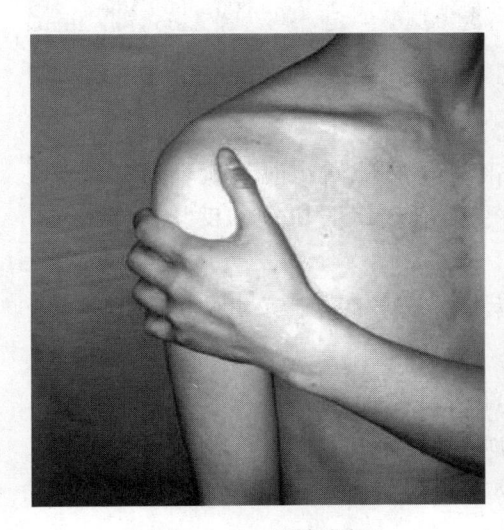

图3-3-7　指擦肩部　　　　　　　图3-3-8　揉捏肩部

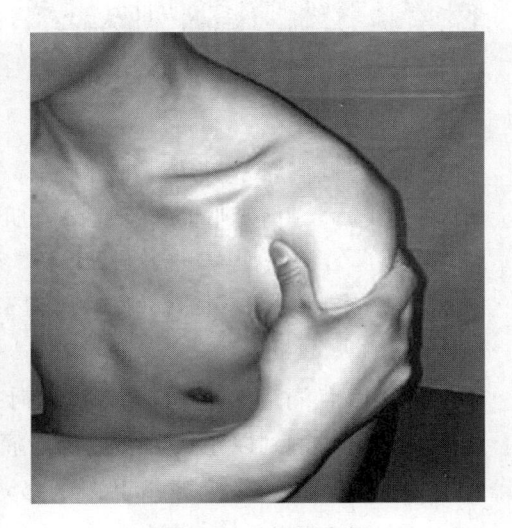

③**推搓肩部**：坐位，用健侧手的掌指从患肩下部至上部推搓（图3-3-9），由表及里，起到梳理肌筋、温经止痛的作用。反复操作2~3分钟。

注意事项：健侧手夹扶患肩做快速推搓滑捋，动作要连贯，施力要均匀，先推搓后滑捋，搓则深沉，捋则浮滑，刚柔相济。

④**拍击肩部**：坐位，健侧手五指并拢，用掌指拍击肩部（图3-3-10），由浅入深，由浮到沉，起到温通经络、活血止痛的功效。反复操作2~3分钟。

注意事项：操作时腕关节自然灵活地摆动，带动掌指拍击，手法要柔和舒适，频率要稍快。

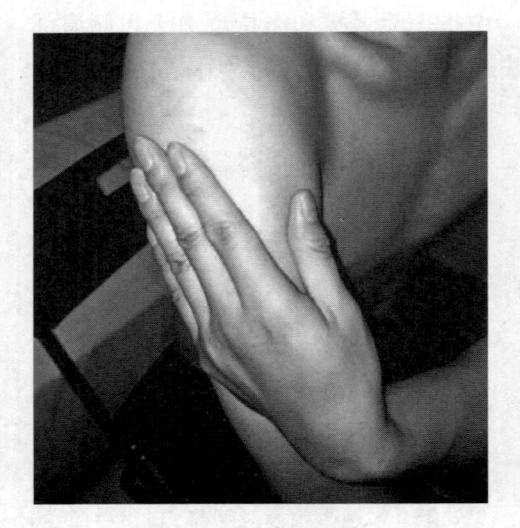

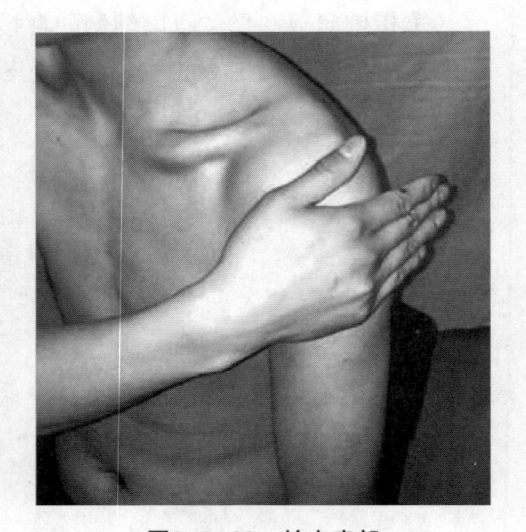

图3-3-9 推搓肩部　　　　　　图3-3-10 拍击肩部

⑤**推运肩部**：坐位，健侧手掌对准患侧肩部做顺时针旋转推运（图3-3-11），由轻到重，起到松解肌筋、活血化瘀的功效。反复操作2~3分钟。

注意事项：操作时手腕要自然旋转带动手掌推运，要紧贴皮肤，不能跳跃。

⑥**指点痛点**：坐位，以健侧拇指端对准患肩痛点，重按而掐之（图3-3-12），达到以指代针、以痛治痛的疗效。

注意事项：要修剪指甲，以免划伤皮肤。掐10秒钟后松开再掐，反复5~6次。

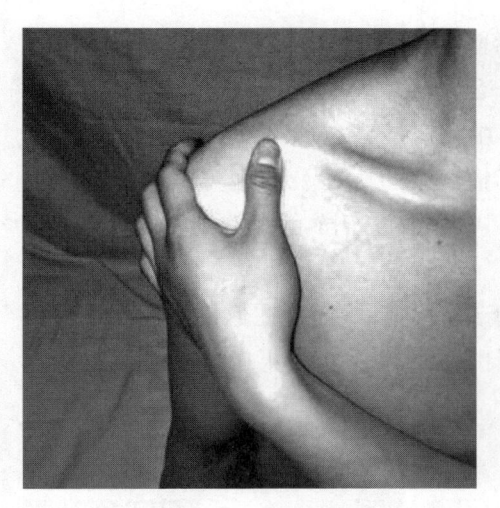

图3-3-11 推运肩部　　　　　　　　　图3-3-12 指点痛点

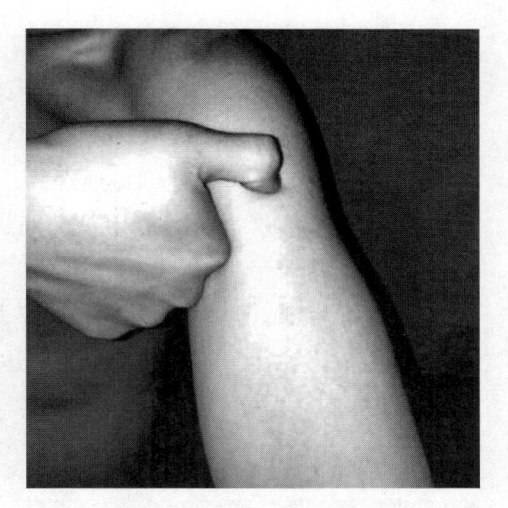

⑦**点穴**：取肩髃、肩髎、曲池、手三里、内关、合谷，每穴点10秒钟，以局部酸胀痛为度。

【提示】

①急性伤应立即加压包扎、冷敷或冰敷，外敷新伤药。
②加强肩部力量练习，如举哑铃、举杠铃、单杠上做引体向上、做俯卧撑等。

3. 肩袖损伤

肩袖损伤又称肩袖创伤性肌腱炎，是常见的运动外伤，多发生于体操、举重、排球、游泳、投掷等项目。此病的症状为肩部疼痛，活动受限。慢性损伤者的三角肌、岗上肌及岗下肌出现萎缩。

【治疗】

①**掌抹肩部**：坐位，健侧手掌在患肩做上下往返抹动（图3-3-13），使肩部有温热感，达到温煦皮肤、活血止痛的效果。反复操作2～3分钟。

注意事项：操作时大鱼际和小鱼际紧贴患肩，做轻而不浮、滑而不滞的上下移抹，不可按压推搓。

②**揉捏肩部**：坐位，健侧拇指与食指呈钳形，自上而下揉捏肩部肌肉（图

3-3-14），由轻到重，达到松解肌筋、活血止痛的疗效。反复操作2～3分钟。

注意事项：手法要缓而有力，平稳舒适，不能忽快忽慢，不可跳跃与间断。

③**推运肩部**：坐位，以健侧手掌贴在患肩最痛点做顺时针旋转推运（图3-3-15），由表及里，达到疏通经络、活血散瘀的功效。反复操作2～3分钟。

注意事项：以手掌着力于肩部痛点，手法宜缓不宜急，操作后使局部有温热与舒适之感。

④**搓挒肩部**：坐位，健侧手掌着力于患肩，自下而上往返推搓及快速滑挒（图3-3-16），使局部皮肤潮红，达到引血下行、温经止痛之效。反复操作2～3分钟。

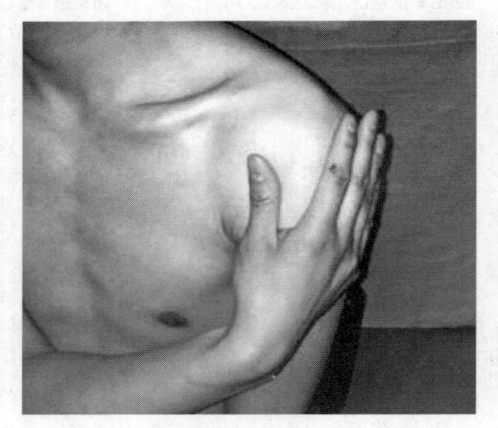

图3-3-13 掌抹肩部

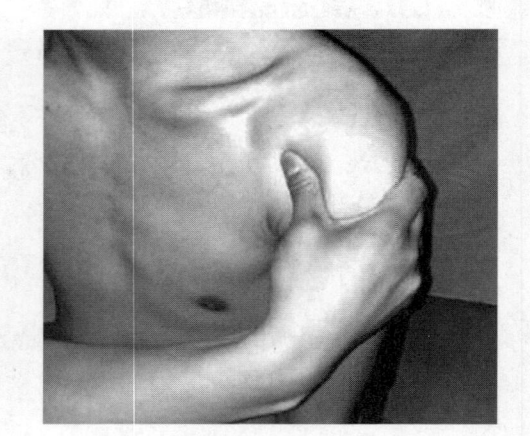

图3-3-14 揉捏肩部

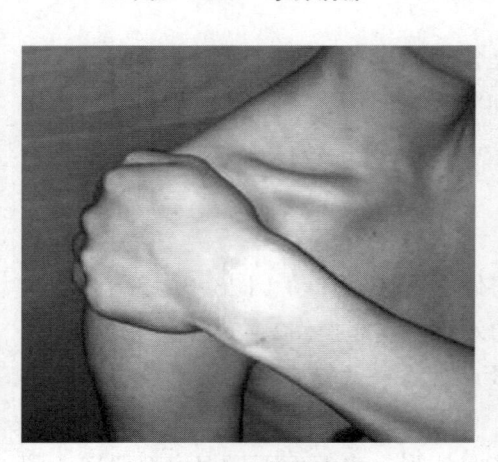

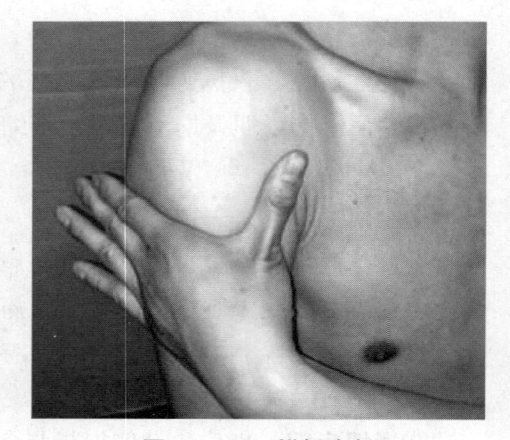

图3-3-15 推运肩部

图3-3-16 搓挒肩部

注意事项：搓捋时动作要连贯，先推搓后滑捋，刚中有柔，柔中有刚，刚柔相济。

⑤**捶击肩部**：坐位，健侧手握拳，自患肩上部至下部捶击（图3-3-17），由表及里，达到引血下行、消炎止痛的功效。反复操作2~3分钟。

注意事项：手握空拳，以拳的侧方捶击患肩，频率要稍快，力量适中，使肩部肌肉受到较大振动。

⑥**虎口推肩**：坐位，用健侧手的虎口从患肩下部向上部推按（图3-3-18），由轻到重，起到温经活络、引血下行、活血止痛的作用。反复操作2~3分钟。

注意事项：拇指与食指张开，自下而上推按，着力要均匀，柔中有刚、刚柔相济。

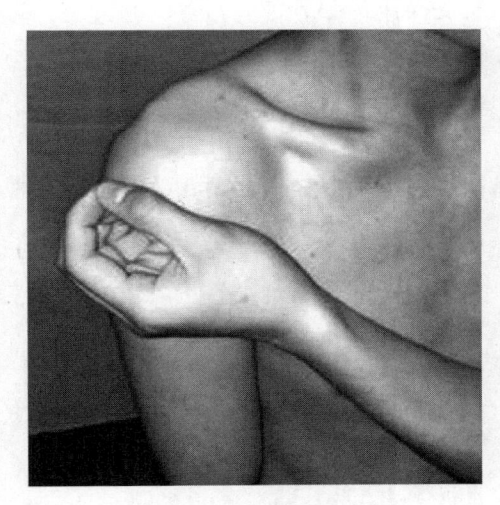

图3-3-17 捶击肩部　　　　图3-3-18 虎口推肩

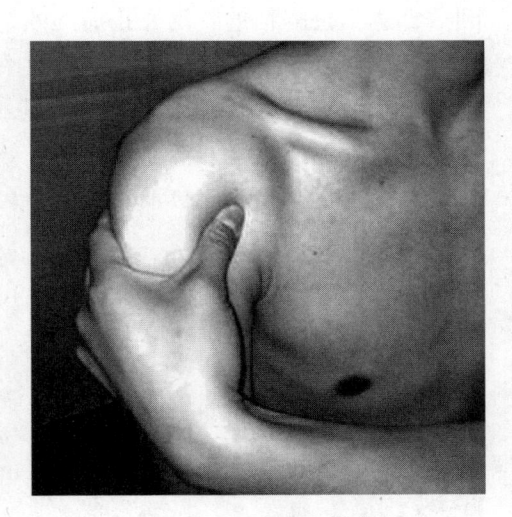

⑦**点穴**：取肩髃、肩贞、曲池、合谷，每穴点10秒钟，以局部酸胀痛为度。

【提示】

①急性期如果疼痛剧烈，应当卧床休息。
②注意局部保暖，避免风寒湿的侵扰。

③急性期之后应做肩部活动，加强力量练习，如俯卧撑、举哑铃等。
④坚持自我按摩，必要时可做理疗。

4.肩关节脱位后遗症

肩关节脱位后如果复位方法正确，不会出现后遗症。如果关节囊、韧带及肩袖损伤严重，复位不当，固定时间过长会出现后遗症，如肩部疼痛、肿胀、肩关节活动受限，抬肩困难等症状。拆除固定后，按摩与自我按摩会使肩关节逐渐恢复正常功能。

【治疗】

①平推肩臂：坐位，健侧手从患侧上臂至肩部平推（图3-3-19），由轻到重，达到松解粘连、消炎止痛的效果。反复操作2～3分钟。

注意事项：手法灵活自如，用力要匀称，不可忽重忽轻。

②揉捏肩臂：坐位，健侧手从患侧上臂至肩部揉捏（图3-3-20），由浅入深，达到通经活络、活血化瘀的疗效。反复操作2～3分钟。

注意事项：五指要协调用力，由轻到重，再由重到轻，刚柔相兼。

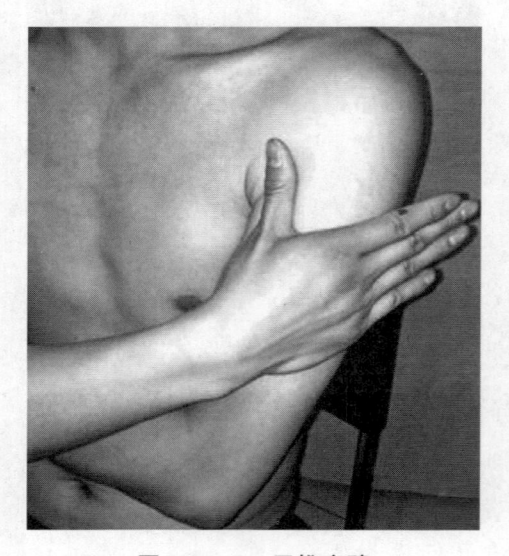

图3-3-19 平推肩臂　　　　　　　　图3-3-20 揉捏肩臂

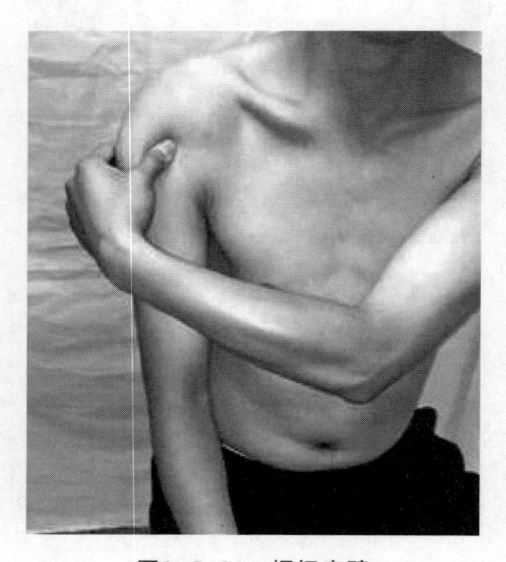

③**指揉痛点**：坐位，用健侧拇指指腹对准肩部痛点揉而按之（图3-3-21），由表及里，达到以指代针、以痛治痛之效。反复操作2~3分钟。

注意事项：手法要柔和舒适，刚柔相济，禁忌重抠重掐。

④**推拉患肩**：坐位，以健侧手握住患侧肘部，左推右拉，活动肩部（图3-3-22），起到滑利关节、活血散结的作用。反复操作2~3分钟。

注意事项：要用寸劲巧力，不能生拉硬拽。

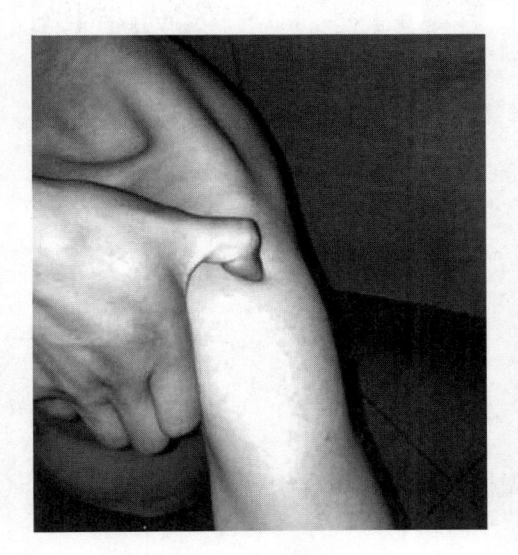

图3-3-21 指揉痛点　　　　　　　　图3-3-22 推拉患肩

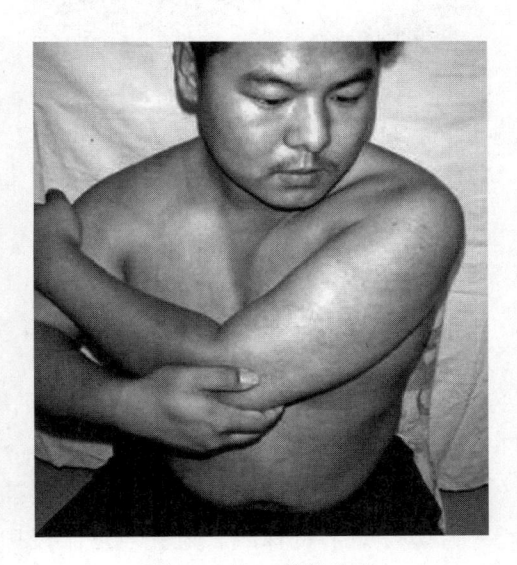

⑤**叩击患肩**：坐位，健侧手五指并拢对齐呈梅花形，叩击患肩（图3-3-23），由表及里，由柔至刚，达到引血下行、舒筋止痛的目的。反复操作2~3分钟。

注意事项：手法要轻快灵活，使局部有明显的温热感。

⑥**托肘摇肩**：坐位，用健侧手托住患侧肘部，做顺时针与逆时针旋转各20次（图3-3-24），达到滑利关节、缓解粘连的结果。

注意事项：操作时要用巧力寸劲，旋转的幅度由小到大。

⑦**点穴**：取肩髃、肩髎、内关、合谷，每穴点10秒钟，以局部酸胀痛为度。

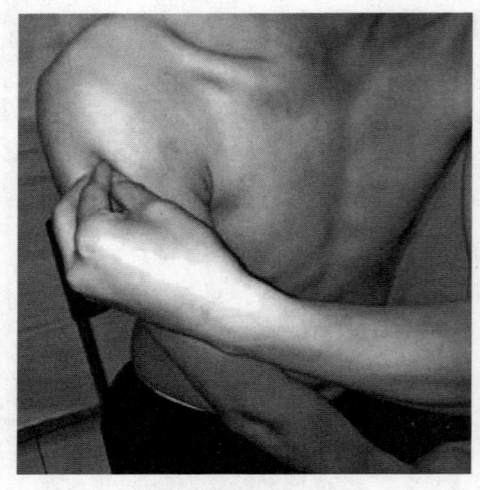

图3-3-23　叩击患肩　　　　　　　图3-3-24　托肘摇肩

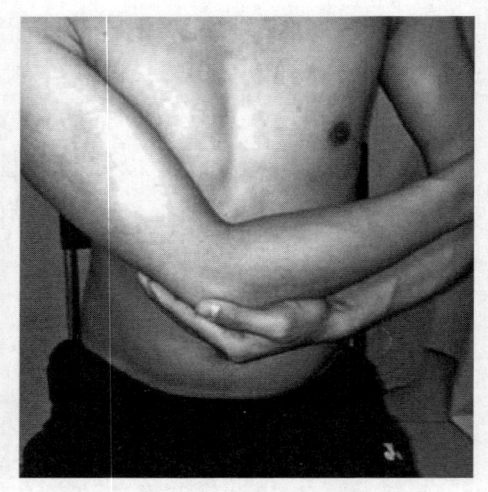

【提示】

①体操、排球、摔跤、柔道、足球等项目的运动员要掌握正确的翻滚动作，不慎摔倒时要借力滚翻。

②加强肩部力量练习，如举哑铃、做俯卧撑、做单杠引体向上。

③注意肩部保暖，避免风寒湿侵扰。

5. 肩锁关节脱位后遗症

肩锁关节脱位后如果能正确复位，不会遗留明显的功能障碍。如果原始损伤严重，复位不当，制动时间过长，会导致局部肿胀、疼痛、功能障碍，出现类似肩周炎的症状。按摩与自我按摩是消除此症的有效手段，往往能取得满意疗效。

【治疗】

①**平推肩臂**：坐位，健侧手从患侧上臂上部至肩锁部平推（图3-3-25），由轻到重，达到舒筋活络、活血化瘀的效果。反复操作2~3分钟。

注意事项：手掌着力于施治部位往返推动，用力须均匀，手法要灵活自如。

②**提拿肩部**：坐位，健侧手的拇指与其余四指张开呈钳形，拿捏患肩，并轻柔地上提（图3-3-26），达到放松肌肉、缓解粘连的疗效。反复操作2~3分钟。

注意事项：手法要缓而有力，使力量透入肌肉深层。

③**推拉肩部**：坐位，用健侧手握住患侧肘部，然后左推右拉（图3-3-27），由柔至刚，起到通利关节、缓解粘连、减轻疼痛之效。反复操作2~3分钟。

注意事项：操作时要用寸劲巧力，不能生拉硬扯，推拉的幅度由小到大。

④**推运肩锁部**：坐位，用健侧手推运患侧肩锁部（图3-3-28），由表及里，由柔至刚，刚柔相济，起到疏通经络、活血散结的作用。反复操作2~3分钟。

注意事项：操作时手掌要紧贴皮肤，动作要轻快自如。

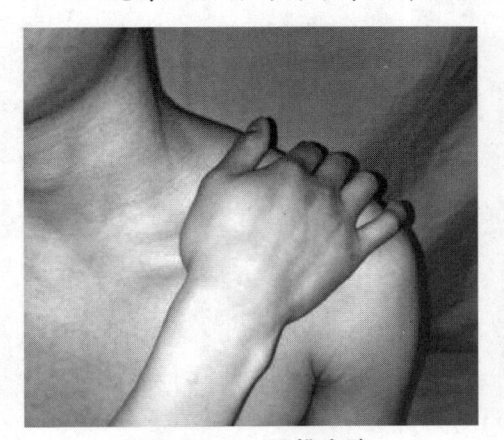

图3-3-25 平推肩臂

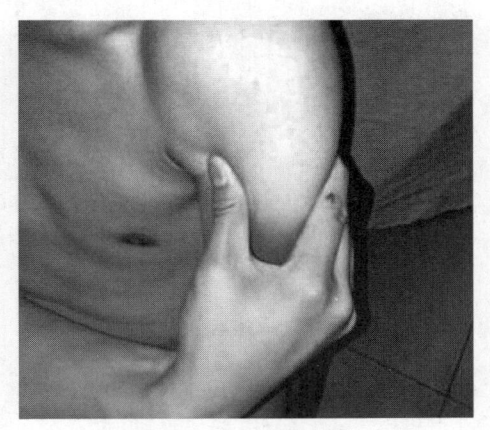

图3-3-26 提拿肩部

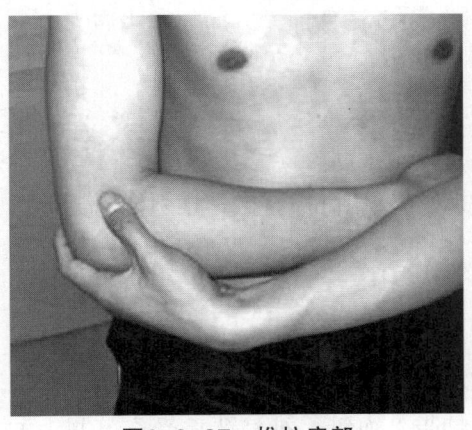

图3-3-27 推拉肩部

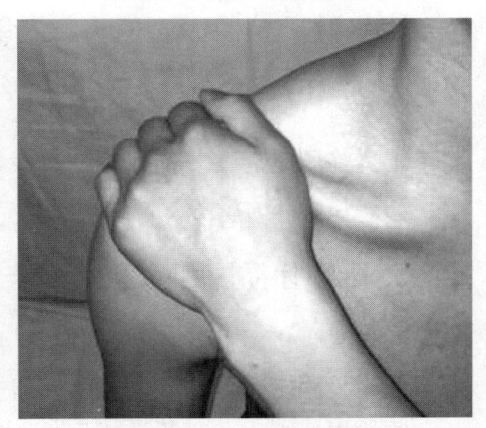

图3-3-28 推运肩锁部

⑤**指揉痛点**：坐位，用健侧拇指指腹对准肩锁部痛点揉而按之（图3-3-29），由轻到重，达到以指代针、以痛治痛的目的。反复操作2~3分钟。

注意事项：指揉痛点应先轻后重，再由重到轻，刚柔相兼。

⑥**点云门穴**：坐位，用健侧食指对准云门穴点而按之（图3-3-30），由浅入深，达到点穴开筋、疏通经络的效果。

注意事项：云门穴属手太阴肺经，是治疗胸痛、肩背痛的要穴之一。点5秒之后松开再点，反复5~8次，点此穴时要有明显的得气感。

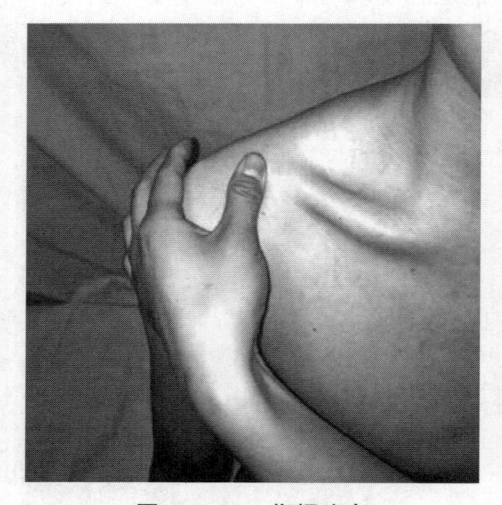

图3-3-29 指揉痛点

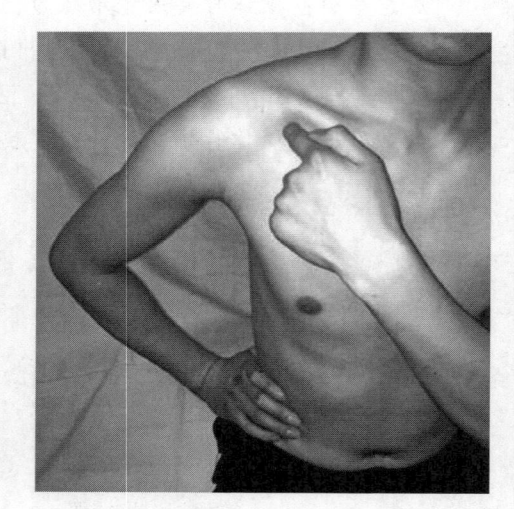

图3-3-30 点云门穴

⑦**点穴**：取肩髃、肩髎、尺泽、合谷，每穴点10秒钟，以局部酸胀痛为度。

【提示】

①拆除固定后要坚持按摩与自我按摩，直至症状完全消失。
②加强肩部力量练习，如举哑铃、举杠铃、做俯卧撑、做单杠引体向上等。

6.肱骨骨折后遗症

肱骨头骨折、肱骨外科颈骨折、肱骨大结节骨折、肱骨干骨折等，如果固定不正确，固定时间过长，会引起肩关节功能受限。

原始损伤严重，骨折造成肩部肌肉、韧带、血管、神经严重受伤，制动方法不正确，未能适时进行肩关节功能锻炼，会造成关节囊粘连，引起肌肉萎缩。此病的症状为肩部疼痛，轻度肿胀，肩关节不能自主屈伸及旋转。

【治疗】

①**指擦肩部**：坐位，用健侧手的食指、中指、无名指、小指指腹着力于患肩做直线往返擦动（图3-3-31），使肩部产生暖热感，达到温煦皮肤、活血止痛的效果。反复操作2～3分钟。

注意事项：着力要轻快自如，动作要连贯，实而不滞，滑而不浮。

②**揉捏肩部**：坐位，健侧手从患侧肩上部至下部揉捏（图3-3-32），由轻到重，达到放松肌肉、缓解疼痛的疗效。反复操作2～3分钟。

注意事项：揉捏是常用的按摩手法，应当熟练地掌握。揉而旋按，捏而提拿，柔中有刚，刚中有柔，刚柔相济。

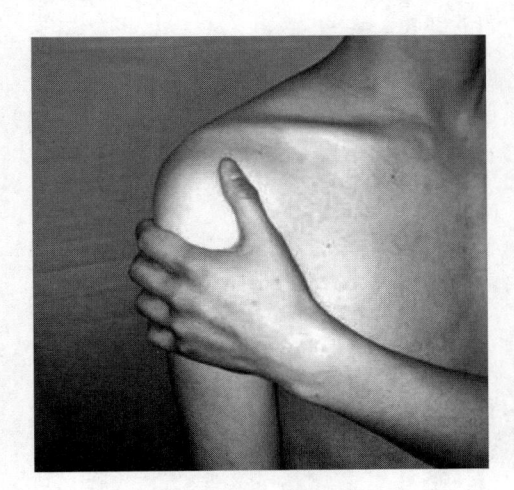

图3-3-31 指擦肩部　　　　　图3-3-32 揉捏肩部

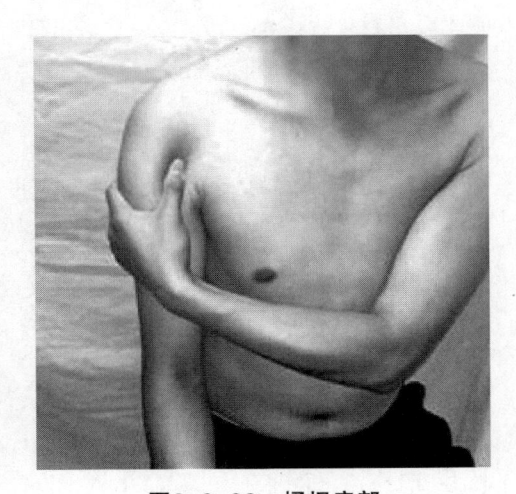

③**捶击肩臂**：坐位，健侧手握拳，在腕关节带动下自然摆动，有节奏地捶击肩臂（图3-3-33），由表及里，起到引血下行、解痉止痛的作用。反复操作2～3分钟。

注意事项：手法要柔和自如，使肩部肌肉有振动舒适之感。

④**推运肩部**：坐位，用健侧手掌对准患者痛点做顺时针旋转推运（图3-3-34），由浅入深，达到通经活络、活血止痛的功效。反复操作2～3分钟。

注意事项：推运时以手掌的大鱼际和小鱼际为着力点，四面环绕，推而运之，手法要灵活自如。

⑤**托肘摇肩**：坐位，以健侧手托住患侧肘部，导引肩关节做顺时针和逆时针旋转（图3-3-35），使其得到充分活动，达到滑利关节、缓解粘连之功效。反复操作2～3分钟。

注意事项：要用寸劲巧力，避免生拉硬拽，旋转的幅度由小到大，再由大到小。

⑥**上臂握法**：坐位，以健侧手握住患侧上臂，然后一紧一松地自上而下循序移动（图3-3-36），由轻到重，由表及里，达到理顺筋脉、活血止痛的效果。

注意事项：五指要协同合作，要握紧握实，不能抠掐。

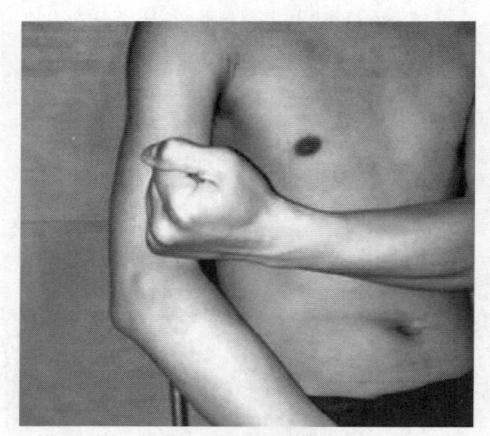

图3-3-33 捶击肩臂

图3-3-34 推运肩部

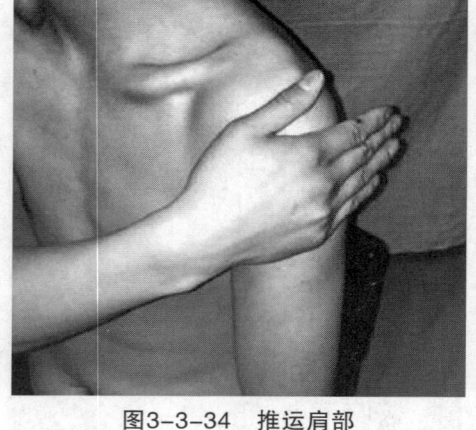

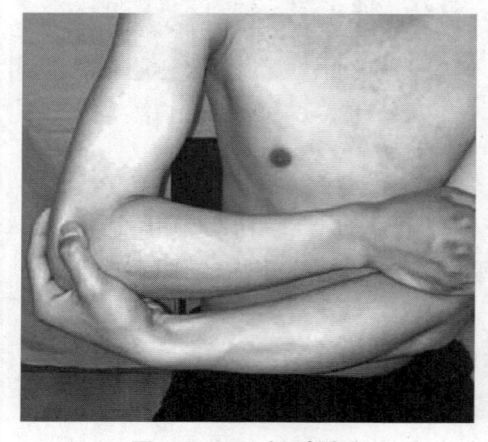

图3-3-35 托肘摇肩

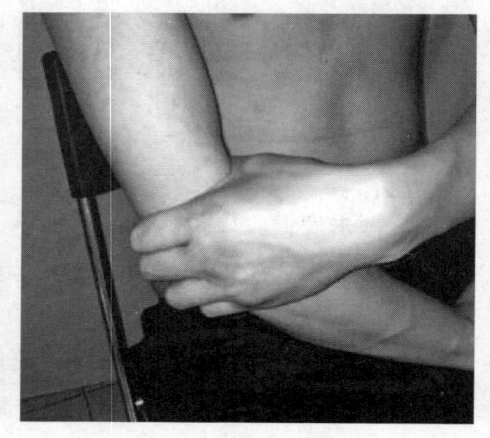

图3-3-36 上臂握法

⑦**点穴**：取肩髃、臂臑、曲池、合谷，每穴点10秒钟，以局部得气为宜。

【提示】

①治疗期间要减少上肢活动，注意局部保暖。

②加强上肢力量练习，如做俯卧撑、举哑铃、举杠铃、做单杠引体向上等。

四、肘部与前臂部疾病

1. 网球肘

网球肘又称肱骨外上髁炎，是一种常见的运动外伤，多见于网球、乒乓球等项目。肱骨外上髁是指总伸肌、肱桡肌、桡侧腕长伸肌的起点，在运动中反复伸腕及前臂旋前，伸肌肌群反复收缩牵拉，引起骨膜下出血、渗出，从而导致无菌性炎症。

此病的症状为肱骨外上髁疼痛，并向前臂外侧放射，握力减弱，手臂无力，严重时拧毛巾、端水盆时疼痛加剧。

【治疗】

①**掌擦肘部**：坐位，以健侧手掌的大鱼际和小鱼际着力于患肘的外侧，往返擦动（图3-4-1），使局部产生温热感，达到温煦皮肤、活血止痛的效果。反复操作2~3分钟。

注意事项：操作时手法要轻柔，不可重按和重搓。

②**揉捏肘部**：坐位，以健侧手自上而下揉捏患肘外侧（图3-4-2），由轻到重，达到疏通经络、温经止痛的疗效。反复操作2~3分钟。

注意事项：拇指与其余四指指腹着力于患肘外侧旋转揉捏，揉以旋按，捏以提拿，边揉边捏，揉捏相济。

③**按压肘部**：坐位，以健侧手掌对准痛点按压（图3-4-3），由表及里，起到舒展肌筋、解痉止痛的作用。反复操作2~3分钟。

注意事项：要用寸劲巧力，不可暴力按压，按压20秒左右松开再按压。

④**指揉痛点**：坐位，以健侧拇指指腹对准痛点揉按（图3-4-4），由浅入深，达到以指代针、以痛治痛的功效。反复操作2～3分钟。

注意事项：揉而按之，逐渐施力，使局部有明显的酸胀痛感，禁忌抠与掐。

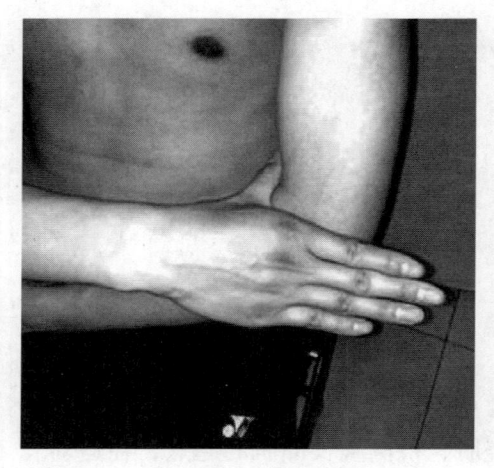

图3-4-1　掌擦肘部　　　　　　　　　图3-4-2　揉捏肘部

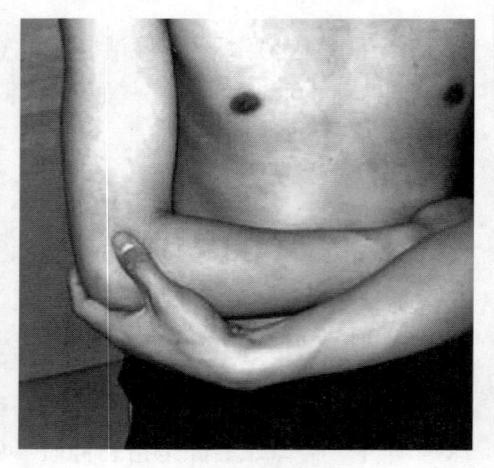

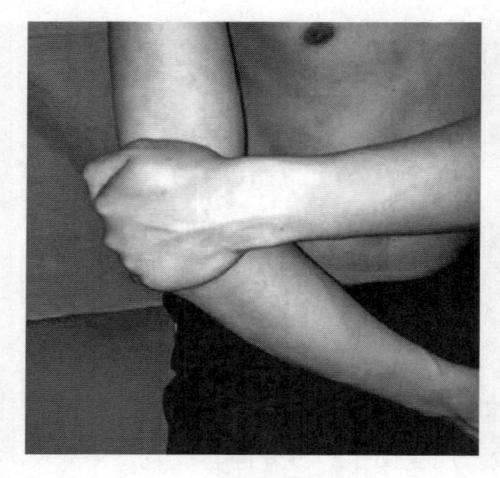

图3-4-3　按压肘部　　　　　　　　　图3-4-4　指揉痛点

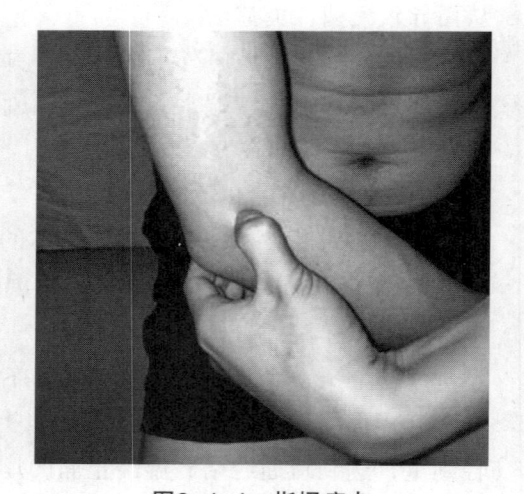

⑤**推运肘部**：坐位，以健侧手掌对准患肘痛点做顺时针旋转推运（图3-4-5），由轻到重，达到引血下行、活血散结的功效。反复操作2～3分钟。

注意事项：推运时手法要灵活舒适，手掌要紧贴皮肤，不能跳跃。

⑥**牵引肘部**：坐位，以健侧手握住患侧腕部，用力牵引，患侧肘部与其对抗（图3-4-6），牵引5~8秒钟后松开再牵引，反复3~5次。

注意事项：牵引与对抗力量要均衡，否则起不到牵引的作用。

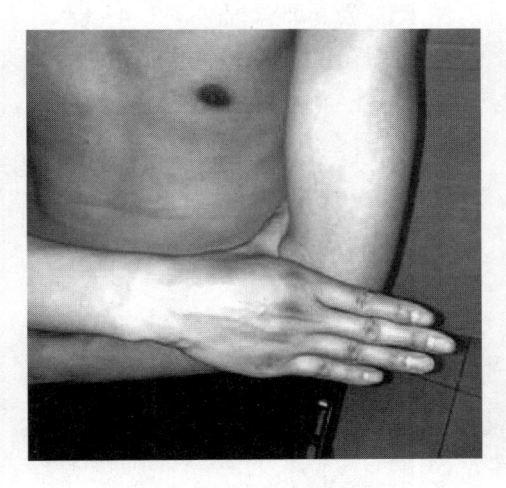

图3-4-5 推运肘部　　　　　　图3-4-6 牵引肘部

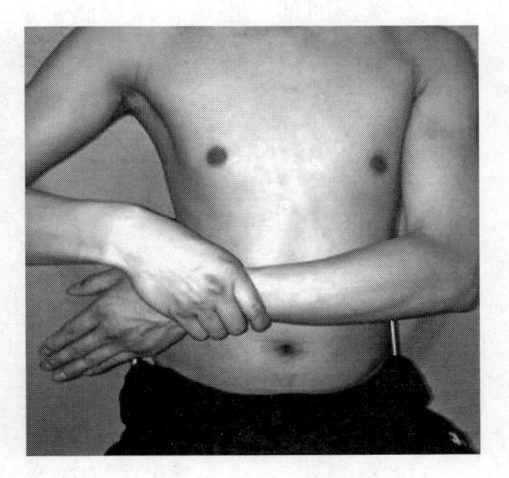

⑦**点穴**：取曲池、少海、合谷，每穴点10秒钟，以局部酸胀痛为度。

【提示】

①治疗期间减少患肢活动，注意局部保暖。
②加强上肢力量练习，如举哑铃、做俯卧撑、做单杠引体向上等。
③网球肘的压痛点表浅，按摩力量不宜过大。

2. 肘关节尺侧副韧带损伤

尺侧副韧带损伤是一种常见的运动外伤，多见于体操、排球、标枪等项目。摔倒时前臂外展、投标枪时前臂外展皆可引起尺侧副韧带损伤。此病的症状为肘内侧肿胀、疼痛，手臂无力，不能提拿重物。

【治疗】

①**掌抹肘部**：坐位，以健侧手掌着力于肘内侧，做上下往返抹动（图3-4-7），使局部皮肤有温热之感，起到温煦皮肤、活血止痛的作用。反复操

作2~3分钟。

注意事项：健侧手的掌心贴于患肘内侧做上下往返移抹，手法要灵活自如，刚柔相济。

②**揉捏肘部**：坐位，以健侧手从患肘内侧上部至下部揉捏（图3-4-8），由轻到重，达到松解肌筋、活血化瘀的效果。反复操作2~3分钟。

注意事项：以健侧五指指腹为发力点，自患肘上部至下部匀称地揉捏，不能抠掐，以免加重病情。

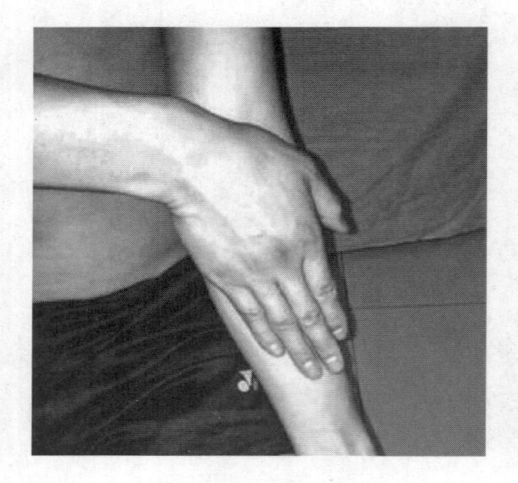

图3-4-7 掌抹肘部　　　　　　图3-4-8 揉捏肘部

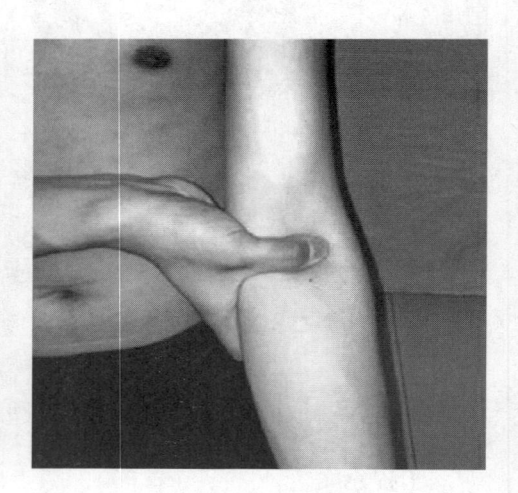

③**搓捋肘部**：坐位，以健侧手掌从患肘内侧上部至下部搓捋（图3-4-9），由表及里，达到调和气血、温经止痛之效。反复操作2~3分钟。

注意事项：五指伸开，掌心空虚，夹扶于患肘做快速而灵活的推搓滑捋，搓则深沉，捋则浮滑，刚柔相济。

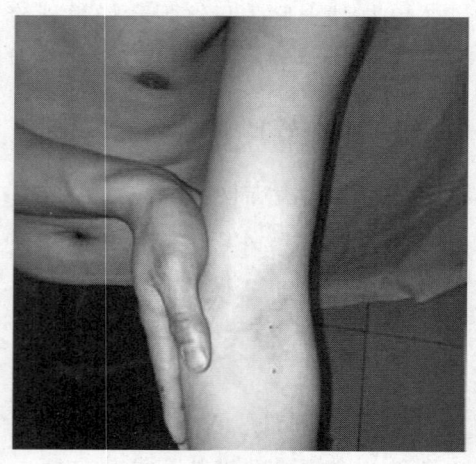

图3-4-9 搓捋肘部

④推运肘部：坐位，以健侧手掌对准患肘痛点做顺时针旋转推运（图3-4-10），由浅入深，达到促进血运、活血化瘀的疗效。反复操作2~3分钟。

注意事项：手掌要贴紧皮肤，避免跳跃，手法要缓而柔和。

⑤指揉痛点：坐位，以拇指指腹对准患肘内侧痛点揉按（图3-4-11），由轻到重，起到活血化瘀、消炎止痛之效。反复操作2~3分钟。

注意事项：手法要轻快灵活，避免掐和抠。

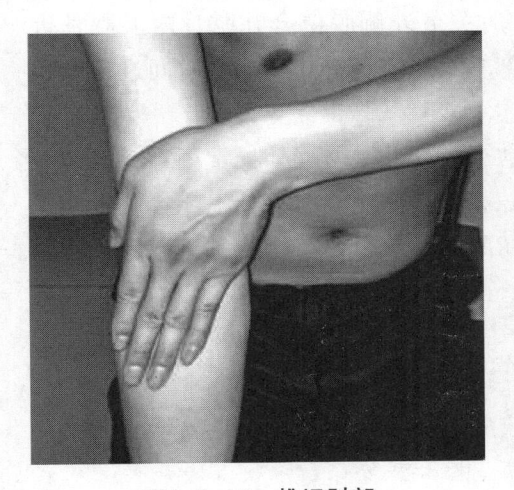

图3-4-10　推运肘部

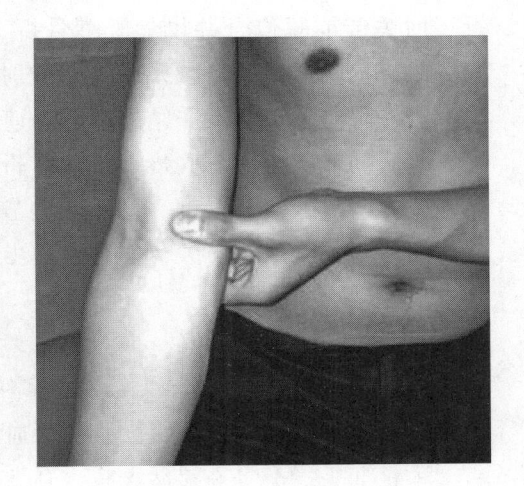

图3-4-11　指揉痛点

⑥点间使穴：坐位，以健侧拇指对准间使穴点而按之（图3-4-12），使局部有明显的得气感，达到点穴开筋、疏通经络、活络止痛的效果。

注意事项：点5秒钟后松开再点，反复5~8次。点穴时拇指要伸直，将力贯注于指端，着力于穴位上。

⑦点穴：取曲池、尺泽、小海，每穴点10秒钟，以局部得气为宜。

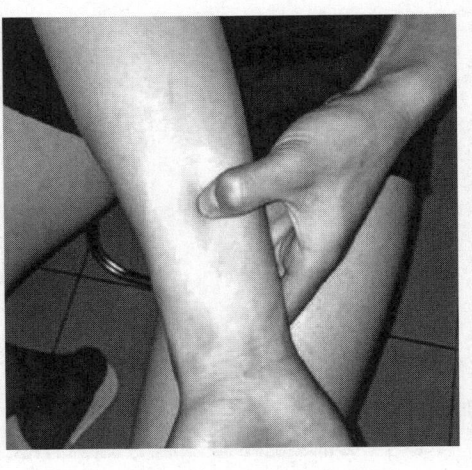

图3-4-12　点间使穴

【提示】

①治疗期间减少肘部活动，注意局部保暖。
②加强上肢力量练习，如做俯卧撑、举哑铃、举杠铃、做单杠引体向上等。

3. 肘关节骨折后遗症

肘关节损伤具有多样性，如肘关节后脱位合并桡骨头骨折、尺骨冠状突骨折、肘关节前脱位合并尺骨鹰嘴骨折、肘关节外侧脱位合并肱骨内上髁骨折等。原始损伤严重，脱位及骨折造成肘部软组织广泛创伤，制动时间过长或制动不当，限制关节活动，结果引起后遗症。

此病的症状为肘部肿疼，虽然骨折愈合，但肘关节屈伸异常困难，肌肉萎缩，握力明显减弱。肘窝、肘后及关节隙有广泛压痛，肘关节不能自主屈伸，被动屈伸严重受限，肘关节僵直或呈半屈曲僵硬状态。

【治疗】

①掌擦肘臂：坐位，以健侧手掌从患侧上臂至肘部擦动（图3-4-13），使局部有暖热感，达到温煦皮肤、活血止痛的效果。反复操作2~3分钟。

注意事项：手掌要紧贴皮肤，自上而下擦动。要保护皮肤，避免擦伤。

②揉捏肘部：坐位，以健侧手从患侧上臂下部至肘部揉捏（图3-4-14），由轻到重，达到舒展肌筋、活血散结的疗效。反复操作2~3分钟。

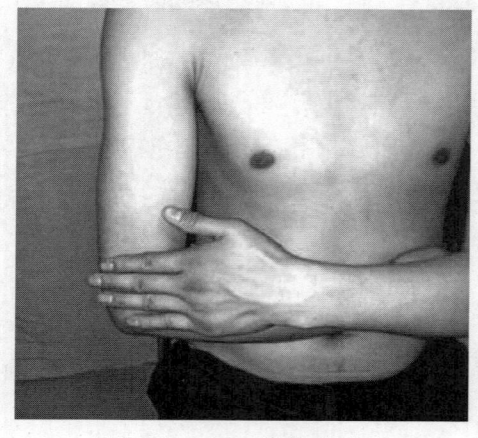

图3-4-13 掌擦肘臂　　　　　图3-4-14 揉捏肘部

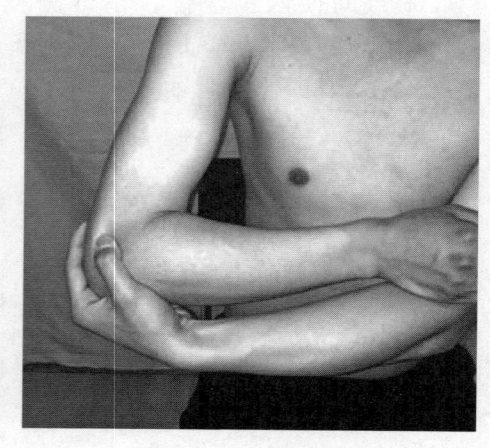

注意事项：拇指与其余四指呈钳形，将力量贯注于五指指腹揉而捏之，揉而旋按，捏而提拿，刚柔相济。

③**牵引肘部**：坐位，以健侧手握住患肢腕部，缓缓用力牵引（图3-4-15），起到放松肌筋、滑利关节的作用。反复操作2~3分钟。

注意事项：要用寸劲巧力，不能生拉硬拽。

④**推运肘部**：坐位，以健侧手掌贴于患侧肘部痛点做顺时针旋转推运（图3-4-16），由表及里，达到引血下行、活血止痛的目的。反复操作2~3分钟。

注意事项：推运时手的发力点在大鱼际和小鱼际，在腕关节的带动下推运，手法要灵活舒适。

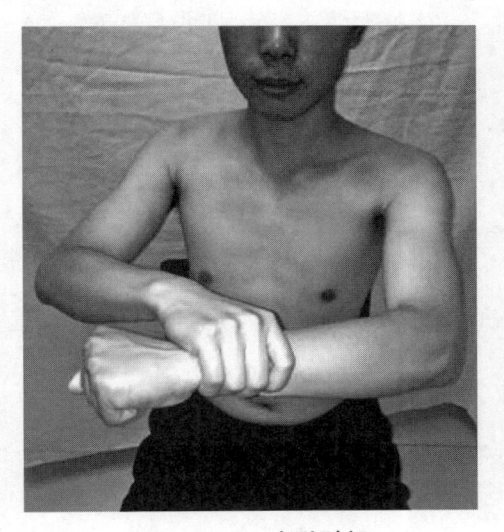

图3-4-15　牵引肘部

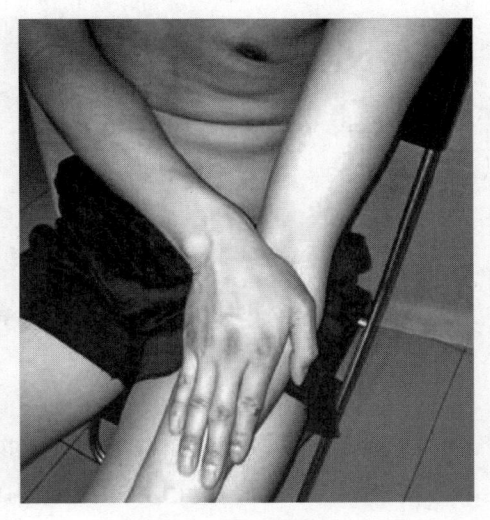

图3-4-16　推运肘部

⑤**臂搽肘臂**：坐位，以健侧前臂从患肢前臂下部至肘部滚动（图3-4-17），由轻到重，达到松解粘连、活血散瘀的功效。反复操作2~3分钟。

注意事项：以健侧前臂的尺侧为发力点，自上而下往返滚动，避免跳跃与略过。

⑥**拳压肘臂**：坐位，健侧手握拳，从患侧上臂至肘窝按压（图3-4-18），由柔至刚，刚柔相济，达到梳理肌筋、消炎镇痛的效果。反复操作2~3分钟。

注意事项：手法要缓而有力，使拳压之力透入到深层，取得更好的疗效。

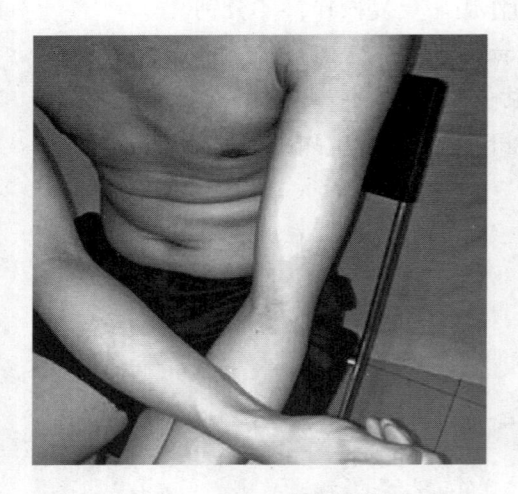

图3-4-17　臂搽肘臂　　　　　　　　图3-4-18　拳压肘臂

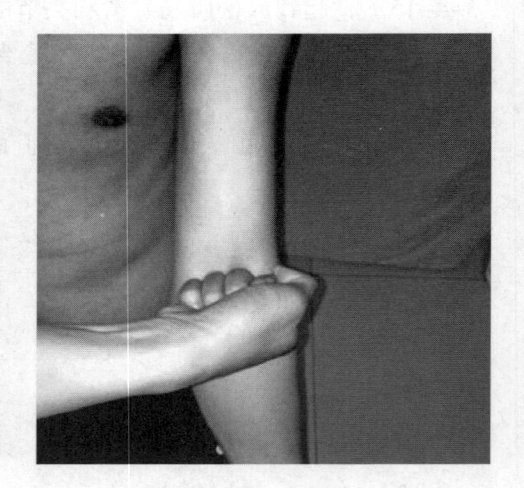

⑦**点穴**：取曲池、尺泽、小海、合谷，每穴点10秒钟，以局部得气为宜。

【提示】

①主动进行按摩与自我按摩，消除症状，恢复功能。
②加强肘关节功能锻炼，如做俯卧撑、举杠铃、举哑铃。

4. 尺骨鹰嘴滑囊炎

尺骨鹰嘴有两个滑囊，一个位于鹰嘴突与肌腱之间，称为鹰嘴腱下滑囊，另一个位于鹰嘴嵴与皮肤之间，称为皮下滑囊。鹰嘴滑囊炎多见于以上肢支持用力的工作者，多发生于矿工，因此有"矿工肘"之称。在运动员中多见于体操、举重、投掷等项目。

此病的症状为局部肿胀，肘后有压迫性疼痛，肘的伸屈功能轻度受限。

【治疗】

①**平推肘部**：坐位，以健侧手从患侧前臂至肘部平推（图3-4-19），由轻到重，达到舒筋活络、活血散瘀之效。反复操作2~3分钟。

注意事项：手法要平稳舒适，动作连贯，不能跳跃或略过。

②**揉捏肘部**：坐位，以健侧手揉捏患侧肘关节后部（图3-4-20），由表及里，达到引血下行、活血止痛的效果。反复操作2~3分钟。

注意事项：手法要柔和连贯，用力要匀称，避免抠与掐。

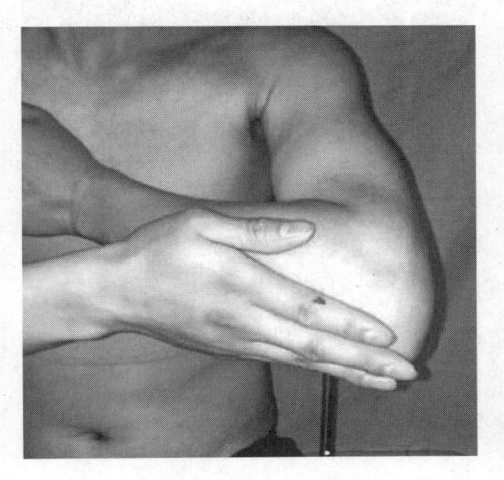

图3-4-19 平推肘部　　　　图3-4-20 揉捏肘部

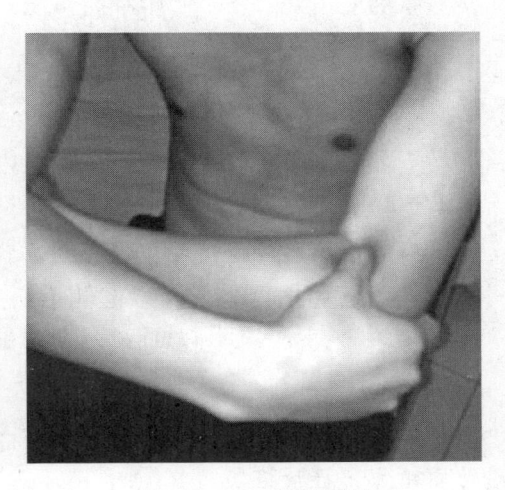

③**按压肘部**：坐位，手臂放于大腿上，用健侧手掌按压患侧肘部（图3-4-21），由浅入深，达到放松肌筋、活血化结的功效。反复操作2~3分钟。

注意事项：要用寸劲巧力，不宜强力按压。

④**推运肘部**：坐位，手臂放在大腿上，以健侧手掌对准患肘后部，做顺时针旋转推运（图3-4-22），由轻到重，起到梳理肌筋、消炎止痛的作用。反复操作2~3分钟。

注意事项：手法要灵活自如，用力要均匀，不可忽快忽慢。

● 自我按摩祛百病

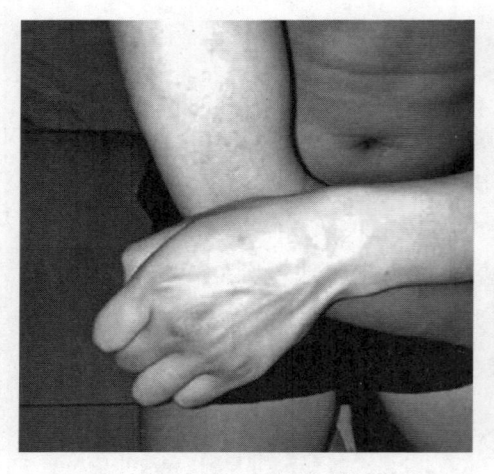

图3-4-21 按压肘部　　　　　　　　图3-4-22 推运肘部

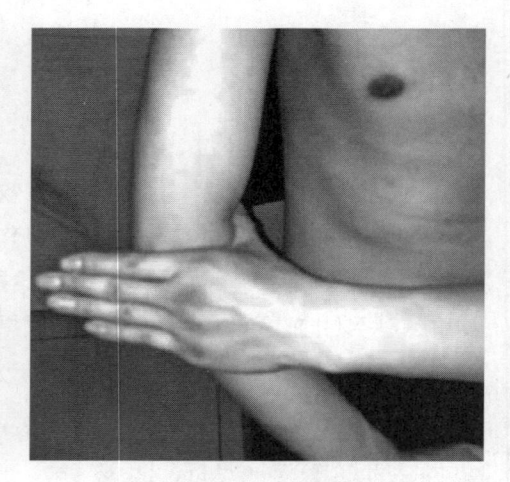

⑤**指掐痛点**：接上势，以健侧中指甲缘对准患肘后痛点按而掐之（图3-4-23），由轻到重，达到以指代针、以痛治痛的目的。反复操作2~3分钟。

注意事项：要修剪指甲，免伤皮肤。肘后压痛点表浅，不宜用太大力量。

⑥**肘臂握法**：坐位，以健侧手从患侧上臂握到肘部（图3-4-24），由浮到沉，由浅入深，达到温通经络、缓解粘连、消肿止痛的疗效。反复操作2~3分钟。

注意事项：手握患侧上臂，然后一紧一松地自上而下循序移动到肘，五指协同用力，握紧握实。

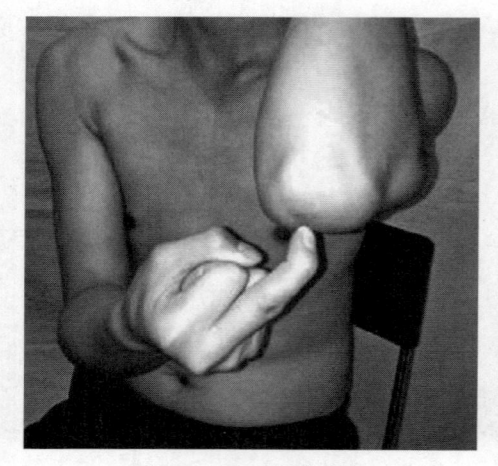

图3-4-23 指掐痛点　　　　　　　　图3-4-24 肘臂握法

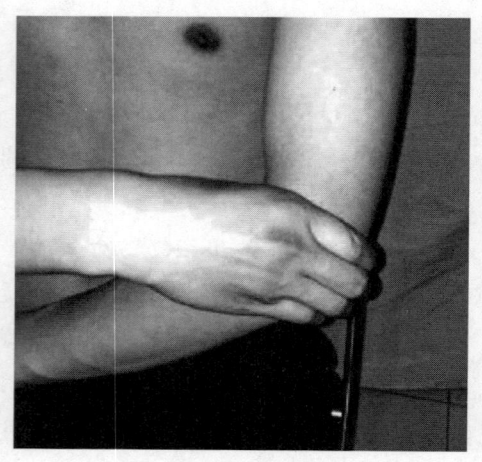

⑦**点穴**：取天井、曲泽、少海、曲池、合谷，每穴点10秒钟，以局部得气为宜。

【提示】

①治疗期间要减少上肢活动，注意局部保暖，避免风寒湿侵扰。

②如局部疼痛剧烈，可外敷中药：川乌、草乌、肉桂、干姜、白芷、生南星、红花、赤芍、乳香、没药各9克，烘干后共研成细末，用白酒调和敷患处，每天换药一次，连敷3次。

③坚持按摩与自我按摩，必要时配合理疗，如超声波、毫米波。

5. 旋后肌综合征

旋后肌综合征系桡神经深支受压而引起的肌肉乏力与功能减退，此病发展缓慢。旋后肌起于肱骨外上髁及尺骨，止于桡骨上1/3的前面。当前臂和肘部因急性或慢性损伤，局部软组织产生疤痕及无菌性炎症时，会导致桡神经深支受压而发生此病。

此病的症状为前臂酸痛，肌肉无力，肘窝偏桡侧处有压痛，疼痛向前臂及手指放射。

【治疗】

①**掌推肘臂**：坐位，手臂放在大腿上，以健侧的手掌从患侧上臂下部至肘窝轻推（图3-4-25），达到温煦皮肤、温经止痛的效果。反复操作2~3分钟。

注意事项：手法要轻而不浮、滑而不滞，不能重按重搓。

②**揉捏肘臂**：接上势，以健侧手从患侧前臂至肘窝揉捏（图3-4-26），由轻到重，达到放松肌筋、活血散瘀之效。反复操作2~3分钟。

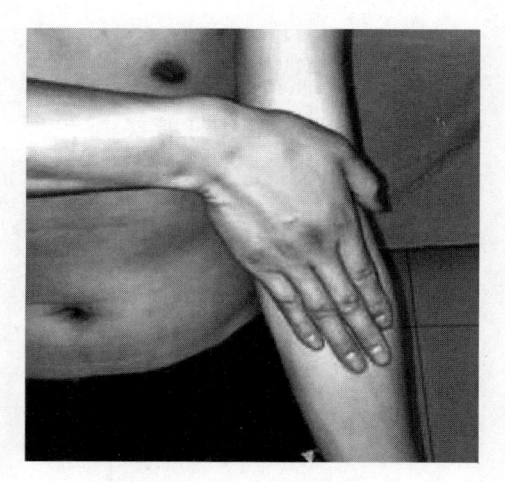

图3-4-25 掌推肘臂

注意事项：五指用力要均匀，由轻到重，再由重到轻，刚柔相济。

③按压肘臂：接上势，以健侧手从患侧前臂至肘部按压（图3-4-27），由表及里，达到疏通经络、活血化结的功效。反复操作2~3分钟。

注意事项：要用寸劲巧力，不可大力按压。

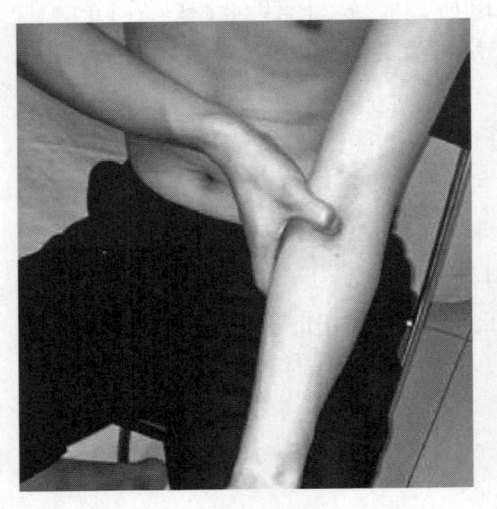

图3-4-26 揉捏肘臂

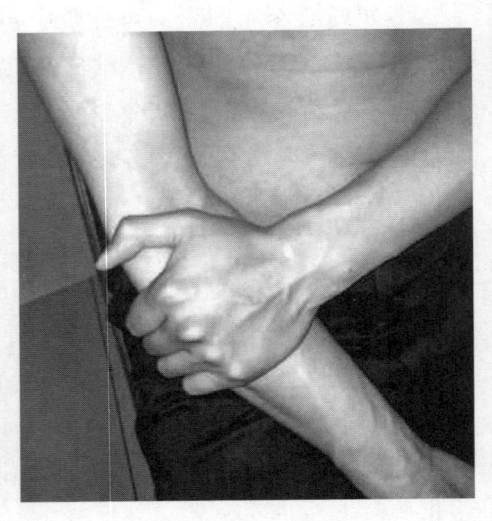

图3-4-27 按压肘臂

④搓捋肘臂：接上势，以健侧手从患侧肘窝至前臂搓捋（图3-4-28），由浅入深，起到引血下行、活血止痛的作用。反复操作2~3分钟。

注意事项：动作要连贯，用力要均匀，搓则沉滞，捋则滑浮，刚柔相济。

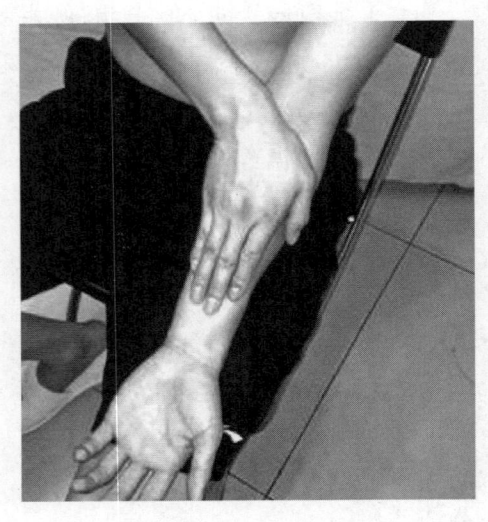

图3-4-28 搓捋肘臂

⑤**劈打肘臂**：接上势，用健侧手的掌指尺侧部从患侧上臂至肘窝劈打（图3-4-29），由轻到重，达到通调气血、松解肌筋的目的。反复操作2～3分钟。

注意事项：手法要轻快柔和，禁忌重劈重打。

⑥**指揉痛点**：坐位，健侧拇指指腹对准患侧前臂痛点揉按（图3-4-30），使局部有明显的得气感，达到疏通筋脉、活血止痛的功效。

注意事项：找准痛点揉按，由轻到重，再由重到轻。反复操作2～3分钟。

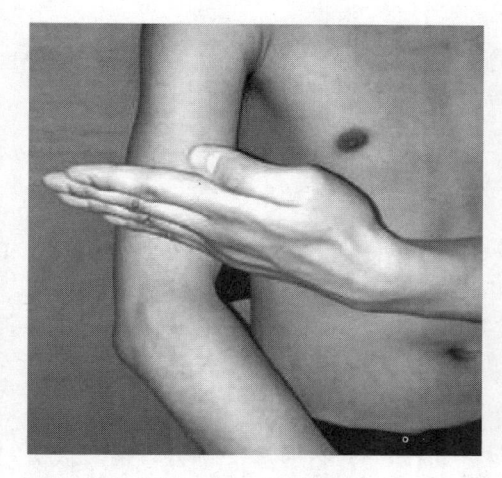

图3-4-29 劈打肘臂　　　　　　　　图3-4-30 指揉痛点

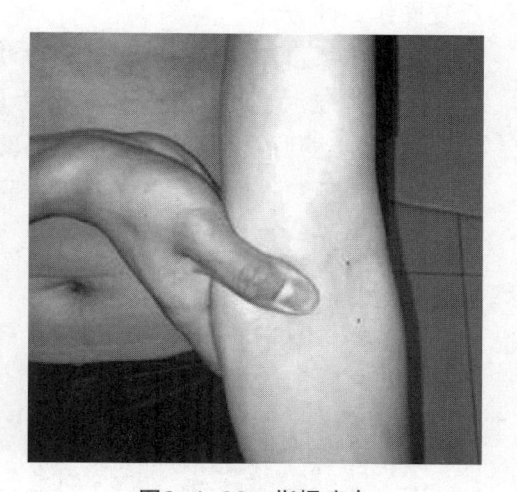

⑦**点穴**：取尺泽、手三里、内关、合谷，每穴点10秒钟，以局部得气为宜。

【提示】

①治疗期间注意休息，不能提拿重物。
②注意局部保暖，避免风寒湿侵扰，以免加重病情。

6. 旋前圆肌综合征

旋前圆肌综合征系正中神经在前臂近侧受压后，使该神经所支配的肌肉运动有了功能障碍而产生一系列症状。旋前圆肌起于肱骨内上髁，斜向下外，止于桡骨中部前外面。正中神经在肘部穿过旋前圆肌至前臂浅深屈肌之间。当前臂的前侧受到打击，肘部脱位与骨折时，使该处软组织出现增生，压迫正中神经而产生相应症状。

此病的症状为前臂酸痛无力,前臂旋前受限,在该肌起点可触摸到硬结,有压痛。

【治疗】

①**平推腕臂**:坐位,患侧手臂放在大腿上,以健侧手掌从患侧肘部至腕部平推(图3-4-31),使局部产生温热感,达到温煦皮肤、温经止痛的效果。反复操作2~3分钟。

注意事项:操作时用力要平稳均匀,不可跳跃和略过。

②**揉捏腕肘**:接上势,以健侧手从患侧肘部至腕部揉捏(图3-4-32),由轻到重,达到放松肌筋、活血止痛的疗效。反复操作2~3分钟。

注意事项:手法要连贯,轻柔地旋转回环,宜轻宜缓。

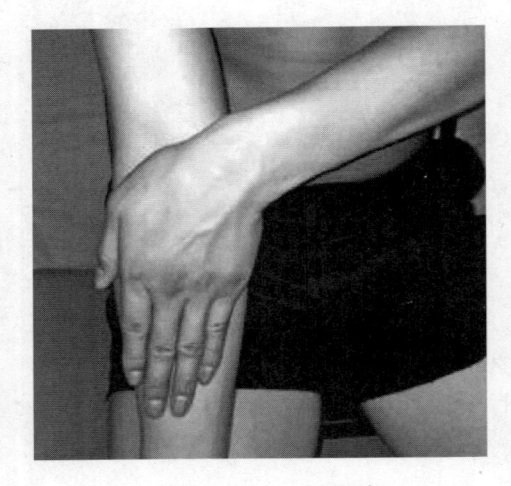

图3-4-31 平推腕臂　　　　图3-4-32 揉捏腕肘

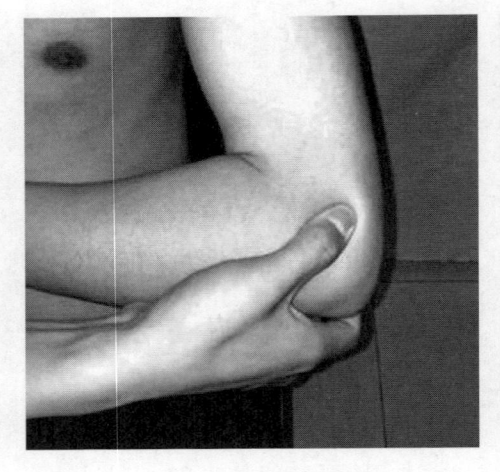

③**按压腕肘**:接上势,以健侧手掌从患侧肘部至腕部按压(图3-4-33),由浅入深,起到引血下行、活血化瘀的作用。反复操作2~3分钟。

注意事项:手掌紧贴皮肤,柔和地向下施压,自上而下,压下后要静止片刻,然后缓缓移动。

④**指擦腕肘**:接上势,以健侧手的食指、中指、无名指、小指从患侧的腕部至肘部做直线往返擦拭(图3-4-34),由表及里,达到行气活血、消炎止

痛的功效。反复操作2~3分钟。

注意事项：为保护皮肤，增加疗效，可涂擦按摩乳。

⑤**肘腕搓法**：坐位，健侧手半握拳，从患侧肘窝至腕部一翻一扣地滚动（图3-4-35），着力点为小鱼际与手背，由柔至刚，刚柔相济，达到温通经络、活血化瘀、缓解疼痛之效。

注意事项：手要紧贴皮肤，不能跳跃，用力要均匀，动作要协调。

⑥**点曲池穴**：坐位，以健侧拇指对准曲池穴点而按之（图3-4-36），使局部有明显的得气感，达到通经活络、消积破结的功效。

注意事项：拇指端点在穴位上停留30秒左右，局部可有血流停滞样感觉，放手后有热麻感觉。点穴要先轻后重，然后轻轻抬起。

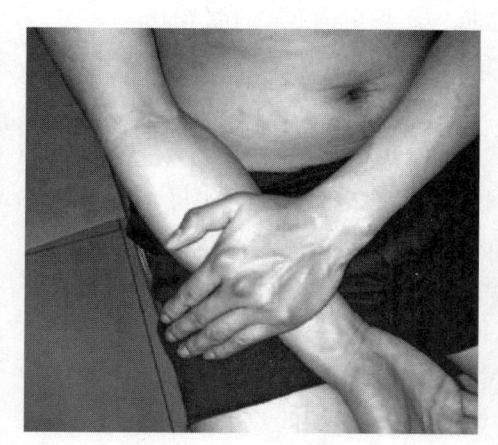

图3-4-33 按压腕肘　　　　　　　图3-4-34 指擦腕肘

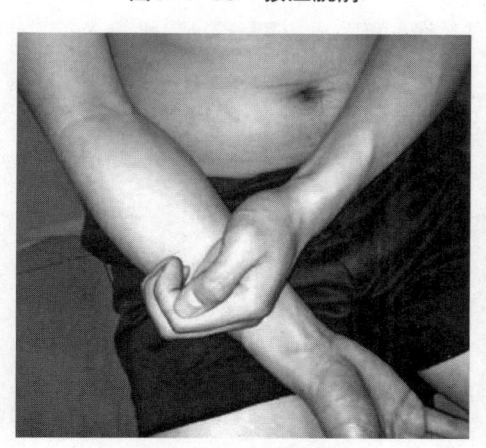

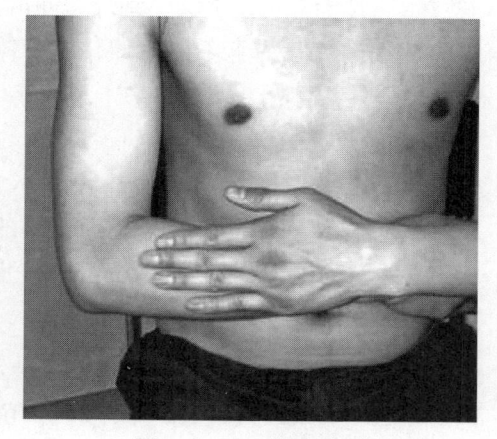

图3-4-35 肘腕搓法　　　　　　　图3-4-36 点曲池穴

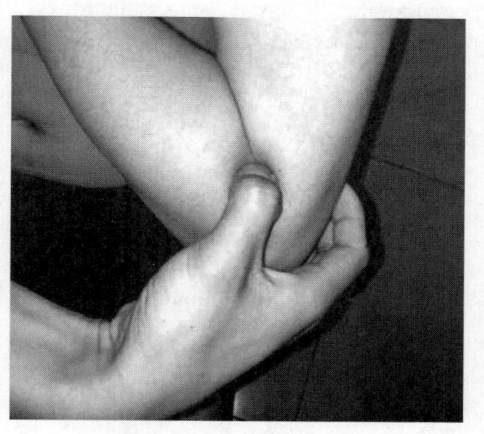

⑦点穴：取曲泽、内关、合谷，每穴点10秒钟，以局部得气为宜。

【提示】

①治疗期间注意休息，手不要提拿重物。
②加强患侧手臂力量练习，如屈手指、握拳、前臂旋前等。
③注意局部保暖，避免风寒湿刺激。

7. 桡神经损伤

桡神经是臂丛后束的直接连续，来自颈5-8与胸1的神经根纤维，在肱骨后行于肱骨干的桡神经沟，向下至肘窝外侧，主要支配上臂与前臂的伸肌群。肩关节脱位、肱骨干骨折、上臂受到外力冲击、碰撞等，均可引起桡神经损伤。

此病的症状为腕不能背伸，腕背伸时手指不能伸直，举臂时呈垂腕状态。

【治疗】

①平推患肢：坐位，以健侧手从患肢前臂至腕背部平推（图3-4-37），由轻到重，达到促进血运、温通经络的效果。反复操作2~3分钟。

注意事项：手要紧贴皮肤，推于皮表，而作用于肌筋。用力要深沉，不可跳跃。

②揉捏患肢：坐位，以健侧手从患肢肘部至腕背部揉捏（图3-4-38），由表及里，达到调和气血、温通经络的疗效。反复操作2~3分钟。

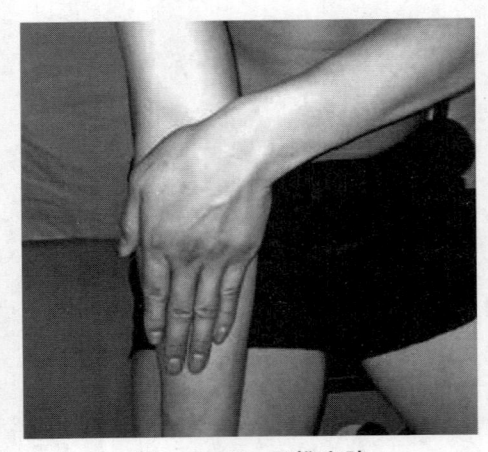

图3-4-37 平推患肢　　　　　　　图3-4-38 揉捏患肢

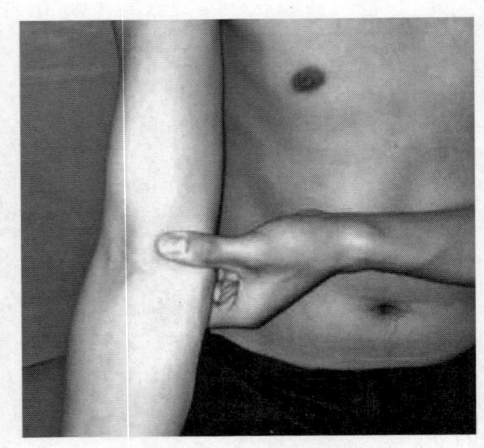

注意事项：手法要轻柔舒适，用力要均匀，不能忽重忽轻。

③**按压前臂**：坐位，患侧手臂置于床上，下边垫一软枕，以健侧掌根从患肢肘部至腕部按压（图3-4-39），由浅入深，达到疏通经络、舒筋理肌之效。反复操作2～3分钟。

注意事项：前臂肌肉薄弱，不宜强力按压，要用寸劲巧力。

④**捶击患肢**：坐位，健侧手握拳，从患肢肩部至腕背部捶击（图3-4-40），由轻到重，达到宣通气血、散瘀通闭的功效。反复操作2～3分钟。

注意事项：手法要轻柔舒适，一起一落富有节奏，禁忌重捶重打。

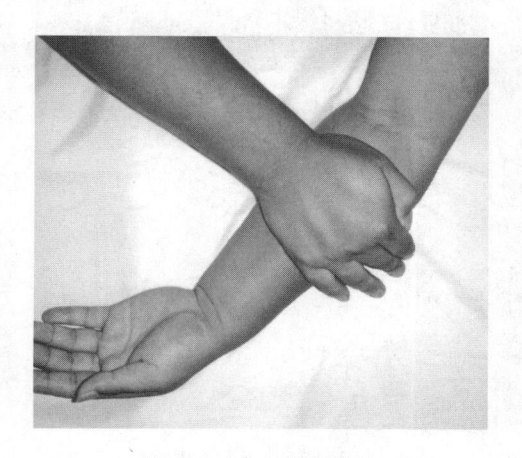

图3-4-39 按压前臂　　　　　图3-4-40 捶击患肢

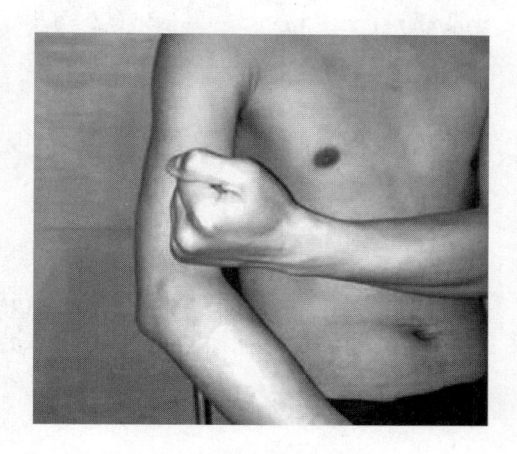

⑤**搓捋患肢**：坐位，以健侧手从患侧上臂至手部搓捋（图3-4-41），由表及里，达到温煦皮肤、理经顺络的目的。反复操作2～3分钟。

注意事项：搓而捋之，搓则沉滞，捋则浮滑，刚柔相济。

⑥**前臂握法**：坐位，用健侧手握住患侧前臂上部，然后一紧一松地自上而下循序移动（图3-4-42），由表及里，起到理顺筋脉、活血化结的效果。反复操作2～3分钟。

注意事项：要握紧握实，握5秒钟后松开再握，由浅入深。

⑦**点穴**：取极泉、曲池、外关、阳池、合谷，每穴点10秒钟，以局部酸胀痛为度。

183

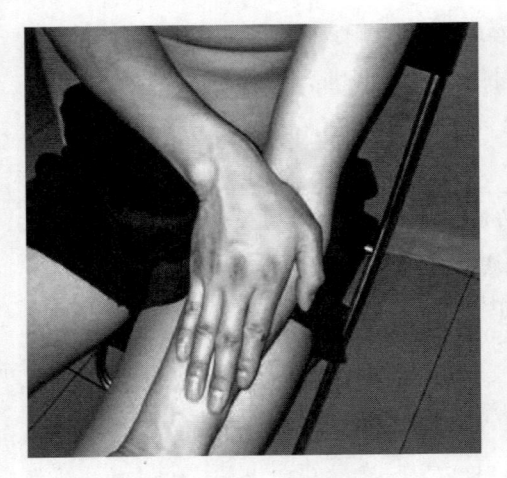

图3-4-41 搓捋患肢　　　　　　　　图3-4-42 前臂握法

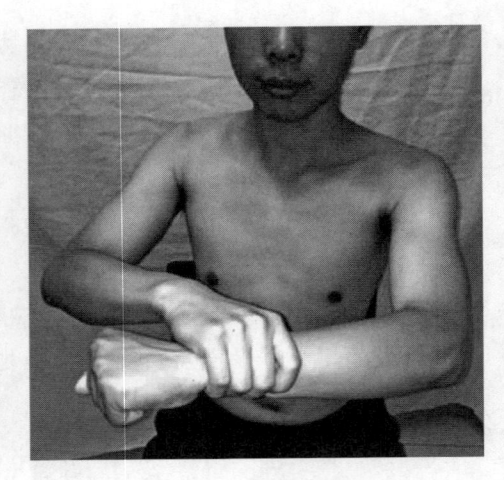

【提示】

①神经损伤恢复缓慢，因此手法治疗要有耐心。
②按摩治疗效果不佳时应转科诊治。

8. 正中神经损伤

正中神经由臂丛外侧束与内侧束各一分支组成，它沿肱动脉下行，在前臂正中下行至前掌，支配旋前圆肌、掌长肌、桡侧屈腕肌、屈拇长肌等。如果肱骨骨折、桡骨骨折、关节脱位、碰撞、挤压均可引起正中神经损伤。

此病的症状为：若伤在腕部，会出现拇指运动障碍及手部感觉障碍。若伤在肘部或肘以上，正中神经支配的肌肉都会萎缩，手部无力、疼痛，拇指不能外展及对掌，大鱼际萎缩，手掌平坦，呈猿形手畸形。

【治疗】

①**平推患肢**：坐位，以健侧手从患肢前臂至腕掌部平推（图3-4-43），由轻到重，达到疏通经络、调和气血的效果。反复操作2～3分钟。

注意事项：手法要平稳柔和，用力要匀称，不能间断。

②揉捏患肢：坐位，以健侧手从患侧肩部至腕掌部揉捏（图3-4-44），由表及里，达到松解肌筋、调节神经的疗效。反复操作2~3分钟。

注意事项：操作时手法要灵活自如，用力要匀称柔和，不可抠与掐。

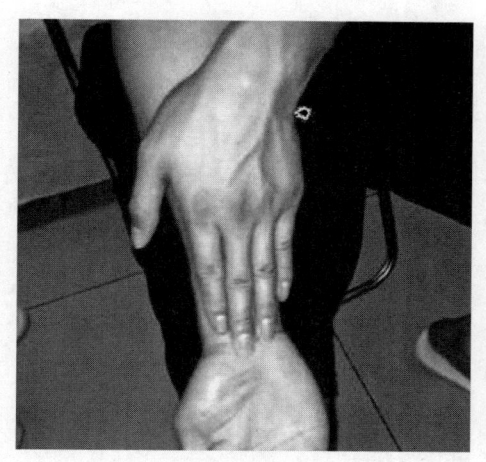

图3-4-43　平推患肢　　　　　　　　图3-4-44　揉捏患肢

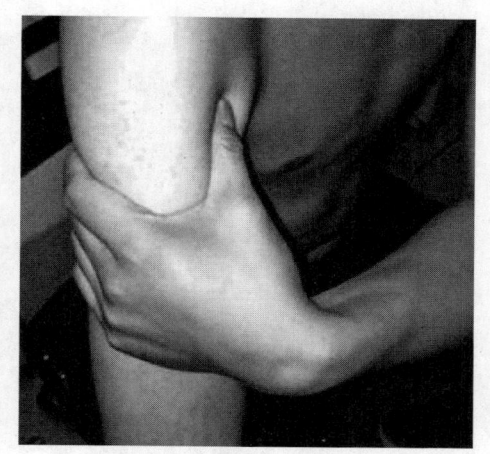

③掐内关穴：坐位，以健侧拇指甲缘对准患肢的内关穴按而掐之（图3-4-45），由浅入深，达到点穴开筋、通经活络之效。

注意事项：内关穴为八脉交会穴之一，通于阴维脉，是治手臂疾患的要穴之一。掐此穴10秒后松开再掐，反复3~5次。要注意保护皮肤。

④指擦患肢：坐位，以健侧食指、中指、无名指、小指着力于患肢的肩部至腕掌部，做直线往返擦动（图3-4-46），由轻到重，起到行气活血、温经活络的作用。反复操作2~3分钟。

注意事项：手法要灵活自如，动作要连贯，用力要均匀。

⑤劈打患肢：坐位，用健侧的掌指部尺侧从患肢肩部至腕掌部劈打（图3-4-47），由表及里，达到引血下行、舒筋活络的目的。反复操作2~3分钟。

注意事项：手法要轻快灵活，一起一落富有节奏，避免重力劈打。

⑥按压前臂：坐位，以健侧手掌从患侧肘部至腕掌部按压（图3-4-48），由柔至刚，起到舒筋活络、活血止痛的作用。

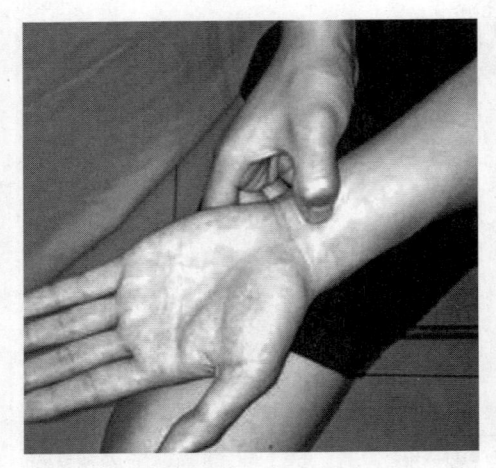

图3-4-45 掐内关穴　　　　　　　　图3-4-46 指擦患肢

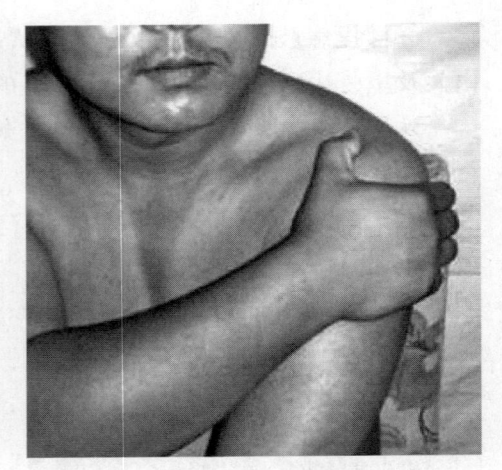

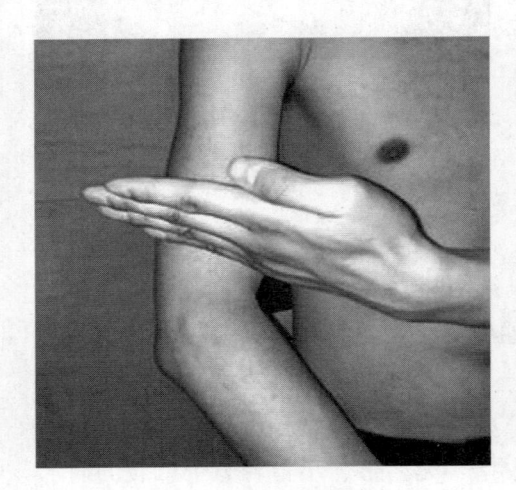

图3-4-47 劈打患肢　　　　　　　　图3-4-48 按压前臂

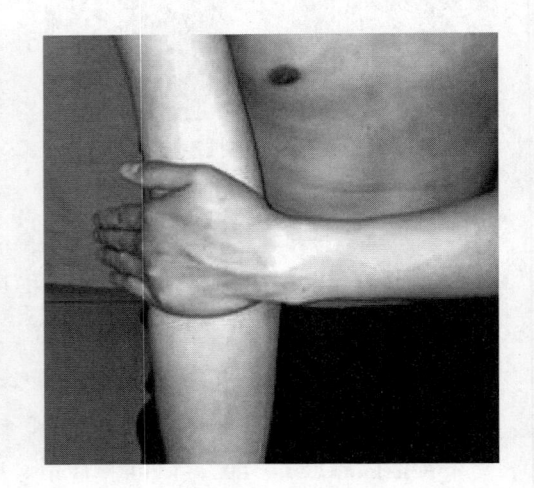

注意事项：手法要缓而有力，使力量透入肌肉深层。

⑦点穴：取尺泽、曲池、内关，每穴点10秒钟，以局部酸胀痛为度。

【提示】

①患肢要主动锻炼，或以健侧手辅助患侧前臂旋前、拇指对掌与外展。
②按摩疗效不佳时应转科治疗。

五、腕部与手部疾病

1. 腕关节损伤

腕关节的活动范围很大，可做屈、伸、内收、外展及旋转运动，在运动与劳动中手腕活动频繁，因此容易受伤。跌倒时手撑地，腕部突然背伸，导致韧带、肌肉、滑膜损伤；提拿重物时腕部突然扭转也会引起腕部软组织损伤。

此病的症状为腕部疼痛、肿胀，腕部无力、活动受限，局部有压痛。

【治疗】

①掌抹患腕：坐位，以健侧手掌对准患腕做上下左右抹动（图3-5-1），由轻到重，达到舒筋活络、活血止痛的效果。反复操作2～3分钟。

注意事项：手法要灵活自如，用寸劲巧力，不可重搓。

②按压臂腕：坐位，患侧手臂置于大腿上，掌心向上，以健侧手掌从患侧前臂上部至腕部按压（图3-5-2），由表及里，达到松解肌筋、缓解疼痛的疗效。反复操作2～3分钟。

注意事项：手法要缓而有力，使力量传导到组织深层。

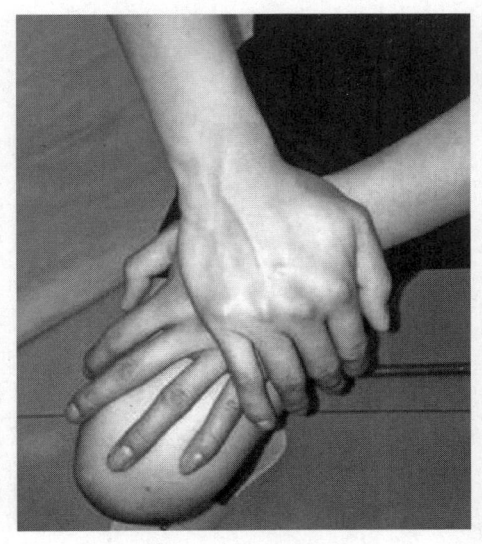

图3-5-1 掌抹患腕　　　　　　　　图3-5-2 按压臂腕

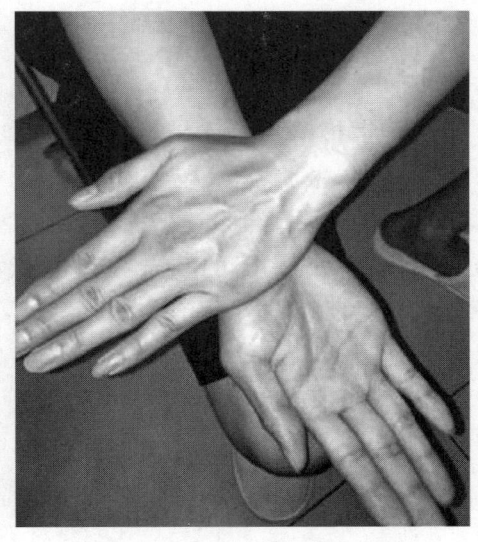

③**牵引腕部**：坐位，以健侧手握住患侧食指、中指、无名指与小指做牵引（图3-5-3），达到滑利关节、解痉止痛的功效。

注意事项：牵引10秒钟后松开再牵引，反复3~5次。要用寸劲巧力，不可生拉硬拽。

④**揉捏腕臂**：坐位，以健侧手从患侧前臂下部至腕部揉捏（图3-5-4），由浅入深，起到通经活络、消炎止痛的作用。反复操作2~3分钟。

注意事项：手法要灵活自如，由轻到重，再由重到轻，刚柔相济。

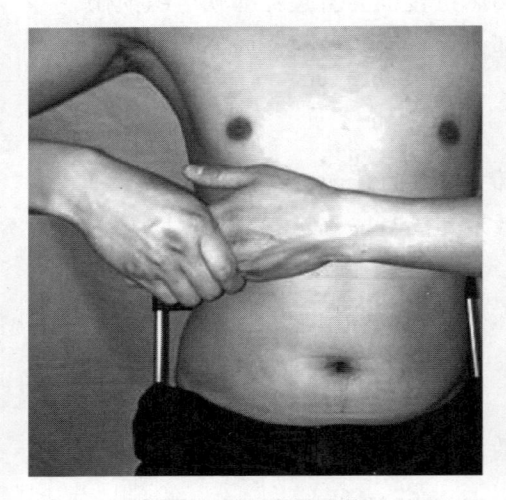

图3-5-3 牵引腕部

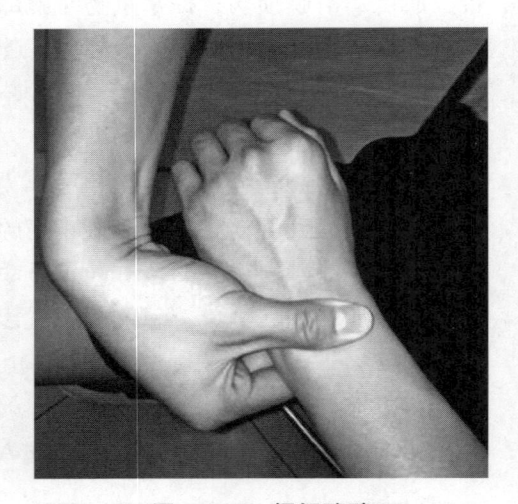

图3-5-4 揉捏腕臂

⑤**指掐痛点**：坐位，用健侧拇指端对准患腕痛点按而掐之（图3-5-5），由轻到重，达到以指代针、以痛治痛的目的。掐5秒钟后松开再掐，反复3~5次。

注意事项：要修剪指甲，免伤皮肤。腕部压痛点表浅，不宜用太大力量。

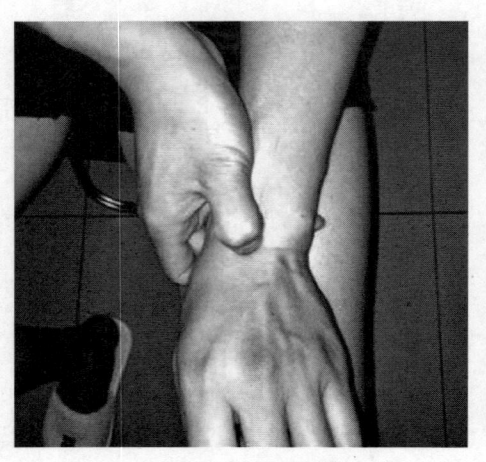

图3-5-5 指掐痛点

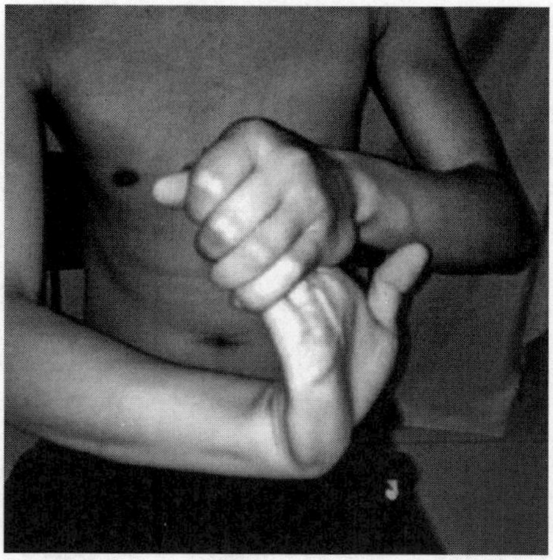

第三章　各科常见疾病自我按摩

⑥伸腕关节：坐位，以健侧手握住患侧手指，导引腕部背伸（图3-5-6），持续5秒钟后松开再伸，反复3~5次。

注意事项：对于伸腕困难的患者，操作时动作要柔和，不能强力伸展，以免损伤肌筋。

⑦点穴：取阳池、大陵、内关、合谷，每穴点10秒钟，以局部酸胀痛为度。

图3-5-6　伸腕关节

【提示】

①新伤不宜做按摩，可冷敷或外敷新伤药。
②加强腕部力量练习，如持小哑铃伸腕和屈腕。

2. 腕管综合征

腕管综合征系因腕管狭窄压迫正中神经，导致手指麻木、手部无力的一种疾病。腕部频繁用力活动，造成腕骨增生、腕横韧带增厚、肌腱肿胀。

此病的症状为手指麻木刺痛、手部无力、拇指外展及对掌无力，晚期大鱼际出现萎缩。

【治疗】

①掌抹腕臂：坐位，患侧手臂放在大腿上，掌心向上，用健侧手掌从前臂上部至腕部做上下往返抹动（图3-5-7），使局部皮肤产生温热感，达到温煦皮肤、活血止痛的效果。反复操作2~3分钟。

注意事项：手掌的大鱼际和小鱼际要紧贴皮肤，做轻而不浮、滑而不滞的移抹。用力要匀称，动作要连贯。

②臂搽前臂：坐位，以健侧前臂从患侧前臂上部至腕部滚动（图3-5-8），由轻到重，达到通经活络、行气活血、缓解疼痛的疗效。反复操作

2～3分钟。

注意事项：操作时要紧贴皮肤，然后一扣一翻往返滚动，着力点为前臂尺侧及外侧。

③推运腕部：坐位，以健侧手对准患腕做顺时针旋转推运（图3-5-9），由浮到沉，达到引血下行、活血散结的功效。反复操作2～3分钟。

注意事项：手法要灵活自如，用力要匀称，不能跳跃和略过。

④搓捋臂腕：接上势，以健侧手掌从患侧前臂上部至腕部搓捋（图3-5-10），由浅入深，起到调和气血、活血消肿的作用。反复操作2～3分钟。

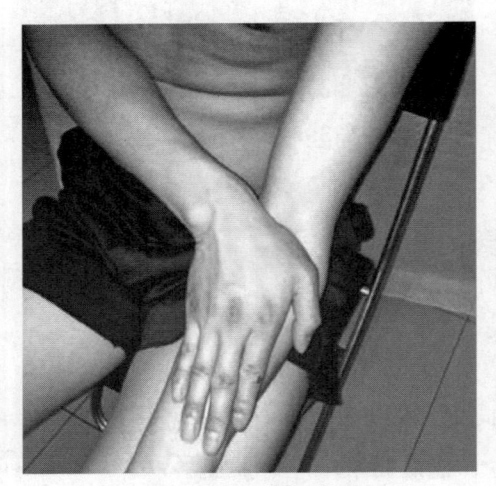

图3-5-7 掌抹腕臂

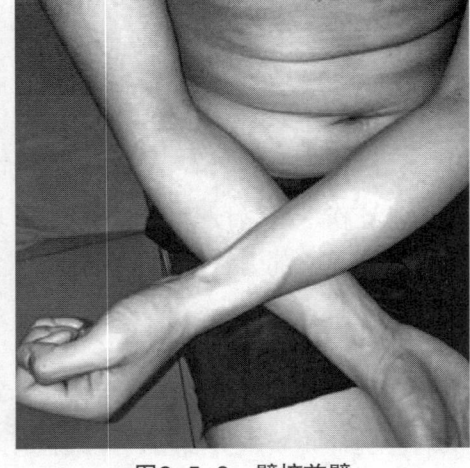

图3-5-8 臂搽前臂

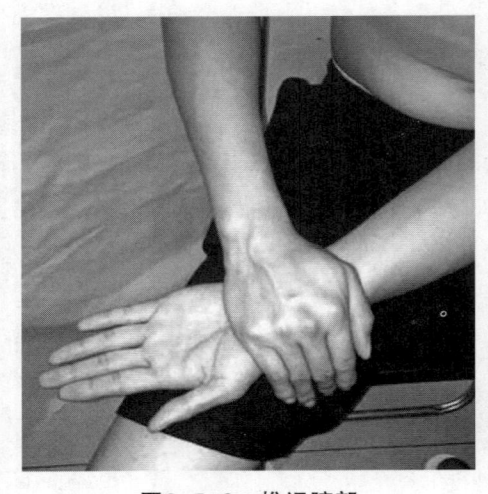

图3-5-9 推运腕部

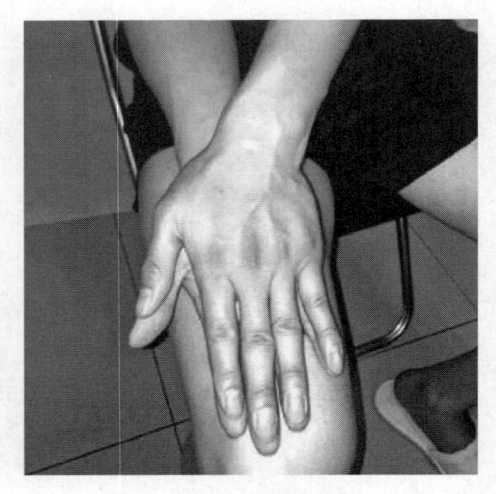

图3-5-10 搓捋臂腕

注意事项：以健侧手掌着力于患侧前臂与腕掌，做往返推搓与快速滑捋，搓则深沉，捋则滑浮，相互配合。

⑤**按压腕臂**：接上势，以健侧拳头从患侧前臂上部至腕掌部按压（图3-5-11），由轻到重，达到舒筋活络、解痉通闭的目的。反复操作2～3分钟。

注意事项：手法要平稳舒适，用力要均匀，缓慢移动，一起一伏，压而不动，提则轻缓。

⑥**指点三穴**：坐位，以健侧的拇指、食指、中指对准患侧的大陵、鱼际、劳宫三个穴位点而按之（图3-5-12），由表及里，由浮至沉，达到点穴开筋、活络止痛之功效。

注意事项：点穴时三指要协调用力，点5秒钟之后松开再点，反复3～5次。

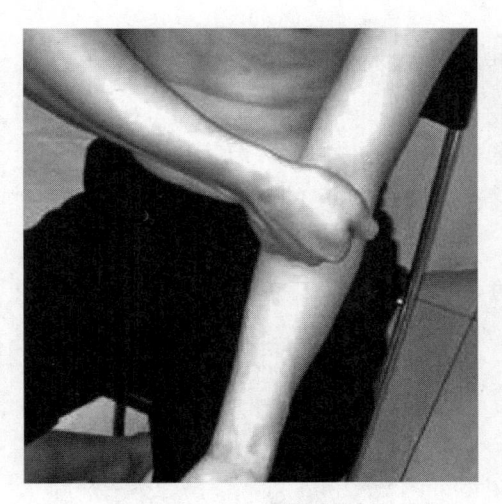

图3-5-11 按压腕臂　　　　图3-5-12 指点三穴

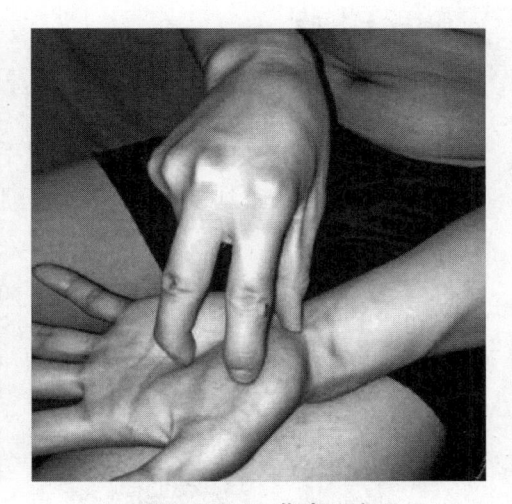

⑦**点穴**：取阳池、内关、外关、合谷，每穴点10秒钟，以局部酸胀痛为度。

【提示】

①手法要柔和，以免损伤正中神经及周围软组织。

②注意保暖，避免寒冷刺激。

3. 腕部小关节紊乱

腕关节包括桡骨远端、下尺桡关节及腕骨，由多个小而扁平的关节组成，具有杵臼关节的活动功能。这些小关节功能不同，但又协调活动，完成手与腕的精细复杂的动作。当腕部受到冲击、扭转、牵拉、过伸、过屈时，会引起腕部小关节错缝，致使它们之间的关系发生紊乱。

此病的症状为腕部疼痛、无力，腕部支撑时疼痛加剧。

【治疗】

①抚摩患腕：坐位，患手放在大腿上，以健侧掌指从患侧前臂至腕部抚摩（图3-5-13），使局部有温热感，达到温煦皮肤、温经止痛的效果。反复操作2～3分钟。

注意事项：掌指平施于施治部位，贴而不实，浮而不滞，轻拂而过。手法要连贯，着力要轻柔。

②推运患腕：接上势，以健侧手掌对准患腕做顺时针旋转推运（图3-5-14），由轻到重，达到放松肌筋、活血散瘀的疗效。反复操作2～3分钟。

注意事项：手法要灵活自如，平稳均匀，紧贴皮肤，不能跳跃和略过。

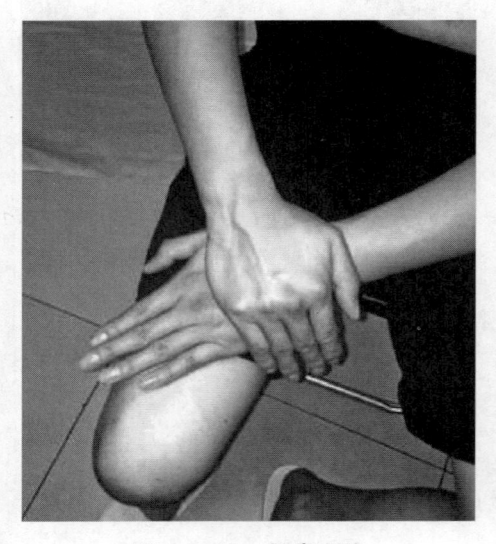

图3-5-13 抚摩患腕　　　　　　图3-5-14 推运患腕

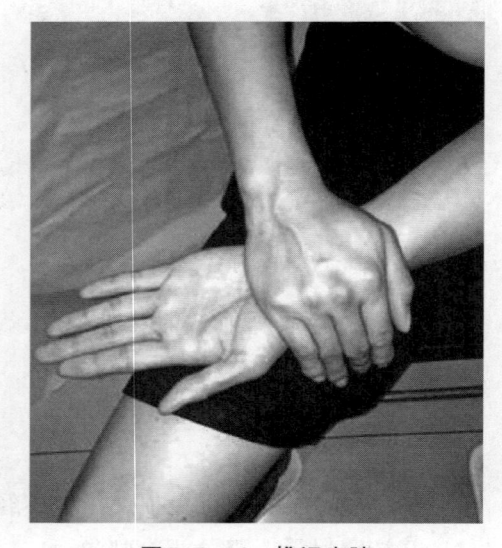

③**揉捏患腕**：接上势，以健侧手从患侧前臂至腕部揉捏（图3-5-15），由表及里，达到舒筋活络、活血散结的功效。反复操作2~3分钟。

注意事项：五指要协调用力，手法要柔和舒适，不可重掐重拧。

④**屈患腕**：坐位，以健侧手握住患侧手指，导引患腕屈曲（图3-5-16），达到疏通经络、缓解粘连的功效。

注意事项：要用寸劲，不能强力扭曲，以免加重病情。

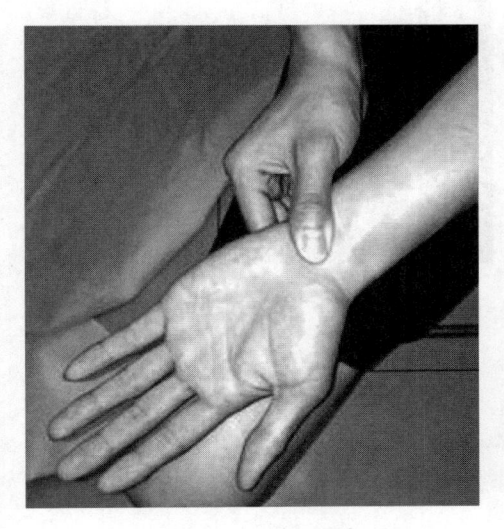

图3-5-15　揉捏患腕

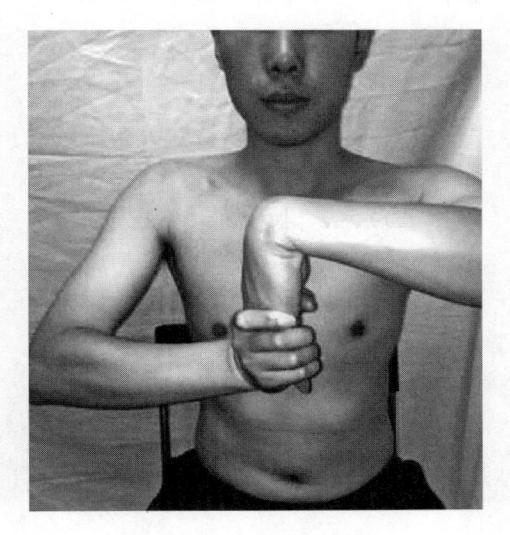

图3-5-16　屈患腕

⑤**按压患腕**：接上势，以健侧手掌对准患腕按压（图3-5-17），由轻到重，达到调和气血、活血化结的目的。反复操作2~3分钟。

注意事项：手法要缓而有力，使力量传入手腕深层，但要用寸劲巧力，不能用太大力量。

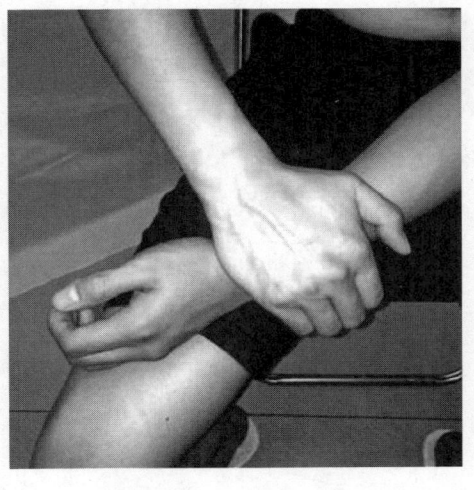

图3-5-17　按压患腕

⑥点劳宫穴：坐位，以健侧拇指端对准劳宫穴点而按之（图3-5-18），由表及里，使局部产生明显的酸胀痛之感，达到通经活络、点穴开筋、消肿止痛的目的。

注意事项：拇指端在劳宫穴点而按之，点5秒钟后松开再点，反复5～8次。

⑦点穴：取阳池、内关、大陵、合谷，每穴点10秒钟，以局部酸胀痛为度。

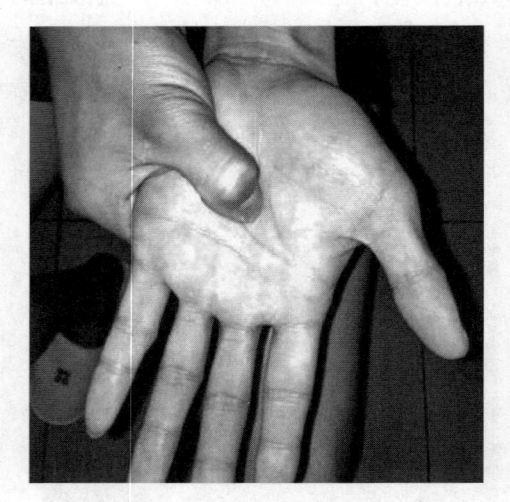

图3-5-18　点劳宫穴

【提示】

①训练时要用护腕或用胶布固定手腕。
②加强腕部力量练习，如持哑铃做伸腕与屈腕。

4. 腕三角软骨盘损伤

腕三角软骨盘位于下尺桡关节的远端，形状为三角形，边缘较厚，中间薄，其基底部附于桡骨远端的尺骨切迹，尖端止于尺骨茎突基底部，使桡腕关节与下尺桡关节分开。腕部背侧及掌侧韧带与软骨盘边缘相连，限制前臂过度旋转，维持下尺桡关节的稳定。跌倒时手掌着地，腕部过伸，前臂旋前或向尺侧偏斜，三角软骨盘易被尺骨和三角骨挤压而损伤。腕部反复旋转可引起慢性损伤。

此病的症状为腕部疼痛，有时会出现响声、腕部无力、下尺桡关节松动，尺侧远端关节隙有明显压痛。

【治疗】

①**平推腕臂**：坐位，患侧手放在大腿上，以健侧手掌从患侧腕部至前臂平推（图3-5-19），由轻到重，达到舒筋活络、活络止痛的效果。反复操作2～3分钟。

注意事项：手法要灵活自如，不能重搓重按。

②**揉捏腕臂**：接上势，以健侧手从患侧前臂至腕部揉捏（图3-5-20），由表及里，达到放松肌筋、促进血运的疗效。反复操作2～3分钟。

注意事项：五指用力要均匀，禁忌抠和掐。

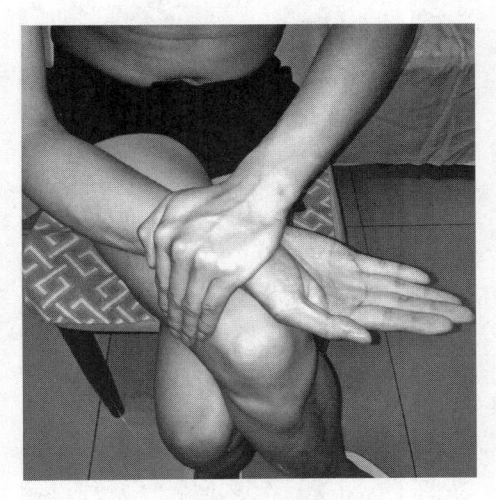

图3-5-19　平推腕臂　　　　　图3-5-20　揉捏腕臂

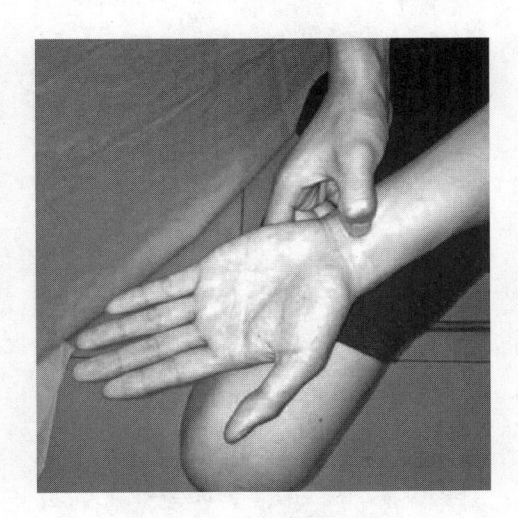

③**指掐痛点**：接上势，用健侧拇指端甲缘对准患腕痛点按而掐之（图3-5-21），由浅入深，达到以指代针、以痛治痛的功效，掐10秒钟后松开再掐，反复3～5次。

注意事项：要修剪指甲，免伤皮肤。要用寸劲巧力。

④**背伸腕部**：坐位，以健侧手握住患侧手指背伸（图3-5-22），持续10秒钟松开再背伸，反复3～5次，起到滑利关节、松解肌筋的作用。

注意事项：要缓缓用力，不可生拉硬拽。

⑤**点后溪穴**：坐位，以健侧拇指端对准后溪穴点而按之（图3-5-23），由轻到重，达到通经活络、点穴开筋之效。点10秒钟后松开再点，反复3~5次。

注意事项：点而按之，使局部有酸胀痛之感。此穴为八脉交会穴之一，通于督脉，是治疗手臂疾病的要穴之一。

⑥**碰撞合谷穴**：坐位，双手握拳，两拳相距15厘米左右，然后导引两拳互相碰撞（图3-5-24），使合谷穴受到刺激，达到疏通经脉、活血止痛的效果。

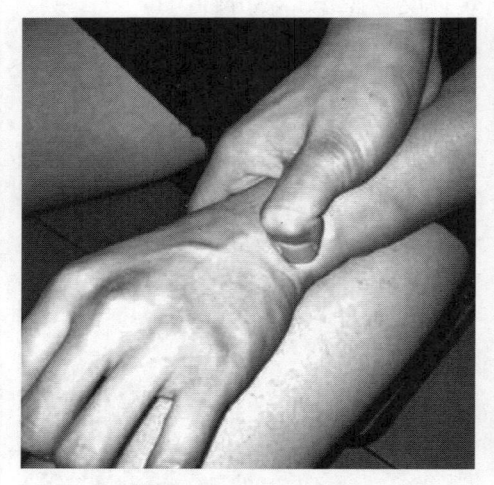

图3-5-21 指掐痛点

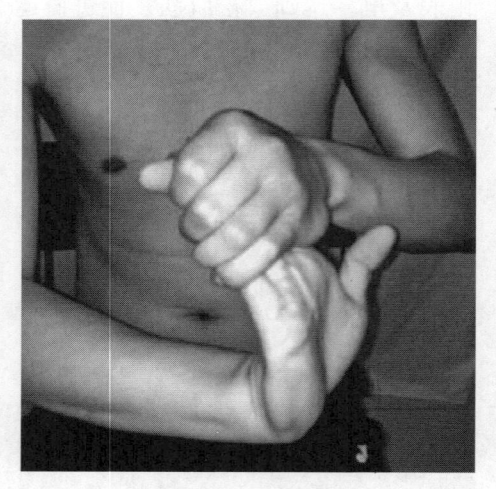

图3-5-22 背伸腕部

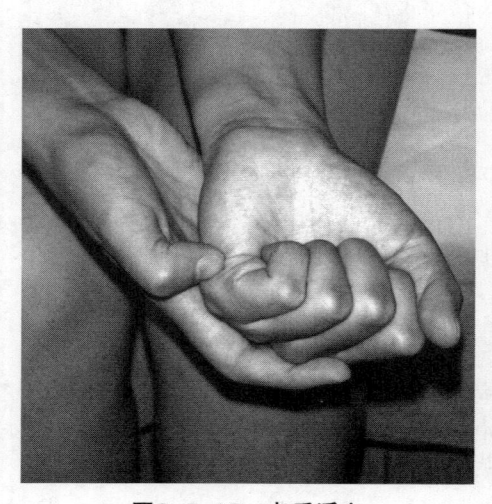

图3-5-23 点后溪穴

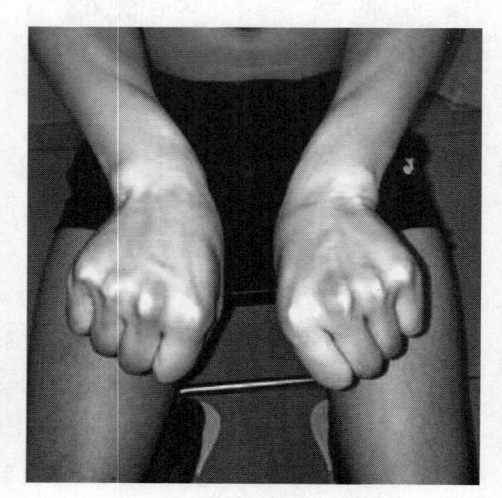

图3-5-24 碰撞合谷穴

注意事项：两拳碰撞要用寸劲，对位要准确，要有一定力度，使合谷穴真正受到刺激，两手的合谷穴都要得气。合谷穴属手阳明大肠经，被称为万能穴，是治疗手臂痛的要穴。

⑦点穴：取阳池、内关、外关、间使，每穴点10秒钟，以局部酸胀痛为度。

【提示】

①病情严重者应减少运动量或暂停训练。
②训练时要用护腕，或用5～6厘米宽的弹性绷带缠紧腕部，限制腕关节的活动范围。

5. 腕舟状骨骨折后遗症

腕舟状骨骨折后固定不当或固定时间过长，骨折愈合后会出现关节功能受限、腕部僵硬等后遗症。固定不当，腕部软组织受压，血运减慢，淋巴液瘀滞，造成腕关节功能受限。

此病的症状为腕关节僵硬、肿胀、疼痛，手部无力，握力明显减弱，鼻咽窝有明显压痛，腕背伸及旋转功能严重受限。

【治疗】

①掌擦腕臂：坐位，患侧手放在大腿上，以健侧手从患侧前臂至腕部擦拭（图3-5-25），由轻到重，达到舒筋活络、活血止痛的效果。反复操作2～3分钟。

注意事项：手法要灵活自如，由轻到重，再由重到轻，刚柔相济。

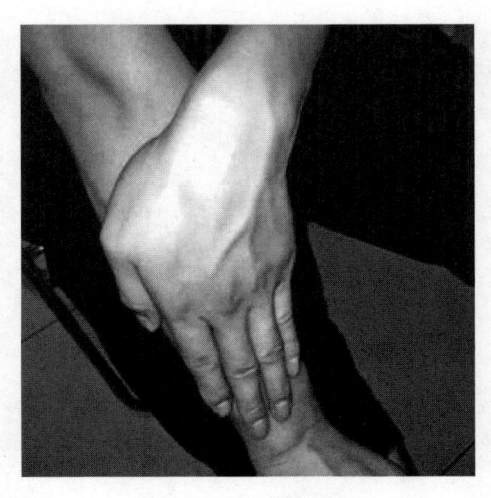

图3-5-25 掌擦腕臂

②**揉捏臂腕**：接上势，以健侧手从患侧前臂至腕部揉捏（图3-5-26），由表及里，达到放松肌筋、促进血运的疗效。反复操作2～3分钟。

注意事项：五指用力要均匀，手法要柔和轻快。

③**指揉鼻咽窝**：接上势，用健侧拇指指腹对准患侧鼻咽窝揉而按之（图3-5-27），由浅入深，达到以指代针、以痛治痛的功效。反复操作2～3分钟。

注意事项：鼻咽窝压痛点表浅，不宜用太大力量。

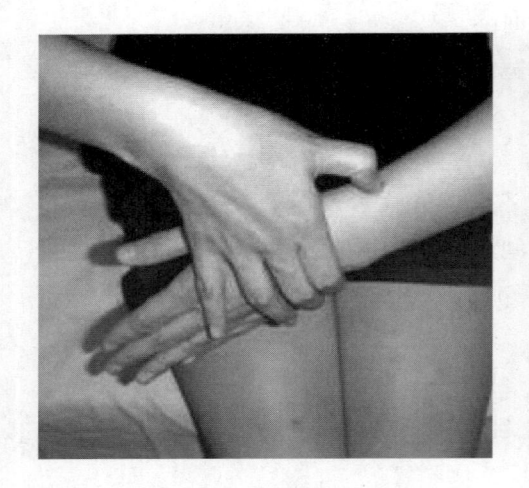

图3-5-26 揉捏臂腕

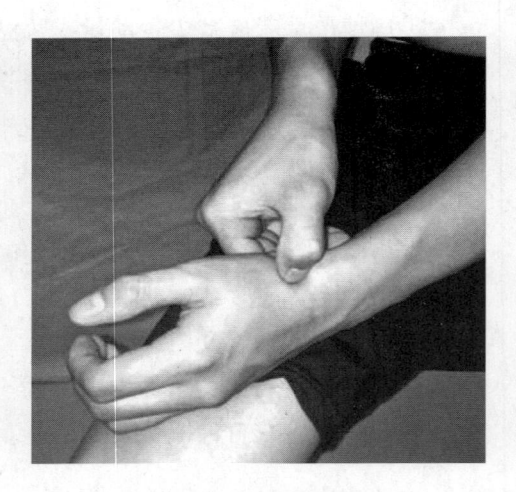

图3-5-27 指揉鼻咽窝

④**按压臂腕**：接上势，以健侧手掌从患侧前臂至腕部按压（图3-5-28），由轻到重，起到梳理肌筋、引血下行的作用。反复操作2～3分钟。

注意事项：手法要平稳舒适，不可重按重压。

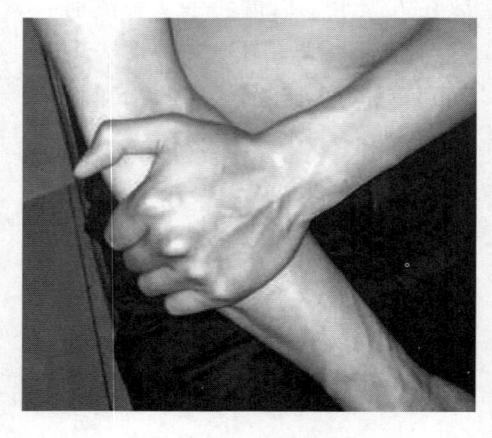

图3-5-28 按压臂腕

⑤**手推腕臂**：接上势，以健侧手从患侧腕部至前臂平推（图3-5-29），由表及里，达到调和气血、活血散结的目的。反复操作2～3分钟。

注意事项：用力要均衡，不可忽重忽轻，不能重搓重按。

⑥**点外关穴**：坐位，用健侧拇指端对准患侧外关穴点而按之（图3-5-30），起到疏通经络、活血止痛之功效。

注意事项：点5秒钟后松开再点，反复6～8次。点穴时要使局部有酸胀痛之感，这样才能取得良好的效果。

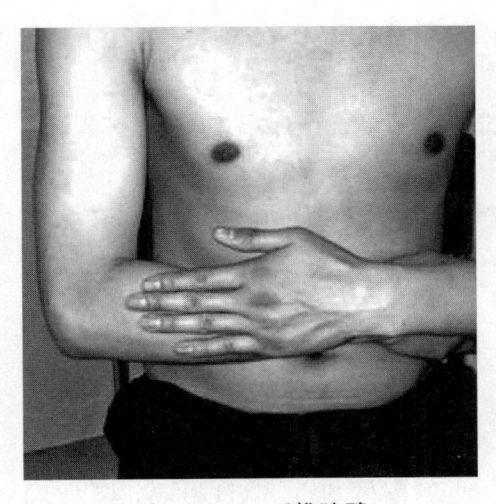

图3-5-29　手推腕臂　　　　　　　　图3-5-30　点外关穴

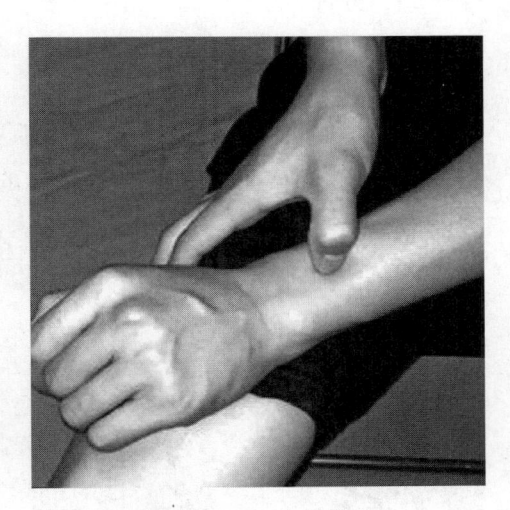

⑦**点穴**：取大陵、阳池、内关、合谷，每穴点10秒钟，以局部酸胀痛为度。

【提示】

①腕部压痛点表浅，手法不宜过重，以免引起不良反应。

②加强腕部功能锻炼，如伸腕、屈腕、举哑铃等。

6. 腕凸症

腕凸症是第二、三掌腕关节背侧出现增生畸形，多见于体操、举重、击剑及高尔夫运动员。长期不断的腕部过度背伸承重，使第二、三掌腕关节经常受到挤压、撞击，引起关节软骨损伤性滑膜炎等病变，继而导致骨关节病及骨质增生。

此病的症状为腕背侧疼痛、腕部无力、腕背侧有隆凸畸形，局部有压痛。

【治疗】

①**平推臂腕**：坐位，患手放在大腿上，以健侧手掌从患肢前臂至腕部平推（图3-5-31），使局部产生温热感，达到温煦皮肤、温经止痛的效果。反复操作2~3分钟。

注意事项：手掌与施治部贴紧，往返平推，操作时要平稳舒适，用力要均匀。

②**揉捏臂腕**：接上势，以健侧手从患侧前臂至腕部揉捏（图3-5-32），由轻到重，达到舒展肌筋、活血散结的疗效。反复操作2~3分钟。

注意事项：掌指要紧贴施治部位，腕关节要灵活自如地旋动，动作要连贯。施力要由小到大。

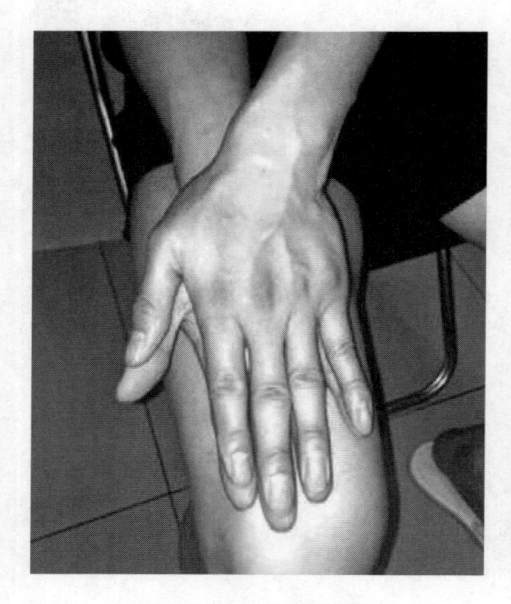

图3-5-31 平推臂腕　　　　　　　　图3-5-32 揉捏臂腕

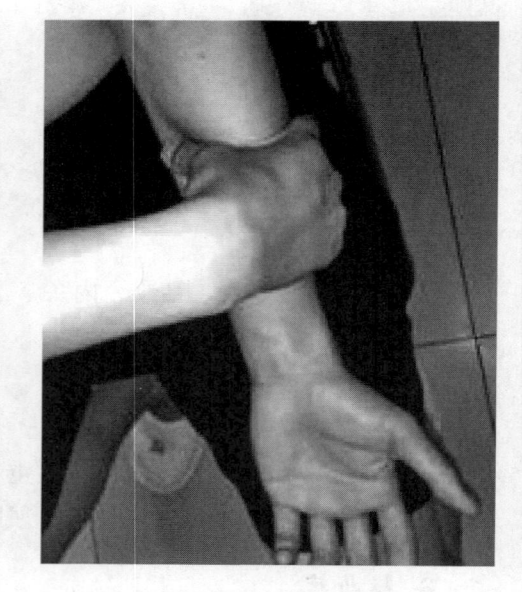

③**按压臂腕**：接上势，以健侧掌根从患侧前臂至腕部按压（图3-5-33），由表及里，达到引血下行、活血散瘀的功效。反复操作2~3分钟。

注意事项：按压时移动要缓慢，一起一伏，力宜深沉，使力量达到臂腕深层。

④**推运腕部**：接上势，用健侧掌心对准腕凸部位做顺时针旋转推运（图3-5-34），由浅入深，起到促进血运、消肿止痛的作用。反复操作2~3分钟。

注意事项：掌心要贴紧腕凸部位，缓而柔和地推运1分钟后，适当加力，使局部有明显的酸胀痛之感。

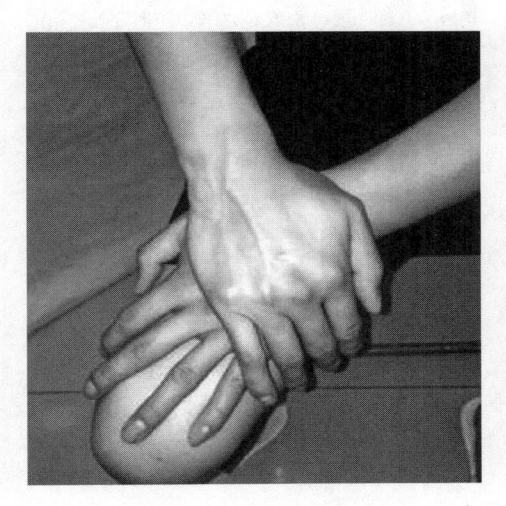

图3-5-33 按压臂腕　　　　图3-5-34 推运腕部

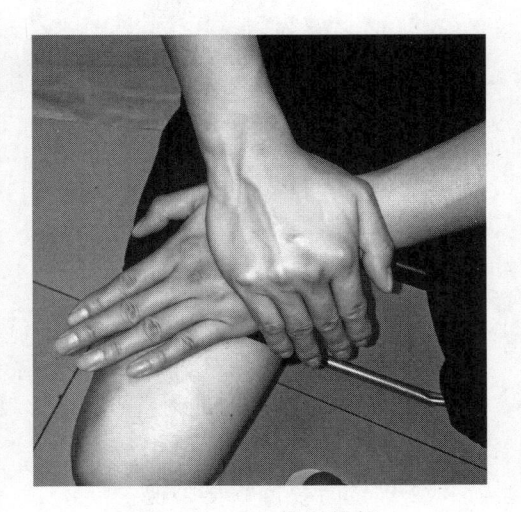

⑤**指掐痛点**：接上势，用健侧拇指端对准腕部痛点重按而掐之（图3-5-35），达到以指代针、以痛治痛的目的。掐10秒钟后松开再掐，反复操作2~3分钟。

注意事项：腕部压痛点表浅，不宜大力掐按，以免损伤皮肤。

⑥**屈患腕**：坐位，以健侧手导引患腕屈曲，持续5秒钟后松开再屈曲（图3-5-36），反复8~10次。

注意事项：操作时要用巧力寸劲，避免强力推压，屈腕后可用健侧手的大鱼际轻柔地揉压患腕。

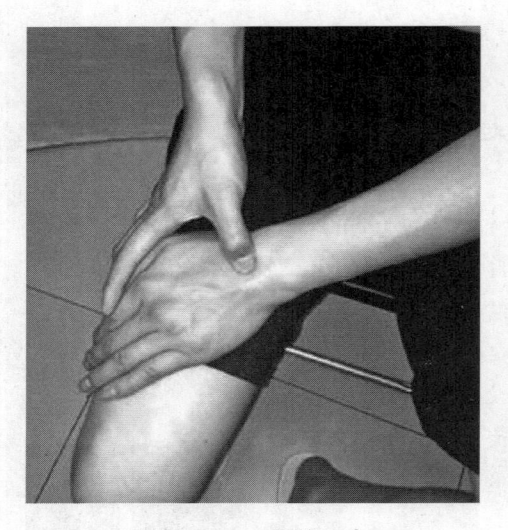

图3-5-35 指掐痛点　　　　　　　图3-5-36 屈患腕

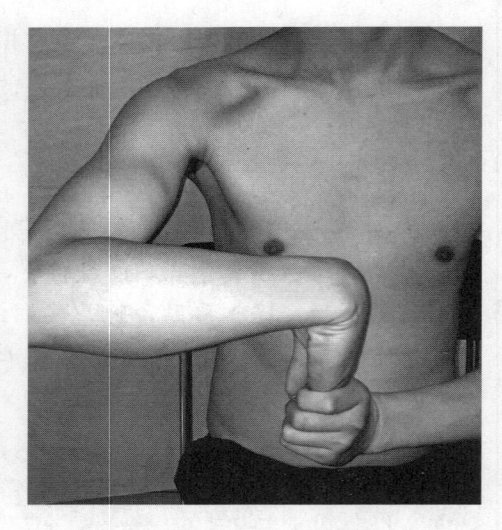

⑦点穴：取阳池、外关、内关、合谷，每穴点10秒钟，以局部酸胀痛为度。

【提示】

①发病早期应及时调整运动量，加强腕部力量练习，如举哑铃、做俯卧撑等。

②训练时要用支持带保护手腕。

②久治不愈者应考虑手术切除增生部分。

7. 指间关节扭伤

指间关节扭伤是常见的外伤，多见于篮球、排球、手球与体操运动员。手指受到外力冲击，使指间关节过度屈伸和扭转，从而造成损伤。

此病的症状为指间关节肿胀、疼痛，活动受限，有明显压痛。

【治疗】

①平推掌指：坐位，患侧手放大腿上，以健侧手掌从患侧腕部至手指平推（图3-5-37），使局部产生温热感，达到温经活络、活血止痛的效果。反复

操作2~3分钟。

注意事项：手法要平稳舒适，用力要柔和均匀。

②揉捏患指：接上势，健侧拇指与食指呈钳形，自上而下往返揉捏患指（图3-5-38），由轻到重，达到舒筋活络、活血散瘀的疗效。反复操作2~3分钟。

注意事项：手指的压痛点表浅，不宜用太大力量，免伤皮肤。

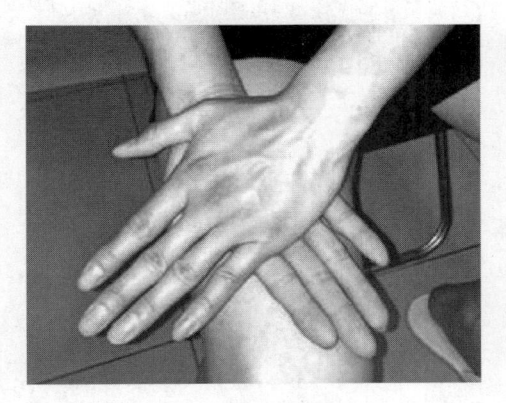

图3-5-37　平推掌指　　　　　　　　图3-5-38　揉捏患指

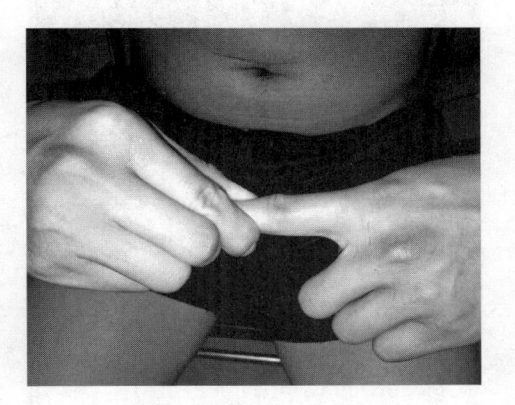

③指捻患指：接上势，用健侧拇指与食指捏住患指对合捻动（图3-3-39），由浅入深，起到通经活络、消肿止痛之效。反复操作2~3分钟。

注意事项：捻而滑动，着力要柔和，避免损伤皮肤。

④指掐患指：接上势，以健侧拇指端甲缘对准患指按而掐之（图3-5-40），由轻到重，起到以指代针、以痛治痛的作用。反复操作2~3分钟。

注意事项：注意保护皮肤，避免掐破患指。

⑤牵引患指：接上势，用健侧食指与中指夹住患指末节，牵拉10秒钟松开再牵引（图3-5-41），重复3~5次。达到滑利关节、舒展肌筋的功效。

注意事项：要用寸劲巧力，不能生拉硬拽。

⑥屈患指：坐位，用健侧的拇指与食指捏住患指，导引其屈曲（图3-5-42），幅度由小变大，再由大变小，达到通利关节、缓解粘连之效。

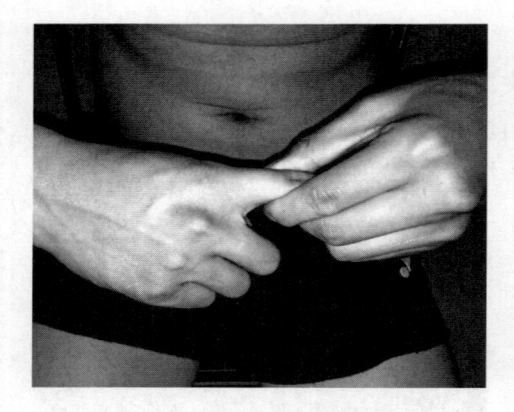

图3-5-39 指捻患指　　　　　　　图3-5-40 指掐患指

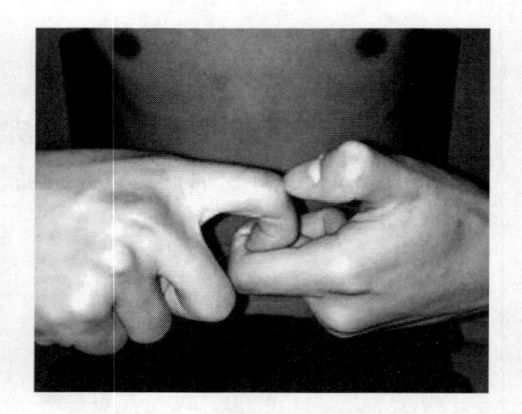

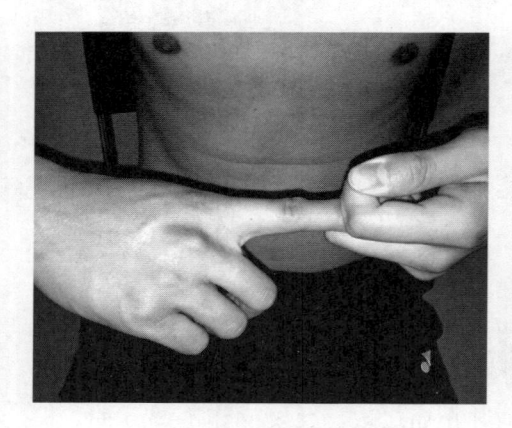

图3-5-41 牵引患指　　　　　　　图3-5-42 屈患指

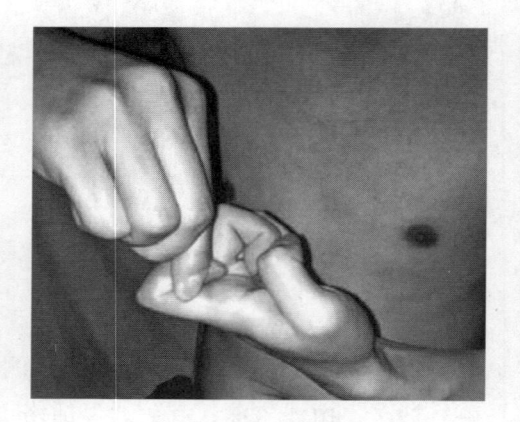

注意事项：如果伤指严重肿胀，不宜做指关节的屈曲，以免加重病情。

⑦点穴：取阳池、养老、合谷、内关，每穴点10秒钟，以局部酸胀痛为度。

【提示】

①新伤不宜做按摩，应做冷敷，外敷新伤药。
②如无瘀血，24小时后可以做轻柔的按摩。
③掐患指时要修剪指甲，以免刺破皮肤。

8. 指部腱鞘炎

指部腱鞘炎又称"扳机指""弹响指",以屈指肌腱鞘炎多见,常发生于操持家务的妇女、体操与举重运动员。手指或手掌频繁用力操作,长期从事用力握硬物的工作,造成肌腱与腱鞘之间不断摩擦,致使腱鞘逐渐增厚及纤维化,从而形成狭窄性腱鞘炎。

此病的症状为手指局限性疼痛、手指屈伸受限、屈伸时有弹响声,若腱鞘肥厚严重时,可产生绞锁现象。

【治疗】

①**揉捏掌指**:坐位,患手放在大腿上,以健侧的手揉捏患侧掌指(图3-5-43),使局部有温热感,达到温煦皮肤、温经止痛的效果。反复操作2~3分钟。

注意事项:以健侧手揉捏患侧手指、手掌,由腕部至指端,用力要平稳均匀,手法要缓而有力。

②**推按患指**:接上势,用健侧拇指指腹推按患指(图3-5-44),由轻到重,达到促进血运、活血止痛的疗效。反复操作2~3分钟。

注意事项:推按时先用轻手法,待适应后再适当加力,使局部有明显的灼热感才能达到较好的疗效。

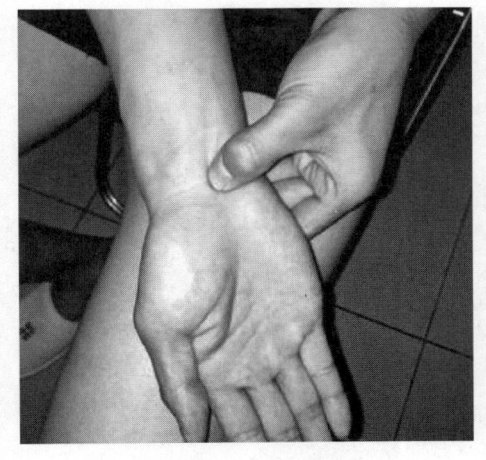

图3-5-43 揉捏掌指　　　　　　　图3-5-44 推按患指

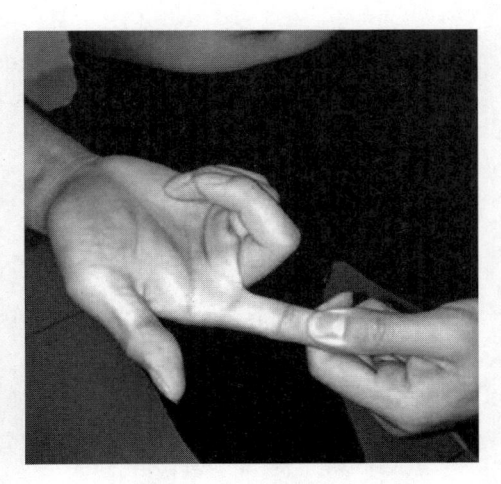

③**揉捏患指**：接上势，用健侧手的拇指与食指揉捏患指周围（图3-5-45），由表及里，达到引血下行、消炎止痛的功效。反复操作2~3分钟。

注意事项：手指的压痛点表浅，手法不宜太重。

④**指掐患指**：接上势，以健侧拇指指端对准患指痛点掐而按之（图3-5-46），由浅入深，起到以指代针、以痛治痛的作用。反复操作2~3分钟。

注意事项：掐是以拇指指端甲缘着力于患指上下左右，要修剪指甲，免伤皮肤。

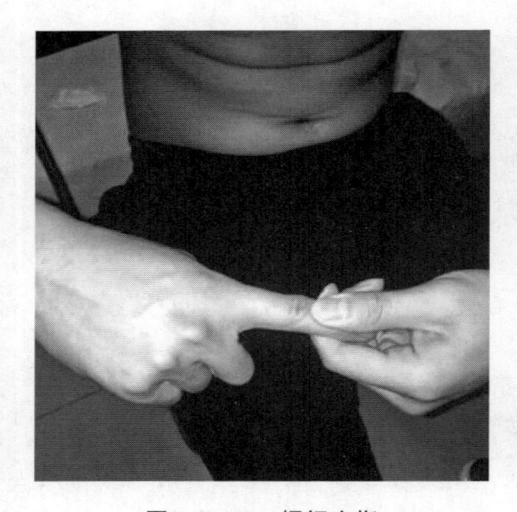

图3-5-45 揉捏患指　　　　　图3-5-46 指掐患指

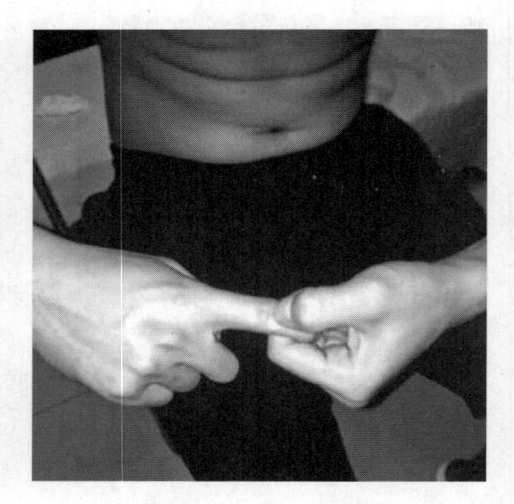

⑤**挤压患指**：接上势，以健侧手的拇指与食指对准患指痛点挤压（图3-5-47），由轻到重，达到疏通经络、活血散结的目的。反复操作2~3分钟。

注意事项：挤压时要以健侧手的拇指与食指的指腹为发力点，整个患指的上下左右都要挤压到。

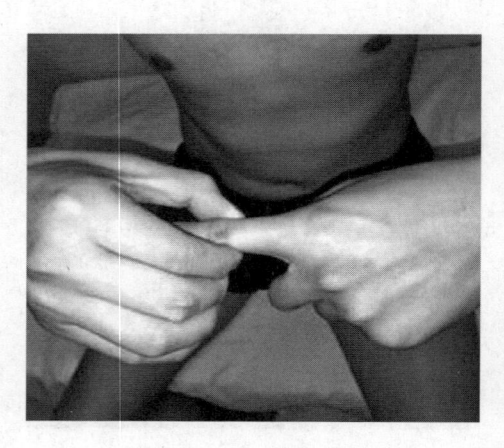

图3-5-47 挤压患指

⑥**牵引患指**：接上势，以健侧手的食指与中指夹住患指牵引15~20秒钟，松开后再牵引（图3-5-48），反复3~5次，达到松解肌筋、滑利关节的效用。

注意事项：牵引要用寸劲巧力，不可生拉硬拽，免伤筋骨。

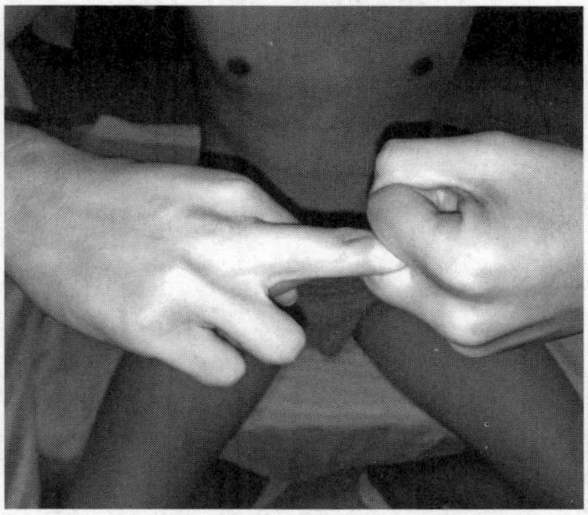

⑦**点穴**：取大陵、内关、劳宫、合谷，每穴点10秒钟，以局部酸胀痛为度。

图3-5-48　牵引患指

【提示】

①减少患手的活动，积极进行治疗。
②运动员要暂停手部的专项练习。
③揉、掐、刮等手法，每日1次，每次10~15分钟，可收到奇效。

9. 手部职业性痉挛

长时间握笔写作者手指会出现痉挛性伸直，以致完全不能拿笔写字，称为书写性痉挛。此病也可发生于小提琴、钢琴、琵琶演奏者，以及打字员、雕刻者，是一种职业性肌肉失调的官能症。

此病的症状为工作时手部肌肉迅速疲劳、手部无力。演奏时掌指关节屈曲，手指伸直，呈僵硬状态，写字时发生抖动，不能继续写字。

【治疗】

①**平推臂腕**：坐位，患肢屈肘于腹前，以健侧手掌从患侧腕部至前臂部平推（图3-5-49），由轻到重，达到舒展肌筋、解痉通闭的效果。反复操作2~3分钟。

注意事项：用力要均匀平稳，不能间断和跳跃。

②**揉捏臂腕**：接上势，以健侧手从患侧前臂上部至掌指部揉捏（图3-5-50），由表及里，达到疏通经络、引邪外出的疗效。反复操作2～3分钟。

注意事项：揉而捏之，捏而提拿，边揉边捏，揉捏相济。

③**握臂腕**：接上势，用健侧手把患侧前臂握住，然后一紧一松地向肘部移动（图3-5-51），由浅入深，达到理顺筋脉、缓解疲劳的功效。反复操作2～3分钟。

注意事项：掌指同时用力，握3秒钟后松开再向上移握。

④**按压腕臂**：接上势，手握拳，从患侧前臂上部至腕指部按压（图3-5-52），由表及里，起到舒筋松肌、活血散瘀的作用。反复操作2～3分钟。

注意事项：按压时要缓慢移动，压而不动，提则轻缓，一起一落，平稳移压。

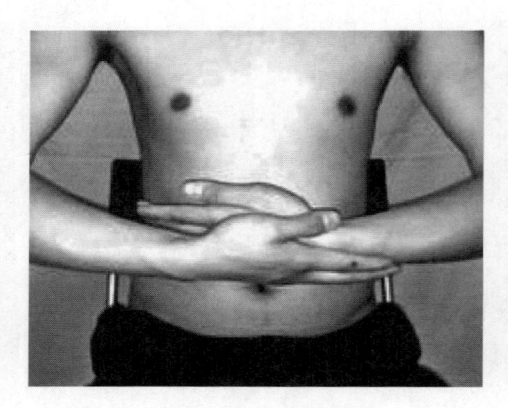

图3-5-49 平推臂腕　　　　　　图3-5-50 揉捏臂腕

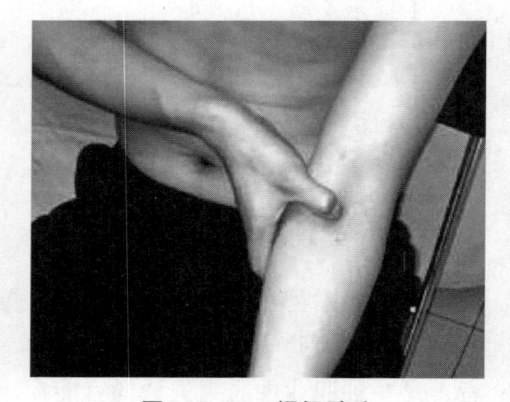

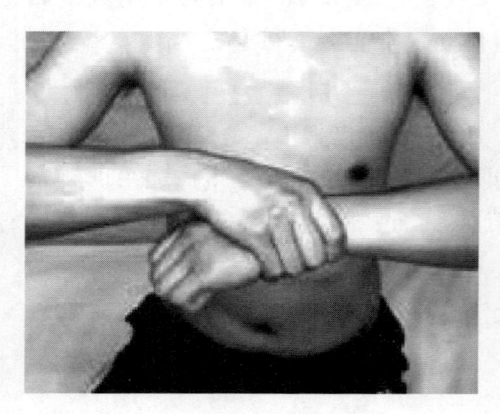

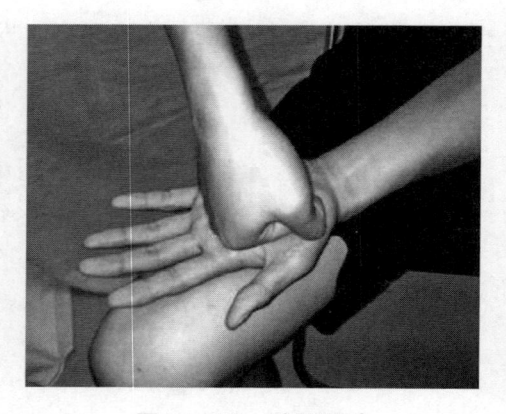

图3-5-51 握臂腕　　　　　　图3-5-52 按压腕臂

⑤推运掌指：接上势，用健侧手掌对准患侧掌指部做顺时针旋转推运（图3-5-53），由浅入深，达到促进血运、活络解痉之效。反复操作2~3分钟。

注意事项：为顺利推运，在患处可涂擦一些润滑剂。

⑥掐四缝穴：坐位，以健侧的食、中、环、小指对准患侧的四缝穴，按而掐之（图3-5-54），由表及里，由柔至刚，达到引血下行、引邪外出、活血止痛的效果。

注意事项：四指用力要均衡，协同一致，掐5秒钟后松开再掐，反复5~8次。四缝穴主治小儿疳疾，对手部疼痛也有较好的疗效。

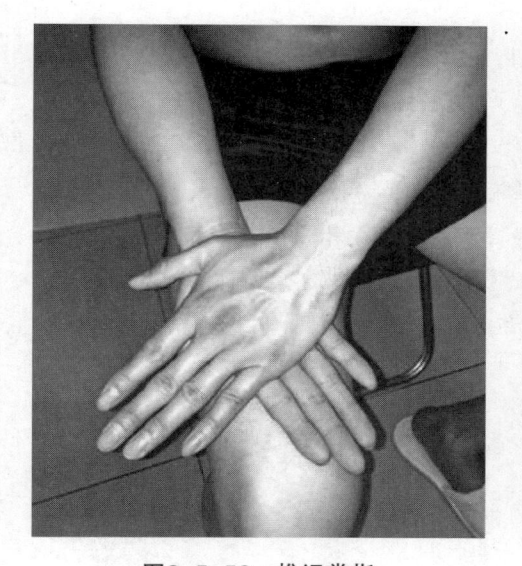

图3-5-53　推运掌指　　　　　　图3-5-54　掐四缝穴

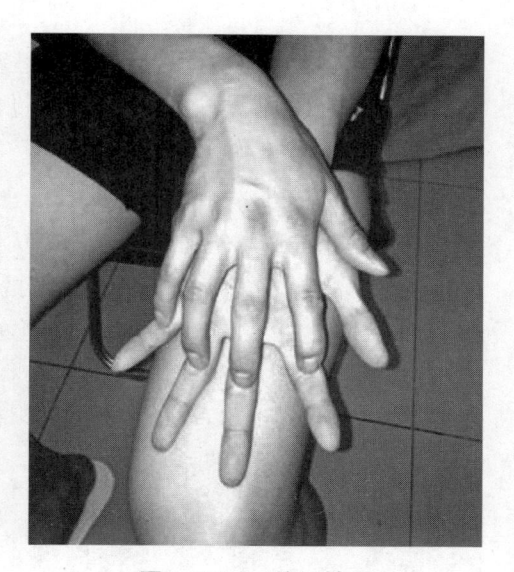

⑦点穴：取劳宫、内关、外关、合谷，每穴点10秒钟，以局部得气为宜。

【提示】

①写字时如果出现手抖动应立即停止书写。

②改换乐器，有些患者用原来的乐器时手部出现痉挛，而换一种乐器后则很自如，如用小提琴演奏时出现痉挛，改拉胡琴时就安然无恙。

③伴有筋膜炎的患者，可做理疗，如直流电、超声波、温泉浴等。

10. 桡骨茎突部狭窄性腱鞘炎

桡骨茎突部狭窄性腱鞘炎与职业有密切关系，腕指活动过多者发病率较高，女性多于男性。长期机械性刺激，如举重和体操运动员拇指与腕部经常超负荷活动，引起腱鞘水肿，继而腱鞘变厚而导致狭窄。

此病的症状为桡骨茎突部疼痛，拇指活动受限。大鱼际出现废用性萎缩，拇指活动时桡骨茎突处出现摩擦音。

【治疗】

①掌擦患处：坐位，患手放在大腿上，以健侧手掌从前臂桡侧上部至茎突部往返擦拭（图3-5-55），使局部皮肤产生温热感，达到温蕴皮肤、温经止痛的效果。反复操作2～3分钟。

注意事项：手掌要紧贴皮肤往返平擦，不能重按与重搓。

②揉捏患处：接上势，以健侧手从桡骨茎突上部至下部揉捏（图3-5-56），由轻到重，达到整复肌筋、活血散瘀的疗效。反复操作2～3分钟。

注意事项：此病的压痛点表浅，施力不宜过大。

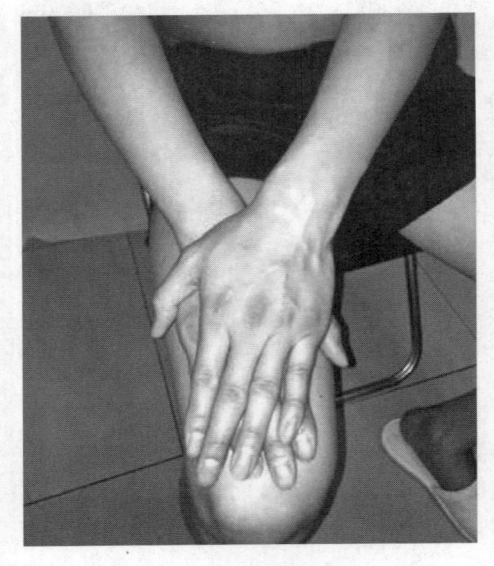

图3-5-55 掌擦患处　　　　图3-5-56 揉捏患处

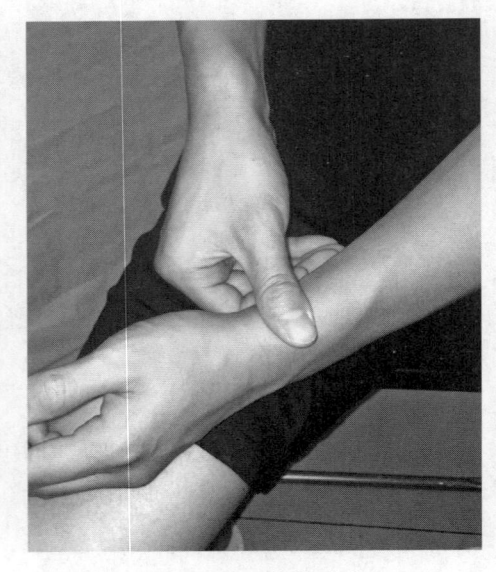

③**指掐痛点**：坐位，以健侧拇指甲缘对准痛点按而掐之（图3-5-57），由表及里，达到以指代针、以痛治痛的目的。反复操作2~3分钟。

注意事项：此处压痛点表浅，不宜重掐。掐5秒钟后松开再掐，反复3~5次。

④**推运患处**：接上势，用健侧手掌对准桡骨茎突部，做顺时针旋转推运（图3-5-58），由浅入深，起到舒筋活络、活血散结的作用。反复操作2~3分钟。

注意事项：手掌要紧贴皮肤，不能跳跃和间断。

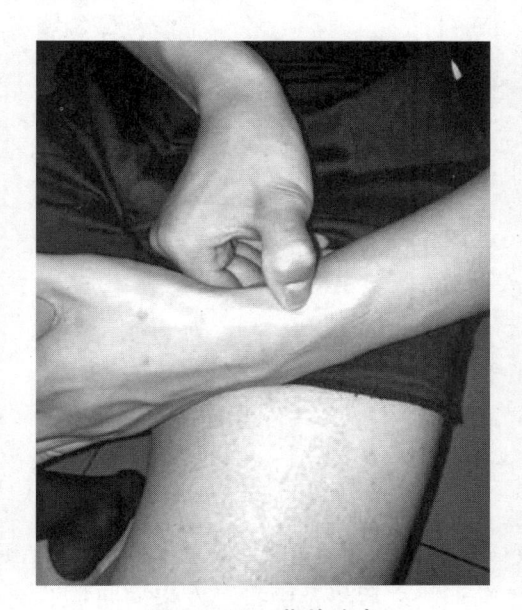

图3-5-57 指掐痛点　　　　　　图3-5-58 推运患处

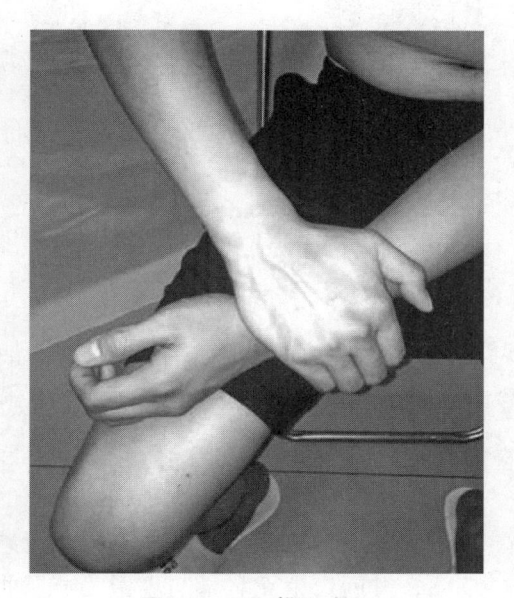

⑤**按压患处**：接上势，健侧手掌对准桡骨茎突处按压（图3-5-59），由轻到重，达到舒展肌筋、活血止痛的效用。反复操作2~3分钟。

注意事项：手法要柔和平稳，要用寸劲巧力，不能大力按压。

⑥**点内关穴**：坐位，用健侧拇指端对准内关穴点而按之（图3-5-60），使局部有明显的得气感，达到点穴开筋、活络止痛的功效。

注意事项：点穴时逐渐施力，再逐渐减力，点5秒钟后松开再点，反复5~8次。

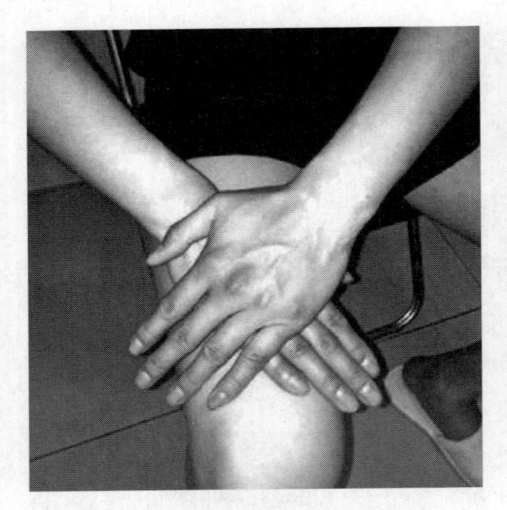

图3-5-59　按压患处　　　　　　　　图3-5-60　点内关穴

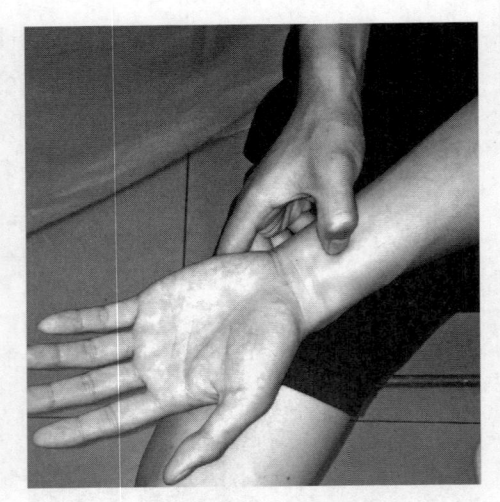

⑦点穴：取阳溪、合谷、阳池，每穴点10秒钟，以局部酸胀痛为度。

【提示】

①此病是一种慢性病，治疗要有耐心和信心。
②治疗期间要减少手部活动，注意局部保暖。

11. 掌腱膜挛缩症

掌腱膜挛缩症与遗传、风湿、劳累、外伤有关。此病的症状为掌腱膜逐渐挛缩，继而产生无名指与小指关节屈曲性畸形，之后累及中指。发病初期掌腱膜只有挛缩，之后产生结节，与掌部皮肤粘连在一起。

【治疗】

①**平推掌指**：坐位，患侧手臂放在大腿上，掌心向上，健侧掌根从患侧腕掌部至五指平推（图3-5-61），由轻到重，达到疏通肌筋、缓解粘连的效果。反复操作2~3分钟。

注意事项：操作时要缓而有力，使局部有明显的酸胀感。

②**揉捏掌指**：接上势，用健侧手揉捏患侧掌指部（图3-5-62），由表及里，达到通经活络、减轻痉挛的疗效。反复操作2~3分钟。

注意事项：掌指部压痛点表浅，不宜用太大力量，用力要柔和舒适。

③**搓捋臂掌**：接上势，健侧手掌从患侧前臂至掌指搓捋（图3-5-63），由浅入深，达到梳理肌筋、温经通络的功效。反复操作2~3分钟。

注意事项：搓捋时动作要连贯，施力要均匀，搓则深沉，捋则浮滑，刚柔相济。

④**按压掌臂**：接上势，以健侧手的掌根从患侧前臂至掌指按压（图3-5-64），由轻到重，起到引血下行、活血散结的作用。反复操作2~3分钟。

注意事项：按压片刻后移动再按压，要用寸劲巧力，不能用强力操作。

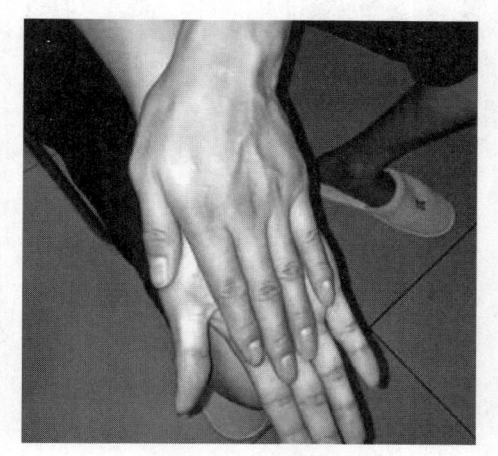

图3-5-61 平推掌指

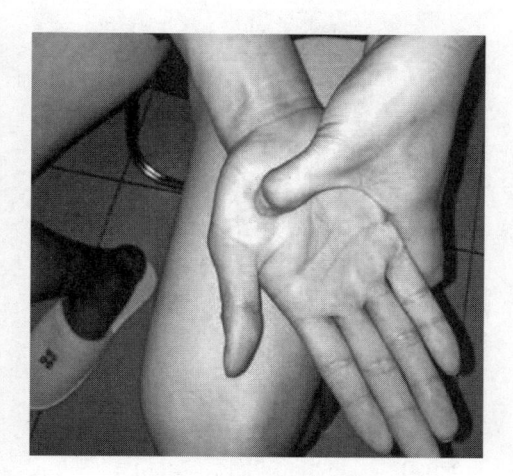

图3-5-62 揉捏掌指

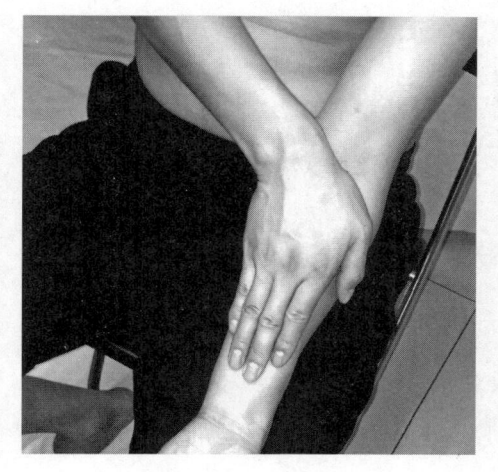

图3-5-63 搓捋臂掌

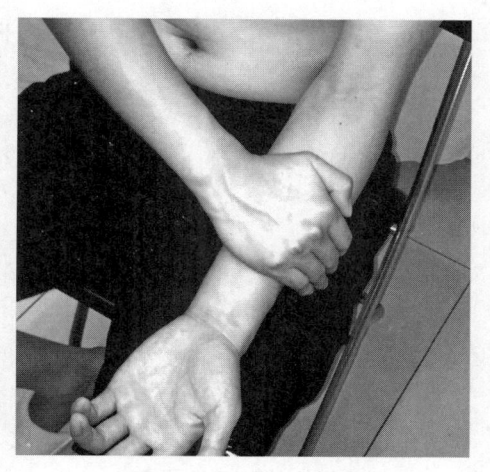

图3-5-64 按压掌臂

⑤轻掐患指：接上势，用健侧的拇指端甲缘轻柔地掐患指（图3-5-65），达到促进血运、减轻畸形的目的。反复操作2~3分钟。

注意事项：要修剪指甲，免伤皮肤。要用寸劲巧力。

⑥指点三穴：坐位，以健侧手的食指、中指、无名指指端对准患侧的大陵、内关、间使穴点而按之（图3-5-66），使局部有明显的得气感，达到点穴开筋、活络止痛的功效。

注意事项：对准穴位后三指协调用力，点5秒钟后松开再点，反复5~8次。

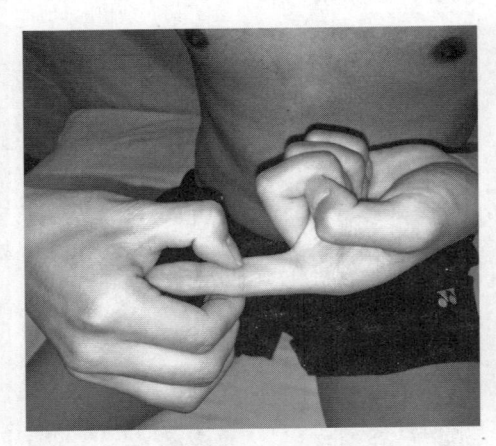

图3-5-65　轻掐患指　　　　图3-5-66　指点三穴

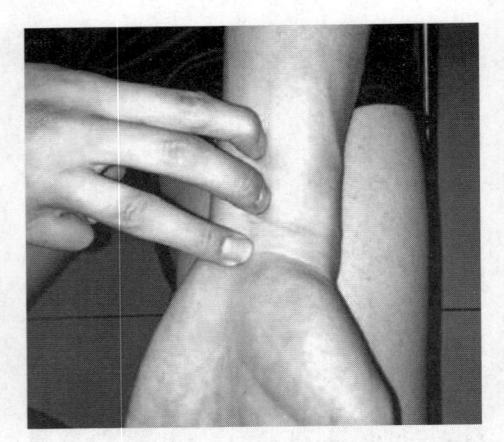

⑦点穴：取劳宫、外关、合谷、曲池，每穴点10秒钟，以局部得气为宜。

【提示】

①早期手指出现屈曲性畸形时，只要将患指被动扳直并做按摩，往往能奏效。

②用60%的二甲基亚砜局部涂擦，每天两次，疗效甚佳。

12. 指间关节脱位后遗症

指间关节脱位复位后，由于手指皮下缺乏结缔组织，关节表浅，所以肿胀明显，而且不易消失。脱位后关节囊、韧带、肌腱都会出现损伤，引起局部疼痛、肿胀、关节僵硬等症状。

第三章 各科常见疾病自我按摩

按摩与自我按摩是治疗指间关节脱位后遗症的有效方法，简便易行，疗效显著。

【治疗】

①**平推掌指**：坐位，患侧手放在大腿上，掌心向上，健侧掌根从患侧腕部至五指端平推（图3-5-67），由轻到重，达到通经活络、活血止痛的效果。反复操作2～3分钟。

注意事项：手法要平稳舒适，用力要均衡。

②**揉捏患指**：接上势，用健侧手的拇指与食指从患指远端向近端揉捏（图3-5-68），由表及里，达到引血下行、活血散结的疗效。反复操作2～3分钟。

注意事项：手指压痛点表浅，不宜用太大力量。

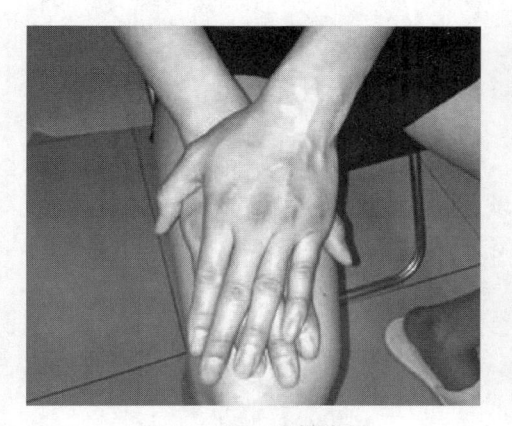

图3-5-67 平推掌指　　　　　图3-5-68 揉捏患指

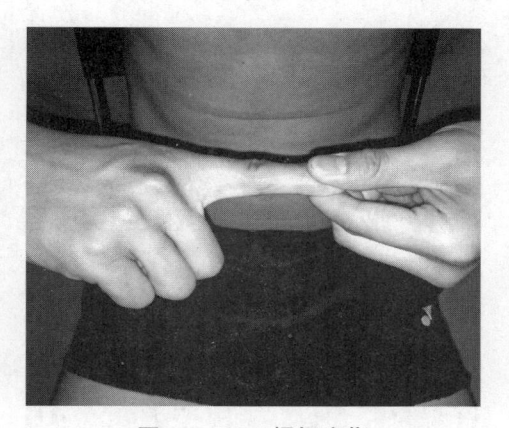

③**指掐患指**：接上势，用健侧手的拇指甲缘从患指远端至近端掐而按之（图3-5-69），由浅入深，达到以指代针、以痛治痛之效。反复操作2～3分钟。

注意事项：要修剪指甲，免伤皮肤。要用寸劲巧力。

④**牵引患指**：接上势，以健侧的食指与中指夹住患指徐徐牵引（图3-5-70），起到滑利关节、活血止痛的作用。每牵引10秒钟后松开再牵引，反复3～5次。

215

注意事项：要用寸劲，不可生拉硬拽，以免加重症状。

⑤**指推患指**：接上势，用健侧拇指指腹从患指远端向近端推按（图3-5-71），由轻到重，达到舒筋理肌、散瘀止痛的功效。反复操作2~3分钟。

注意事项：手法要柔和舒适，不可重推重搓。

⑥**点中渚穴**：坐位，用健侧拇指端对准中渚穴点而按之（图3-5-72），使局部有明显的得气感，达到点穴开筋、活络止痛的良效。

注意事项：中渚穴属手少阳三焦经，是治肘臂痛、手指不能伸屈的要穴。点5秒钟后松开再点，反复5~8次。

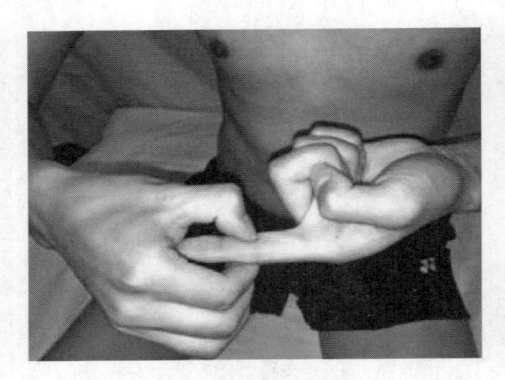

图3-5-69　指掐患指

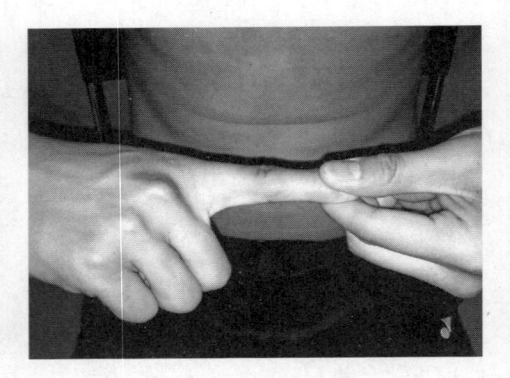

图3-5-70　牵引患指

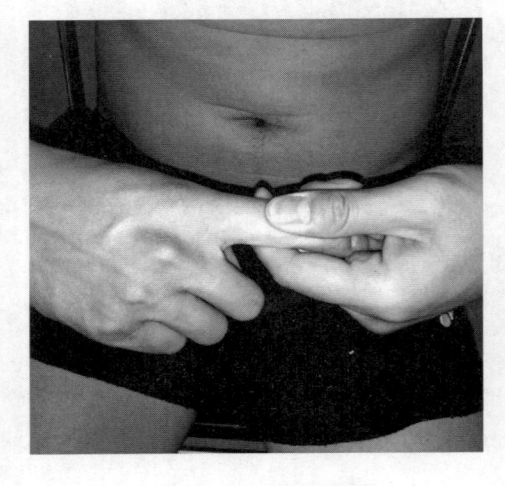

图3-5-71　指推患指

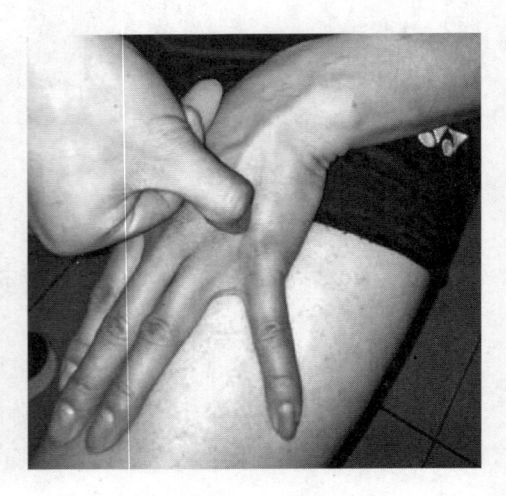

图3-5-72　点中渚穴

⑦**点穴**：取阳池、外关、合谷、劳宫，每穴点10秒钟，以局部酸胀痛为度。

【提示】

①手指压痛点表浅，不用太大力量，以免损伤皮肤。
②注意患指的功能锻炼，坚持握拳、屈指、伸指。
③坚持按摩与自我按摩，直至功能完全恢复正常为止。

13. 月骨脱位后遗症

月骨脱位发生率较高，复位后大多情况良好。如果在坚硬的地面跌倒手掌撑地，手腕极度背伸，月骨被挤压在桡骨下端和头状骨之间，向掌侧移位，同时造成腕部软组织损伤，会出现肿胀、疼痛、腕部活动受限等症状。

按摩与自我按摩能取得满意效果，使腕部功能得到恢复。

【治疗】

①**推运腕部**：坐位，患侧手放在大腿上，掌心向上，以健侧掌心对准患侧腕部做顺时针旋转推运（图3-5-73），由轻到重，达到舒筋理肌、活血止痛之效。反复操作2～3分钟。

注意事项：手法要平稳舒适，由轻到重，再由重到轻，刚柔相济。

②**揉捏腕部**：接上势，用健侧手揉捏患侧腕部（图3-5-74），由浅入深，达到通经活络、活血化瘀的疗效。反复操作2～3分钟。

注意事项：揉而捏之，揉捏相济，手法要缓而有力，使力量透入组织深层。

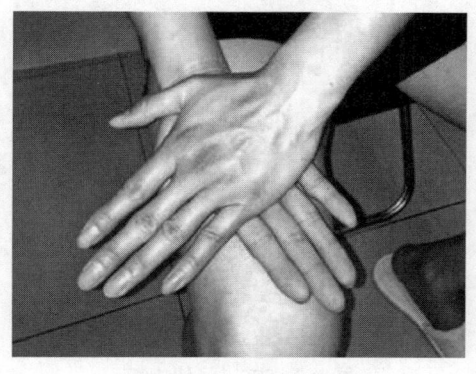

图3-5-73 推运腕部　　　　　图3-5-74 揉捏腕部

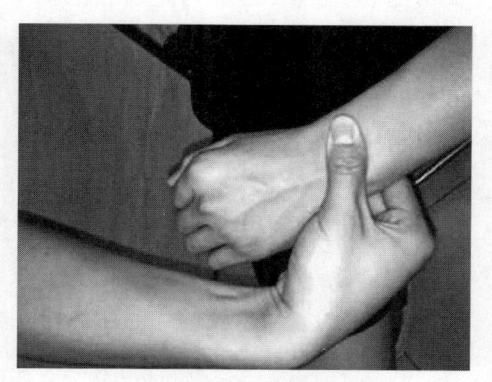

③按压腕部：接上势，用健侧手掌按压患侧腕部（图3-5-75），由表及里，达到理顺肌筋、软坚散结的功效。反复操作2~3分钟。

注意事项：腕部力量薄弱，不宜用太大力量按压。

④搓捋腕臂：接上势，以健侧手从患侧腕部至前臂搓捋（图3-5-76），由轻到重，达到舒筋理肌、温经止痛之效。反复操作2~3分钟。

注意事项：动作要连贯，施力要均匀，先推搓，后滑捋，刚柔相济。

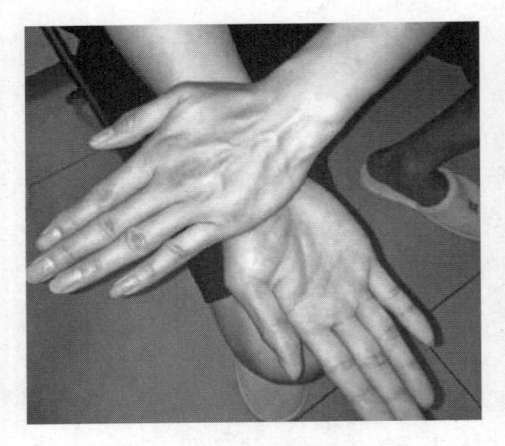

图3-5-75 按压腕部

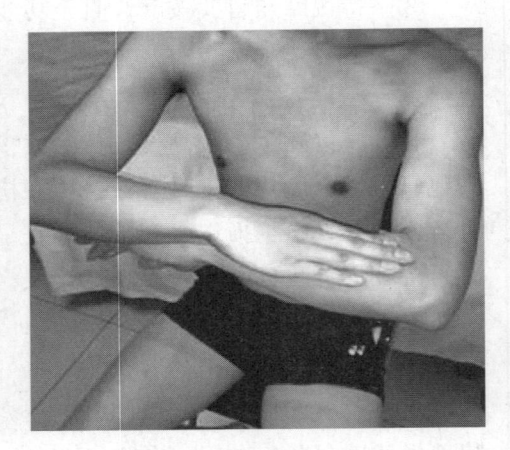

图3-5-76 搓捋腕臂

⑤屈伸患腕：接上势，肘关节屈曲，用健侧手导引患侧腕部屈伸（图3-5-77），起到滑利关节、防止粘连的作用。反复操作2~3分钟。

注意事项：要用寸劲巧力，手法要柔和，禁忌重力推压。

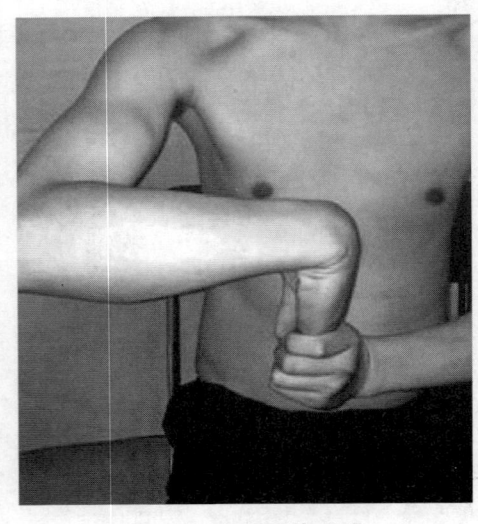

图3-5-77 屈伸患腕

⑥指揉痛点：接上势，用健侧的拇指指腹对准患腕痛点揉而按之（图3-5-78），由轻到重，达到以指代针、以痛治痛的效用。反复操作2~3分钟。

注意事项：腕部压痛点表浅，不宜用太大力量。

⑦点穴：取阳池、内关、大陵、外关、合谷，每穴点10秒钟，以局部酸胀痛为度。

【提示】

①加强腕部力量练习，增加其强度与抗压能力。

②训练时要用护腕或用胶布固定。

③坚持按摩与自我按摩，直至症状消失。

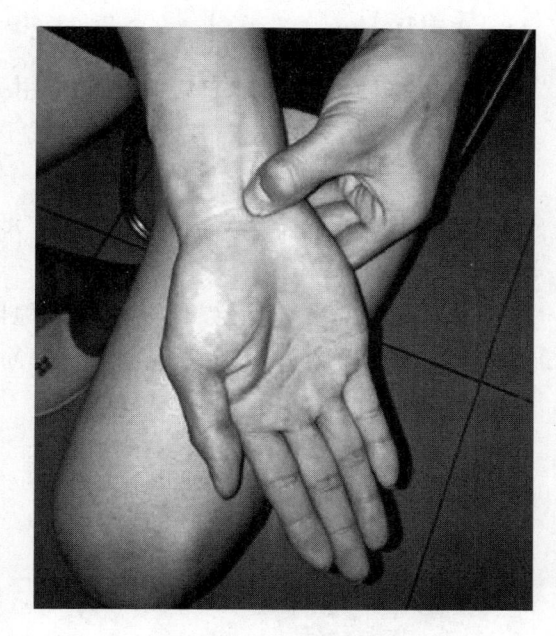

图3-5-78　指揉痛点

六、臀部与大腿部疾病

1. 弹响髋

弹响髋又称髂胫束挛缩症。此病的特点是髋关节伸屈或行走时，在股骨大粗隆上有条索状物滑动而发出响声，往往双侧同时发病，多见于青壮年。

此病的症状为步态异常，跑步时双腿呈外旋与外展姿态，跑跳时股骨大粗隆处疼痛，严重时不能侧卧。患侧髋关节屈曲、屈膝、内收、内旋及伸展时，在股骨大粗隆外侧可触摸到条索状物滑动，并有弹响声。

【治疗】

①**轻推髋部**：侧卧，患侧在上，用手掌从髋关节上部至下部轻推（图3-6-1），使局部有温热感，达到促进血运、活络止痛的效果。反复操作2~3分钟。

注意事项：以手掌着力于髋部，不旋不按，往返前推，轻而不浮，滑而不滞。

②**揉捏髋部**：接上势，拇指与其他四指呈钳形，从髋关节上部至下部揉捏（图3-6-2），由表及里，达到舒筋活络、散结导滞的疗效。反复操作2~3分钟。

注意事项：以手指与手掌揉捏患处，婉转回环，紧贴皮肤，带动肌肤转动，避免扭抓。

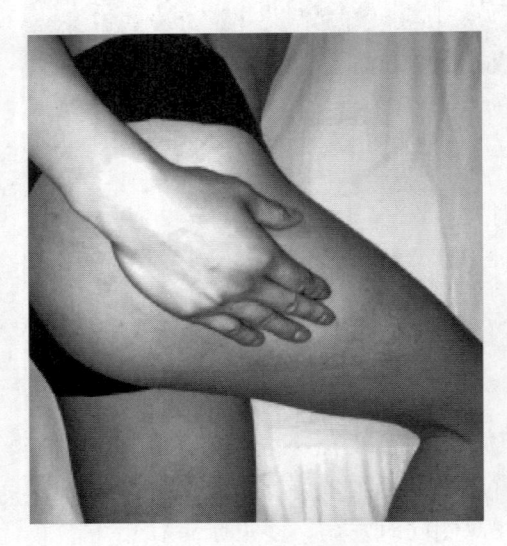

图3-6-1　轻推髋部　　　　　　　　图3-6-2　揉捏髋部

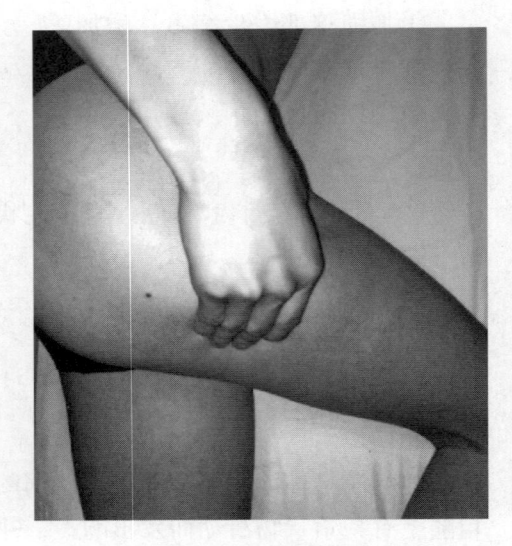

③**推运髋部**：接上势，以掌心对准髋部最突出部位做顺时针旋转推运（图3-6-3），由轻到重，达到理肌开筋、滑利关节的功效。反复操作2~3分钟。

注意事项：宜轻不宜重，宜缓不宜急，不可跳跃拍击。

④**指点痛点**：接上势，以拇指端或中指端点按痛点（图3-6-4），起到温

通经络、活血止痛的作用。反复操作2~3分钟。

注意事项：由轻到重，由表及里，持续用力，使局部有酸胀痛之感。

⑤**搓捋髋部**：接上势，以手掌从髋关节上部至下部搓捋（图3-6-5），由浅入深，达到梳理肌筋、松肌解痉的目的。反复操作2~3分钟。

注意事项：手掌要紧贴皮肤，动作要连贯，用力要均匀。

⑥**叩击髋部**：接上势，一手五指并拢，呈梅花形，叩击髋关节周围（图3-6-6），由表及里，达到去瘀消滞、引邪出经的功效。反复操作2~3分钟。

注意事项：操作时手法要灵活而有节奏，用寸劲巧力，不可用力过大。

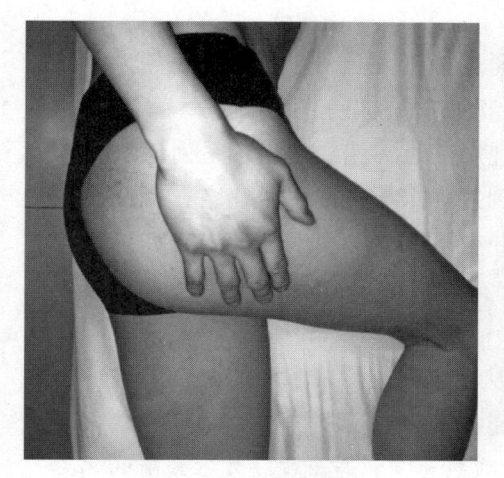

图3-6-3 推运髋部

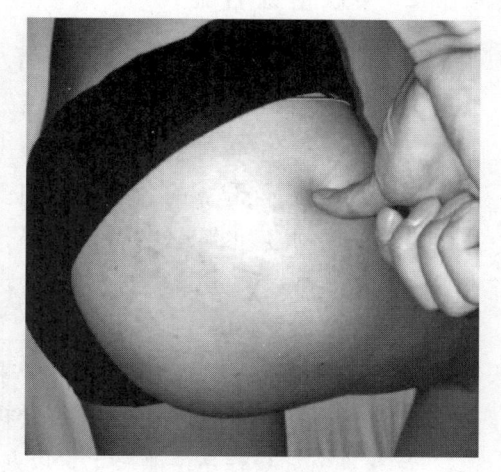

图3-6-4 指点痛点

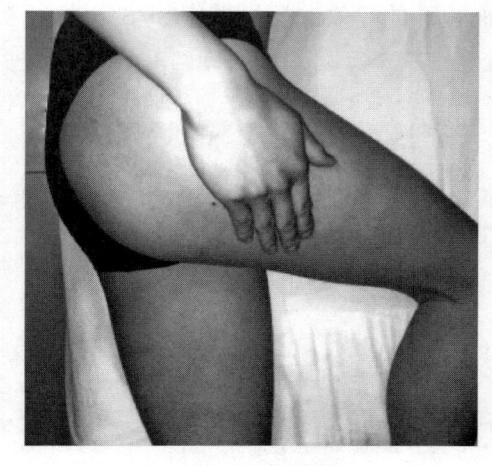

图3-6-5 搓捋髋部

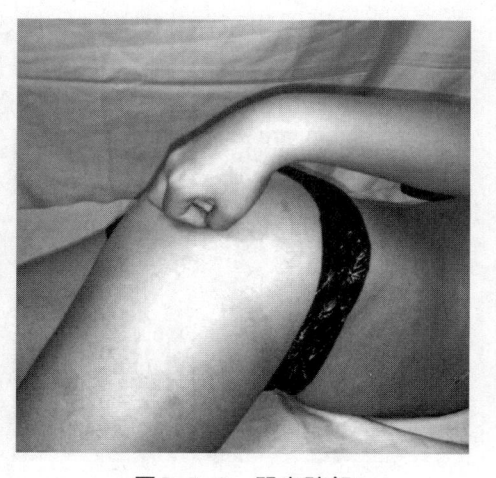

图3-6-6 叩击髋部

⑦点穴：取环跳、居髎、风市、阳陵泉、悬钟，每穴点10秒钟，以局部酸胀痛为度。

【提示】

①按摩手法要柔和，不可强力弹拨和重掐。
②适当进行髋关节锻炼，如下蹲起，仰卧屈膝、屈髋，仰卧交替直抬腿等。

2. 梨状肌综合征

梨状肌位于臀部，起于骶椎前面，通过坐骨大孔，止于大转子尖。梨状肌的上方有臀上神经、臀上动静脉。在梨状肌的下方有阴部神经，臀下动、静脉、臀下神经、坐骨神经。当梨状肌出现病变时，就会产生一系列症状。

抬重物或蹲位起立时，当梨状肌受到过度牵拉时而发生痉挛，因此导致坐骨神经受压。此病的症状为臀部疼痛，并向下肢放射，不能行走或跛行。

【治疗】

①**抚摩臀部**：侧卧，用一手的掌指从臀上部至大腿抚摩（图3-6-7），手法要柔和舒适，达到温通经络、缓解疼痛的效果。反复操作2～3分钟。

注意事项：操作手法要轻柔，以表皮微热为宜，避免皮肤发红或有灼热感。

②**揉捏臀部**：接上势，拇指与其余四指呈钳形，从臀部至大腿揉捏（图3-6-8），刚柔相兼，达到梳理肌筋、活血止痛的疗效。反复操作2～3分钟。

注意事项：手法要灵活自如，持续操作，不可间断，往返协调。

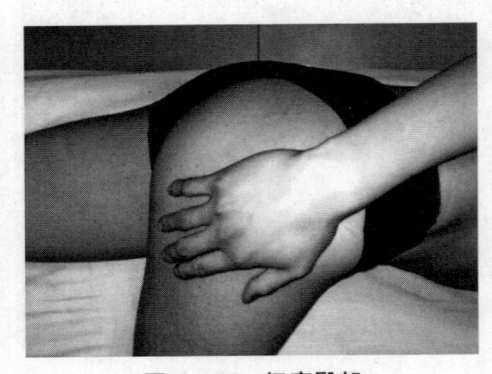

图3-6-7 抚摩臀部　　　　　图3-6-8 揉捏臀部

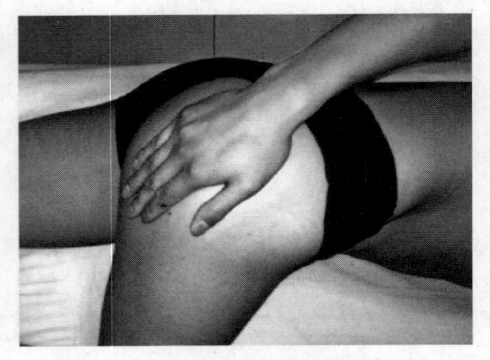

③**拳压臀部**：接上势，用拳头从臀部至大腿按压（图3-6-9），由表及里，达到舒展肌筋、活血止痛的功效。反复操作2~3分钟。

注意事项：手法要缓慢有力，使力量透入深层，起到以痛治痛的作用。

④**捶击臀部**：接上势，以拳头捶击臀部至大腿（图3-6-10），由浮到沉，起到通经活络、引血下行、活血止痛的作用。反复操作2~3分钟。

注意事项：手法要轻快自如，频率由慢到快，使局部有舒适感。

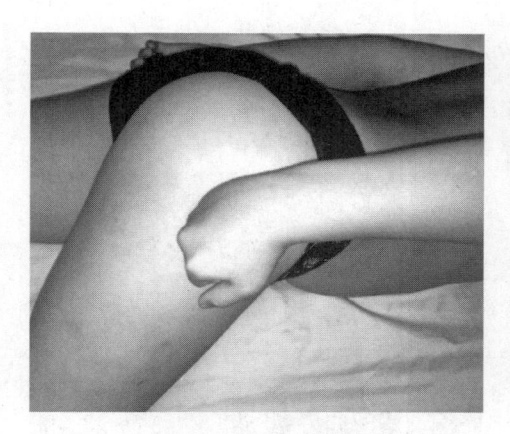

图3-6-9 拳压臀部

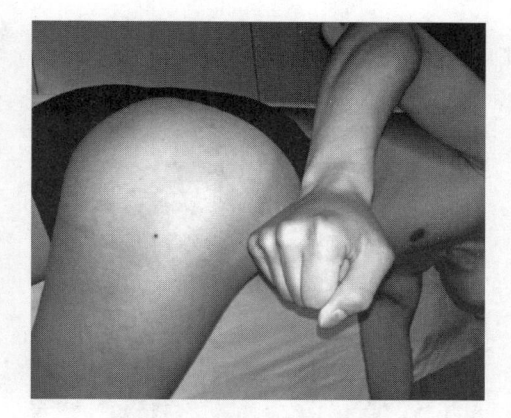

图3-6-10 捶击臀部

⑤**指点痛点**：接上势，用拇指或中指点臀部痛点（图3-6-11），使局部有明显的酸胀痛感，达到以指代针、以痛治痛的目的。反复操作2~3分钟。

注意事项：点痛点时要逐渐施力，再逐渐减力，必要时可略加颤动，以增其疗效。

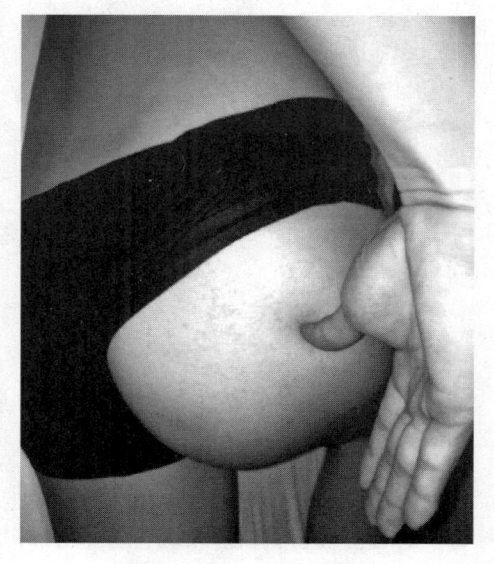

图3-6-11 指点痛点

⑥**推运臀部**：接上势，手掌对准臀部痛点做顺时针旋转推运（图3-6-12），由浅入深，达到捻正肌筋、减轻疼痛的功效。反复操作2~3分钟。

注意事项：当臀部疼痛明显时，应当采取轻柔的手法，疼痛缓解后可适当增加力量。

⑦**拳推臀部**：接上势，握拳，从臀上部至大腿推动（图3-6-13），推而按之，使力量传导至深层，达到放松肌肉、活血止痛的效果。反复操作2~3分钟。

注意事项：拳推时以指间关节为着力点，触及条索状硬结时应适当增加推按的力量。

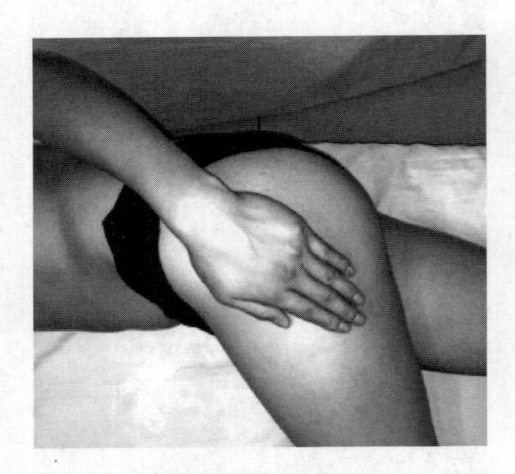

图3-6-12 推运臀部　　　　　　　图3-6-13 拳推臀部

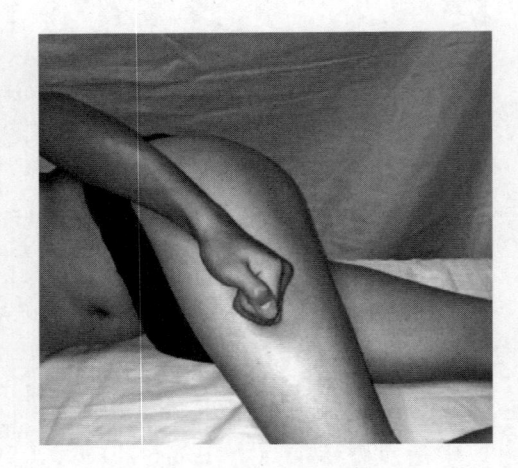

⑧**点穴**：取环跳、居髎、风市、阳陵泉、足三里、悬钟，每穴点10秒，以局部酸胀痛为宜。

【提示】

①新伤要卧床休息，伤后48小时后可以做按摩。

②手法治疗时要放松患侧臀部肌肉，此处肌肉按摩放松后就可清楚地摸到梨状肌，然后对其施用多种手法。

③适当进行功能锻炼，如患肢外展、内收，直腿抬高等。

3. 股四头肌损伤

股四头肌损伤是常见的运动外伤，其中有挫伤、肌肉拉伤，多见于篮球、足球、田径、武术散打等项目。股四头肌位于大腿前部，在剧烈的比赛中，很容易被对手撞伤、踢伤。用力过大会引起股四肌突然收缩而损伤，如扣篮用力过猛、跳远踏跳力量过大、超重负重下蹲起等都会引起肌肉拉伤和扭伤。

此病的症状为股四头肌肿胀、疼痛、膝关节无力、伸屈受限，行走困难等。

【治疗】

①**轻推大腿前部**：坐位，手掌从大腿前部自上而下轻推（图3-6-14），使其产生温热感，达到温经活络、活血化瘀的效果。反复操作2～3分钟。

注意事项：手要紧贴皮肤，往返直线推进，使其保持持续均匀的推力。

②**揉捏大腿前部**：坐位，拇指与其余四指呈钳形，从大腿前部自上而下揉捏（图3-6-15），由表及里，刚柔相济，达到梳理肌筋、消肿止痛的疗效。反复操作2～3分钟。

注意事项：拇指与四指力量要平衡，五指齐用力揉捏，使深处的肌肉与神经均受到适宜的刺激。

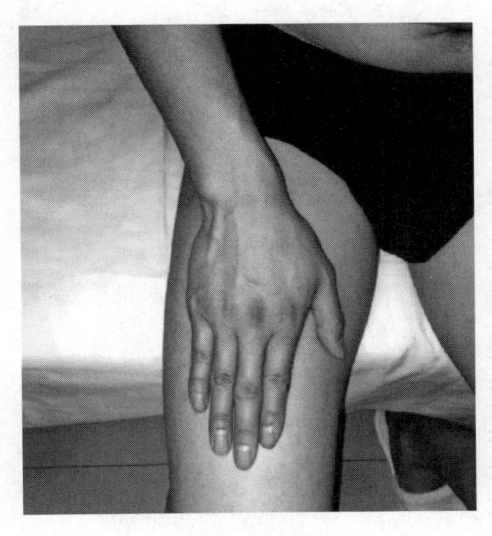

图3-6-14 轻推大腿前部　　　　图3-6-15 揉捏大腿前部

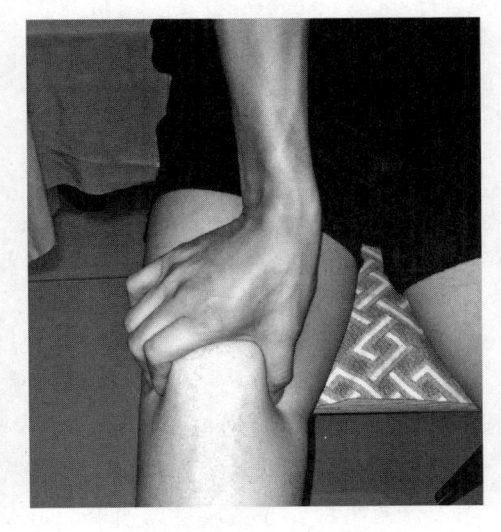

③**刨推大腿前部**：坐位，双手十指交叉，从大腿前部自上而下刨推（图3-6-16），宛若木工推刨子，由浅入深，达到松解肌筋、行气活血的功效。反复操作2~3分钟。

注意事项：双手要密切配合，用力匀称，协调一致，往返操作，灵活自如。

④**按压大腿**：坐位，双手掌重叠，从大腿前部自上而下按压（图3-6-17），由表及里，起到放松肌筋、活血止痛的作用。反复操作2~3分钟。

注意事项：按压手法要缓而有力，使力量传导到肌肉深层，按压后如释重负，顿觉轻松爽快。

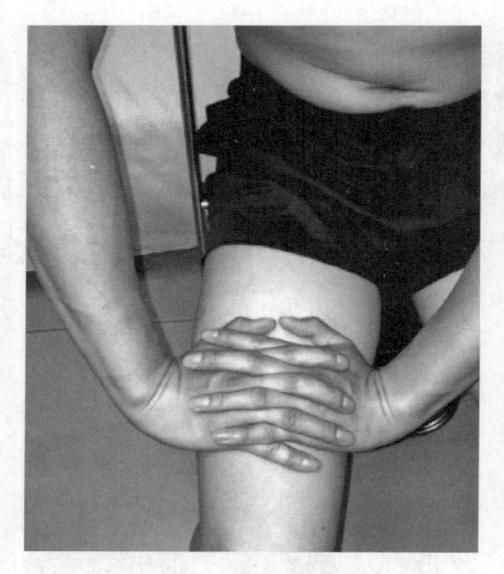

图3-6-16　刨推大腿前部　　　　　　图3-6-17　按压大腿

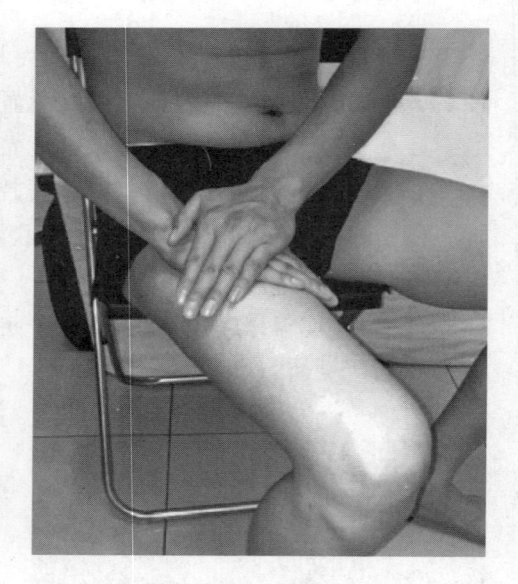

⑤**指揉痛点**：坐位，用拇指指腹揉按痛点（图3-6-18），使局部有酸胀痛之感，达到通经活络、消肿止痛的目的。反复操作2~3分钟。

注意事项：手法要柔和，由轻到重，由表及里，起到以痛治痛的治疗效果。

⑥**捶击大腿**：坐位，用拳头从大腿前部自上而下捶击（图3-6-19），起到促进血运、引邪达表的功效。反复操作2~3分钟。

注意事项：手腕要灵活自如，轻快而富有节奏，使局部有爽快之感。

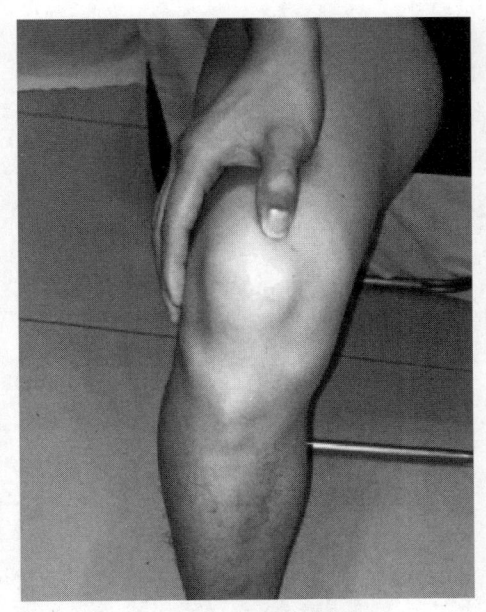

图3-6-18 指揉痛点　　　　　　　　图3-6-19 捶击大腿

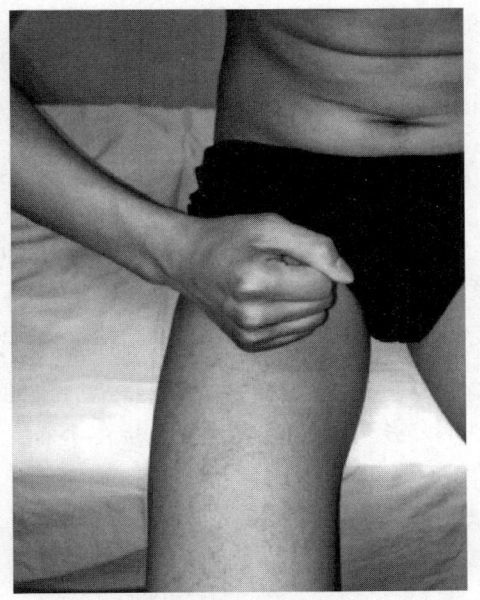

⑦点穴：取梁丘、伏兔、阳陵泉、足三里、悬钟，每穴点10秒钟，以局部酸胀痛为度。

【提示】

①训练前一定要充分做好准备活动，尤其是下肢的活动。
②增强股四头肌力量，如徒手下蹲起、负重下蹲起等。
③训练后要做大腿前群肌肉的放松按摩。

4. 股后肌群损伤

股后肌群损伤是常见的运动外伤，多见于短跑、跨栏、跳远、三级跳等项目。股后肌群包括股二头肌、半腱肌、半膜肌，这三块肌肉都是双关节肌，因此容易受伤。长期大负荷训练会引起肌肉微细损伤，进而导致肌肉劳损。运动时肌肉处于紧张状态，受到牵拉时就会造成拉伤或扭伤。

此病的症状为大腿后部痛疼、肿胀，有明显压痛，行走困难。

【治疗】

①急性损伤后应立即加压包扎，局部放冰袋。两天后，可进行按摩。

②**轻推大腿后部**：侧卧位，患肢在上，屈膝跨在腹前的软枕上，用手掌从大腿后部自上而下轻推（图3-6-20），使表皮产生微热感，起到温经解表、缓解疼痛的作用。反复操作2～3分钟。

注意事项：手法要轻而不沉，滑而不滞，使局部感到温和而舒适。

③**揉捏大腿后部**：侧卧位，从大腿后部自上而下揉捏（图3-6-21），由轻到重，达到通经活络、整复肌筋的效果。反复操作2～3分钟。

注意事项：操作时手法要柔和，往返协调，手指与手掌不能离开皮肤。

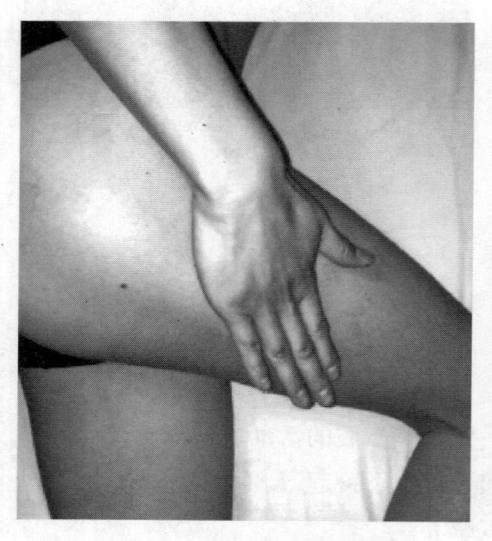

图3-6-20　轻推大腿后部　　　　　图3-6-21　揉捏大腿后部

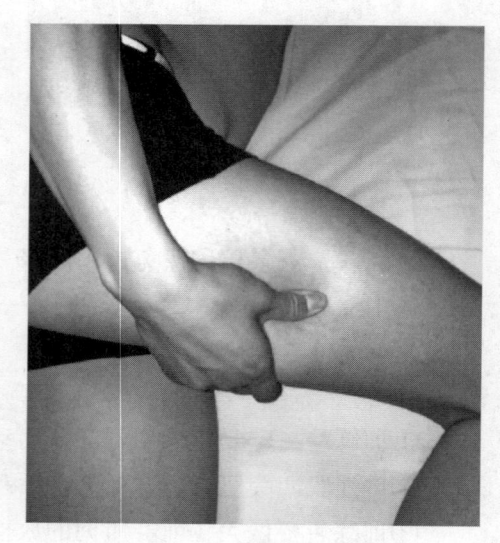

④**推搓大腿后部**：侧卧，以手掌从大腿后部自上而下推搓（图3-6-22），由浅入深，达到促进血运、活血止痛的疗效。反复操作2～3分钟。

注意事项：操作时手不能离开皮肤，由轻到重，要保护皮肤，避免损伤。

⑤**推捋大腿后部**：侧卧，以掌指从大腿后部自上而下推捋（图3-6-23），由表及里，起到松肌理筋、活络散结的作用。反复操作2～3分钟。

注意事项：操作时掌指不宜与皮肤贴得过紧，以免损伤皮肤。

⑥**劈打大腿后部**：侧卧，用手掌尺侧从大腿后部自上而下劈打（图3-6-24），由轻到重，达到调和气血、引邪达表的目的。反复操作2～3分钟。

注意事项：手指自然并拢微屈，平稳而有节奏地拍打患处。

⑦**指点痛点**：侧卧位，以拇指端对准大腿后部痛点点而按之（图3-6-25），使局部有明显的得气感，达到通经活络、活血止痛的效果。

注意事项：拇指伸直，将力贯注于拇指端点而按之，由轻到重，点5秒钟后松开再点，反复操作5～8分钟。

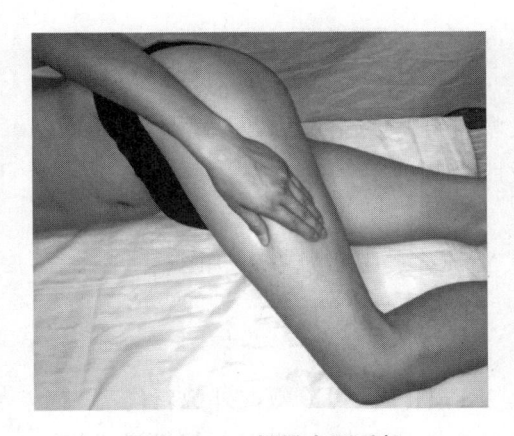

图3-6-22　推搓大腿后部

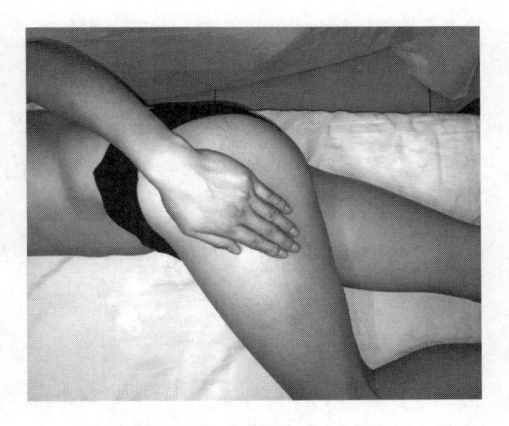

图3-6-23　推捋大腿后部

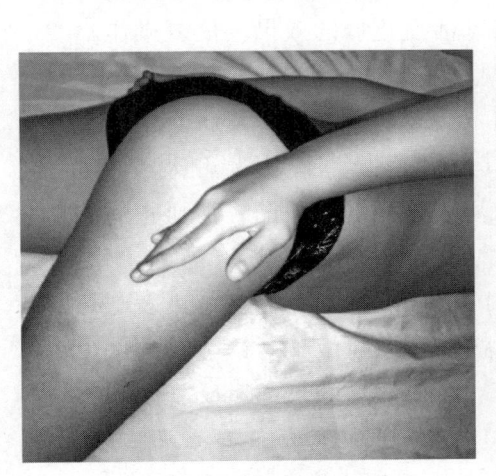

图3-6-24　劈打大腿后部

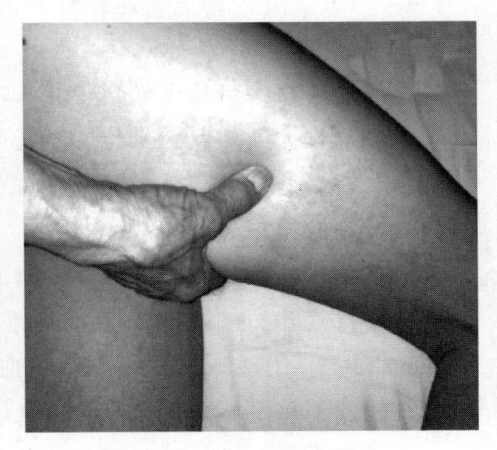

图3-6-25　指点痛点

⑧**点穴**：取殷门、委中、阳陵泉、足三里，每穴点10秒钟，以局部得气为宜。

【提示】

①训练和比赛前要充分做好准备活动，尤其是下肢的准备活动。
②加强大腿的力量练习，如下蹲、负重下蹲等。
③每次训练后要做大腿后群肌肉的放松按摩。

5. 股内收肌综合征

股内收肌群有五块肌肉位于大腿内侧，有股薄肌、耻骨肌、内收长肌、内收短肌、内收大肌。内收肌损伤多见于马术、武术、体操、网球、跨栏、足球等项目。大腿突然大幅度外展会引起内收肌拉伤，体操与武术的横叉、骑马等都会导致内收肌劳损，劳损会造成内收肌痉挛与疼痛。

此病的症状为大腿内侧疼痛，有广泛压痛，可触及条索状硬结。

【治疗】

①新伤伴有皮下出血，明显肿胀，不宜按摩，可冷敷或外敷新伤药。
②**推搓大腿内侧**：坐位，手掌从患侧大腿内侧上部至下部推搓（图3-6-26），由轻到重，达到舒筋活络、活血止痛的效果。反复操作2～3分钟。

注意事项：推搓由轻到重，搓时用力深沉，注意保护皮肤。

③**揉捏大腿内侧**：坐位，拇指与其余四指呈钳形，从患侧大腿内侧上部至下部揉捏（图3-6-27），由表及里，达到舒展肌筋、活血止痛的疗效。反复操作2～3分钟。

注意事项：操作时应与抓法相区别，着力要平稳，不可忽快忽慢。

④**推运患处**：坐位，手掌对准大腿内侧患处做顺时针旋转推运（图3-6-28），由浅入深，起到促进血运、活血散结的效用。反复操作2～3分钟。

注意事项：操作时手掌要紧贴皮肤，在手腕的带动下，轻快自如地旋

第三章 各科常见疾病自我按摩

转推运。

⑤**刨推大腿内侧**：接上势，双手十指交叉，从大腿上部至下部刨推（图3-6-29），由轻到重，起到梳理肌筋、活络止痛的作用。反复操作2～3分钟。

注意事项：双手用力要匀称，由表及里，刚柔相济，往返刨推。

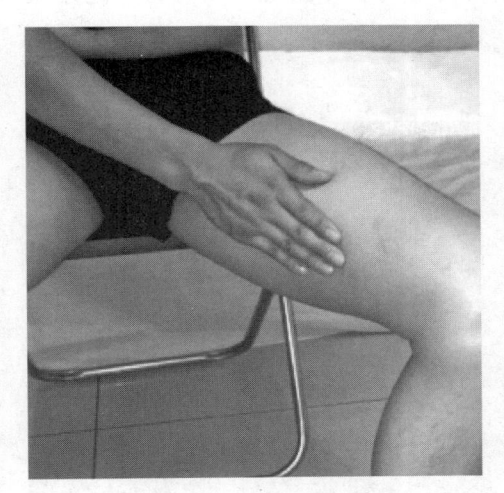

图3-6-26 推搓大腿内侧

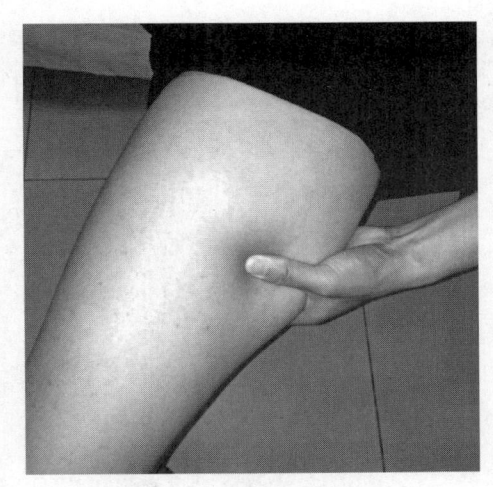

图3-6-27 揉捏大腿内侧

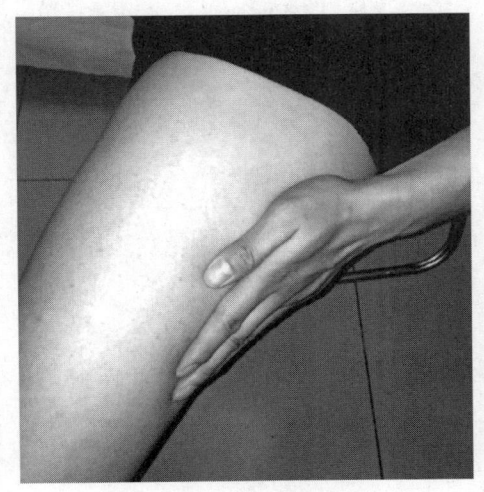

图3-6-28 推运患处

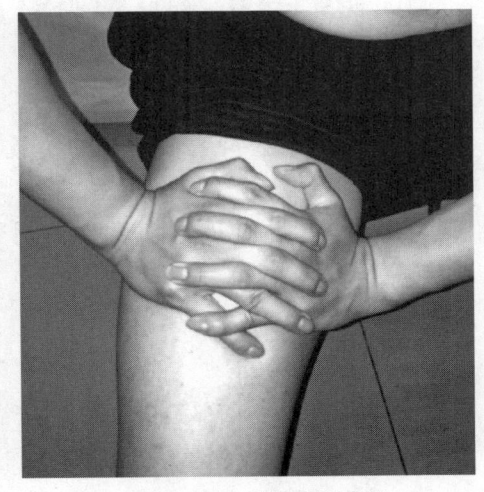

图3-6-29 刨推大腿内侧

⑥**劈打患处**：接上势，用手掌尺侧劈打大腿内侧（图3-6-30），自上而下，反复操作，达到通经活络、消肿止痛的目的。反复操作2~3分钟。

注意事项：手法要轻快自如，不可用重力劈打。

⑦**挤压大腿**：接上势，用双手掌挤压大腿内外侧（图3-6-31），自上而下，由轻到重，达到活血通络、调节营卫的功效。反复操作2~3分钟。

注意事项：双手用力要协调，两侧要均匀受力，手法要缓而有力，连续操作，不可间断。

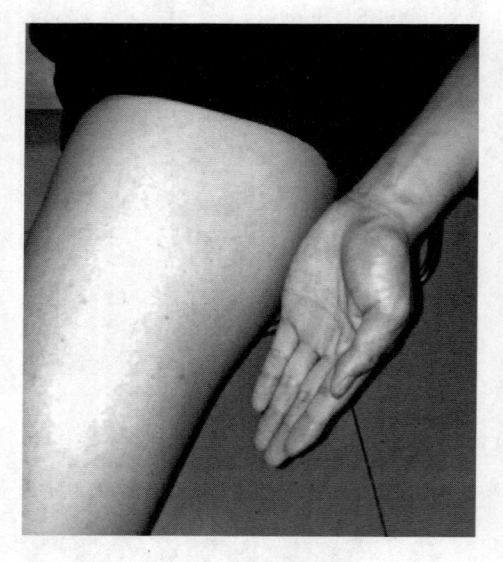

图3-6-30 劈打患处　　　　　　图3-6-31 挤压大腿

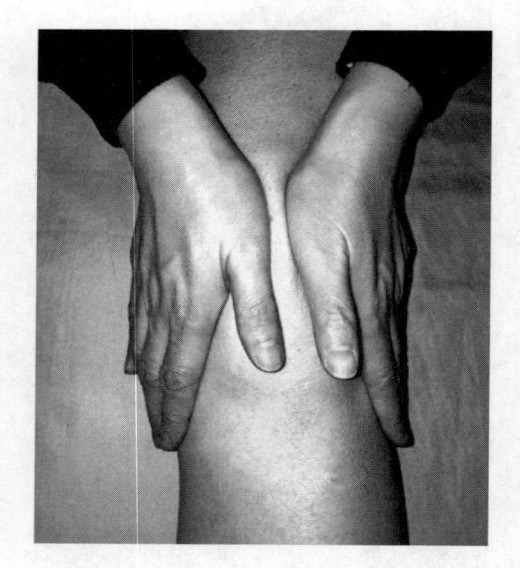

⑧**点穴**：取血海、阴陵泉、三阴交、商丘、隐白，每穴点10秒钟，以局部酸胀痛为度。

【提示】

①训练和比赛前要充分做好准备活动，尤其是下肢。

②训练时要用弹性护腿，以免拉伤肌肉。

③加强大腿的力量与柔韧性练习。

七、膝部与小腿部疾病

1. 增生性膝关节炎

增生性膝关节炎又称骨性关节炎，多见于中老年人及退役多年的运动员。跑跳过多，膝关节超负荷运转，反复受到冲击，引起慢性劳损，继而导致无菌性炎症。体重超标，膝部承受超常压力，运动时反复扭转、屈伸、牵拉、碰撞等引起关节磨损而产生骨刺，使关节滑囊及滑膜增厚、肿胀、疼痛，下蹲困难，上下楼吃力，严重时出现跛行。

【治疗】

①**抚摩膝部**：坐位，用手掌从大腿下部至膝部抚摩（图3-7-1），使局部产生轻微的温热感，起到温通经络、疏散浅瘀的疗效。反复操作2～3分钟。

注意事项：手掌贴在皮肤上，轻轻地来回做直线或螺旋形的抚摩。手法要轻而不沉，滑而不滞。

②**揉捏膝部**：坐位，从大腿下部至膝部揉捏（图3-7-2），由轻到重，达到松解肌筋、活血止痛的效果。反复操作2～3分钟。

注意事项：此法应与抓、抠法相区别，着力要缓而有力，拇指与其他四指要协调施力，不能间断或跳跃。

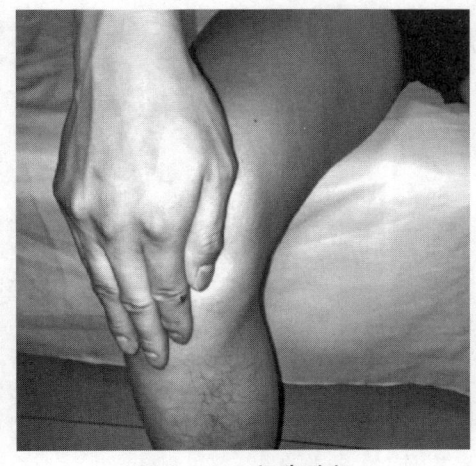

图3-7-1 抚摩膝部　　　　　　　　图3-7-2 揉捏膝部

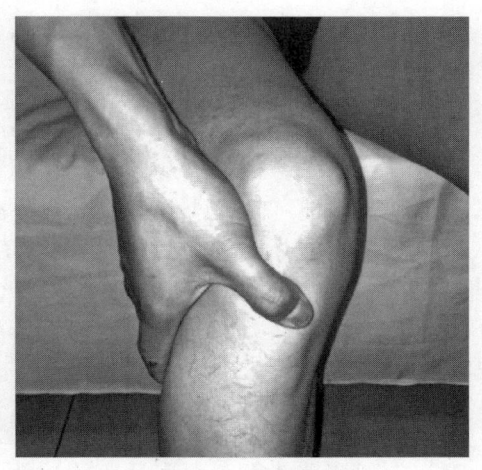

③**推搓膝部**：坐位，手掌从大腿下部至膝部推搓（图3-7-3），由表及里，起到舒筋通络、活血散瘀的功效。

注意事项：搓法施力要深沉，缓而有力，使局部有明显酸胀感和热辣感，但要保护皮肤。

④**刨推膝部**：坐位，双手十指交叉，从大腿下部至膝部推搓（图3-7-4），由轻到重，刚柔相兼，起到梳理肌筋、消积破结的作用。

注意事项：双手相对用力，来回推动，用力要均匀，动作要连贯。

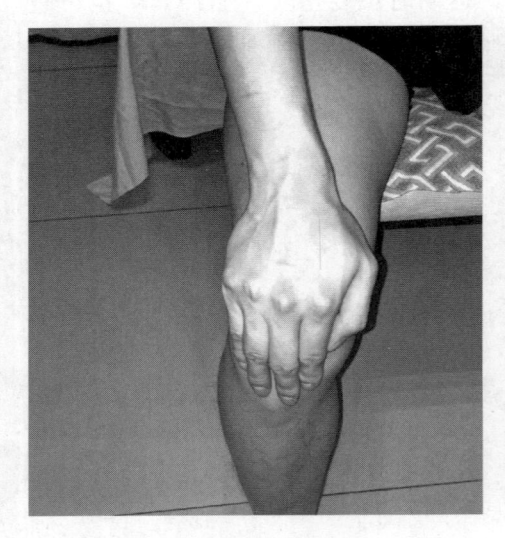

图3-7-3　推搓膝部　　　　　　　　图3-7-4　刨推膝部

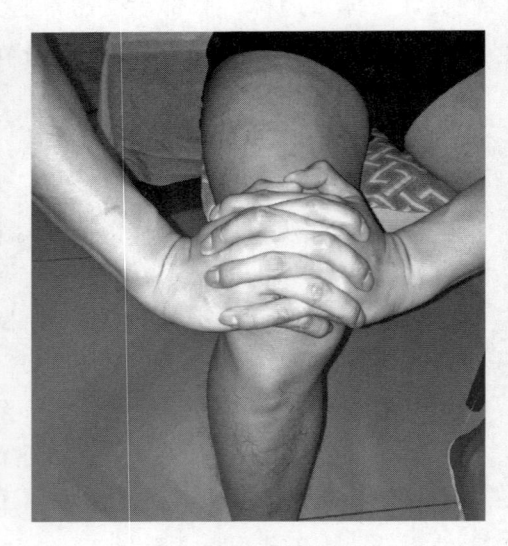

⑤**双掌按膝**：坐位，双手掌贴于膝部内外侧，用力按压（图3-7-5），由表及里，达到调和阴阳、消肿止痛的目的。反复操作2~3分钟。

注意事项：双手用力要匀称，按压20~30秒钟之后松开，再继续按压。

⑥**指挤痛点**：坐位，用双手拇指指腹挤压膝部痛点（图3-7-6），由浅入深，达到以痛治痛的功效。反复操作2~3分钟。

注意事项：双手用力要一致，对准膝部痛点挤压，挤压10~20秒钟之后松开再挤压。注意保护皮肤。

⑦**劈打膝部**：坐位，用一手劈打大腿上部至膝部（图3-7-7），由表及里，起到调和气血、引邪达表的功效。反复操作2~3分钟。

第三章 各科常见疾病自我按摩

注意事项：以手掌的尺侧为着力点，劈打的频率要快而轻巧。

⑧**五指点膝**：坐位，五指屈曲置于髌骨周围点而按之（图3-7-8），由轻到重，起到舒筋通络、活血镇痛的效果。反复操作2～3分钟。

注意事项：五指用力要均匀，点20秒钟左右松开再继续点。要修剪指甲，免伤皮肤。

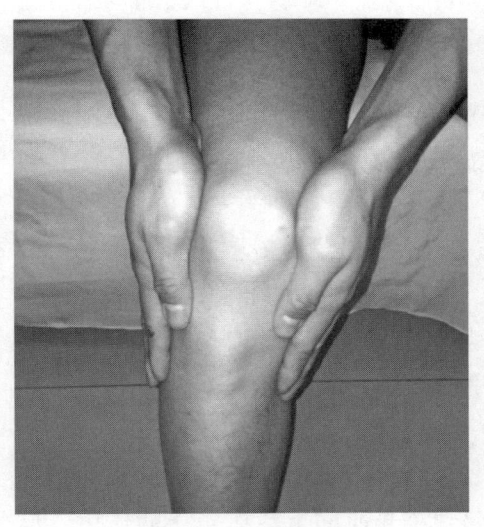

图3-7-5 双掌按膝

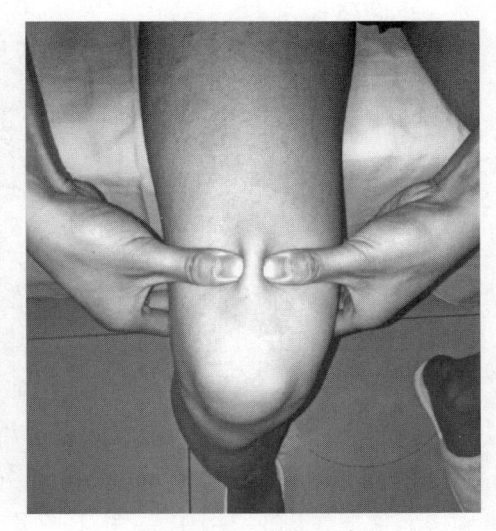

图3-7-6 指挤痛点

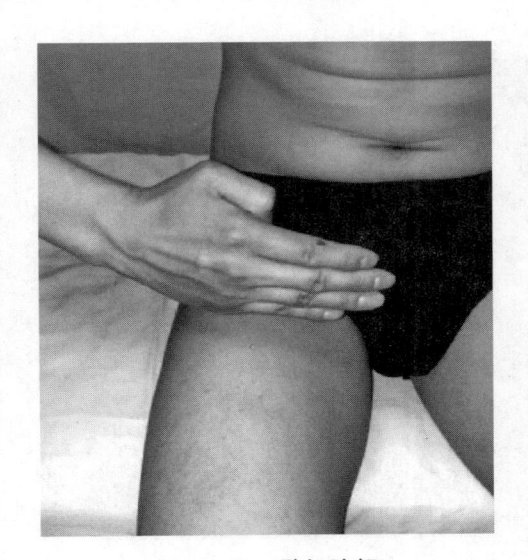

图3-7-7 劈打膝部

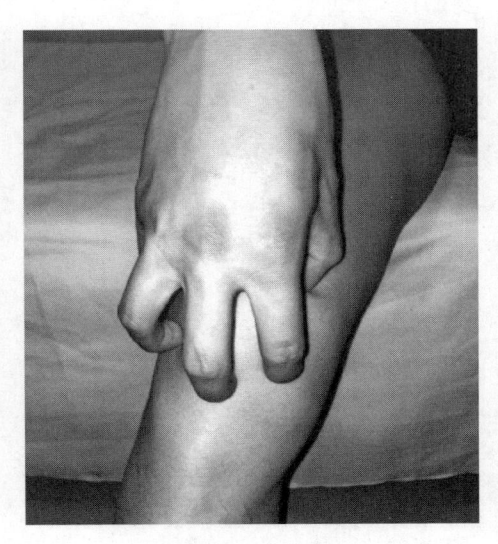

图3-7-8 五指点膝

235

⑨点穴：取鹤顶、阳陵泉、足三里、悬钟，每穴点10秒钟，以局部酸胀疼为度。

【提示】

①随季节变化增减衣服，注意保暖。
②加强膝关节力量练习，如下蹲、负重下蹲、骑自行车、蹬楼梯等。

2. 膝外侧副韧带损伤

膝外侧副韧带起于股骨外上髁，止于腓骨小头。膝关节屈曲时，小腿内旋内收力量过大，会引起外侧副韧带损伤。此病的症状为膝外侧疼痛、肿胀、膝关节活动受限。

【治疗】

①轻推腿膝：坐位，用手掌或大鱼际从患侧大腿外侧下部至膝部轻柔地推运（图3-7-9），达到通经活络、活血化瘀的效果。反复操作3分钟。

注意事项：操作时手法要轻柔舒适，使局部有温热感即可。

②揉捏腿膝：坐位，一手的拇指与其余四指呈钳形，从患侧大腿外侧上部至膝部揉捏（图3-7-10），由轻到重，起到濡养肌筋、活血止痛的作用。反复操作3分钟。

注意事项：五指用力要均匀，协调一致，自上而下，反复施治。

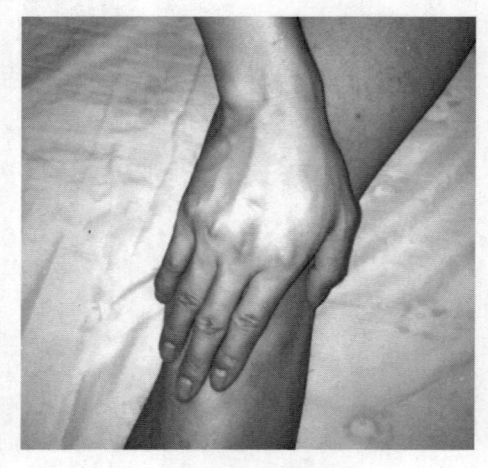

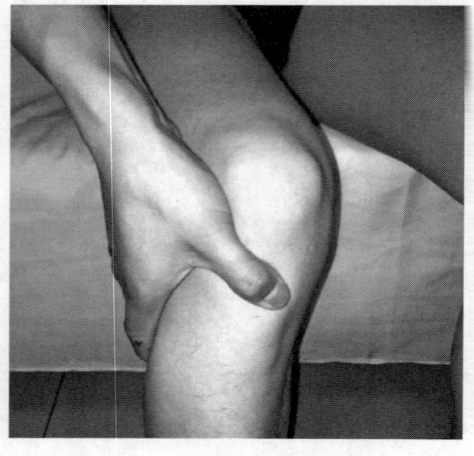

图3-7-9 轻推腿膝　　　　　图3-7-10 揉捏腿膝

③**刨推腿膝**：坐位，双手十指交叉，从患侧大腿下部至膝部刨推（图3-7-11），由轻到重，由表及里，达到促进血运、消肿止痛的目的。反复操作2~3分钟。

注意事项：双手用力要匀称，双手贴紧皮肤，防止跳跃。

④**挤压膝部**：坐位，双手置于膝部内外侧，同时用力挤压膝部（图3-7-12），由浅入深，达到舒理肌筋、调和气血的疗效。反复操作2~3分钟。

注意事项：双手用力要均匀，按压10秒钟左右松开再挤压。

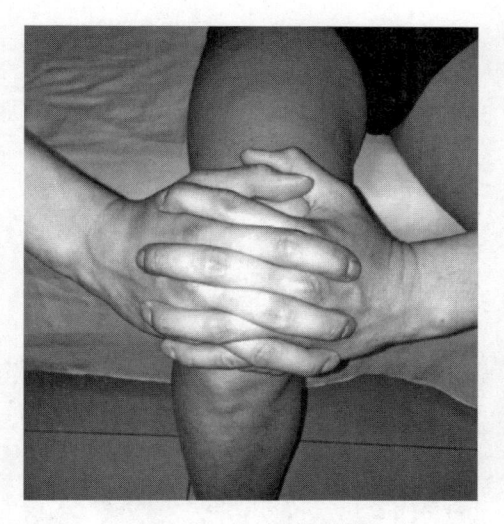

图3-7-11 刨推腿膝

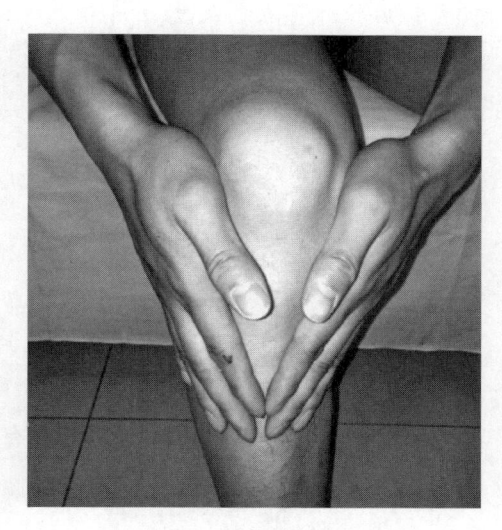

图3-7-12 挤压膝部

⑤**掌揉患处**：坐位，用一手的手掌或大鱼际揉按患处（图3-7-13），由轻到重，达到平衡阴阳、消肿止痛的功效。反复操作2~3分钟。

注意事项：手吸定施治部位，以腕的回旋随之移动，避免顶触与跳跃。

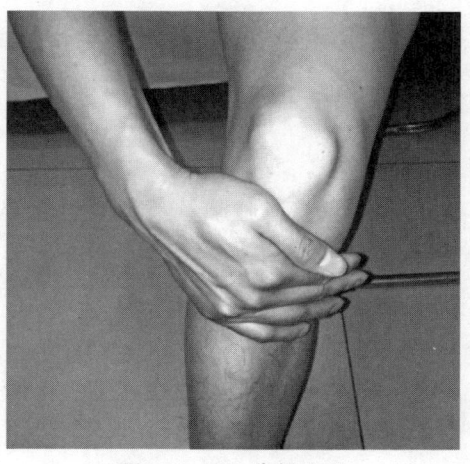

图3-7-13 掌揉患处

⑥**拍击患处**：坐位，以手掌从患侧大腿下部至膝部拍击（图3-7-14），由表及里，达到调和气血、引邪达表的功效。反复操作2~3分钟。

注意事项：以手腕自然摆动拍击患处，频率要快而柔和，使局部有温热与舒适之感。

⑦**四指点四穴**：坐位，以双手的拇指和食指对准患侧的梁丘、血海、犊鼻、内膝眼点而按之（图3-7-15），达到点穴开筋、活络止痛之效。

注意事项：四指用力要均衡，由表及里，使局部有明显的酸胀痛之感，点10秒钟后松开再点，反复3~5次。

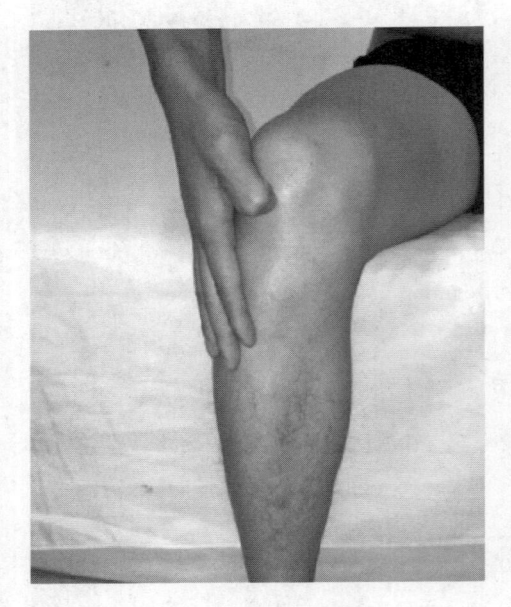

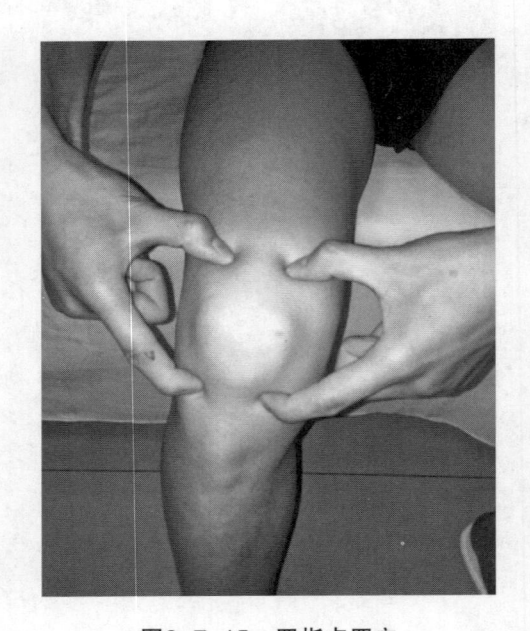

图3-7-14　拍击患处　　　　　　　　图3-7-15　四指点四穴

⑧**点穴**：取膝阳关、阳陵泉、鹤顶、足三里，每穴点10秒钟，以局部酸胀痛为度。

【提示】

①急性期应加压包扎和冷敷，防止皮下出血。
②加强下肢力量练习，如下蹲、负重下蹲等。

3. 髌尖末端病

髌尖末端病又称髌尖痛或髌骨张腱末端病,多见于篮球、排球、跳远、跳高等项目。训练时长期起跳,反复牵拉髌腱及其髌尖附着处,引起局部血液供给障碍,出现增生性变化,继而发生髌尖末端病。

此病的病状为起跳或起跑时膝部疼痛,训练后疼痛加重。病情严重者行走时膝部疼痛,上下楼梯时疼痛难忍,膝酸软无力。

【治疗】

①**轻抹膝部**:坐位,用手掌从膝上部至膝下部轻柔地抹动(图3-7-16),使局部产生温热感,达到活血止痛、舒展肌筋的效果。反复操作2~3分钟。

注意事项:手法要轻柔,使皮肤微热为宜,不可重搓。

②**揉捏腿膝**:坐位,从患侧大腿上部至膝下部揉捏(图3-7-17),由轻到重,达到松解肌筋、消炎镇痛的效用。反复操作2~3分钟。

注意事项:手法要灵活自如,柔中有刚,刚中有柔,刚柔相济。

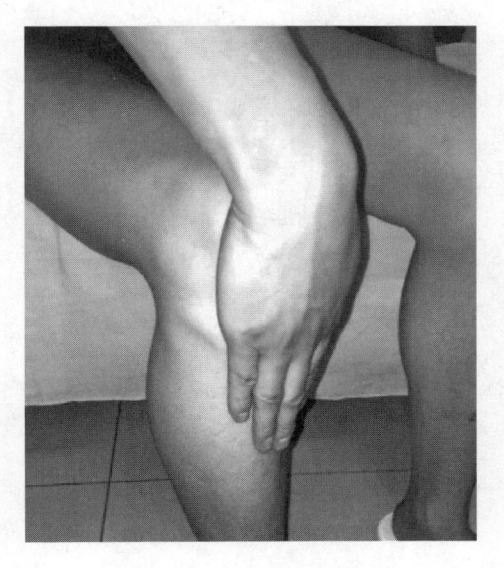

图3-7-16 轻抹膝部　　　　　图3-7-17 揉捏腿膝

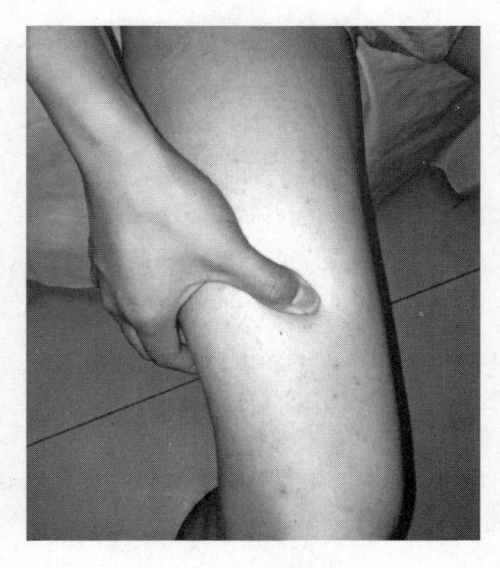

③**推运髌尖**：坐位，用手掌在髌尖处做顺时针旋转推运（图3-7-18），由表及里，起到温经活络、缓解疼痛的作用。反复操作2～3分钟。

注意事项：推运时手掌要紧贴皮肤，以手腕旋转施力于局部，使其有明显的温热感。

④**刨推腿膝**：坐位，双手十指交叉，从患侧大腿下部至膝下部刨推（图3-7-19），宛若木工推刨子，由上至下，反复推动，达到引血下行、消肿止痛的目的。

注意事项：双手用力要匀称，协调一致，紧贴皮肤，避免跳跃。

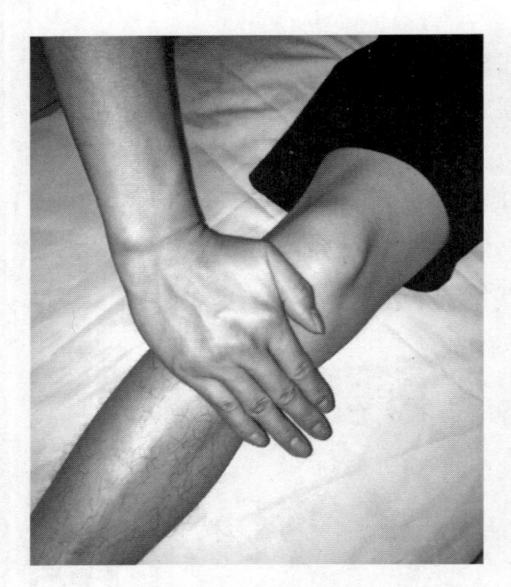

图3-7-18　推运髌尖　　　　　　　图3-7-19　刨推腿膝

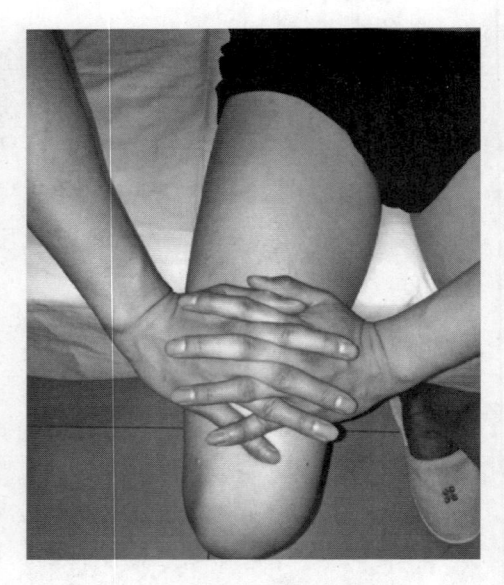

⑤**指揉髌尖**：坐位，用拇指腹对准髌尖反复揉按（图3-7-20），由表及里，达到祛邪消滞、软坚散结的功效。反复操作2～3分钟。

注意事项：对此病的治疗一定要遵守由轻到重的原则，力戒重按造成剧烈疼痛。

⑥**指刮髌尖**：坐位，以拇指端甲缘对准髌尖最痛处，先轻轻地刮动30～50次，然后稍用力刮动80～100次（图3-7-21），达到活血化瘀、以痛治痛的疗效。

注意事项：要修剪指甲，免伤皮肤，如刮后反应明显，可隔日再治。

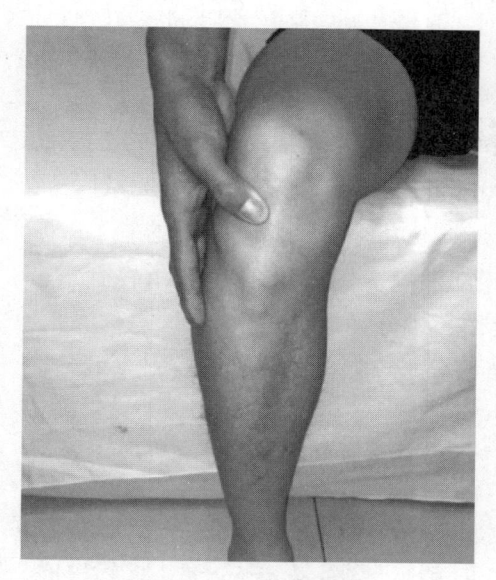

图3-7-20 指揉髌尖　　　　　　　　图3-7-21 指刮髌尖

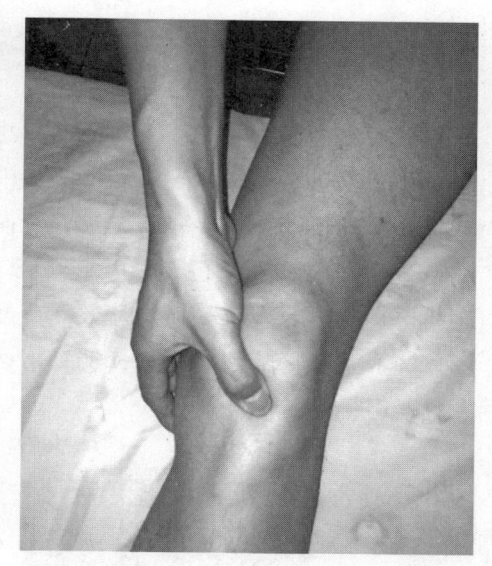

⑦**点穴**：取鹤顶、犊鼻、阳陵泉、足三里，每穴点10秒钟，以局部酸胀痛为度。

【提示】

①髌尖痛的压痛点表浅，刮时锐痛，前几次治疗时手法要轻柔，待适应后再加重刮动。

②髌尖痛时往往会出现股四头肌萎缩，因此要加强下肢力量练习，如下蹲、负重下蹲、小腿系沙袋直腿抬高等。

4. 髌骨骨折后遗症

髌骨骨折愈合后，很少有膝关节伸屈功能明显受限的，但是原始损伤严重，髌骨粉碎性骨折会造成膝关节软组织广泛损伤。制动时间过长，限制了膝关节的活动，使局部血液循环减慢、淋巴液瘀滞、血浆纤维蛋白渗出，造成广泛粘连，从而导致膝关节僵硬，伸屈功能严重受限。此病的症状为膝关节僵硬、无力，活动时疼痛。

【治疗】

①轻推腿膝：坐位，用手掌从大腿下部至膝部轻轻推动（图3-7-22），使局部有温热之感，达到温经活络、消肿止痛的效果。反复操作2～3分钟。

注意事项：手法要轻而不沉，滑而不滞，使局部有温热舒适之感。

②揉捏腿膝：坐位，从大腿下部至膝部揉捏（图3-7-23），由轻到重，达到松解肌筋、缓解粘连的疗效。反复操作2～3分钟。

注意事项：捏法是通过五指的对合钳夹局部的肌筋，操作时要刚中有柔，柔中有刚，灵活自如。

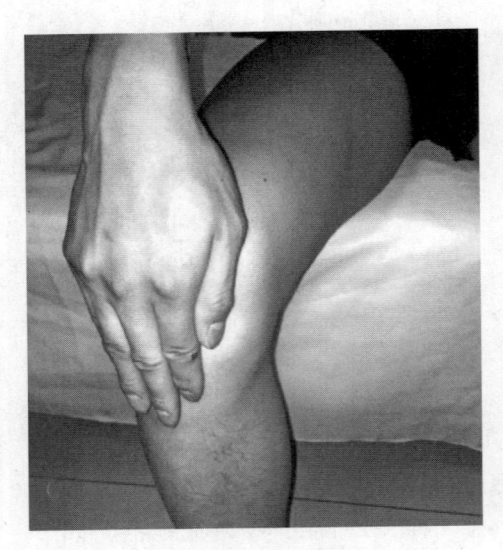

图3-7-22　轻推腿膝

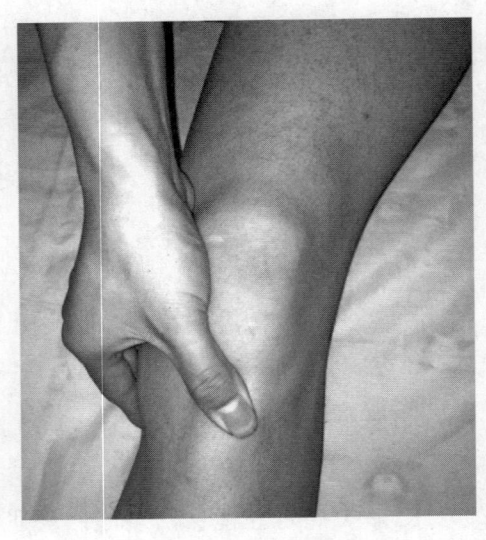

图3-7-23　揉捏腿膝

③推搓腿膝：坐位，用手掌从大腿下部至膝部推搓（图3-7-24），由表及里，起到梳理肌筋、活血化瘀的作用。反复操作2～3分钟。

注意事项：推搓时手要紧贴皮肤，施力要深沉，使局部有灼热感，但要注意保护皮肤。

④刨推腿膝：坐位，双手十指交叉，从患侧大腿下部至膝部刨推（图3-7-25），由浅入深，达到理顺肌筋、缓解粘连之效。反复操作2～3分钟。

注意事项：双手要协调用力，要紧贴皮肤，手法要缓而有力，使局部有明显的温热感。

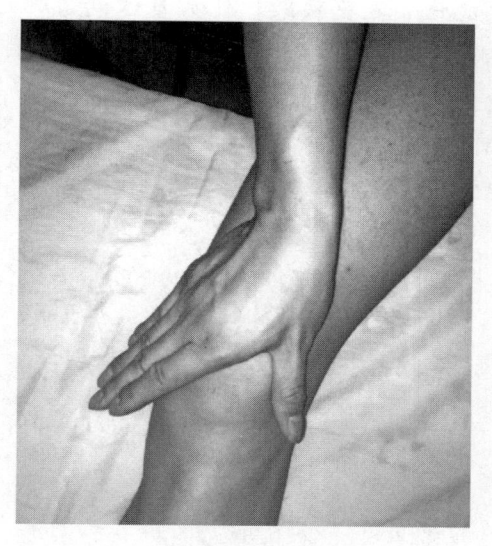

图3-7-24 推搓腿膝

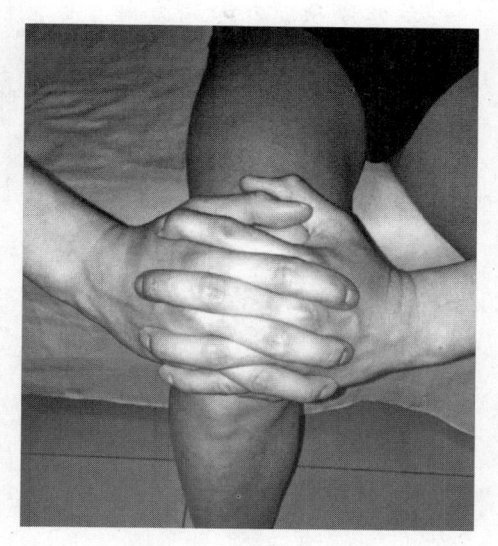

图3-7-25 刨推腿膝

⑤五指按膝：坐位，用五指对准髌骨周围，垂直向下按压（图3-7-26），由轻到重，达到消积破结、消肿止痛的功效。反复操作2~3分钟。

注意事项：五指围绕髌骨按压，使局部有明显的酸胀痛之感，按压10秒钟后松开再按压。要修剪指甲，免伤皮肤。

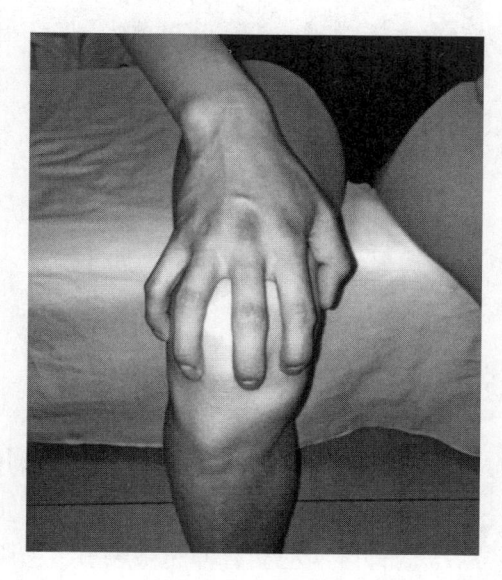

图3-7-26 五指按膝

⑥**分推膝部**：坐位，用双手置于髌骨中间，然后向膝部两侧分推（图3-7-27），由表及里，达到引血下行、活血止痛的目的。反复操作2~3分钟。

注意事项：双手用力要匀称，紧贴皮肤，避免跳跃，使力量达到膝部深层。

⑦**臂搽大腿**：坐位，前臂从患侧大腿上部至下部做内外旋转滚动（图3-7-28），由柔至刚，达到活血散瘀、消肿止痛之功效。反复操作2~3分钟。

注意事项：臂部要紧贴皮肤，不能跳跃，禁忌臂部与患肢互相撞击。

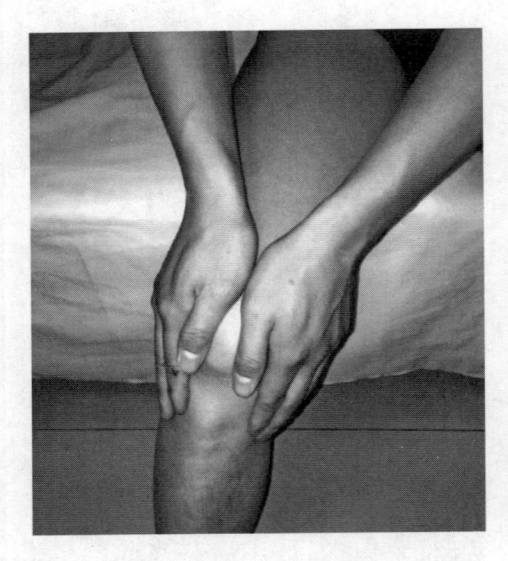

图3-7-27 分推膝部

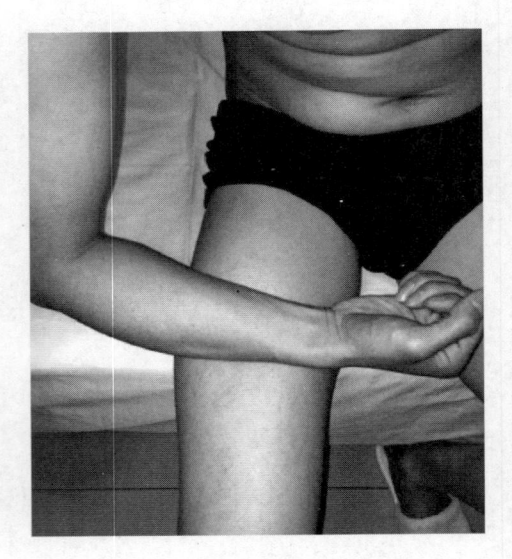

图3-7-28 臂搽大腿

⑧**点穴**：取鹤顶、阳陵泉、足三里、犊鼻，每穴点10秒钟，以局部酸胀痛为宜。

【提示】

①折除固定后应及时进行手法治疗，改善局部血液循环，消除粘连。
②加强下肢力量练习，如下蹲、负重下蹲。
③仰卧两腿交替伸屈膝关节，增强膝部力量。

5. 鹅足损伤

鹅足由缝匠肌、股薄肌与半腱肌的腱膜组成，止于胫骨粗隆内侧，呈鹅足样。鹅足损伤多见于中长跑、跨栏、跳高、跳远、足球、投掷等项目。在跑动和跳跃时膝关节反复伸屈与旋转，致使缝匠肌、股薄肌与半腱肌处于紧张状态，反复牵拉鹅足，结果导致损伤。

此病的症状为膝关节内侧痛，足前掌不能用力蹬地，缝匠肌、股薄肌、半腱肌的肌腱肿胀，胫骨粗隆内侧有压痛。

【治疗】

①抚摩膝部：坐位，手掌与手指从膝关节内侧上部至下部抚摩（图3-7-29），使局部有温热与舒适之感，达到温通经络、缓解疼痛的效果。反复操作2~3分钟。

注意事项：抚摩是以腕关节左右自然摆动带动掌指轻柔地往返抚摩，手法要轻而不沉，滑而不滞。

②推运鹅足：坐位，手掌对准鹅足做顺时针旋转推运（图3-7-30），由轻到重，达到引血下行、消肿止痛的效果。反复操作2~3分钟。

注意事项：手掌要紧贴皮肤，不能跳跃，用力要深沉，使局部有明显的温热感。

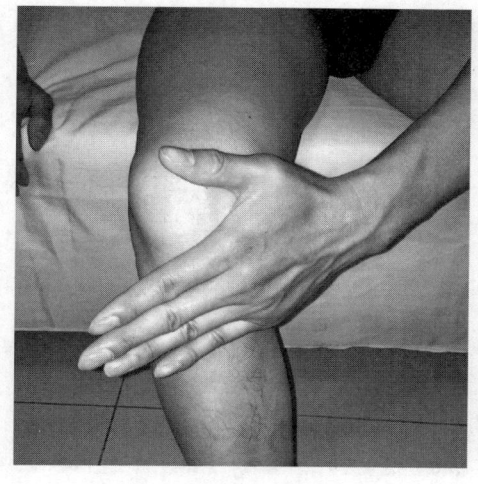

图3-7-29 抚摩膝部　　　　　图3-7-30 推运鹅足

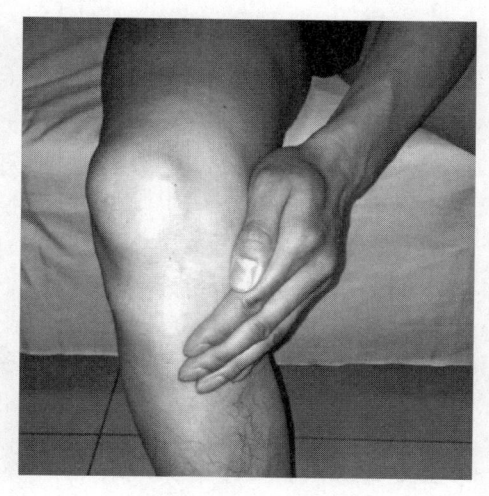

③**挤压膝部**：坐位，双手掌对准膝关节内外侧，同时用力相对挤压（图3-7-31），挤压10秒钟后松开再挤压，由轻到重，达到平衡阴阳、活血止痛的疗效。反复操作2~3分钟。

注意事项：双手用力要匀称，要有一定力度，使力量传入关节深层。

④**揉捏膝部**：坐位，从患膝内侧上部至下部揉捏（图3-7-32），由浅入深，起到理顺肌筋、活血化瘀的作用。反复操作2~3分钟。

注意事项：揉捏是以拇指与其余四指呈钳形的对合力钳夹施治部位，发力点在指腹，避免抠掐。

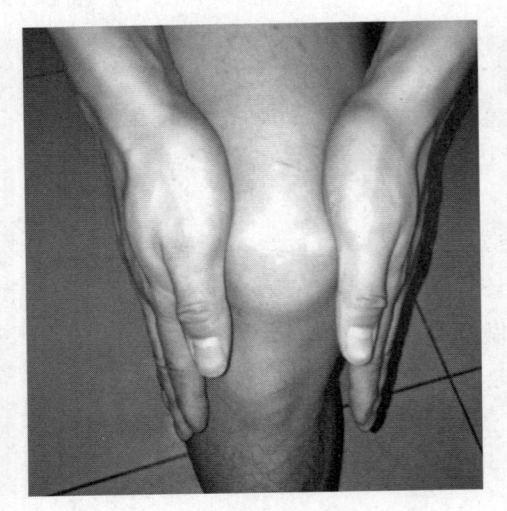

图3-7-31 挤压膝部

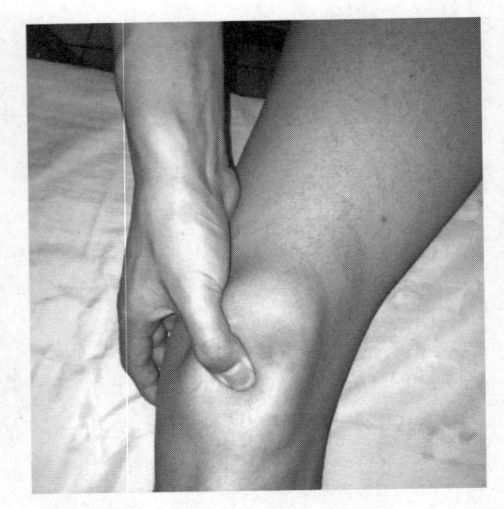

图3-7-32 揉捏膝部

⑤**叩捶膝部**：坐位，双手握拳，以下拳眼着力叩捶患膝内外侧（图3-7-33），由表及里，达到疏通经脉、温煦皮肤的功效。反复操作2~3分钟。

注意事项：双手腕自然摆动同时叩捶患膝内外侧，频率要稍快，力量不宜太大。

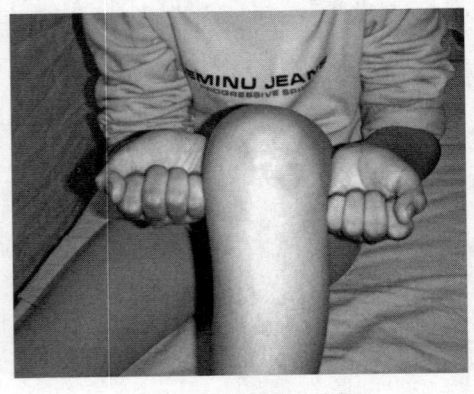

图3-7-33 叩捶膝部

⑥**双拳顶膝**：坐位，双手握实拳，从患膝上部至下部顶按（图3-7-34），由表及里，达到舒筋活络、消肿止痛的功效，反复操作2~3分钟。

注意事项：双手要协调用力，要用寸劲，手法要缓慢有力，使力量传导到关节深层。

⑦**指揉痛点**：坐位，用拇指指腹对准膝内侧的痛点揉而按之（图3-7-35），达到以指代针、以痛治痛之功效。反复操作2~3分钟。

注意事项：膝内侧压痛点表浅，不宜用太大力量，以免损伤皮肤。

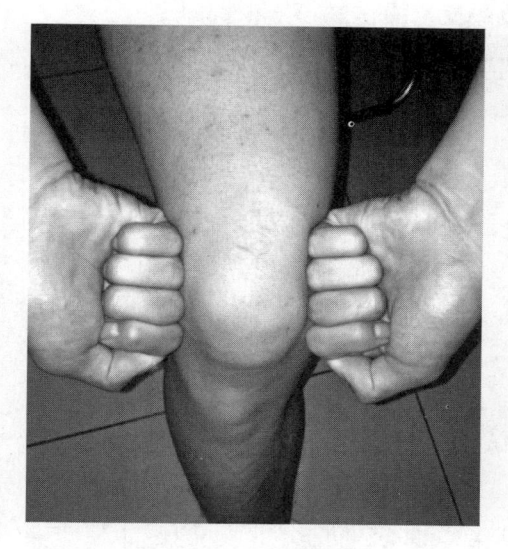

图3-7-34 双拳顶膝　　　　　　　图3-7-35 指揉痛点

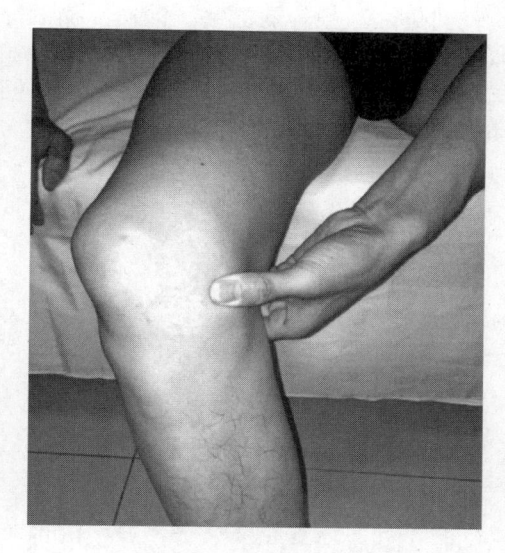

⑧**点穴**：取鹤顶、梁丘、血海，每穴点10秒钟，以局部酸胀痛为度。

【提示】

①每次训练后要做大腿的按摩与自我按摩，防止病情加重。
②新伤按摩手法要轻柔，慢性损伤手法应适当加重。

6.胫骨结节炎

胫骨结节炎又称胫骨粗隆骨骺炎，多发于13~18岁的青少年运动员，常见于篮球、足球、跳远、体操、武术等项目。在运动时股四头肌反复剧烈收缩，髌腱不断牵拉骨骺，致使局部受伤，继而导致胫骨结节隆起。

此病的病状为膝部肿胀、疼痛，胫骨结节有明显压痛，运动后疼痛加剧。

【治疗】

①**掌擦腿膝**：坐位，手掌从大腿下部至胫骨结节往返推擦（图3-7-36），使局部有温热感，达到温煦皮肤、舒筋活络的效果。反复操作2~3分钟。

注意事项：操作时沉肩、屈肘、悬腕，触及皮表，不触动深层组织。

②**揉捏腿膝**：坐位，从患侧大腿下部至胫骨结节揉捏（图3-7-37），由轻到重，达到舒筋活络、活血止痛的疗效。反复操作2~3分钟。

注意事项：操作时要柔中有刚，刚中有柔，刚柔相兼。不可忽快忽慢，不能间断，灵活自如地揉捏。

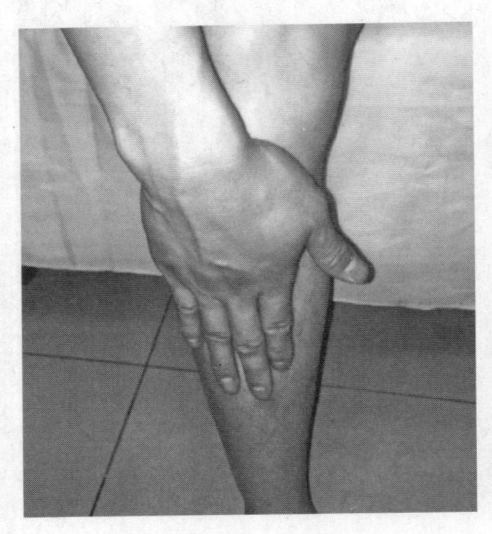

图3-7-36　掌擦腿膝　　　　　　图3-7-37　揉捏腿膝

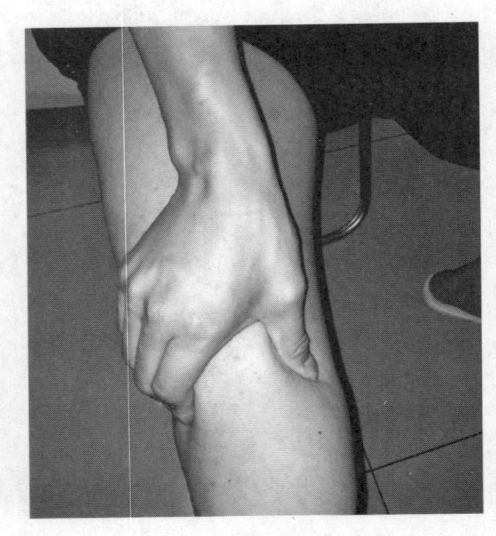

③**推运患处**：坐位，以掌根或大鱼际对准胫骨结节做顺时针旋转推运（图3-7-38），由浅入深，起到舒筋理肌、缓解疼痛的作用。反复操作2~3分钟。

注意事项：着力时手腕要灵活自如地旋转，紧贴皮肤，不可跳跃或略过。

④**推按腿膝**：坐位，双手五指并拢，从患侧大腿下部至胫骨结节推按（图3-7-39），由轻到重，达到调和气血、软坚化结的目的。反复操作2~3分钟。

注意事项：两手密切配合，用力对称，要紧贴皮肤，不能间断。

⑤**指揉痛点**：坐位，以拇指指腹对准胫骨结节的痛点揉而按之（图3-7-40），由表及里，达到引血下行、以痛治痛的功效。反复操作2～3分钟。

注意事项：胫骨结节的压痛点表浅，不宜用过大力量。

⑥**按压患处**：坐位，用手掌对准胫骨结节按压（图3-7-41），由轻到重，达到通经活络、活血化瘀的功效。反复操作2～3分钟。

注意事项：按压时膝下垫一个软枕，按压10秒钟后松开再按压，不能突然发力，力量要柔和。

图3-7-38 推运患处

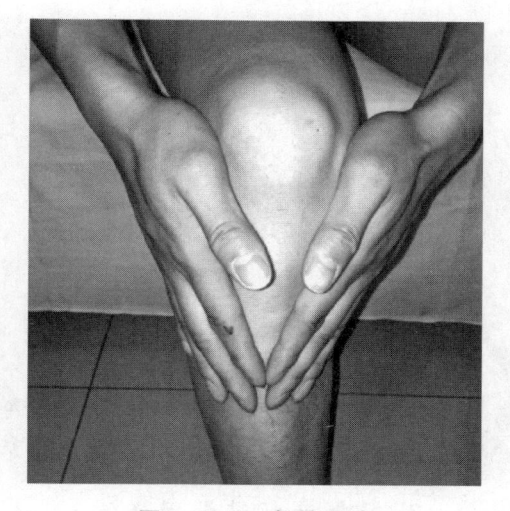

图3-7-39 推按腿膝

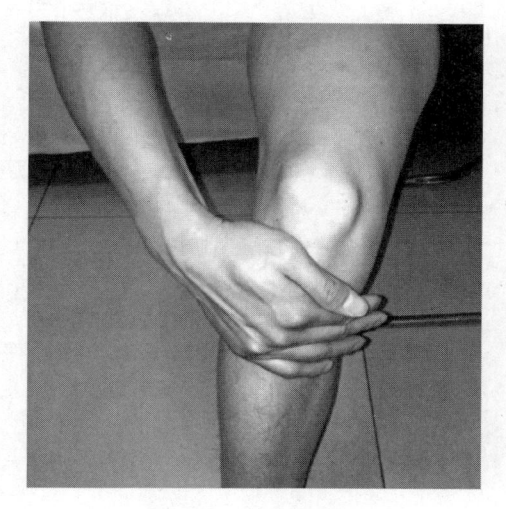

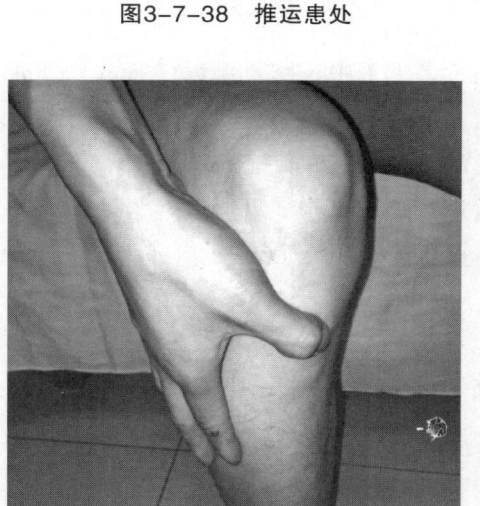

图3-7-40 指揉痛点

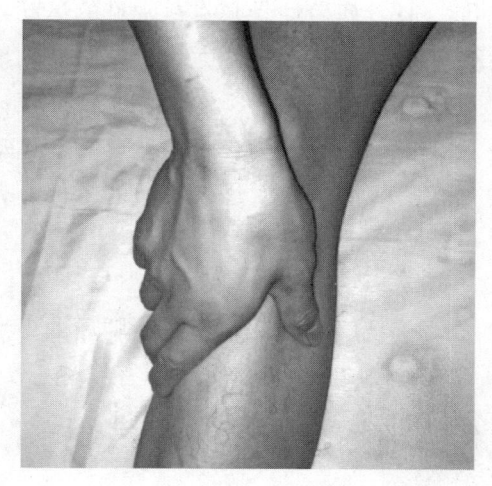

图3-7-41 按压患处

⑦**指切患处**：坐位，五指略屈对齐，在胫骨结节部位直上直下、一起一落点按切压（图3-7-42），由轻到重，达到活血化瘀、消炎止痛的效力。反复操作2～3分钟。

注意事项：操作时要柔中有刚，刚中有柔，刚柔相兼。不能忽快忽慢，不可间断。要修剪指甲，避免刺破皮肤。

⑧**点穴**：取鹤顶、阳陵泉、犊鼻、足三里，每穴点10秒钟，以局部酸胀痛为度。

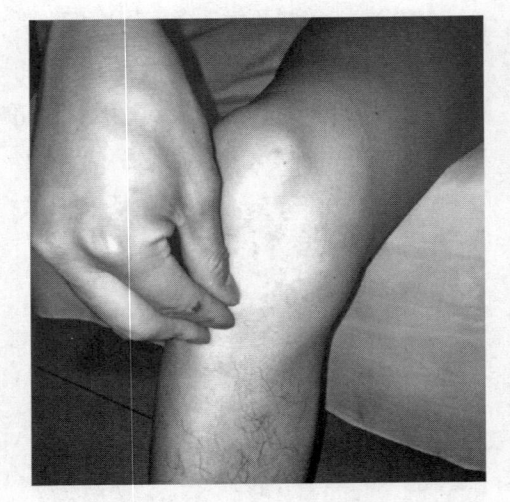

图3-7-42 指切患处

【提示】

①此病多见于青少年，可不治而愈，但是会遗留局部隆起畸形。
②不要在坚硬的地面上跑跳，以免加重病情。

7. 胫骨疲劳性骨膜炎

胫骨疲劳性骨膜炎是常见的运动外伤，多见于中长跑、跳远、篮球、排球等项目。在运动时，尤其是在坚硬的地面上反复跑跳，小腿肌肉对骨膜不断牵拉，致使骨膜瘀血、水肿、血管扩张，进而导致无菌性炎症。

此病的症状为胫骨内侧疼痛，运动后疼痛加重，小腿后群肌肉紧硬，局部轻度肿胀。胫骨内缘及前面的骨板上有明显压痛。

【治疗】

①**抚摩小腿**：坐位，小腿屈曲，用同侧手掌从患侧小腿内侧上部至下部抚摩（图3-7-43），使局部有温热感，达到温煦皮肤、活血止痛的效果。反复操作2～3分钟。

注意事项：五指伸直着力于小腿后部体表，以手腕带动掌指轻柔地往返抚摩，手法要轻而不沉，滑而不滞，使局部有温暖舒适之感。

②**推搓小腿**：坐位，掌指从患侧小腿内侧上部至下部推搓（图3-7-44），由轻到重，达到引血下行、活血止痛的疗效。反复操作2～3分钟。

注意事项：掌指要紧贴皮肤，推而搓之，推而进之，使局部有明显温热感，手法要连贯，不能间断。

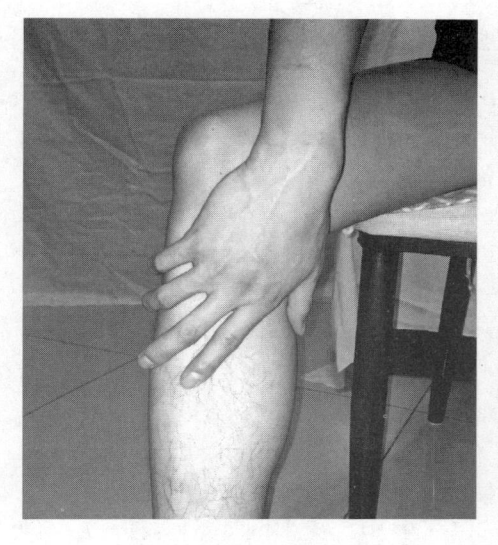

图3-7-43 抚摩小腿

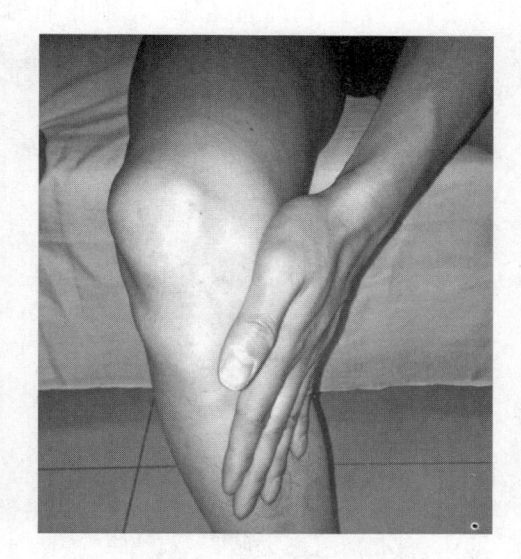

图3-7-44 推搓小腿

③**揉捏小腿**：坐位，拇指与其余四指呈钳形，自上而下揉捏小腿后群肌肉（图3-7-45），由表及里，起到放松肌肉、消炎止痛的作用。反复操作2～3分钟。

注意事项：揉捏时指腹、鱼际与掌根要协调一致，密切配合，揉而捏之，手法要灵活自如。

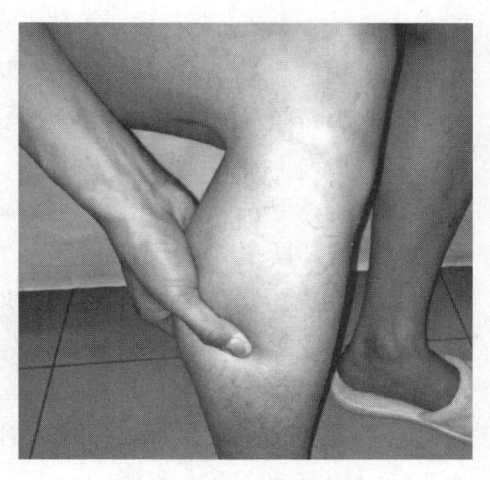

图3-7-45 揉捏小腿

④**推抹患处**：坐位，患肢屈膝置于健侧的大腿上，以食指、中指和无名指指腹对准患侧小腿胫骨内缘下1/3处的疼痛部位，自上而下推抹（图3-7-46），由浅入深，达到疏通经络、活血化瘀的目的。反复操作2～3分钟。

注意事项：指腹要贴紧皮肤，自上而下柔和地推抹，不可逆行。注意修剪指甲，免伤皮肤。

⑤**平推患处**：接上势，手掌从小腿胫骨内缘上部至下部平推（图3-7-47），由表及里，达到温通经脉、活血止痛的功效。反复操作2～3分钟。

注意事项：以掌根和大鱼际为着力点，手法要平稳舒适，要紧贴皮肤推动，避免跳跃和间断。

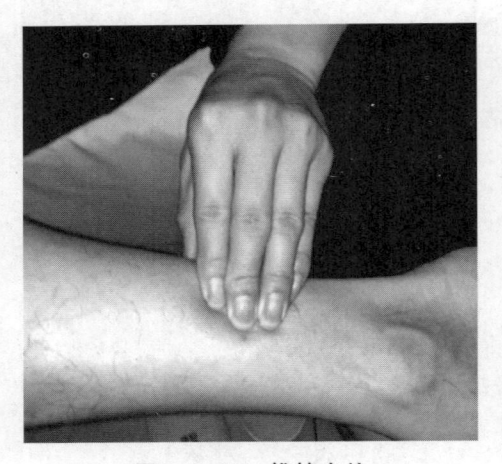

图3-7-46 推抹患处

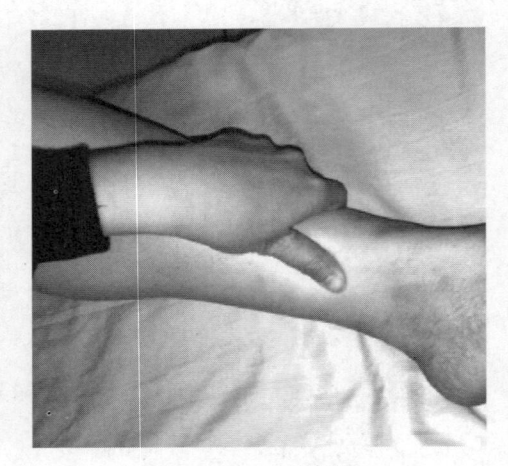

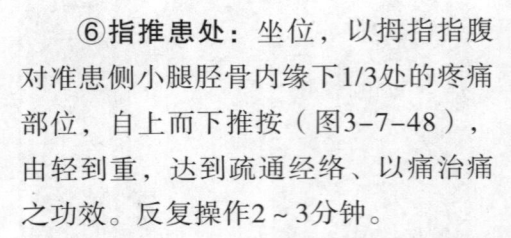

图3-7-47 平推患处

⑥**指推患处**：坐位，以拇指指腹对准患侧小腿胫骨内缘下1/3处的疼痛部位，自上而下推按（图3-7-48），由轻到重，达到疏通经络、以痛治痛之功效。反复操作2～3分钟。

注意事项：此法是治疗该病的重要手法，指推时可以触摸到病变部位增生性结节，小如米粒，大如黄豆，遇到这些结节时要按而揉之，起到引血下行、活血散结的功效。

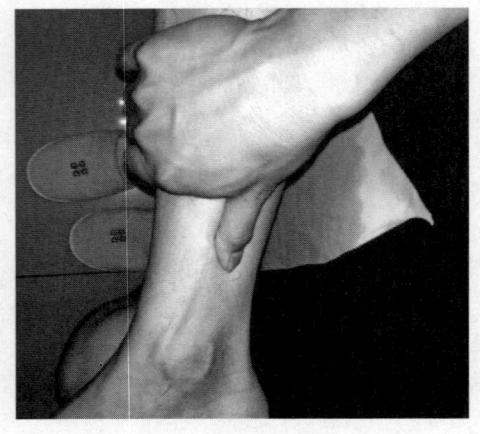

图3-7-48 指推患处

⑦点穴：取承山、阳陵泉、足三里、三阴交，每穴点10秒钟，以局部酸胀痛为度。

【提示】

①对于病情较轻的患者，用轻手法治疗10余次便可痊愈。
②治疗期间不宜快跑和跳跃，以免影响疗效。

8. 小腿三头肌拉伤

小腿三头肌由腓肠肌和比目鱼肌组成。该肌拉伤是常见的运动外伤，多见于跳远、跳高、篮球、排球、羽毛球、体操等项目。该病多发生于起跳时，如篮球运动员跳起扣篮，排球运动员起跳扣球时，小腿三头肌突然强力收缩而引起拉伤。

该病的症状为小腿后部疼痛、肿胀，脚着地时疼痛加重。伤情严重时会出现皮下瘀血。

【治疗】

①急性拉伤后应立即加压包扎，局部冷敷，抬高患肢，如无皮下出血，24小时后可进行按摩。

②轻推小腿：坐位，用手掌自上而下轻推患侧小腿（图3-7-49），达到理顺肌筋、活血散瘀的效果。反复操作2~3分钟。

注意事项：操作手与皮肤不要贴得太紧，手法要轻而不沉，滑而不滞。

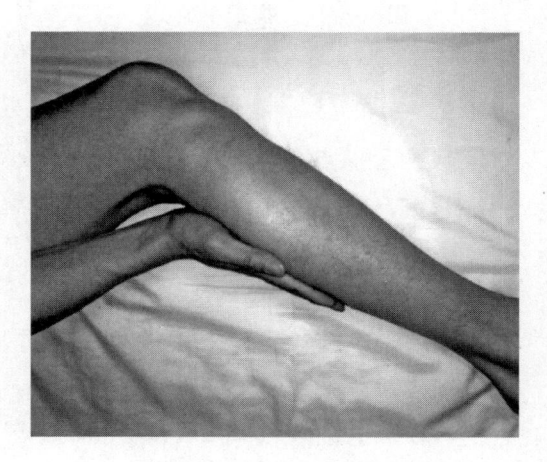

图3-7-49 轻推小腿

③**揉捏小腿**：坐位，从上至下揉捏小腿后部肌群（图3-7-50），由轻到重，达到松解肌筋、活血止痛的效果。反复操作2～3分钟。

注意事项：揉捏主要用五指指腹发力，避免抠与抓。手法要柔和舒适。

④**按压小腿**：坐位，用拳头从小腿上部至下部按压（图3-7-51），由表及里，达到舒展肌筋、活血止痛的疗效。反复操作2～3分钟。

注意事项：按压主要由拳头发力，手法要缓而有力，使力量透入肌肉深层。

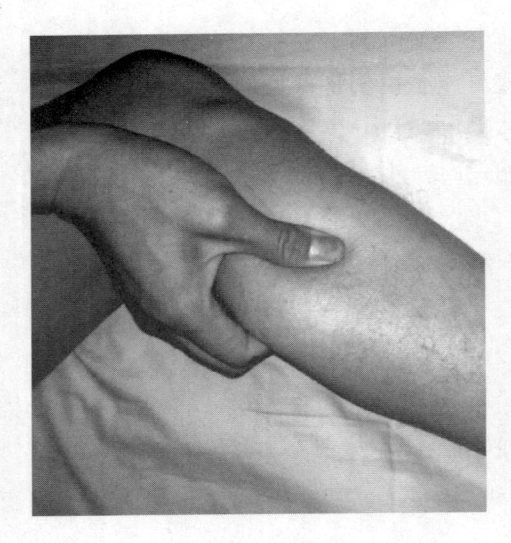

图3-7-50 揉捏小腿　　　　　图3-7-51 按压小腿

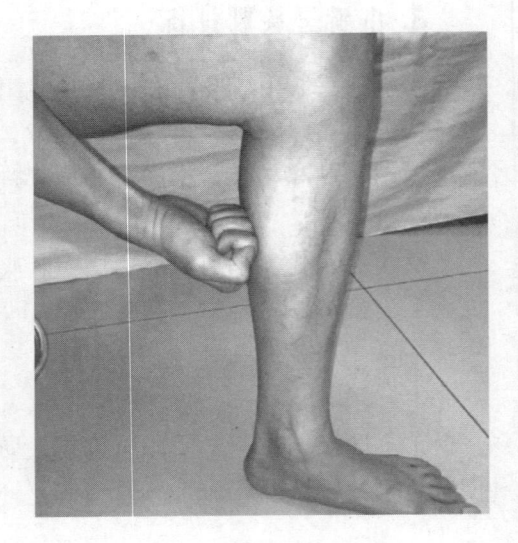

⑤**推运痛点**：坐位，用手掌对准小腿后部痛点做顺时针旋转推运（图3-7-52），由浅入深，起到松解肌筋、解痉止痛的作用。反复操作2～3分钟。

注意事项：手要贴紧皮肤，以掌根、大鱼际、小鱼际为着力点，手法要平稳舒适。

⑥**拍击小腿**：坐位，用手掌从小腿上部至下部拍击（图3-7-53），由轻到重，达到引血下行、活血散瘀的功效。反复操作2～3分钟。

注意事项：以手腕灵活摆动拍击小腿，从上至下，频率要快些，使局部有振动与舒适之感。

图3-7-52 推运痛点　　　　　　　　图3-7-53 拍击小腿

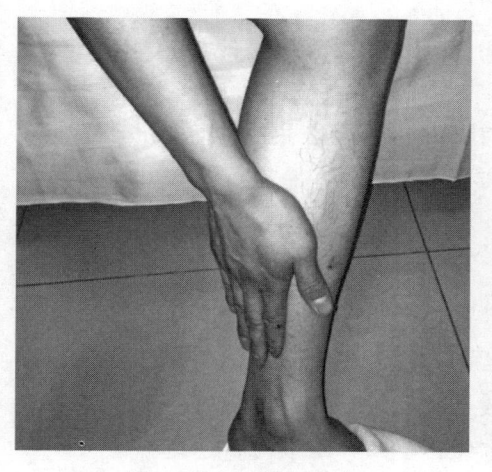

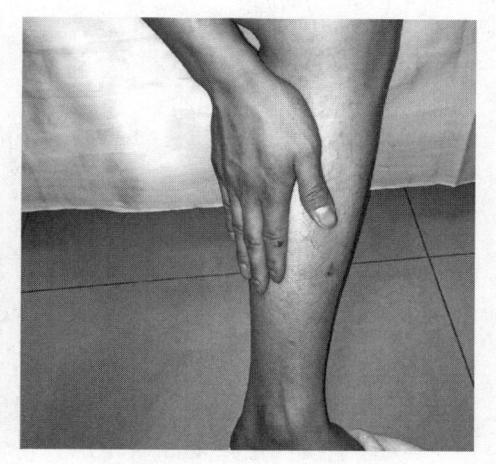

⑦点穴：取承筋、承山、委中、阳陵泉，每穴点10秒钟，以局部酸胀痛为宜。

【提示】

①发病后应休息几天，适当做自我按摩，使小腿肌肉恢复正常状态。
②注意保暖，防止患部受寒。
③受伤3天后如果症状减轻，应做下蹲、行走和慢跑，防止肌肉粘连。

9. 腓肠肌痉挛

腓肠肌痉挛俗称腿肚子转筋，是一种常见的病症，多发生于剧烈运动与夜间睡眠时。持续不断的剧烈运动会引起下肢过度疲劳，继而导致腓肠肌痉挛。天气寒冷，运动时准备活动不充分也会引起此病。中老年人，尤其是绝经后的妇女，骨质疏松症患者血钙低于正常水平，也是发生此病的重要原因。此病的表现为小腿后部突然发生剧烈疼痛，在训练或比赛中发生此病时，运动员常被迫保护性倒地。

此病的病状为小腿后部出现条索状硬结及挛缩状筋结，腓肠肌极度紧张，有明显压痛。

【治疗】

①**牵拉小腿**：坐位，伸直膝关节，勾脚尖，用同侧手握住患侧足上部向后扳，使踝关节背伸而牵拉腓肠肌（图3-7-54），稍停片刻，痉挛的肌肉被动拉开，症状基本消失。

注意事项：牵拉时要缓缓持续用力，直至痉挛消失。痉挛解除后会遗留小腿后部酸疼等不适之感，可运用抚摩、轻推、轻揉等手法治疗。

②**抚摩小腿**：坐位，用掌指从小腿后上部至下部抚摩（图3-7-55），手法要轻柔，达到温煦皮肤、调和气血的效果。反复操作2~3分钟。

注意事项：手法要轻而不沉，滑而不滞，使局部有温暖舒适之感。

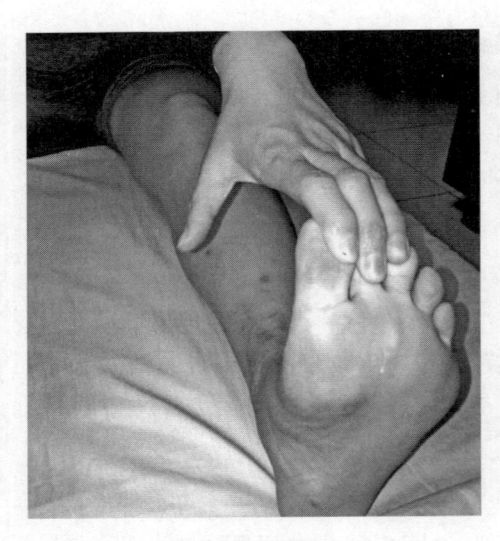

图3-7-54 牵拉小腿　　　　　　　　图3-7-55 抚摩小腿

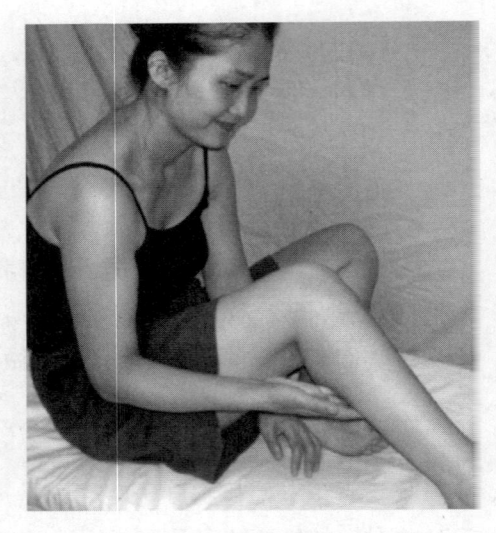

③**揉捏小腿**：坐位，从患侧小腿上部至下部揉捏（图3-7-56），由表及里，起到松解肌筋、缓解疼痛的作用。反复操作2~3分钟。

注意事项：手法要柔和舒适，不宜用太大力量，按摩后应有如释重负之感。

④**平推小腿**：坐位，用手掌从小腿后上部至下部平推（图3-7-57），由浅入深，达到引血下行、解痉通闭的疗效。反复操作2~3分钟。

注意事项：平推是以掌根和大小鱼际为着力点，用力要轻柔，不能大力推搓，以免增加疼痛。

⑤**轻擦小腿**：坐位，用手掌从小腿后上部至下部轻柔地摩擦（图3-7-58），达到调和气血、舒展肌筋的目的。反复操作2～3分钟。

注意事项：操作时手法要轻柔，只触皮肤，而不透入深层组织。

⑥**轻拍小腿**：坐位，用双手掌从小腿后上部至下部轻轻拍击（图3-7-59），达到宣通气血、营养筋脉的效用。反复操作2～3分钟。

注意事项：双手用力要协调一致，手法要灵活轻快，使局部有舒适之感。

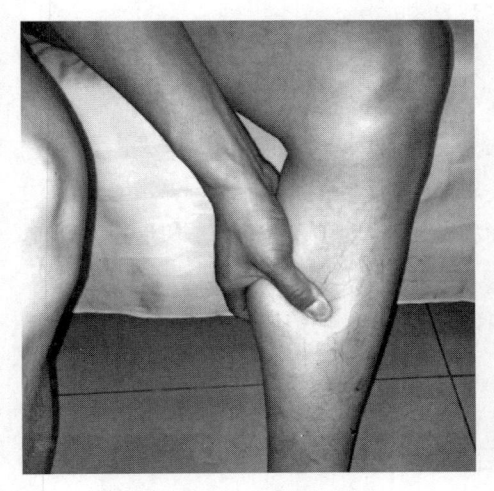

图3-7-56 揉捏小腿

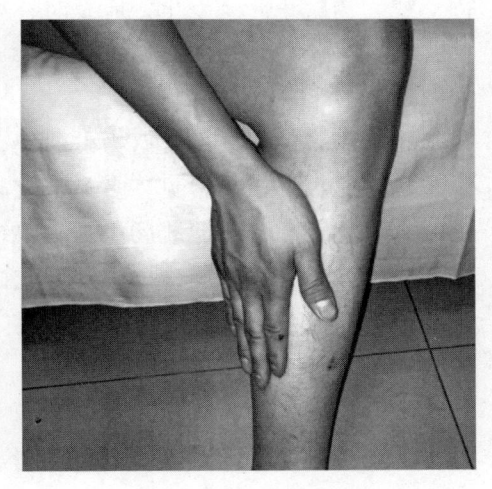

图3-7-57 平推小腿

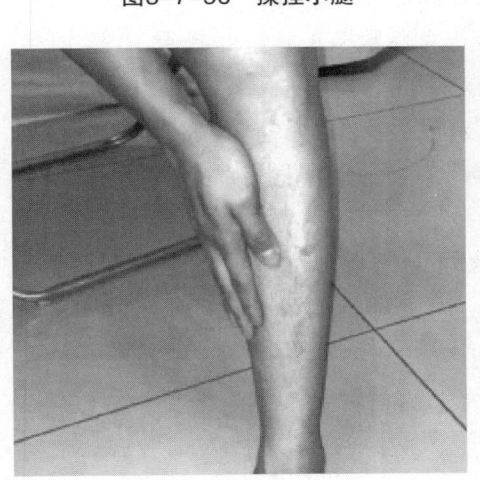

图3-7-58 轻擦小腿

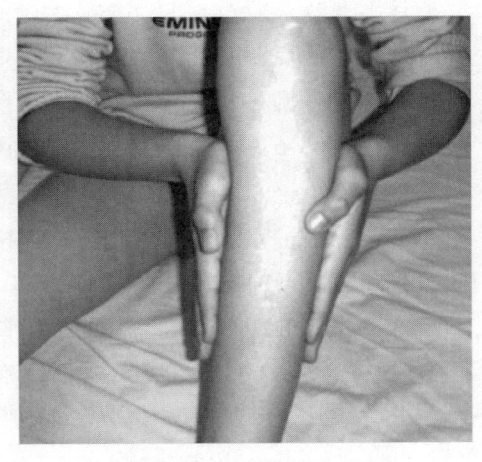

图3-7-59 轻拍小腿

⑦**点穴**：取承筋、承山、阳陵泉，每穴点10秒钟，以局部酸胀痛为宜。

【提示】

①发病后要休息几天，进行按摩或自我按摩，使小腿肌肉保持良好的弹性。

②注意保暖，防止患肢受寒。

③老年人夜间频繁发生腓肠肌痉挛是缺钙的表现，应适当进行日光浴，摄取富含钙的食品，如鱼类、瘦肉、乳制品、豆制品。

④盛夏在室外运动或劳动，会大量出汗，导致大量失水失盐，结果引起肌肉痉挛，为防止此病发生，应及时补充含盐饮料。

10. 腓肠肌损伤

腓肠肌是小腿后部强有力的肌肉，内外侧头起于股骨内外侧髁，止于跟骨结节。该肌损伤较为常见，多见于跳高、跳远、足球、篮球、体操等项目。运动时突然起跳，会引起腓肠肌强力收缩而拉伤，运动前准备活动不充分，小腿后部肌肉处于僵硬状态，也容易造成拉伤。

该病的病状为局部明显疼痛，肌肉僵硬，可触摸到条索状硬结。

【治疗】

①**掌抹小腿**：坐位，用手掌在小腿后部上下移抹（图3-7-60），由表及里，达到温煦皮肤、散瘀消肿的效果。反复操作2～3分钟。

注意事项：操作时以掌心、大鱼际和小鱼际紧贴皮肤，做轻而不浮、重而不滞的上下往返移抹，用力要均匀，持续连贯。

②**揉捏小腿**：坐位，同侧手置于患肢小腿后部，从上而下揉捏小腿后群肌肉（图3-7-61），由轻到重，达到松解肌筋、活血化瘀的疗效。反复操作2～3分钟。

注意事项：操作时手指与手掌不能离开皮肤，掌指要密切配合，揉而捏之，手法要灵活自如。

③**平推小腿**：坐位，用同侧手掌置于患肢小腿后部，往返平推小腿后部肌群（图3-7-62），由浅入深，达到通经活络、行气消瘀的功效。反复操作2～3分钟。

注意事项：用力要平稳深沉，不可拍打与跳跃。

④指揉痛点：坐位，用拇指指腹对准痛点揉按（图3-7-63），由轻到重，起到疏通经络、以痛治痛的作用。反复操作2~3分钟。

注意事项：以拇指指腹吸定痛点，以腕的回旋带动拇指揉动，由表及里，刚柔相兼。

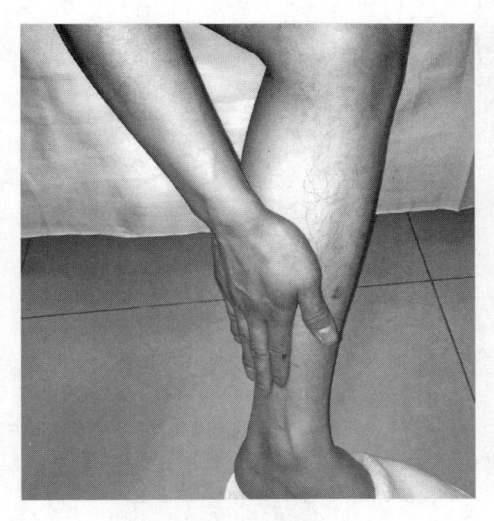

图3-7-60　掌抹小腿

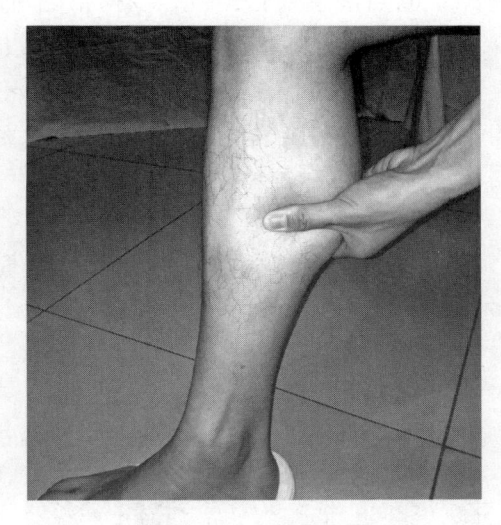

图3-7-61　揉捏小腿

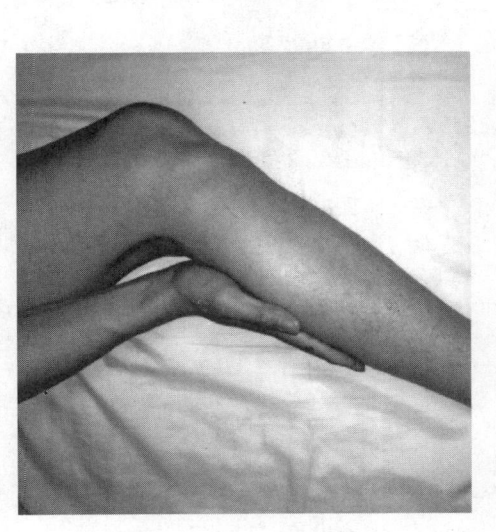

图3-7-62　平推小腿

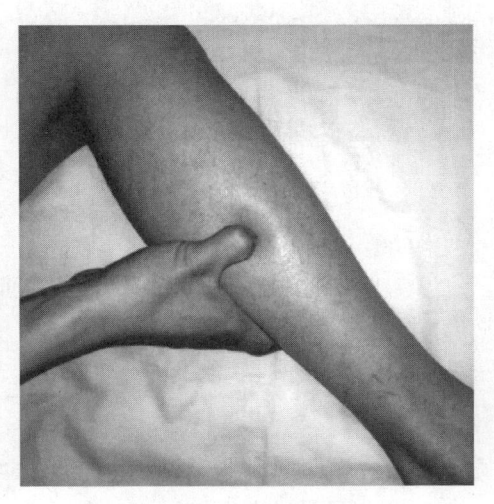

图3-7-63　指揉痛点

⑤**推搓小腿**：坐位，用掌根、大鱼际、小鱼际从上至下推搓小腿后群肌肉（图3-7-64），推而握之，由浅入深，达到温经通络、活血止痛的目的。反复操作2～3分钟。

注意事项：推搓时以掌根、大小鱼际为着力点，往返推搓。要注意保护皮肤，必要时可用按摩乳。

⑥**点解溪穴**：坐位，以拇指端对准解溪穴点而按之（图3-7-65），使局部有明显的酸胀痛感，起到通经活络、活血止痛之效。

注意事项：点5秒钟之后松开再点，反复8～10次。解溪穴属足阳明胃经，是治疗下肢痿痹、下肢疼痛的重要穴位之一。

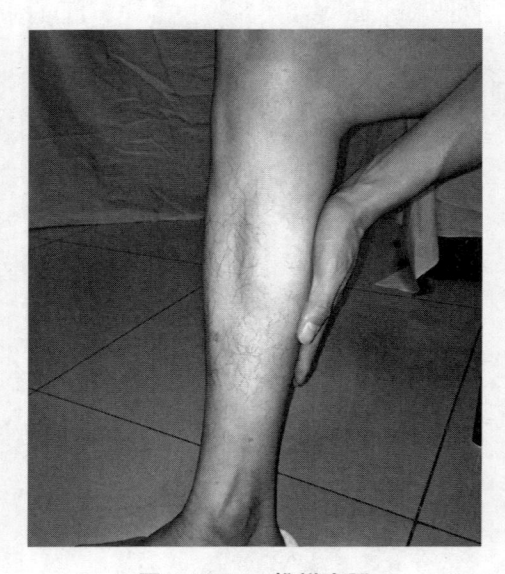

图3-7-64 推搓小腿　　　　图3-7-65 点解溪穴

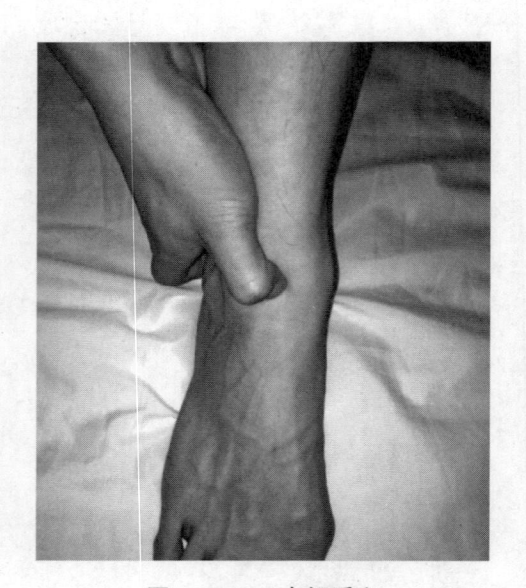

⑦**点穴**：取阳陵泉、悬钟、承筋、照海，每穴点10秒钟，以局部酸胀痛为度。

【提示】

①治疗期间不要做剧烈的跑跳活动。
②加强小腿力量练习，如徒手快走、提踵、负重提踵。
③每次训练后要做小腿的按摩或自我按摩，使小腿肌肉保持良好的弹性。

11. 胫神经损伤

胫神经来自腰4-5神经与骶1-3神经前支的前股，为坐骨神经的直接延续，主要支配小腿屈肌及足跟与足底的皮肤。胫神经位置较深，一般不会损伤。小腿骨折及严重创伤会损伤胫神经。

此病的症状为不能用脚尖站立，行走时后蹬无力，足底有灼烧性疼痛，踝关节跖屈无力。

【治疗】

①掌抹小腿：坐位，以手掌着力于小腿后部，做上下往返移抹（图3-7-66），达到温煦皮肤、散瘀消肿的效果。反复操作2～3分钟。

注意事项：以掌心、大鱼际和小鱼际贴于小腿后部，做轻而不浮、重而不滞的上下往返移抹。用力要均匀，持续连贯，不能间断。

②揉捏小腿：坐位，从小腿上部至下部揉捏（图3-7-67），由轻到重，达到松解肌筋、活血止痛的疗效。反复操作2～3分钟。

注意事项：以拇指与其余四指指腹着力于小腿后部肌肉，旋转揉捏，边揉边捏，揉捏相济，使局部有明显的轻松感。

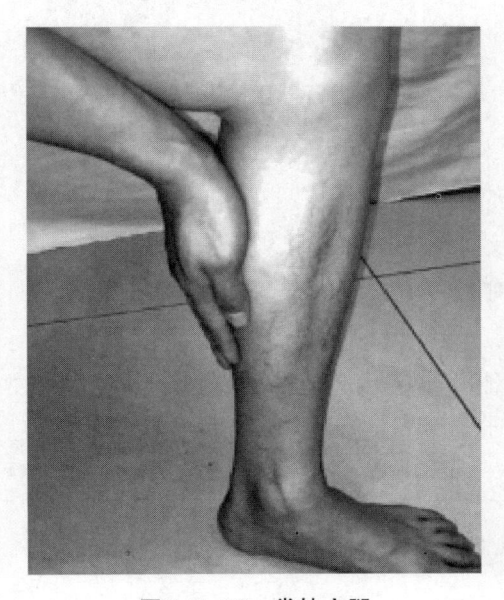

图3-7-66　掌抹小腿　　　　　图3-7-67　揉捏小腿

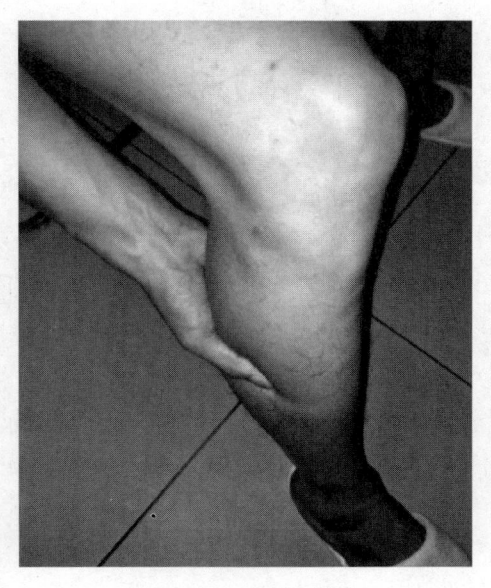

③**推搓小腿**：坐位，从小腿上部至下部推搓（图3-7-68），由表及里达到引血下行、松解肌筋的疗效。反复操作2～3分钟。

注意事项：动作要连贯，施力要均匀，注意保护皮肤。

④**刨推小腿**：坐位，双手十指交叉，从小腿上部至下部刨推（图3-7-69）宛若木匠推刨子，由轻到重，起到舒展肌筋、活血止痛的功效。反复操作2～3分钟。

注意事项：双手用力要均衡，要紧贴皮肤，缓而有力。

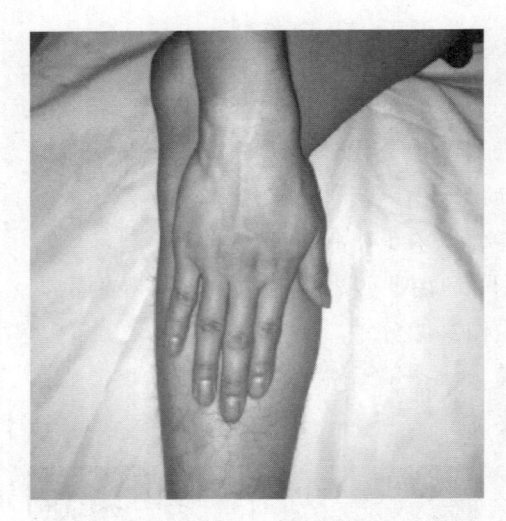

图3-7-68 推搓小腿　　　　图3-7-69 刨推小腿

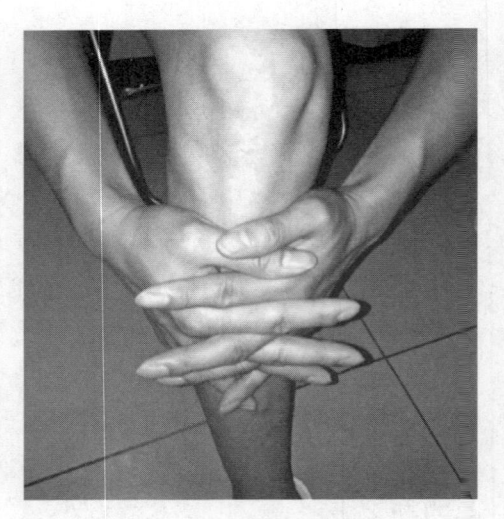

⑤**捶击小腿**：坐位，握拳从小腿上部至下部捶击（图3-7-70），由表及里，达到引血下行、活血散结的目的。反复操作2～3分钟。

注意事项：五指屈曲握拳，以下拳眼于小腿后部一起一落地捶击，用力要柔和，连续捶击，不能中断。

⑥**双掌按小腿**：坐位，以双手掌对准小腿内外侧自上而下按压（图3-7-71），由浅入深，由柔至刚，起到通经活络、缓解疼痛之效。

注意事项：双手用力要一致，按压5秒钟后松开再按压，循序移动，自上而下。

⑦**点穴**：取委中、承筋、承山、阳陵泉，每穴点10秒钟，以局部酸胀痛为度。

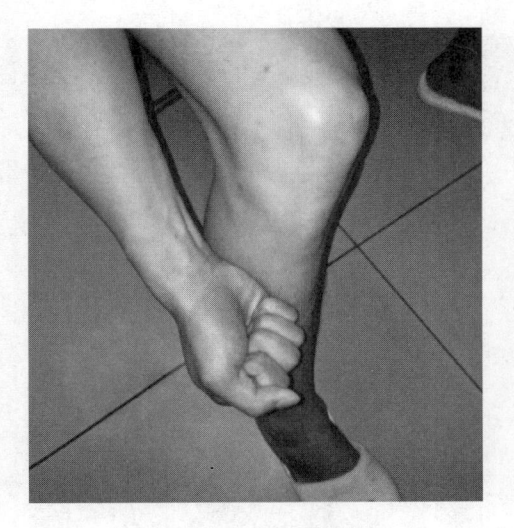

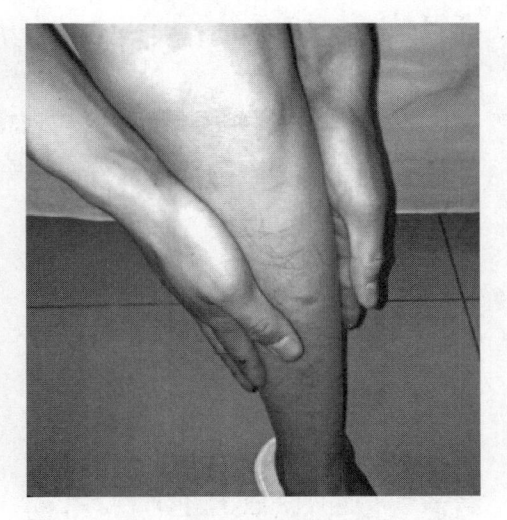

图3-7-70 捶击小腿　　　　　　图3-7-71 双掌按小腿

【提示】

①进行足屈运动,练习用足前部行走。
②行走及上下楼要防止跌倒。

12. 腓总神经损伤

腓总神经来自腰4-5与骶1神经前支的后股,在腘窝上从坐骨神经分出,在腓骨小头处转向小腿前侧,分为腓浅神经与腓深神经。腓骨小头处外伤骨折后固定不当会引起腓总神损伤。

此病的症状为足不能背伸和外翻,不能伸趾,行走时容易绊倒。小腿前外侧与足部皮肤感觉减弱。

【治疗】

①抚摩小腿:坐位,用掌指从患侧小腿前外侧上部至下部抚摩(图3-7-72),达到温煦皮肤、调和气血的效果。反复操作2~3分钟。

注意事项:掌指平放于施治部位,贴而不实,浮而不滞,轻拂而过。手法要连贯,着力要轻柔。

②**揉捏小腿**：坐位，从小腿上部至下部揉捏（图3-7-73），由轻到重，达到松解肌筋、活血止痛的疗效。反复操作2~3分钟。

注意事项：拇指与其余四指指腹着力于小腿前外侧，自上而下旋转揉捏，揉而捏之，捏而提之，揉捏相兼。

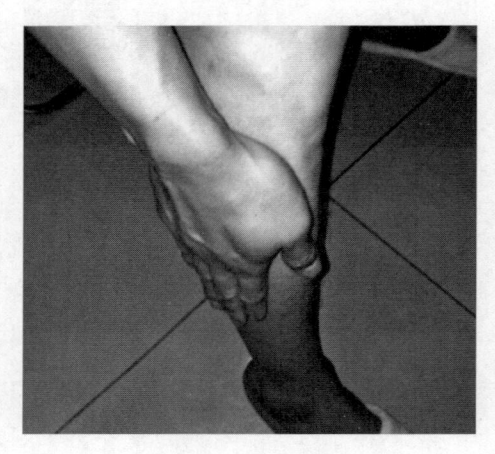

图3-7-72 抚摩小腿　　　　　　　　图3-7-73 揉捏小腿

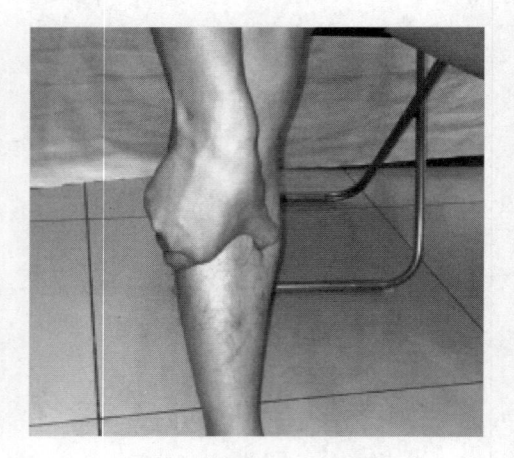

③**搓捋小腿**：坐位，从小腿前外侧上部至下部搓捋（图3-7-74），由轻到重，达到舒展肌筋、活血止痛的功效。反复操作2~3分钟。

注意事项：同侧的手夹扶于小腿前外侧，自上而下推搓滑捋，搓则沉滞，捋则浮滑，刚柔相济。

④**刨推小腿**：坐位，双手十指交叉，从患侧小腿上部至下部刨推（图3-7-75），由表及里，起到平衡阴阳、理顺肌筋的作用。反复操作2~3分钟。

注意事项：双手要用力对称，缓而有力，使力量透入深层组织。

⑤**拍击小腿**：坐位，用手掌从患侧小腿前外侧上部至下部拍击（图3-7-76），由轻到重，达到引血下行、活血化瘀的目的。反复操作2~3分钟。

注意事项：以腕关节自然摆动带动手掌拍击小腿，手法要轻快灵活，频率要稍快，使局部有明显的振动感。

⑥**点阳陵泉穴**：坐位，用拇指端对准阳陵泉穴点而按之（图3-7-77），由表及里，起到点穴开筋、活络止痛之效用。

注意事项：点穴贵在得气，使局部有明显的酸胀痛感，点5秒钟后松开再点，反复5~8次。

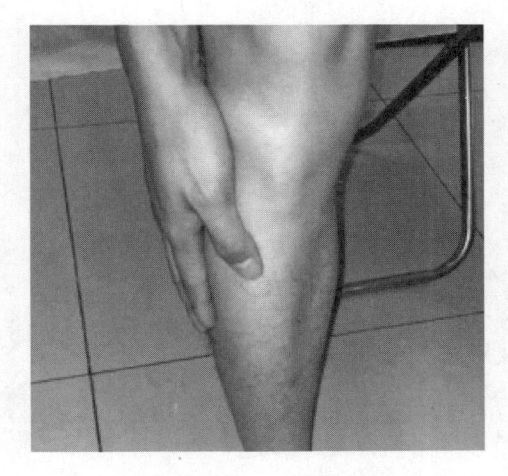

图3-7-74 搓捋小腿　　　　　　　　图3-7-75 刨推小腿

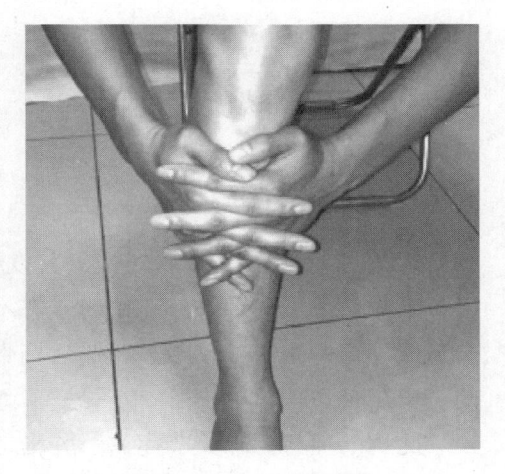

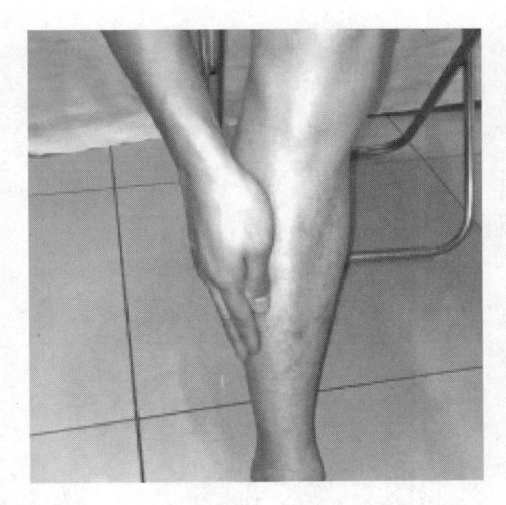

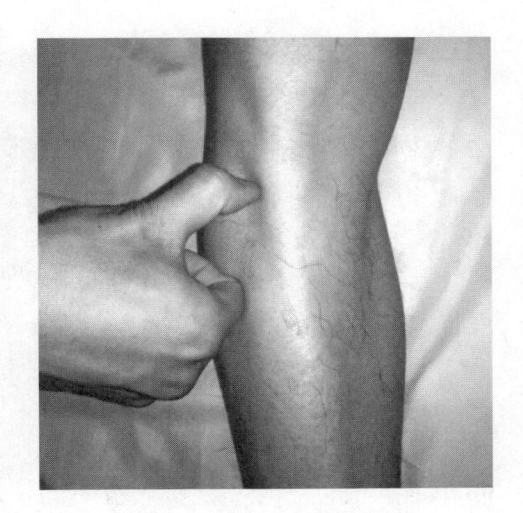

图3-7-76 拍击小腿　　　　　　　　图3-7-77 点阳陵泉穴

⑦点穴：取鹤顶、足三里、悬钟、三阴交，每穴点10秒钟，以局部酸胀痛为度。

【提示】

①走路时要小心谨慎，防止跌倒。
②按摩治疗效果不佳时应转科治疗。

八、足踝部疾病

1. 踝关节扭伤

踝关节扭伤是常见的外伤，其发生率位居各种外伤的首位。地面坎坷不平，下楼、下坡时踏空，跑跳时步态不稳，均可导致踝关节扭伤。足过度内翻会造成外踝的距腓前韧带、距腓后韧带及跟腓韧带扭伤；过度外翻会引起内踝的三角韧带扭伤。

此病的症状为踝关节疼痛、肿胀，皮下瘀血，行走困难。

【治疗】

①**抚摩患处**：坐位，用掌指从小腿下部至受伤的踝部抚摩（图3-8-1），使局部产生温热感，达到温煦皮肤、温经止痛的效果。反复操作2～3分钟。

注意事项：手法宜轻柔，不牵动皮下组织。

②**揉捏患处**：坐位，从患侧踝关节上部至下部揉捏（图3-8-2），由轻到重，达到通经活络、消肿止痛的疗效。反复操作2～3分钟。

注意事项：揉捏时五指要协同用力，手法要柔中有刚，刚中有柔，刚柔相济。

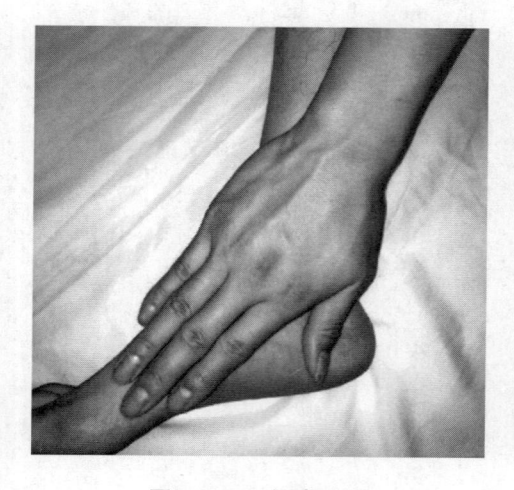

图3-8-1　抚摩患处

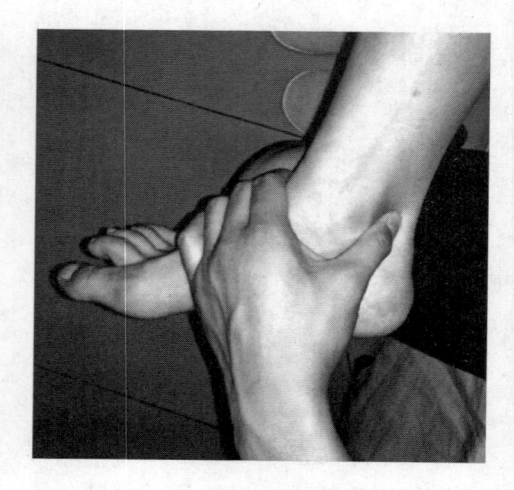

图3-8-2　揉捏患处

③**指揉痛点**：坐位，用拇指指腹对准患侧踝关节痛点揉按（图3-8-3），由表及里，起到以指代针、以痛治痛的作用。反复操作2～3分钟。

注意事项：以指腹揉而按之，不能抠和掐，免伤皮肤。

④**搓捋患处**：坐位，用掌指从患侧小腿下部至踝部搓捋（图3-8-4），由浅入深，达到引血下行、活血散瘀之效。反复操作2～3分钟。

注意事项：先推搓，后滑捋，搓则深沉，捋则浮滑。

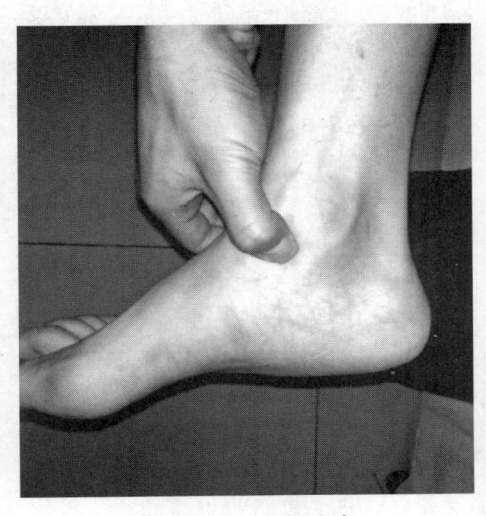

图3-8-3　指揉痛点　　　　　　　图3-8-4　搓捋患处

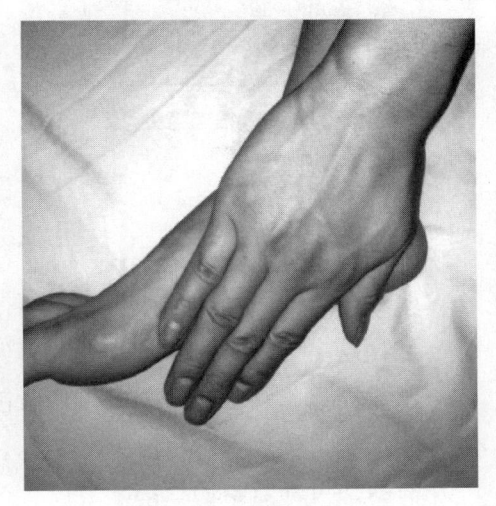

⑤**推运患处**：坐位，用掌心对准患踝做顺时针旋转推运（图3-8-5），由轻到重，达到舒筋活络、散结消肿的功效。反复操作2～3分钟。

注意事项：手法要灵活自如，用力要匀称，不可忽快忽慢。

⑥**五指切患处**：坐位，以五指的甲缘对准患处切压（图3-8-6），一起一落，由表及里，由浅入深，起到引血下行、活血化瘀之效用。反复操作2～3分钟。

注意事项：手法要柔和，起落幅度不宜太大。注意保护皮肤，操作时要修剪指甲。

⑦**点穴**：取悬钟、太溪、商丘、解溪，每穴点10秒钟，以局部酸胀痛为度。

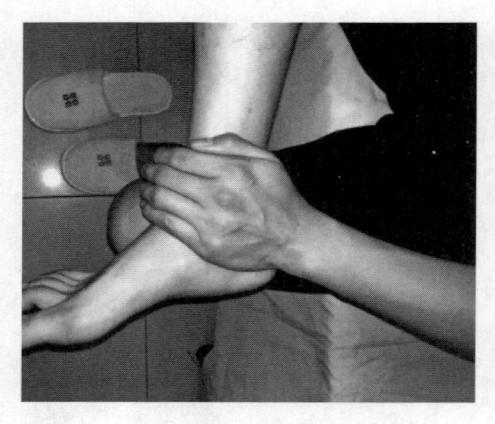

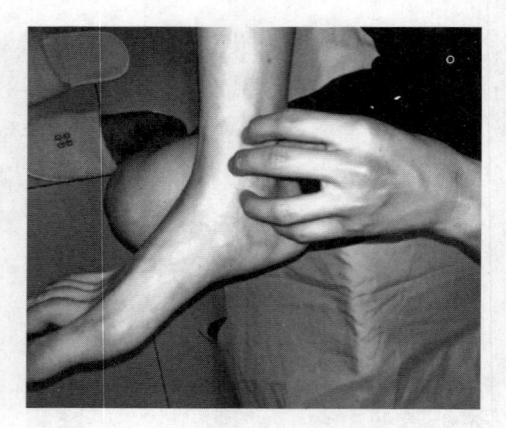

图3-8-5 推运患处　　　　　　　　图3-8-6 五指切患处

【提示】

①伤后立即用棉垫加压包扎，防止皮下出血而肿胀。

②伤后不要用自来水冲洗（习惯做法），因为在冲洗的过程中踝关节会因皮下出血而迅速肿胀起来。应先加压包扎，后冷敷。

③如病情严重，踝部应拍X线片，排除骨折。

④新伤可外敷新伤药。

⑤加强踝关节力量，如徒手提踵、负重提踵。

2. 踝关节骨折后遗症

踝关节骨折后固定不当，限制其活动，造成踝关节活动功能受阻。原始损伤严重，造成踝部软组织粘连，从而导致关节僵硬。

此病的症状为踝关节肿胀、疼痛，关节无力，行走困难。

【治疗】

①**轻推踝部**：坐位，用手掌从小腿下部至踝部轻推（图3-8-7），使局部产生温热感，达到温煦皮肤、温经止痛的效果。反复操作2~3分钟。

注意事项：手法要轻缓柔和，用力要均衡，禁忌重搓重按。

②**揉捏踝部**：坐位，拇指与其余四指呈钳形揉捏踝关节周围（图3-8-8），

由轻到重，达到引血下行、活血消肿的疗效。反复操作2~3分钟。

注意事项：手法要灵活自如。踝部压痛点表浅，不宜大力操作。

③**推运踝部**：坐位，用掌心对准踝部痛点做顺时针旋转推运（图3-8-9），由表及里，起到通经活络、活血散结的作用。反复操作2~3分钟。

注意事项：手掌要紧贴皮肤，手法要缓而柔和。

④**指点踝部**：坐位，用五指对准患侧踝部周围点而按之（图3-8-10），由浅入深，达到以指代针、以痛治痛之效果。反复操作2~3分钟。

注意事项：五指屈曲，垂直下点，五指用力要匀称。要修剪指甲，免伤皮肤。

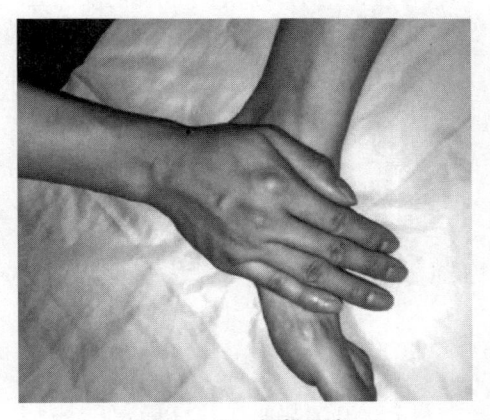

图3-8-7 轻推踝部

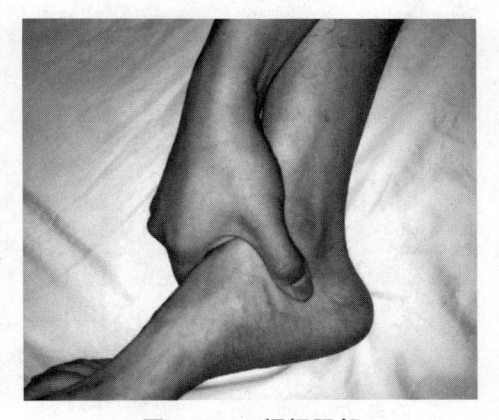

图3-8-8 揉捏踝部

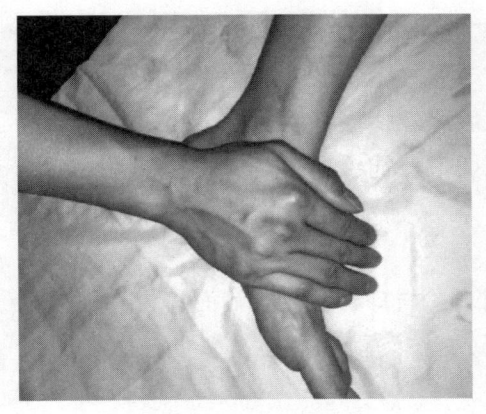

图3-8-9 推运踝部

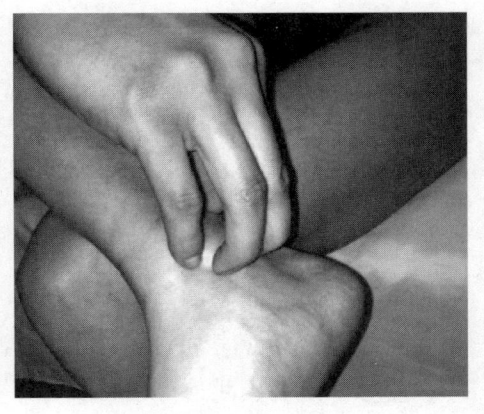

图3-8-10 指点踝部

⑤**手掌推踝**：坐位，用手掌从患侧小腿下部至受伤部平推（图3-8-11），由轻到重，达到松解肌筋、活血化瘀的功效。反复操作2~3分钟。

注意事项：手掌要紧贴皮肤，手法要灵活自如。

⑥**点三阴交穴**：坐位，用拇指端对准三阴交穴点而按之（图3-8-12），使局部有明显的得气感，起到疏通经络、活血止痛的效用。

注意事项：点10秒钟后松开再点，反复5~8次。三阴交穴属足太阴脾经，是足太阴、足少阴、足厥阴交会之处，是治疗足部疾病与外伤的要穴。

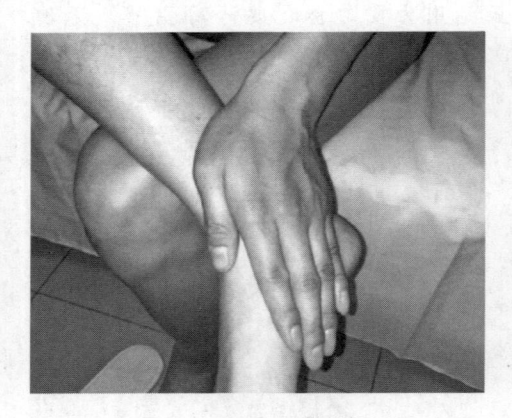

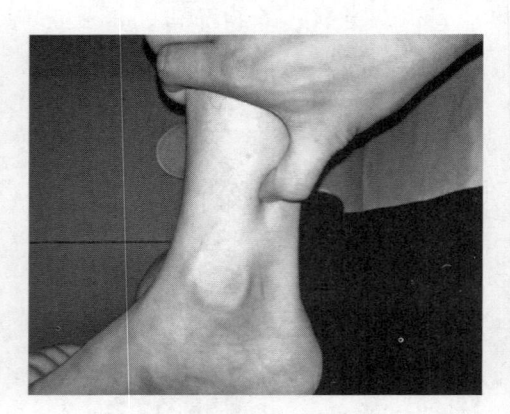

图3-8-11　手掌推踝　　　　　　图3-8-12　点三阴交穴

⑦**点穴**：取商丘、解溪、悬钟、太溪，每穴点10秒钟，以有局部酸胀痛感为宜。

【提示】

①除去固定后应进行手法治疗，消除肿胀和疼痛等后遗症。

②加强踝关节的力量练习，如屈伸踝关节、徒手提踵、负重提踵等。

3. 足副舟骨损伤

足副舟骨有两种解剖类型，一种为圆形，与舟状骨无接触面；另一种与舟状骨有接触，为圆形或三角形，此型容易受伤。副舟骨损伤多见于体操、足球、篮球、跳高、跳远等项目。

足过度内翻时，足内踝与副舟骨互相碰撞，使副舟骨被内踝和舟状骨挤压，因而导致副舟骨损伤。跳高、跳远时用前足掌踏跳，体操运动员的提踵动作，使胫后肌反复牵拉副舟骨，引起肌腱附着点损伤。

此病的症状为副舟骨周围肿胀，有明显压痛，跑跳时疼痛加重，足内翻时疼痛。

【治疗】

①平推足内侧：坐在床上，用手掌从患侧内踝下部至副舟骨部平推（图3-8-13），由轻到重，达到通经活络、活血止痛的效果。反复操作2~3分钟。

注意事项：副舟骨的压痛点表浅，不宜用太大力量，手法要柔和舒适。

②推运副舟骨：坐位，用掌心对准足副舟骨做顺时针旋转推运（图3-8-14），由浮到沉，由柔至刚，起到疏通肌筋、活血散结的疗效。反复操作2~3分钟。

注意事项：推运时要缓而有力，要紧贴皮肤，不能跳跃。

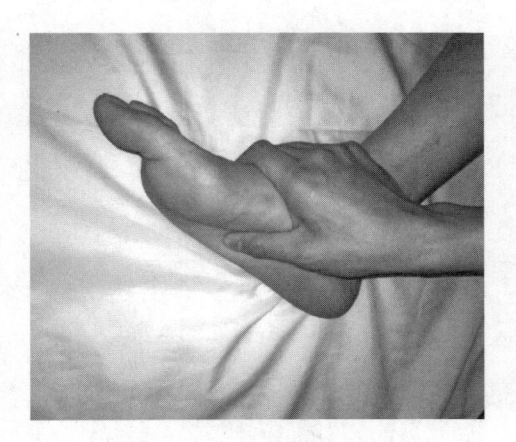

图3-8-13 平推足内侧　　　　图3-8-14 推运副舟骨

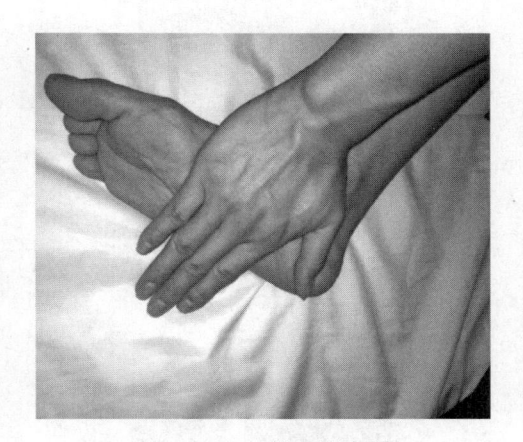

③拳压足内侧：坐位，握拳，从患侧内踝下部至副舟骨按压（图3-8-15），由轻到重，起到引血下行、活血止痛的作用。反复操作2~3分钟。

注意事项：要用寸劲，不可大力按压，以免引起不适。

④揉捏患足：坐位，拇指与其余四指呈钳形从内踝下部至副舟骨揉捏（图3-8-16），由轻到重，达到舒展肌筋、软坚化结的目的。反复操作2~3分钟。

注意事项：手法要轻快灵活，不可忽快忽慢。

⑤**指揉痛点**：坐位，用拇指指腹对准痛点揉按（图3-8-17），由轻到重，起到以指代针、以痛治痛的功效。反复操作2~3分钟。

注意事项：足部压痛点表浅，不宜用太大力量。

⑥**点太溪穴**：坐位，用拇指端对准太溪穴点而按之（图3-8-18），使局部有酸胀痛之感，达到通经活络、点穴开筋的功效。

注意事项：点10秒钟后松开再点，反复5~8次。太溪穴是足少阴肾经的原穴，是治疗下肢与足部疾病的要穴。

⑦**点穴**：取照海、商丘、悬钟、太白，每穴点10秒钟，以局部酸胀痛为度。

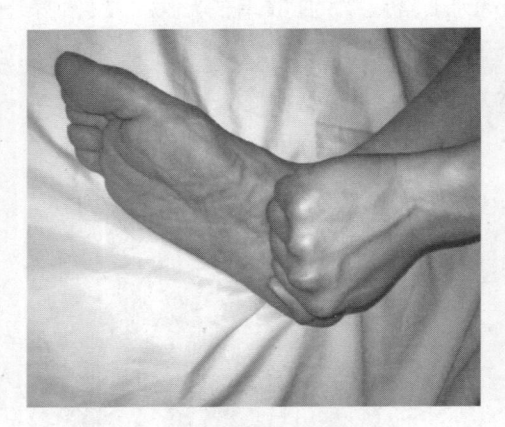

图3-8-15 拳压足内侧

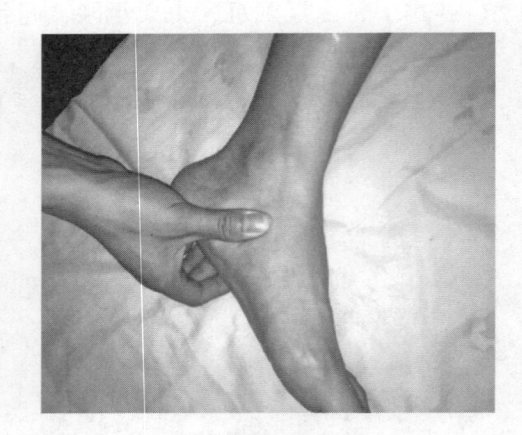

图3-8-16 揉捏患足

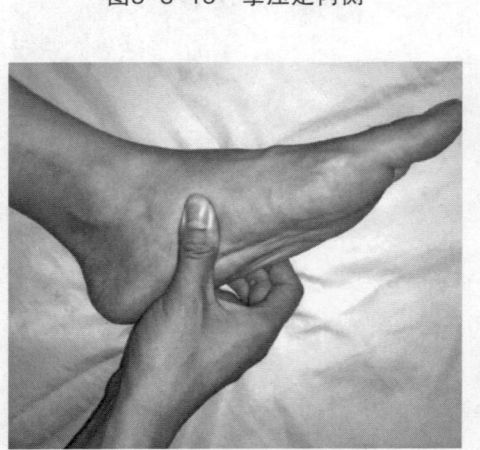

图3-8-17 指揉痛点

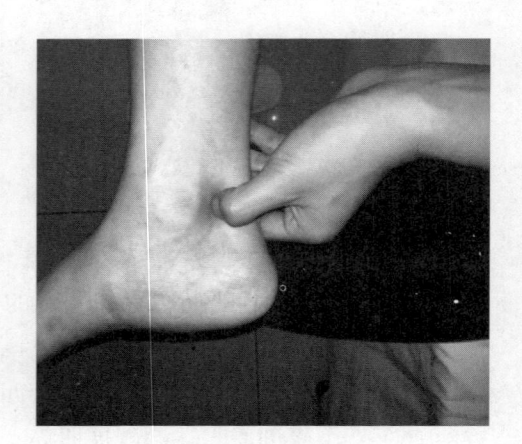

图3-8-18 点太溪穴

【提示】

①训练时足中部要用胶带横绕固定，防止足弓下陷。
②改变训练内容，暂停足部踏跳动作及后蹬动作。

4. 跟腱周围炎

小腿腓肠肌肌腱与比目鱼肌肌腱相结合形成跟腱，止于跟骨结节。

跟腱周围炎多见于跳远、三级跳、体操等项目，由于长期跑跳、行走，跟腱周围组织反复受到牵拉而形成慢性炎症。

此病的症状为跟腱周围疼痛、肿胀，有明显压痛，足前掌着地后蹬时疼痛。

【治疗】

①**抚摩小腿**：坐位，用掌指从患侧小腿上部至跟腱反复抚摩（图3-8-19），使局部皮肤产生温热感，达到温煦皮肤、活络止痛的效果。反复操作2~3分钟。

注意事项：掌指贴于小腿，贴而不实，浮而不滞，轻拂而过，持续连贯。

②**揉捏小腿**：坐位，从患侧小腿上部至下部揉捏（图3-8-20），由轻到重，达到放松肌筋、活血散瘀的效果。反复操作2~3分钟。

注意事项：手法要缓而有力，灵活自如。动作要连贯，不能跳跃。

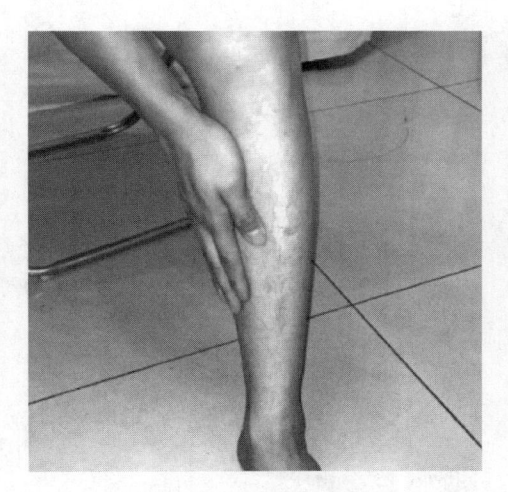

图3-8-19 抚摩小腿　　　　　图3-8-20 揉捏小腿

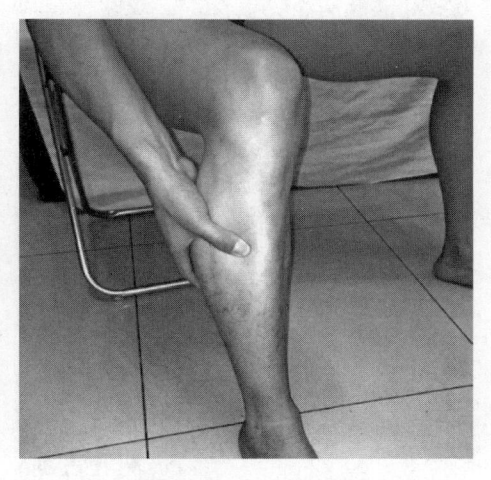

③**推搓小腿**：坐位，用手掌从患侧小腿上部至下部推搓（图3-8-21），由表及里，达到引血下行、温经止痛之效用。反复操作2~3分钟。

注意事项：以掌心着力于小腿，搓而揉之，推而进之。

④**捻动跟腱**：坐位，用拇指与食指捏住跟腱做对合旋转捻动（图3-8-22），由浅入深，达到疏通经络、软坚散结的功效。反复操作2~3分钟。

注意事项：要用寸劲巧力，不能生掐硬挤。

⑤**指揉痛点**：坐位，用拇指指腹对准痛点揉而按之（图3-8-23），由轻到重，达到以指代针、以痛治痛的目的。反复操作2~3分钟。

注意事项：手法要柔和舒适，不可重抠重掐。

⑥**拍击小腿**：坐位，用手掌从小腿部自上而下拍击（图3-8-24），由浅入深，达到调和气血、减轻疼痛的效果。反复操作2~3分钟。

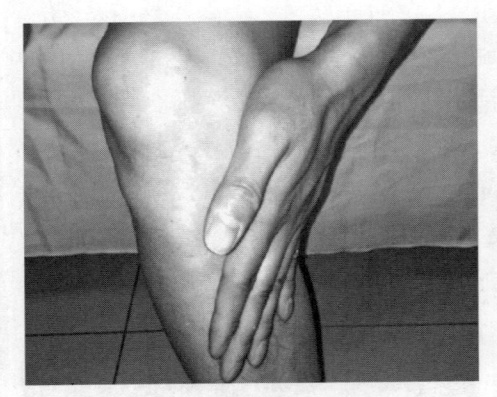

图3-8-21 推搓小腿

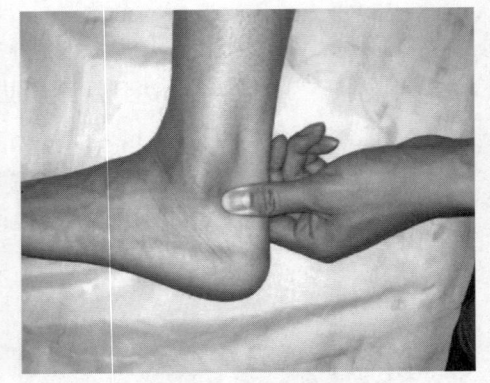

图3-8-22 捻动跟腱

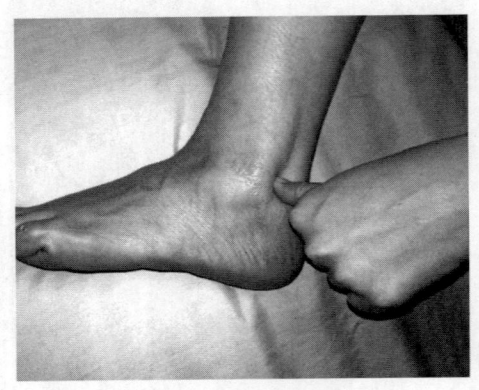

图3-8-23 指揉痛点

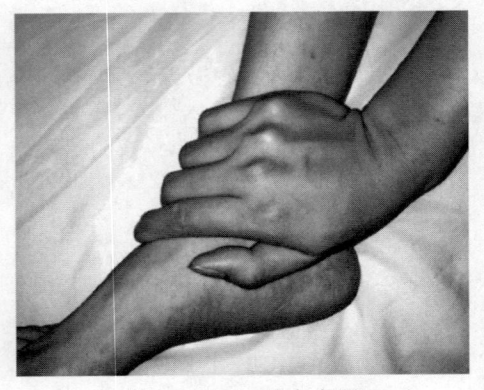

图3-8-24 拍击小腿

注意事项：手腕要灵活自如摆动，用力要均匀，不可重捶。

⑦**点穴**：取太溪、照海、昆仑、三阴交，每穴点10秒钟，以有局部酸胀痛感为宜。

【提示】

①治疗期间应停止踏跳和快跑等剧烈活动。
②跟腱压痛点表浅，不宜采用重手法。
③严重患者可配合理疗，如超声波。

5. 跟骨结节炎

跟骨结节炎又称跟腱止点末端病，踏跳过多，小腿三头肌长期频繁剧烈收缩，跟腱止点末端反复受到牵拉，从而引起此病。多见于跳跃、体操、篮球、排球等项目。

此病的症状为足后跟部疼痛，跟腱周围水肿，足后跟部呈圆形肿胀，重者穿鞋疼痛，跟腱止点有明显压痛，痛如针刺。

【治疗】

①**抚摩小腿**：坐位，用手掌贴于小腿后部抚摩（图3-8-25），贴而不实，浮而不滞，轻拂而过，使表皮有温热感，达到温经散寒、散瘀止痛的效果。反复操作2~3分钟。

注意事项：抚摩不触动皮下组织，手法要轻柔舒适，宜轻不宜重。从小腿后部自上至下跟腱抚摩，动作要连贯。

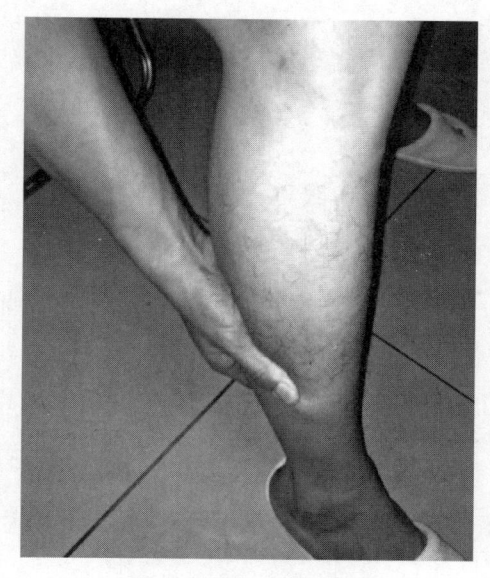

图3-8-25 抚摩小腿

②**揉捏小腿**：坐位，从小腿后部自上而下至跟腱揉捏（图3-8-26），由轻到重，达到舒展肌筋、消肿止痛的疗效。反复操作2~3分钟。

注意事项：五指用力要协调一致，手法要灵活自如。

③**推运跟骨结节**：坐位，用掌心对准患侧跟骨结节做顺时针旋转推运（图3-8-27），由表及里，起到促进血运、活血散结的作用。反复操作2~3分钟。

注意事项：手法要缓而有力，动作要连贯，不可中断。

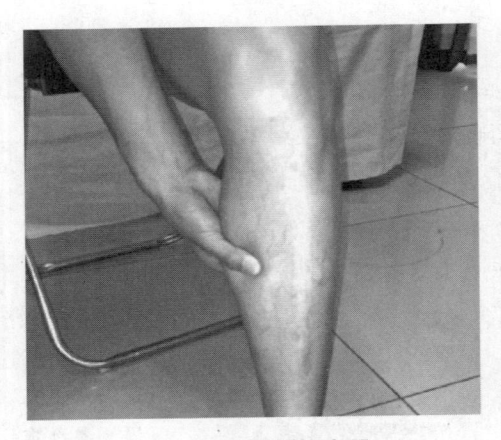

图3-8-26 揉捏小腿

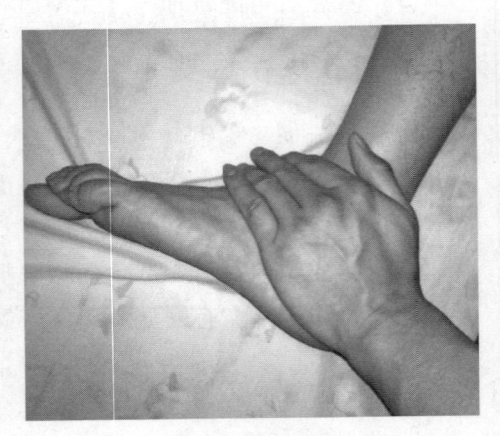

图3-8-27 推运跟骨结节

④**捻动跟腱**：坐位，用拇指与食指捏住患侧跟腱做旋转捻动（图3-8-28），由轻到重，达到行气活血、软坚化结的疗效。反复操作2~3分钟。

注意事项：着力应柔和，两指用力要匀称，从跟腱上部至下部捻动，注意保护皮肤。

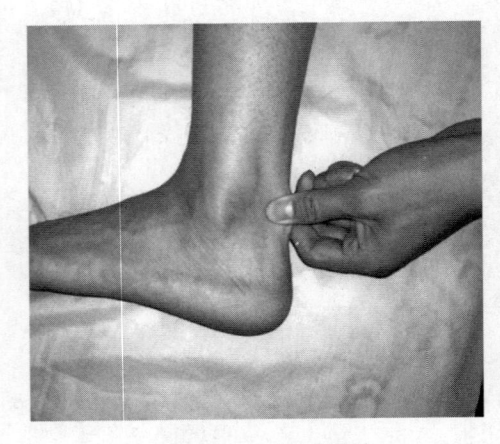

图3-8-28 捻动跟腱

⑤指揉痛点：坐位，用拇指指腹对准患侧跟腱痛点揉而按之（图3-8-29），由浅入深，达到以指代针、以痛治痛的功效。反复操作2～3分钟。

注意事项：跟腱的压痛点表浅，不宜用太大力量，如疼痛严重可做理疗。

⑥按压跟骨结节：坐位，用手掌对准跟骨结节按压（图3-8-30），由轻到重，达到松解肌筋、缓解疼痛的目的。反复操作2～3分钟。

注意事项：按压部位很小，所以要用寸劲巧力，由轻到重，再由重到轻。

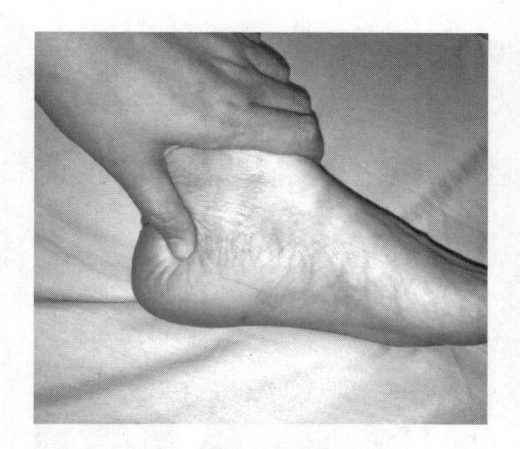

图3-8-29 指揉痛点

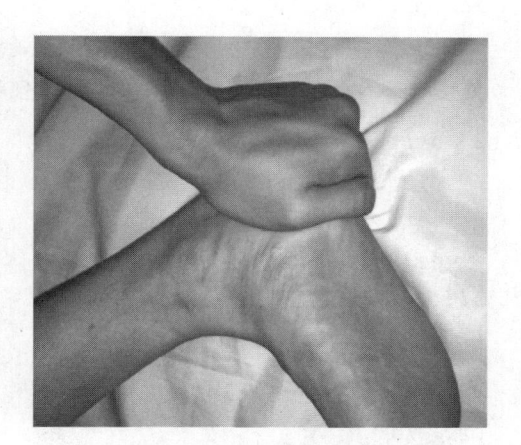

图3-8-30 按压跟骨结节

⑦点穴：取太溪、照海、悬钟、阳陵泉，每穴点10秒钟，以局部酸胀痛为度。

【提示】

①治疗期间应停止踏跳与快跑等剧烈运动。
②不能在跟腱上注射止痛剂，以免引起严重后果。

6. 跖趾关节挫伤

跖趾关节挫伤是一种常见病，多见于体操、足球、跳远、三级跳等项目。第一跖趾关节损伤率最高。起跳后足尖着地，由于重力作用，致使跖趾关节囊及韧带损伤。踢足球时，对脚抢球、用足尖踢球也会引起跖趾关节损伤。

此病的症状为跖趾关节肿胀、疼痛，足趾蹬地时疼痛加重。

【治疗】

①平推足底：坐位，用手掌从足弓至第一跖趾关节平推（图3-8-31），由轻到重，达到通经活络、消肿止痛的效果。反复操作2~3分钟。

注意事项：患侧腿屈膝放在健侧大腿上，便于操作，手法要平稳舒适，由轻到重，再由重到轻。

②揉捏足底：接上势，拇指与其余四指呈钳形从足底后部至第一跖趾关节揉捏（图3-8-32），由浅入深，达到引血下行、活血止痛的疗效。反复操作2~3分钟。

注意事项：揉而捏之，揉捏相兼，动作要连贯，不能间断。

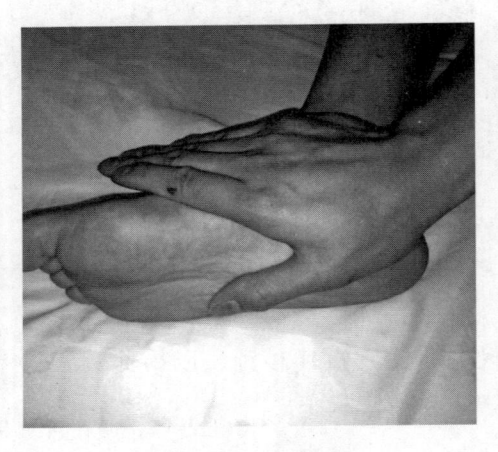

图3-8-31　平推足底　　　　　图3-8-32　揉捏足底

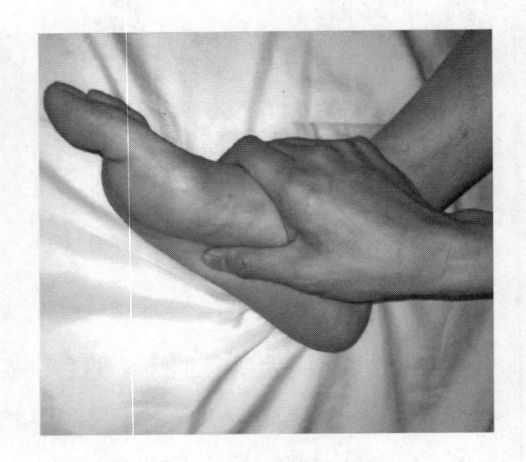

③指掐痛点：接上势，用拇指端对准跖趾关节痛点按而掐之（图3-8-33），由表及里，达到以指代针、以痛治痛之效。反复操作2~3分钟。

注意事项：要修剪指甲，免伤皮肤。掐10秒钟后松开再掐，要用寸劲巧力。

④拳压足底：接上势，一手握拳，从足底后部至第一跖趾关节按压（图3-8-34），由轻到重，起到疏通肌筋、活血止痛的作用。反复操作2~3分钟。

注意事项：手法要平稳均匀，不可突然发力。

⑤**点三阴交穴**：接上势，用拇指端对准患侧三阴交穴点而按之（图3-8-35），使局部有酸胀痛之感，达到点穴开筋、活络止痛的目的。

注意事项：三阴交穴是足太阴、足少阴、足厥阴之交会，是治疗足部疼痛的要穴。点穴10秒钟后松开，然后再点。注意保护皮肤。

⑥**足背捋法**：坐位，用手掌从足背上部至跖趾关节快速滑搓（图3-8-36），宛若捋胡须，由表及里，起到通经活络、松肌解痉的效用。反复操作2~3分钟。

注意事项：操作时手掌不宜贴得太紧，以免损伤皮肤。

⑦**点穴**：取解溪、内庭、商丘、昆仑，每穴点10秒钟，以局部酸胀痛为度。

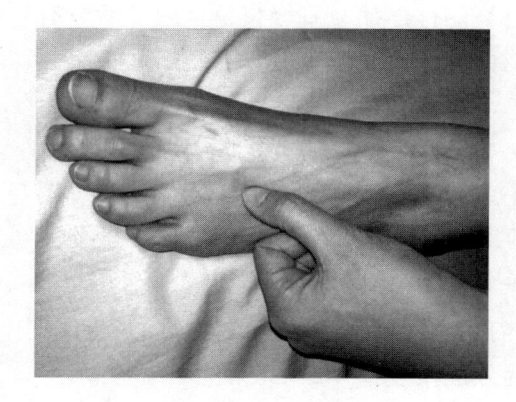

图3-8-33 指掐痛点

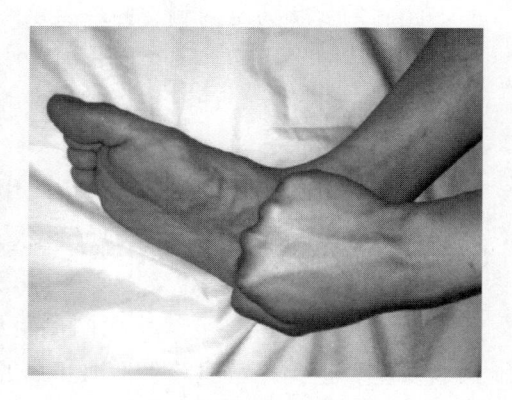

图3-8-34 拳压足底

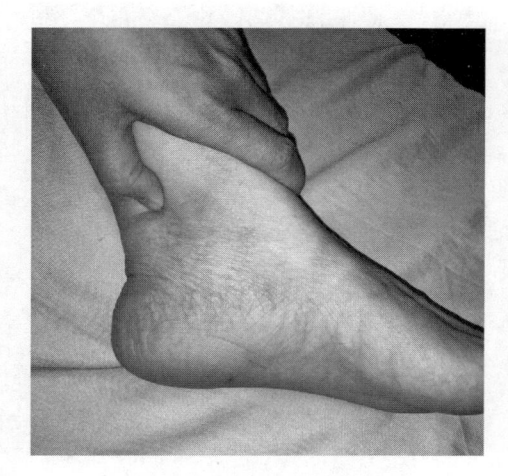

图3-8-35 点三阴交穴

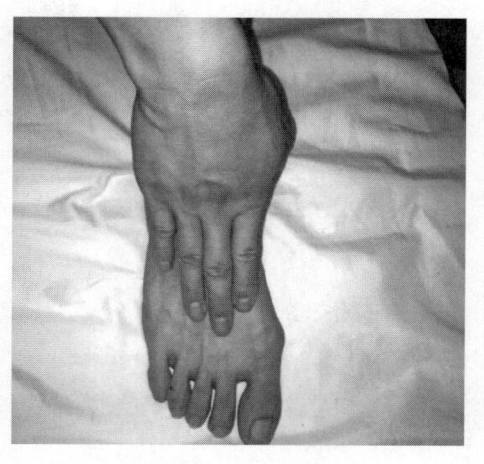

图3-8-36 足背捋法

【提示】

①新伤应立即加压包扎，以免皮下出血。
②不要在坚硬的地面跑步或跳跃。

7. 跖管综合征

跖管综合征系胫后神经在内踝后下方受压而引起的症候群。踝关节反复扭伤，使跖管内肌腱因摩擦而产生腱鞘炎，腱鞘肿胀，管内压力增高，因而产生胫后神经受压症状。

此病的症状为足内侧、内踝及足趾有烧灼性疼痛，日轻夜重，内踝后方有压痛，重压时有串麻，用止血带缚住小腿使静脉血回流受阻时麻痛加重。

【治疗】

①**平推内踝**：坐在床上屈膝，用手掌从患侧内踝上部至下部平推（图3-8-37），由轻到重，达到疏通经络、活络止痛的效果。反复操作2~3分钟。

注意事项：手掌要紧贴皮肤，往返平推，手法要灵活自如。

②**揉捏内踝**：接上势，用同侧手从内踝上部至下部揉捏（图3-8-38），由表及里，达到松解肌筋、活血止痛的疗效。反复操作2~3分钟。

注意事项：手法缓而有力，柔中有刚，刚中有柔，刚柔相兼。

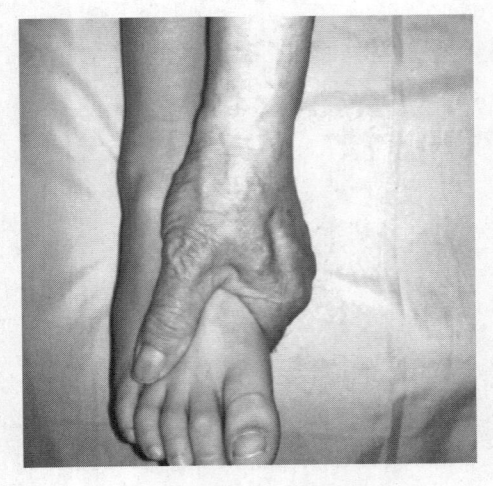

图3-8-37　平推内踝　　　　　　图3-8-38　揉捏内踝

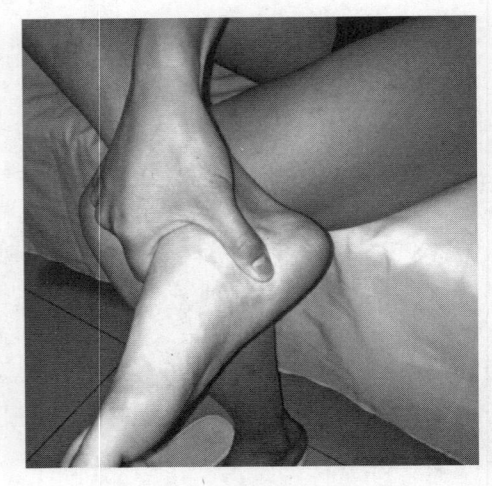

③**推运内踝**：接上势，用手掌对准患侧内踝做顺时针旋转推运（图3-8-39），由浅入深，达到促进血运、活血散结的疗效，反复操作2~3分钟。

注意事项：手法要平稳匀称，不可忽快忽慢。

④**按压内踝**：接上势，用手掌按压患侧内踝及其周围（图3-8-40），由轻到重，起到引血下行、消炎止痛的作用。反复操作2~3分钟。

注意事项：要垂直向下按压，用力要均衡柔和，不可突然发力。

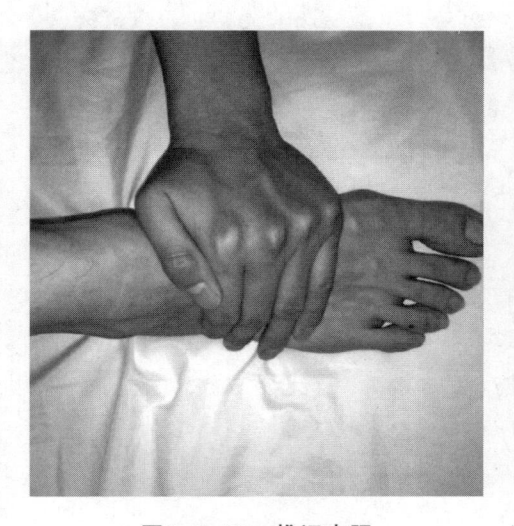

图3-8-39 推运内踝

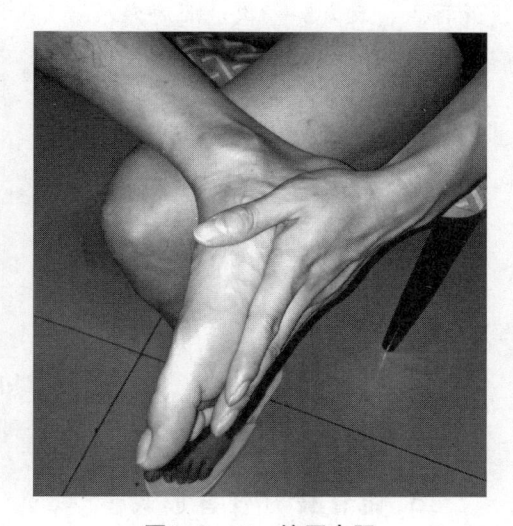

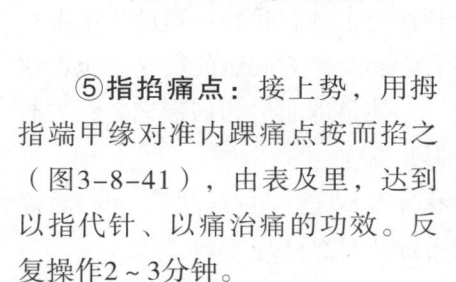

图3-8-40 按压内踝

⑤**指掐痛点**：接上势，用拇指端甲缘对准内踝痛点按而掐之（图3-8-41），由表及里，达到以指代针、以痛治痛的功效。反复操作2~3分钟。

注意事项：手法由轻到重，再由重到轻。要修剪指甲，免伤皮肤。

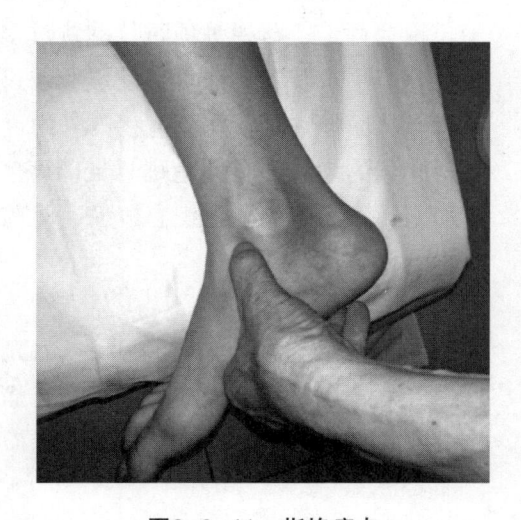

图3-8-41 指掐痛点

⑥**点照海穴**：坐位，用拇指端对准照海穴点而按之（图3-8-42），使局部有明显的得气感，达到通经活络、点穴开筋之效。

注意事项：点10秒钟后松开再点，反复5～8次。照海穴属足少阴肾经，是八脉交会穴之一，是治疗足踝部疾病的要穴。

⑦**点穴**：取太溪、三阴交、解溪，每穴点10秒钟，以局部酸胀痛为度。

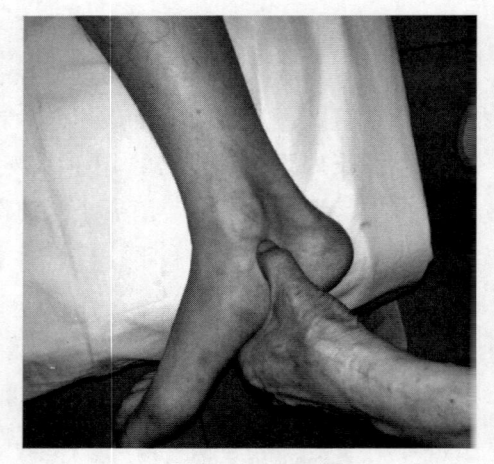

图3-8-42 点照海穴

【提示】

①运动时要用护踝，防止踝关节扭伤。
②坚持按摩与自我按摩，可配合理疗。

8. 跖骨疲劳性骨膜炎

跖骨疲劳性骨膜炎又称行军足，多见于长途行走的官兵。在运动员中多见于长跑、竞走、跨栏等项目。跑跳过多，跖骨骨膜受到骨间肌的反复牵拉，致使骨膜产生水肿、出血等炎症反应。过度疲劳，使足部肌肉和韧带失去保护与支持，从而导致跖骨受到直接的外力冲撞而引起炎症。

此病的症状为早期跑跳时足部疼痛，症状逐渐加重；足背肿胀，走路时疼痛加剧；跖间隙的软组织有压痛，足前掌用力蹬地时患处疼痛。

【治疗】

①**轻推足背**：坐位，用手掌从足腕至足趾部轻推（图3-8-43），使局部产生温热感，达到温煦皮肤、活血止痛的效果。反复操作2～3分钟。

注意事项：手法要灵活自如，轻而不浮，滑而不滞。

②**揉捏足部**：接上势，从足跟至足趾揉捏（图3-8-44），由表及里，达到松解肌筋、消炎止痛的疗效。反复操作2~3分钟。

注意事项：五指用力要均匀，动作要连贯，不能跳跃和略过。

③**搓将足背**：接上势，用手掌从足踝至足趾搓将（图3-8-45），由浅入深，起到引血下行、活血止痛的作用。反复操作2~3分钟。

注意事项：搓将时动作要连贯，施力要均匀，先推搓，后滑将。

④**掌推足底**：接上势，用手掌从足跟至足趾推按（图3-8-46），由轻到重，达到温通经络、软坚散结之疗效。反复操作2~3分钟。

注意事项：动作要缓而有力，使推力透入足底深层。

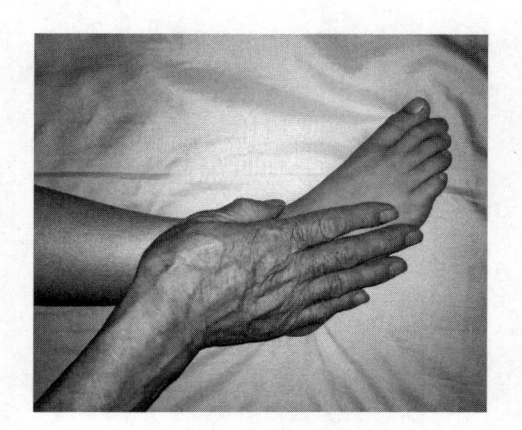

图3-8-43　轻推足背

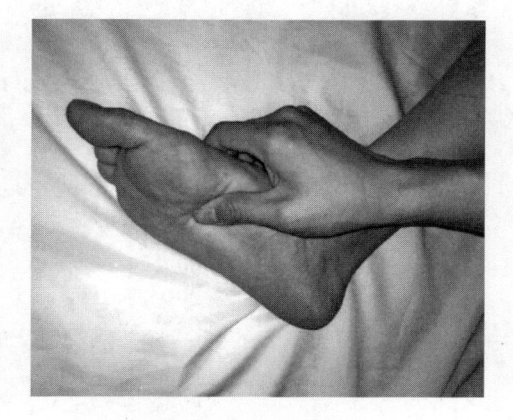

图3-8-44　揉捏足部

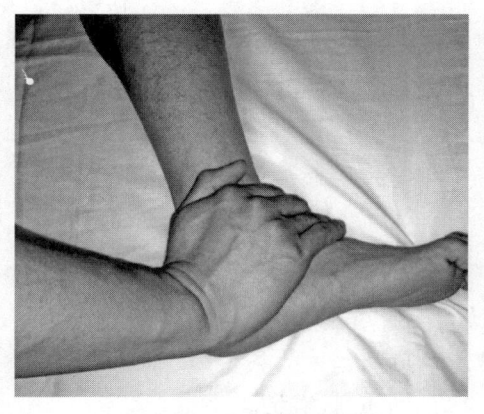

图3-8-45　搓将足背

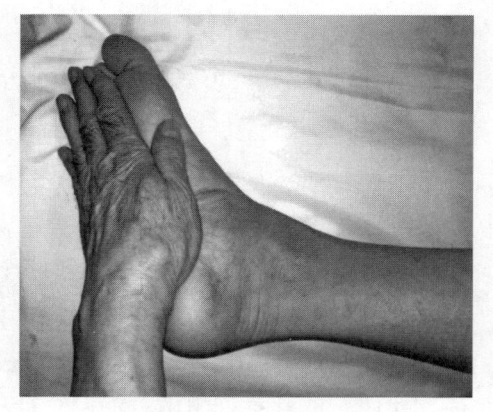

图3-8-46　掌推足底

⑤**指掐痛点**：接上势，用拇指端甲缘对准足背痛点按而掐之（图3-8-47），达到以指代针、以痛治痛之功效。

注意事项：每个痛点掐10秒钟即可。要修剪指甲，免伤皮肤。

⑥**点悬钟穴**：坐位，用拇指端对准悬钟穴点而按之（图3-8-48），使局部有明显的得气感，起到舒筋活络、活血止痛之效。

注意事项：点10秒钟后松开再点，反复5～8次。悬钟穴属足少阳胆经，是人体八会穴之一，是髓会，是治疗腿足疾病的要穴。

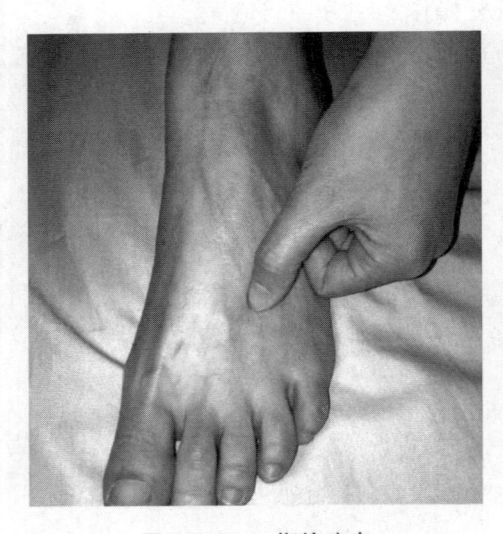

图3-8-47 指掐痛点　　　　　　　　图3-8-48 点悬钟穴

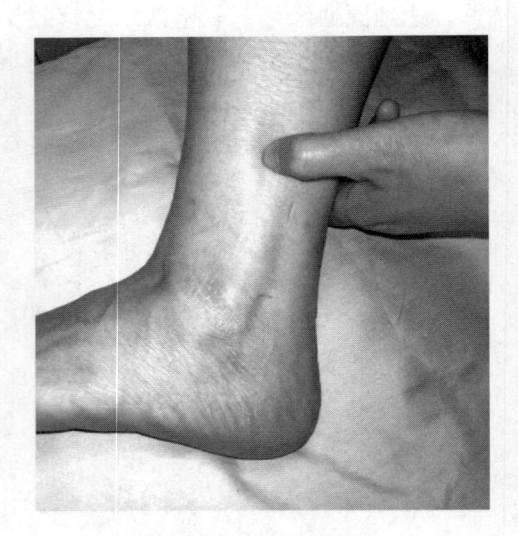

⑦**点穴**：取涌泉、解溪、陷谷、内庭，每穴点10秒钟，以有局部酸胀痛感为度。

【提示】

①足痛严重时应暂停跑跳，进行治疗。

②每天用热水浴足，做按摩或自我按摩。

③中药泡脚：乳香、没药、红花、白芷、防风、羌活、续断、木瓜、骨碎补、杜仲、透骨草、川椒、赤芍、桂枝各9克，水煎后浴足。

9. 跖趾关节脱位后遗症

跖趾关节脱位多发生于第一跖趾关节，常见于足球、体操等项目，如果处理不当，会出现长期疼痛的后遗症。

此病的症状为第一跖趾关节疼痛、肿胀，走路时疼痛加剧。按摩与自我按摩可逐渐消除其后遗症。

【治疗】

①**平推足趾**：坐位，用手掌从患侧内踝至拇趾端平推（图3-8-49），由轻到重，达到疏通经络、活血止痛的效果。反复操作2~3分钟。

注意事项：平推时主要以大鱼际、小鱼际和掌根为着力点，手法要缓而有力，不可重搓重推。

②**揉捏足部**：坐位，拇指与其余四指呈钳形从患侧足踝至拇趾端揉捏（图3-8-50），由表及里，达到松解肌筋、活血化瘀的疗效。反复操作2~3分钟。

注意事项：五指要协调用力，手法要柔和轻快，禁忌抠与掐。

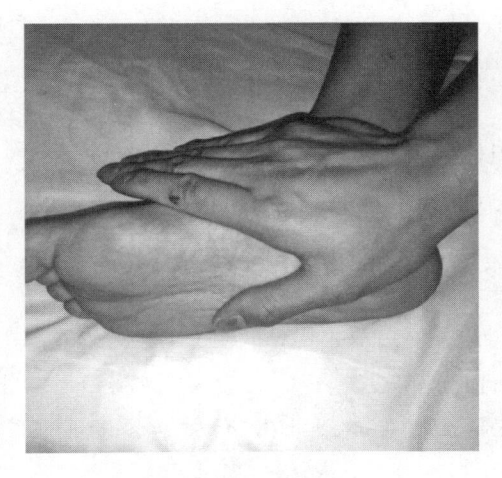

图3-8-49 平推足趾　　　　　图3-8-50 揉捏足部

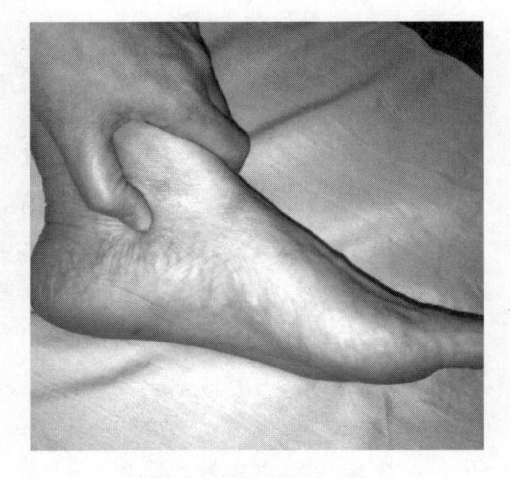

③**指揉痛点**：坐位，用拇指指腹对准患侧痛点按而揉之（图3-8-51），由浅入深，达到以指代针、以痛治痛的功效。反复操作2~3分钟。

注意事项：足部压痛点表浅，不宜用大力按揉。

④**拳推足底**：坐位，用拳头从患侧足底内侧至拇趾端推按（图3-8-52），由轻到重，起到引血下行、活血化结的作用。反复操作2~3分钟。

注意事项：动作要连贯，实而不滞，滑而不浮，缓慢移动，往返操作。

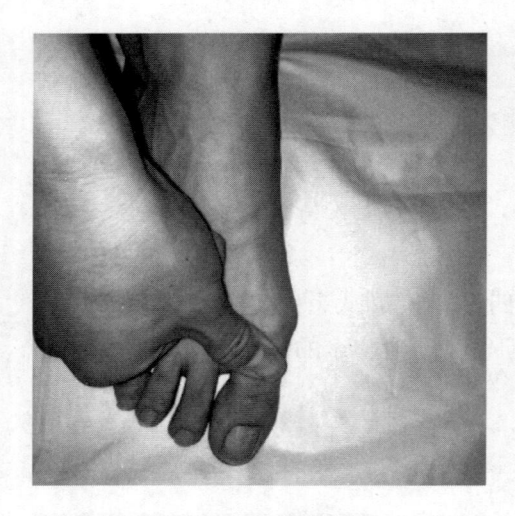

图3-8-51 指揉痛点

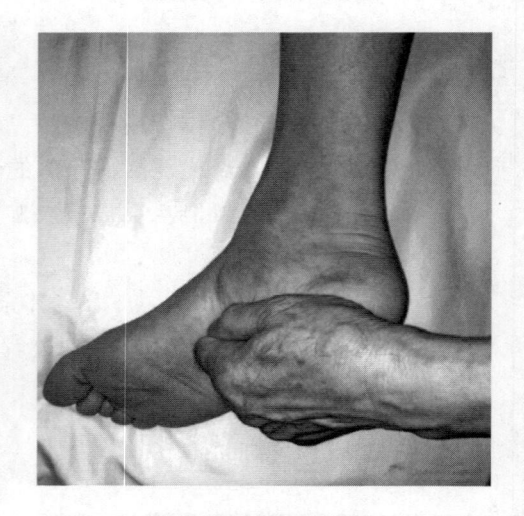

图3-8-52 拳推足底

⑤**点解溪穴**：坐位，用拇指端对准患侧的解溪穴点而按之（图3-8-53），使局部有酸痛胀之感，达到通经活络、点穴开筋的目的。点10秒钟后松开再点，反复5~8次。

注意事项：此穴压痛点表浅，不宜用太大的力量。

⑥**足部抵法**：坐位，用双手掌置于内外踝，然后双手相对抵压（图3-8-54），由柔至刚，刚柔相济，起到松解肌筋、活血止痛之效。

注意事项：双手用力要均衡，由踝部至足前部，抵压5秒钟后松开再抵压，反复操作2~3分钟。

⑦**点穴**：取悬钟、照海、昆仑、阳陵泉，每穴点10秒钟，以局部酸胀痛为度。

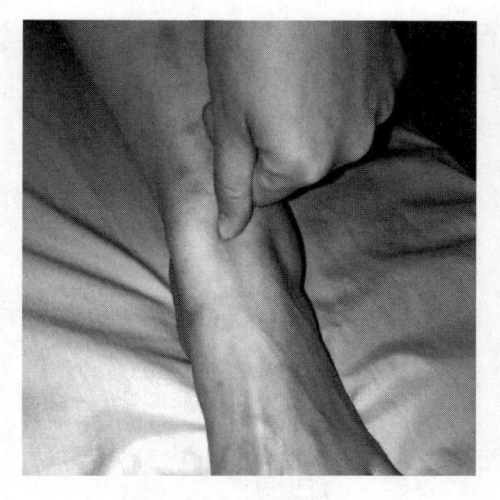

图3-8-53 点解溪穴　　　　　　　　图3-8-54 足部抵法

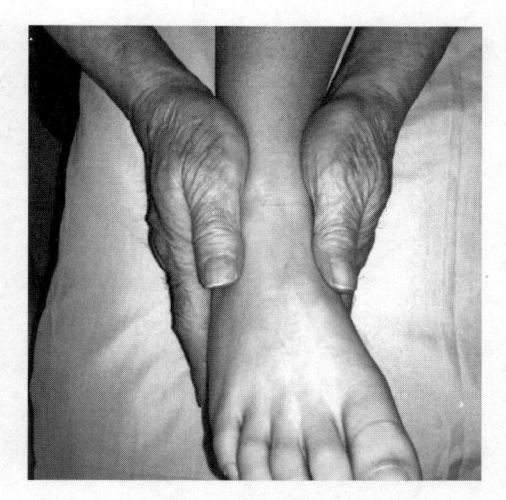

【提示】

①治疗期间不要做跳跃与快跑运动。
②每天坚持自我按摩与用热水浴足。

九、内外科与五官科疾病

1. 风寒感冒

风寒感冒是一种常见病，四季皆有，以冬春气候剧烈变化时发病率最高。风寒从皮毛口鼻侵入，引起上呼吸道感染。

此病的症状为头痛、鼻塞流涕、咳嗽、稀痰、四肢疼痛。

【治疗】

①**干洗头**：坐位，双手十指略分开，自然屈曲，用指腹着力于头左右对称用力搓动挠抓，缓缓移至头顶及枕部（图3-9-1），由表及里，达到调和气血、温经止痛的效果。

注意事项：双手用力要匀称，要修剪指甲，免伤头皮。

②**分推前额**：坐位，双手掌从前额正中向两侧颞部分推（图3-9-2），由轻到重，达到调和阴阳、明目醒脑的疗效。反复操作2~3分钟。

注意事项：操作时双手着力要轻而不浮，实而不滞，以局部皮肤潮红为宜。

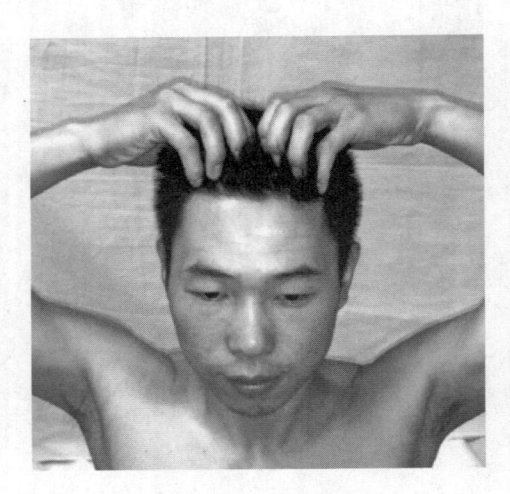

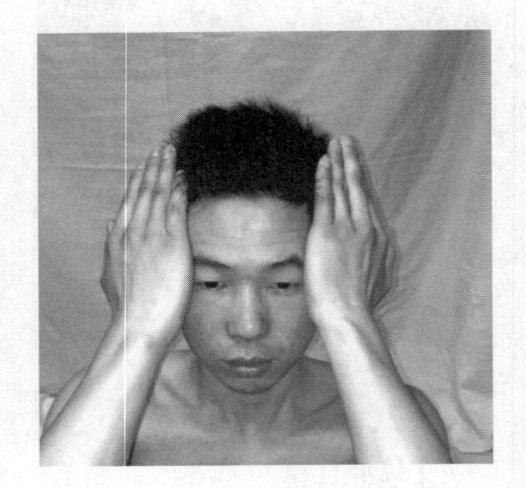

图3-9-1　干洗头　　　　　　　　图3-9-2　分推前额

③**五龙游海**：坐位，一手五指分开微屈，从前额正中向枕部平推（图3-9-3），由浅入深，起到疏风解表、温经止痛的作用。反复操作2~3分钟。

注意事项：以五指指腹为着力点，用力要匀称。

④**双运太阳**：坐位，用双手的中指指腹对准左右太阳穴做顺时针旋转推运（图3-9-4），由轻到重，达到清热安神、疏风止痛的功效。反复操作2~3分钟。

注意事项：手法要轻柔舒适，避免重力按压。

⑤**指掐痛点**：坐位，用健侧中指或拇指对准头部痛点按而掐之（图3-9-5），由表及里，达到以指代针、以痛治痛之功效。反复操作2~3分钟。

注意事项：要用寸劲巧力，掐时由轻到重，再由重到轻。要修剪指甲，勿伤皮肤。

⑥**双手推顶**：坐位，双手十指交叉，从前额至头顶推按（图3-9-6），由表及里，由柔至刚，起到疏通经络、提神醒脑的作用。

注意事项：双手用力要均匀，缓缓推按，反复操作2~3分钟。

第三章 各科常见疾病自我按摩

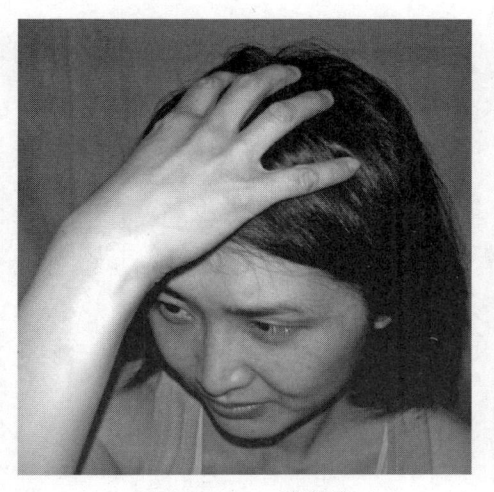

图3-9-3 五龙游海

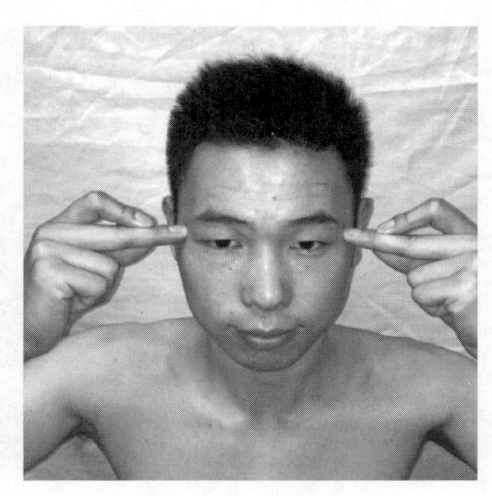

图3-9-4 双运太阳

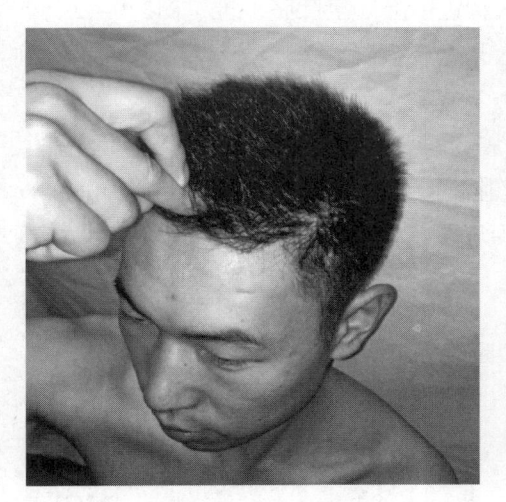

图3-9-5 指掐痛点

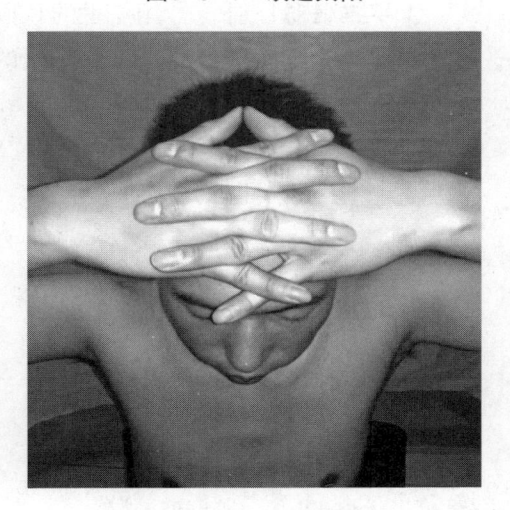

图3-9-6 双手推顶

⑦点穴：取合谷、外关、曲池、百会，每穴点10秒钟，以有局部酸胀痛感为宜。

【提示】

①坚持体育锻炼，增强体力，提高免疫力。
②居室要经常开窗通风，保持空气新鲜。

③长年坚持用冷水洗脸洗鼻。

④每天喝酸牛奶，使血液中 γ-干扰素的含量增高，它具有抗病毒作用，从而有效地预防病毒性感冒。

2. 慢性支气管炎

慢性支气管炎是由感染、过敏、缺锌等理化因素而引起的支气管黏膜及周围组织的慢性炎症。常发生在冬春季节，多见于40岁以上的中老年人。

此病的症状为咳嗽痰多，胸部闷满，全身乏力，缺锌者食欲减退，味觉减弱。

【治疗】

①**平推任脉**：卧位，用一手的掌根从胸正中上部至肚脐平推（图3-9-7），由轻到重，达到疏通经络、开胸顺气的效果。反复操作2～3分钟。

注意事项：操作时手法要平稳匀称，不可重搓。

②**推运胸部**：坐位，用掌心对准胸部紫宫穴做顺时针旋转推运（图3-9-8），由表及里，达到理气活血、宣肺止咳的疗效。反复操作2～3分钟。

注意事项：操作时不宜重按，用力要均匀，手法要轻柔舒适。

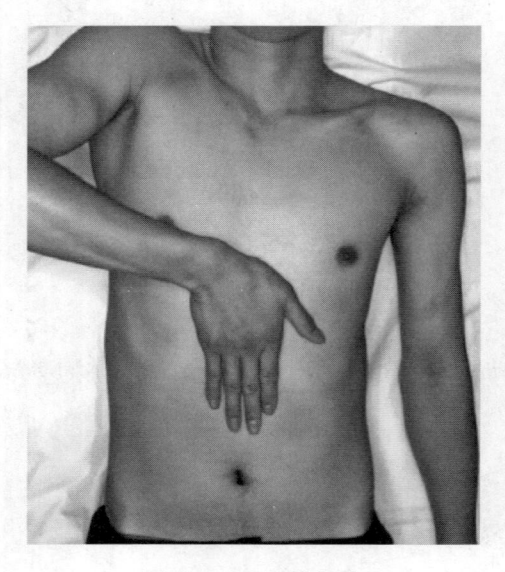

图3-9-7 平推任脉　　　　　　　　　　图3-9-8 推运胸部

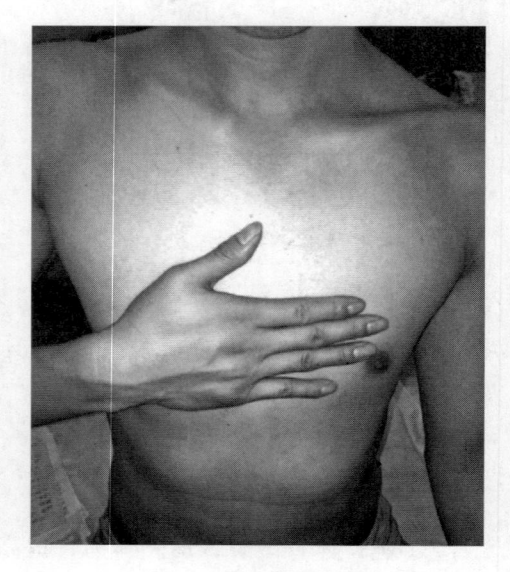

③**指掐太渊穴**：坐位，用拇指端甲缘对准太渊穴（图3-9-9），按而掐之，由浅入深，起到通经活络、开胸顺气的作用。反复操作2~3分钟。

注意事项：太渊穴为肺的原穴，是治疗咳嗽的要穴。掐时要用寸劲巧力，免伤皮肤，每掐10秒钟后松开，然后再掐。

④**指点风门穴**：坐位，用双手中指端对准风门穴点而按之（图3-9-10），由轻到重，一点一松。此穴为督脉与足太阳交会穴，是治疗伤风咳嗽的要穴。反复操作2~3分钟。

注意事项：点10秒钟后松开，然后再点，点而按之，使局部有酸胀痛之感。

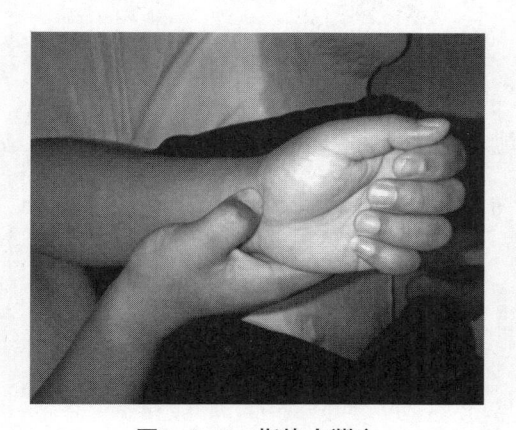

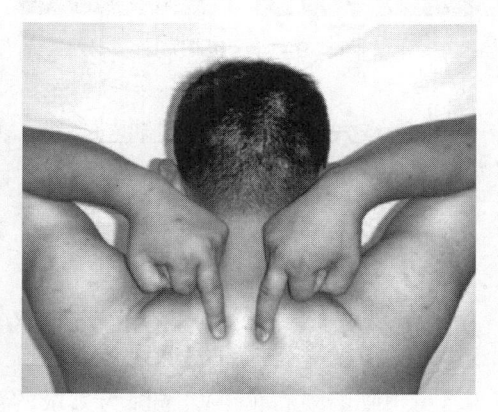

图3-9-9　指掐太渊穴　　　　　图3-9-10　指点风门穴

⑤**横擦胸部**：坐位，用手掌从锁骨下沿至第十二肋骨推擦（图3-9-11），使局部皮肤温热微红，起到开胸顺气、祛风止咳的功效。反复操作2~3分钟。

注意事项：对老年人与骨质疏松症患者手法不宜过重，以免引起不良反应。

⑥**指推胸锁乳突肌**：坐位，双手十指交叉置于头后，用双拇指自上而下推按颈部两侧的胸锁乳突肌（图3-9-12），由浮到沉，起到调和气血、通利肺脏之功效。反复操作2~3分钟。

注意事项：手法不宜过重，以免引起不良反应。

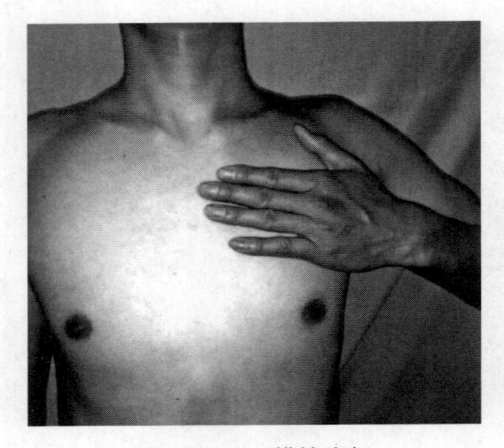

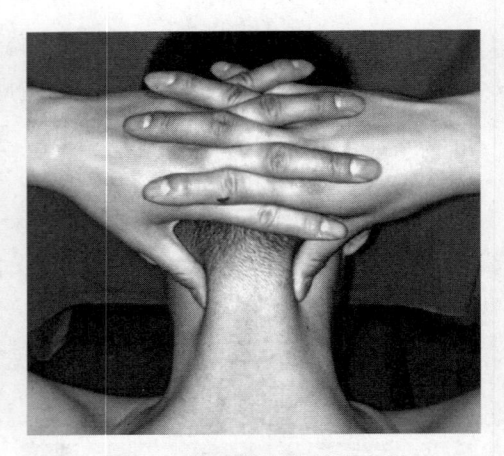

图3-9-11 横擦胸部　　　　　　　　图3-9-12 指推胸锁乳突肌

⑦**点穴**：取中府、列缺、合谷、曲池、膻中，每穴点10秒钟，以局部酸胀痛为度。

【提示】

①根据气候变化增减衣服，预防感冒。
②积极进行体育锻炼，增强抵抗力。
③戒烟限酒，不吃辛辣与太咸的食品。

3. 慢性鼻炎

慢性鼻炎是因外感风寒，肺气不宣所致，其特征是鼻腔出现慢性炎症，鼻腔阻塞流涕。肺脏虚弱，易受风寒袭扰，肺气壅塞，殃及鼻窍而引起此病。

此病的症状为鼻塞，流白色稀涕，遇冷症状加重。鼻塞迁延不愈，涕多而黄稠，嗅觉减退。

【治疗】

①**五龙游海**：坐位，用五指指腹从前额至枕部平推（图3-9-13），由轻到重，达到疏风解表、养血安神的效果。反复操作2~3分钟。

注意事项：五指用力要均匀，缓缓推进，由轻到重，再由重到轻。

②**揉按迎香穴**：坐位，用双手拇指或食指对准两侧迎香穴揉而按之（图3-9-14），由表及里，达到引邪外出、畅通鼻窍的疗效。反复操作2~3分钟。

第三章　各科常见疾病自我按摩

注意事项：迎香穴压痛点表浅，不可用太大力量。

③**分推前额**：坐位，用双手掌从前额正中向两侧颞部分推（图3-9-15），由浅入深，达到提神醒脑、温热散寒的功效。反复操作2~3分钟。

注意事项：以双手的小鱼际为着力点，用力要均匀，手法要柔和舒适。

④**推鼻梁**：坐位，以双手食指指腹从鼻下部至上部推按（图3-9-16），由表及里，起到通利鼻窍、祛瘀行滞的作用。反复操作2~3分钟。

注意事项：双手要密切配合，协调一致，手法要灵活自如。注意保护皮肤。

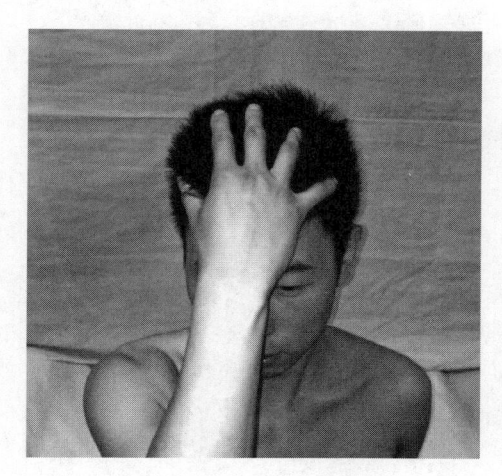

图3-9-13　五龙游海

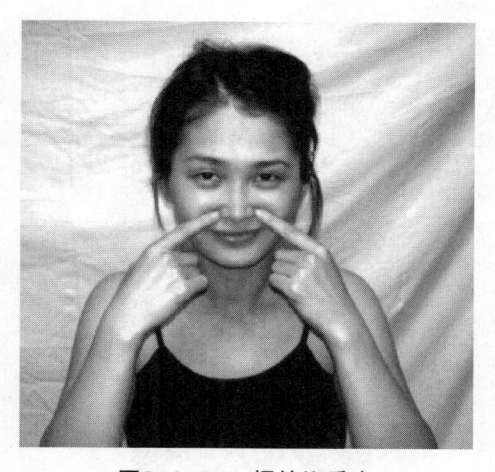

图3-9-14　揉按迎香穴

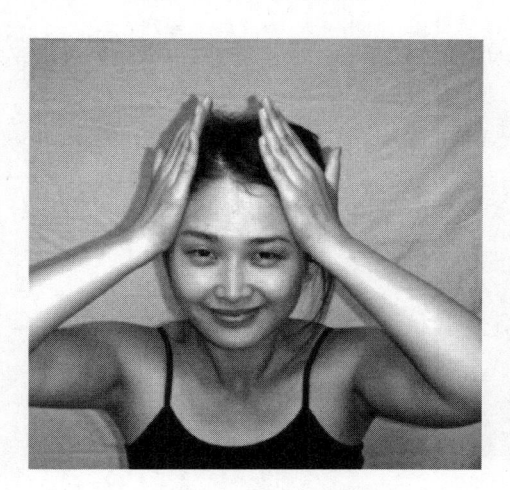

图3-9-15　分推前额

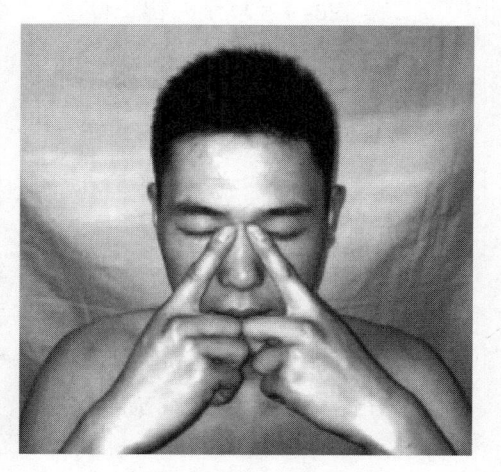

图3-9-16　推鼻梁

⑤抹双柳：坐位，双手食指屈曲，从眉头至眉梢抹动（图3-9-17），自表及里，达到疏风解表、开窍镇静的目的。反复操作2~3分钟。

注意事项：操作时双手食指对称用力，由里向外，不可自外向内逆行。

⑥点上星穴：坐位，用拇指对准上星穴点而按之（图3-9-18），使局部有明显的得气感，达到疏通经络、通利鼻窍之效。

注意事项：点10秒钟后松开再点，反复8~10次。此穴属督脉，是治疗鼻塞、鼻渊的要穴。

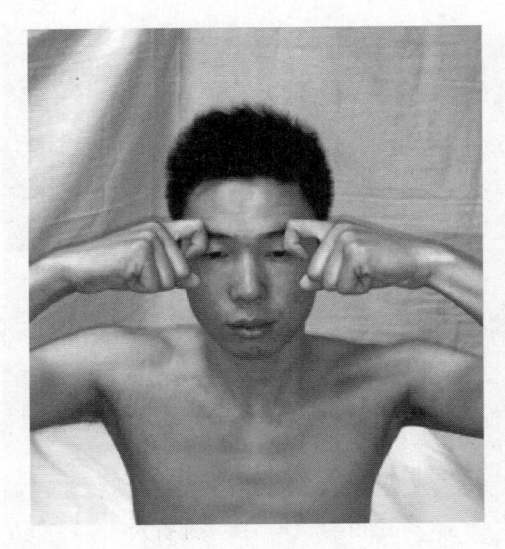

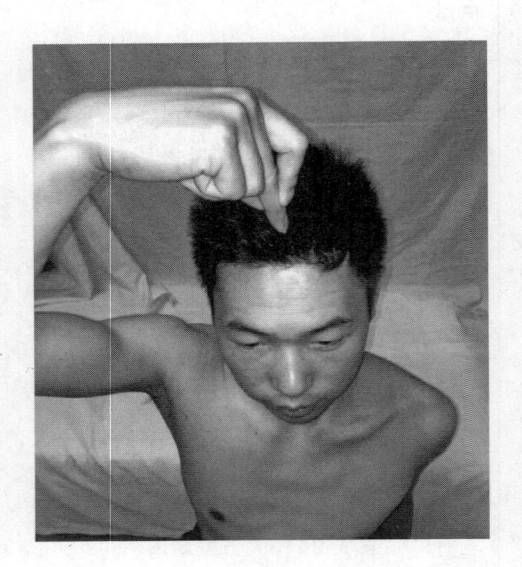

图3-9-17 抹双柳　　　　　　　　图3-9-18 点上星穴

⑦点穴：取太阳、百合、合谷、风池，每穴点10秒钟，以局部明显得气为度。

【提示】

①积极参加体育锻炼，增强体质与免疫力。
②养成四季用冷水洗脸的习惯。
③坚持头面部的自我按摩。

4. 近视眼

看远处物体时模糊，只有将物体移近才能在视网膜上成像，以看清物体，因而称为近视。儿童、青少年如果看书时距离太近、字迹过小、照明不足会引起眼部睫状肌过度紧张，压迫眼球造成眼的前后径过长，从而形成近视。

此病的症状为看远处物体朦胧，眯眼视物，并伴有头痛、眼睛酸涩，严重患者眼球突出。

【治疗】

①**抹双柳**：坐位，用双手中指指腹从眉头至眉梢推抹（图3-9-19），由轻到重，达到滋阴潜阳、醒脑明目的效果。反复操作2~3分钟。

注意事项：手法要平稳匀称，由里向外推抹，不可由外向里逆行操作。

②**揉按颈项**：坐位，双手十指交叉置于颈后，双拇指从颈上至下部揉按（图3-9-20），由表及里，达到通经活络、清脑明目的疗效。反复操作2~3分钟。

注意事项：按摩颈部能有效地改善大脑及眼部的供血，从而起到醒脑明目之效。手法要柔和舒适，避免掐与抠。

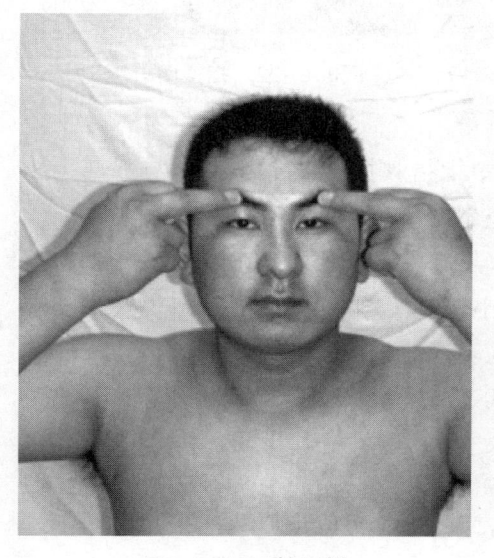

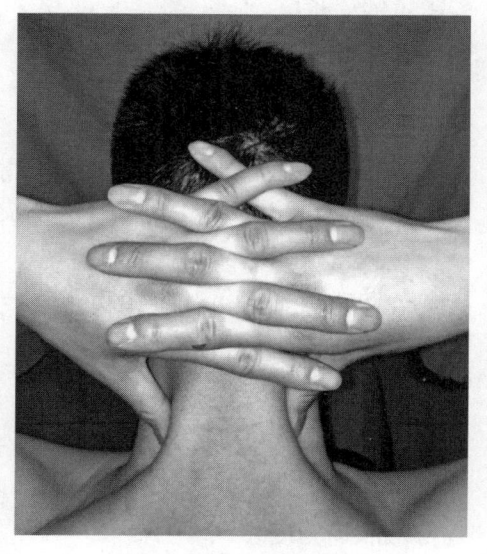

图3-9-19 抹双柳　　　　　图3-9-20 揉按颈项

③**双运太阳**：坐位，双手拇指或中指对准两侧太阳穴做顺时针旋转推运（图3-9-21），由浅入深，达到滋阴潜阳、聪耳明目之效。反复操作2~3分钟。

注意事项：双手用力要对称，手法要灵活自如。

④**指揉四白**：坐位，双手拇指或食指对准两侧的四白穴揉而按之（图3-9-22），由轻到重，达到清晕止眩、通络明目的功效。反复操作2~3分钟。

注意事项：此穴的压痛点表浅，不宜用太大力量，柔中有刚，刚中有柔，刚柔相济。

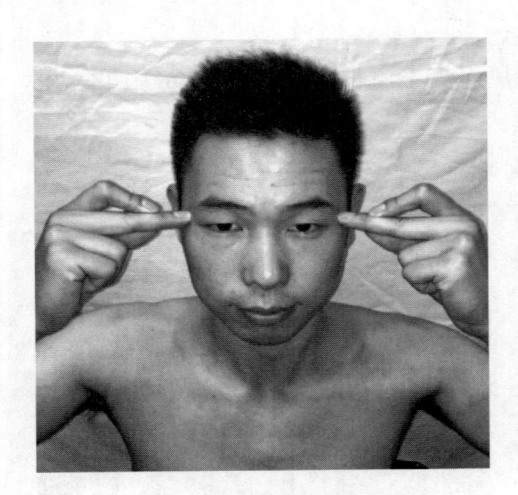

图3-9-21　双运太阳　　　　　　　　图3-9-22　指揉四白

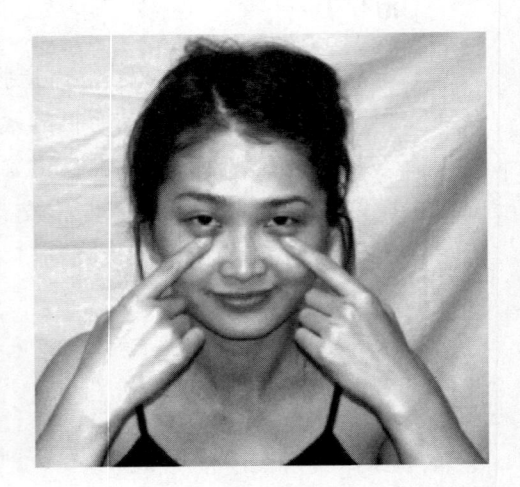

⑤**推抹眼眶**：坐位，用双手拇指或中指指腹推抹眼眶的上部与下部（图3-9-23），由轻到重，达到开窍醒脑、止晕明目的目的。反复操作2~3分钟。

注意事项：要修剪指甲，洗手。手法要轻柔，不能触及眼睛。

⑥**点小骨空**：坐位，用拇指端点按小骨空（图3-9-24），由表及里，起到通经活络、明目的功效。

注意事项：点10秒钟后松开再点，反复5~8次。小骨空是经外奇穴，它与眼睛有神经连络，是治疗眼科疾病的要穴。

⑦**点穴**：取睛明、承泣、角孙、瞳子髎、攒竹、光明，每穴点10秒钟，以局部酸胀痛为度。

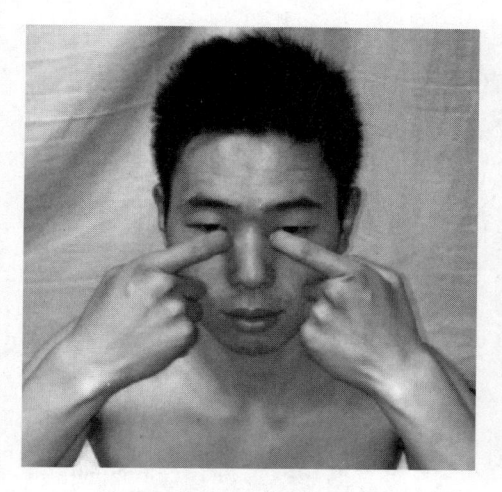

图3-9-23 推抹眼眶　　　　　　　图3-9-24 点小骨空

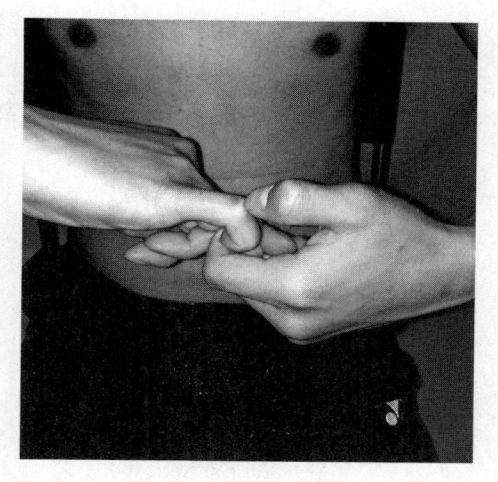

【提示】

①保护视力以预防为主，少年儿童要坚持做眼睛保健操，对预防近视具有积极意义。

②阅读或书写时室内光线要充足柔和，坐姿要端正。

③补锌：锌在眼内参与维生素A的代谢与输送，保持视网膜的色素上皮的正常组织状态，维持正常视力。富含锌的食品有牡蛎、扇贝、海洋鱼虾、面筋、坚果等。

5. 神经衰弱

神经衰弱是大脑功能暂时性失调的疾病，多见于青壮年，发病过程缓慢。用脑过度，长期紧张的脑力劳动，得不到放松和调节，强烈的精神创伤得不到安慰和疏导，致使大脑功能紊乱而引起此病。

此病的症状为烦躁易怒，头痛、头晕、心慌，精神萎靡不振，疲乏无力，全身不适，失眠等。

【治疗】

①分推阴阳：坐位，双手掌从前额正中向两侧颞部分推（图3-9-25），由轻到重，达到调和阴阳、提神醒脑的效果。反复操作2~3分钟。

注意事项：双手用力要匀称，轻缓推动，不可跳跃和略过。

②**抹双柳**：坐位，双手中指指腹从眉头向两侧眉梢抹动（图3-9-26），由表及里，达到滋阴潜阳、镇静止晕的疗效。反复操作2~3分钟。

注意事项：双中指要同时对称用力，由内向外，不可自外向内逆抹。

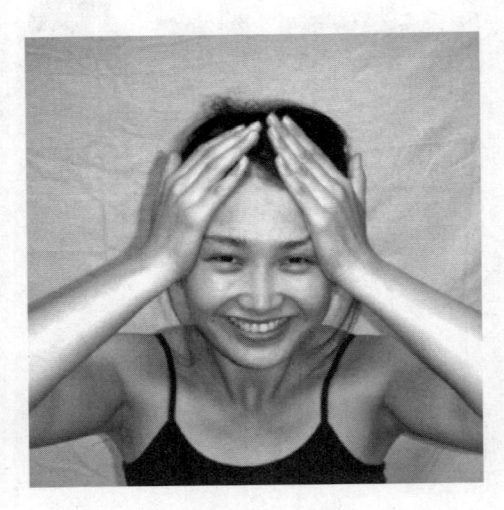

图3-9-25 分推阴阳　　　　　　　　图3-9-26 抹双柳

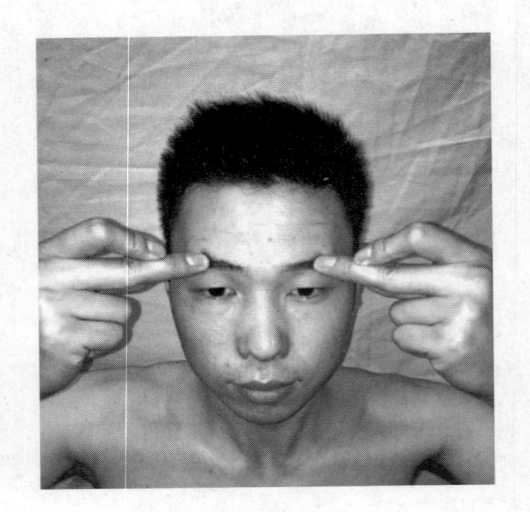

③**指推颈项**：坐位，双手十指交叉置于颈后，拇指指腹从颈项上部至下部推按（图3-9-27），由浅入深，达到松解肌筋、活血止痛之效。反复操作2~3分钟。

注意事项：双手用力要协调一致，用力要柔和舒适。

④**五龙游海**：坐位，一手五指略分开微屈，从前额至枕部平推（图3-9-28），由轻到重，起清脑明目、开窍止痛的作用。反复操作2~3分钟。

注意事项：五指用力要均匀，发力点在五指指腹。

⑤**四指戳顶**：坐位，以拇指、食指、中指、无名指对准头顶的四神聪穴戳而点之（图3-9-29），由浅入深，达到散风活络、温经止痛的功效。反复操作2~3分钟。

注意事项：四指用力要匀称，由轻到重，再由重到轻。

⑥**鸣天鼓**：坐位，双手掌心掩按耳孔，双手食指压在中指上，然后滑脱弹

击枕部,发出咚咚之声(图3-9-30),起到清眩止晕、提神醒脑之效。

注意事项:双手食指弹击时用力要匀称,反复弹击30~40次。

⑦**点穴**:取百会、神门、三阴交、内关、足三里,每穴点10秒钟,以局部酸胀痛为宜。

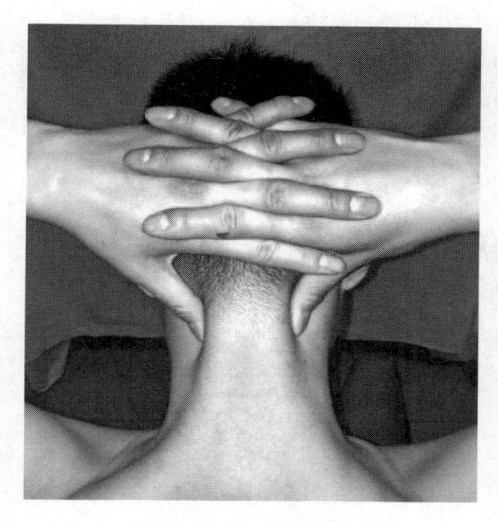

图3-9-27 指推颈项

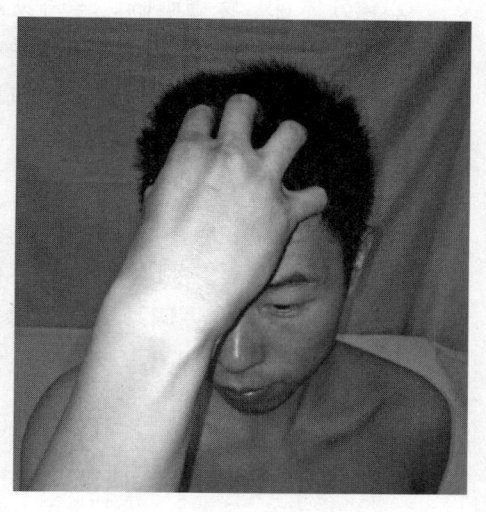

图3-9-28 五龙游海

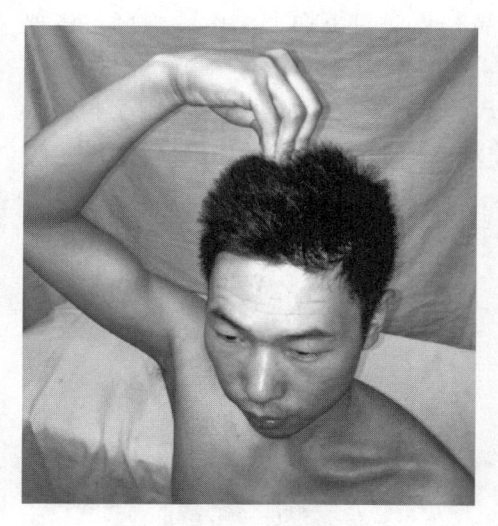

图3-9-29 四指戳顶

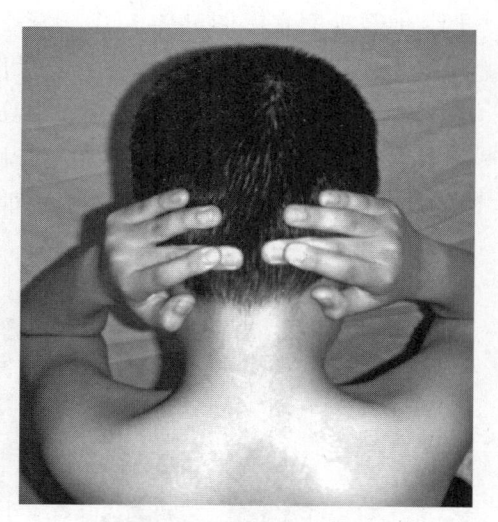

图3-9-30 鸣天鼓

【提示】

①坚持体育锻炼是治疗神经衰弱的良药。运动能改善情绪，减轻症状，逐渐恢复大脑皮质的功能。

②充分休息，保证睡眠，保持良好的情绪与精神状态。

③戒烟限酒，不吃辛辣等刺激性食物。

④坚持自我按摩，尤其是头部的自我按摩。

6. 失眠

失眠是指经常不能正常睡眠，轻者入睡困难，睡而不酣，时睡时醒，重者彻夜难眠。思虑劳倦、脾气受损、恼怒伤肝、气郁不舒、阴虚火旺、心肾不交、水不制火、饮食失调、胃肠受损等皆可导致失眠。

此病的症状为入睡困难、头痛头晕、心烦意乱、精神萎靡、心悸健忘、面色无华、脉搏细弱。

【治疗】

①**推运印堂**：坐位，以双手的食、中、环、小指指腹从印堂穴循督脉而上，推至神庭穴（图3-9-31），双手交替往返，自下而上，由轻到重，达到调和气血、安抚神经的效果。反复操作2~3分钟。

注意事项：双手要密切配合，衔接自然，柔中有刚，刚中有柔，刚柔相济。

②**双运太阳**：坐位，双手中指指腹对准两侧太阳穴做顺时针旋转推运（图3-9-32），由表及里，达到调和阴阳、促进睡眠的疗效。

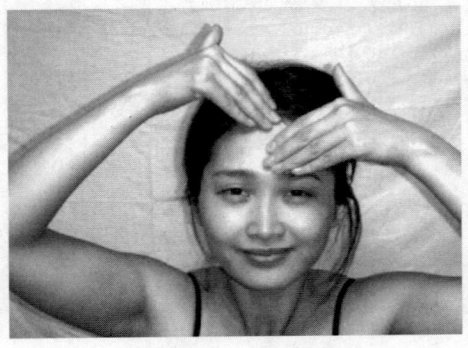

图3-9-31　推运印堂　　　　　　图3-9-32　双运太阳

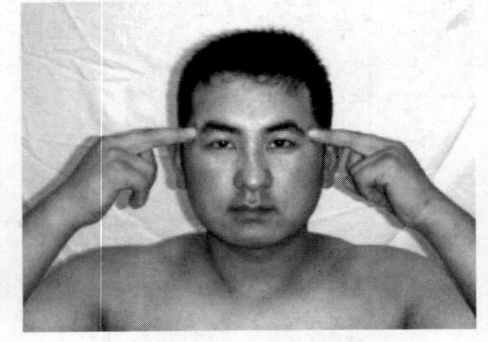

注意事项：双手用力要匀称，手法要灵活自如。

③**分推阴阳**：坐位，双手掌从前额正中至两侧颞部分推（图3-9-33），由浅入深，起到滋阴潜阳、安定神经的作用。反复操作2~3分钟。

注意事项：以双手的小鱼际为着力点，操作灵活自然，不要重搓，免伤皮肤。

④**一指托天**：坐位，以一手的中指端着力于百会穴点而按之（图3-9-34），由轻到重，达到开窍宁神、补虚益气的功效。反复操作2~3分钟。

注意事项：拇指与食指指腹固定中指末节，中指垂直持续点按百会穴，轻按微颤，可觉得从头顶向背后有温热感下散于两腿，并有气感上提。

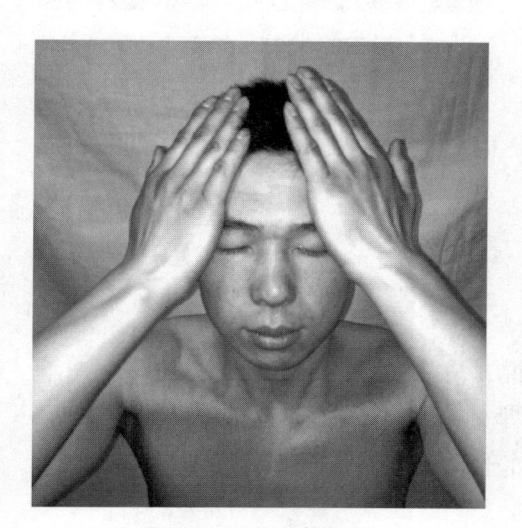

图3-9-33　分推阴阳　　　　　图3-9-34　一指托天

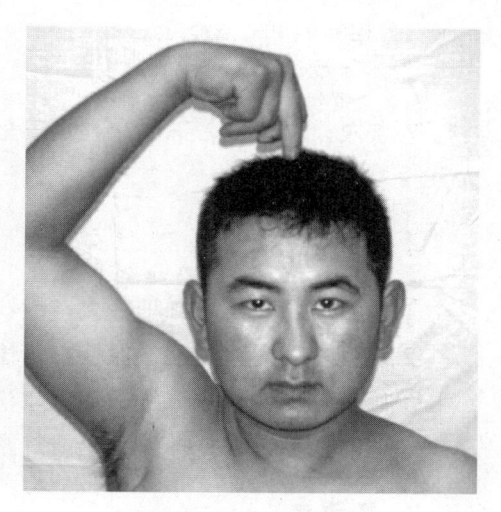

⑤**点神门穴**：坐位，用拇指端对准神门穴点而按之（图3-9-35），由表及里，达到疏通经络、镇静安眠之效。反复操作2~3分钟。

注意事项：神门穴是手太阴心经原穴，是治疗失眠的要穴。点时要用寸劲，点10秒钟后松开再点。

⑥**抹双柳**：坐位，双手中指从眉头至眉梢推抹（图3-9-36），由表及里，起到滋阴潜阳、养血安神之效。反复操作2~3分钟。

注意事项：此处压痛点表浅，不宜用太大力量。双指要对称用力，不可自外向内逆行。

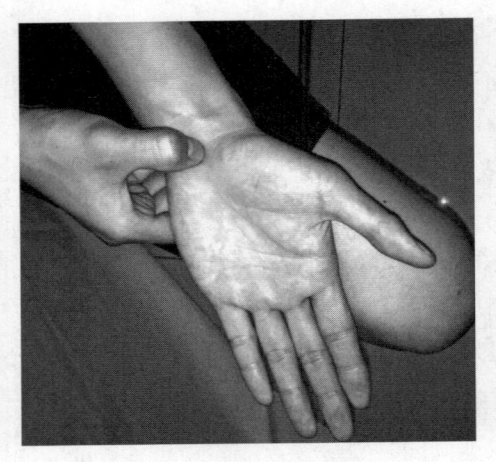

图3-9-35 点神门穴　　　　　　　　图3-9-36 抹双柳

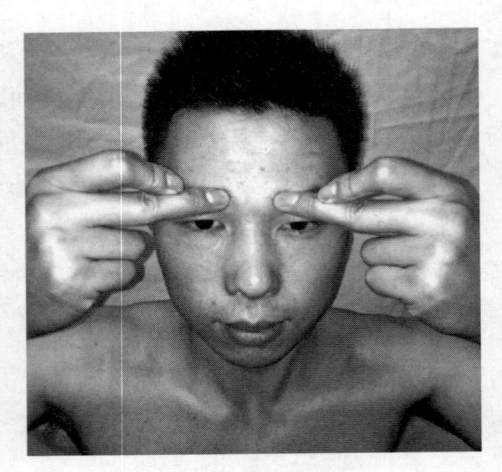

⑦点穴：取百穴、三阴交、足三里、内关，每穴点10秒钟，以局部酸胀痛为宜。

【提示】

①睡前不要喝茶、咖啡等兴奋性饮料。
②积极参与文体活动，保持心情愉悦，消除紧张情绪。
③睡前散步10～15分钟，用温水洗脚。
④睡前半小时喝一杯酸牛奶或蜂蜜水有助于安然入睡。

7. 晕动病

当乘飞机、轮船与各种车辆时，由于颠簸震荡、体位改变而产生晕飞机、晕船、晕车现象，医学上称为晕动病。交通工具颠簸震荡时，体位产生不规律的改变，刺激内耳的前庭器官而引起此病。

此病的症状为心情烦躁、头晕、目眩、恶心、呕吐、身出冷汗、面色苍白。

【治疗】

①五龙游海：坐位，一手五指从前额至枕部平推（图3-9-37），由轻到重，达到通经活络、醒脑明目的效果。反复操作2～3分钟。

注意事项：五指略分微屈，五指指腹为着力点，避免重搓抓。

第三章 各科常见疾病自我按摩

②抹双柳：坐位，双手食指屈曲从眉头至眉梢抹动（图3-9-38），由浅入深，达到开窍宁神、清眩明目的疗效。反复操作2～3分钟。

注意事项：手法要灵活舒适，由里向外抹动，不可逆行操作。

③推运中脘：坐位，掌心对准中脘穴做顺时针旋转推运（图3-9-39），由表及里，达到调和肠胃、消除呕吐的功效。反复操作2～3分钟。

注意事项：手法要缓而柔和，灵活自如，禁忌重搓重按。

④揉捏颈项：坐位，以单手的拇指与其余四指着力于颈项部揉而捏动（图3-9-40），边揉边捏，揉捏相济，达到疏通经络、醒脑止晕之功效。反复操作2～3分钟。

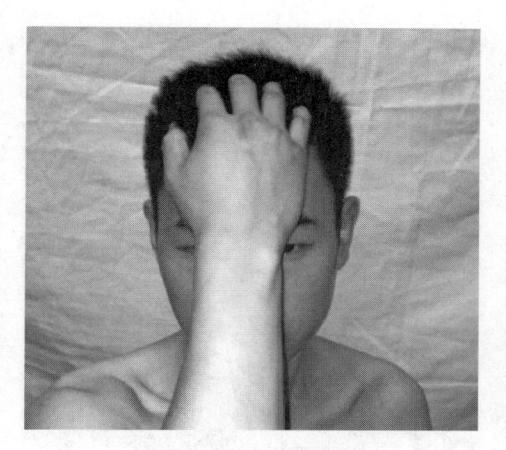

图3-9-37 五龙游海

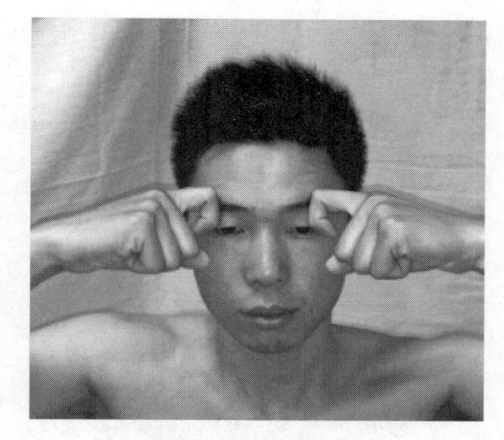

图3-9-38 抹双柳

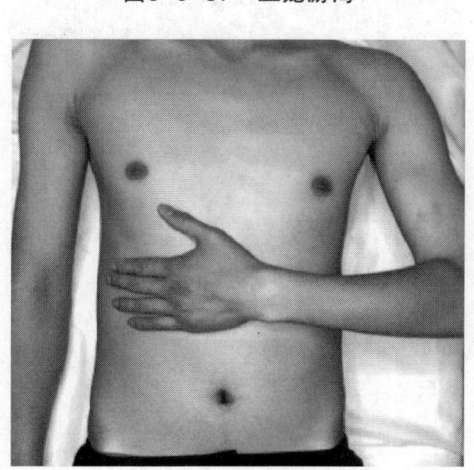

图3-9-39 推运中脘

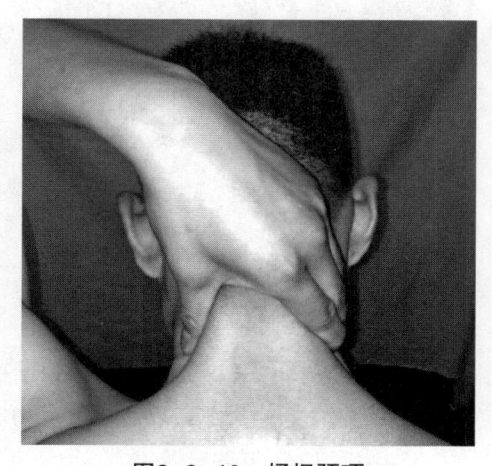

图3-9-40 揉捏颈项

303

注意事项：手法要连贯，不能跳跃和间断。

⑤指切前额：坐位，用双手的食、中、环、小指切压前额（图3-9-41），由里向外移动至两侧颞部，由浮到沉，起到通经活络、滋阴潜阳、醒脑明目作用。反复操作2～3分钟。

注意事项：双手用力要匀称。注意修剪指甲，免伤皮肤。

⑥掐十宣穴：坐位，用右手五指的甲缘对准左手的十宣穴重按而掐之（图3-9-42），使局部有酸胀痛之感，起到开窍醒脑、清眩止晕之效。掐10秒钟后松开再掐，反复3～5次。

注意事项：十宣穴属经外奇穴，主治发热、咽喉疼痛、急性昏迷、眩晕等症。要修剪指甲，免伤皮肤。

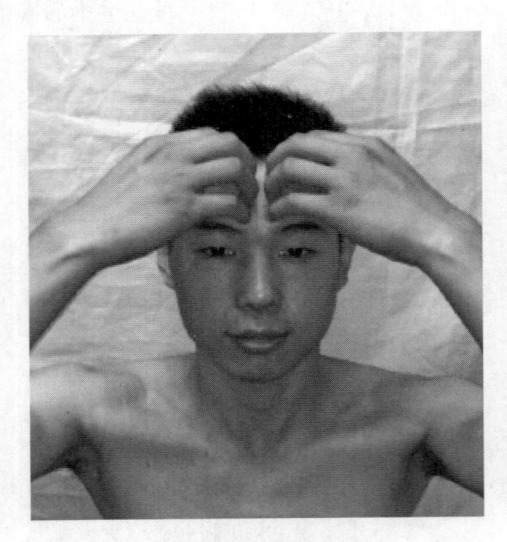

图3-9-41　指切前额　　　　　　图3-9-42　掐十宣穴

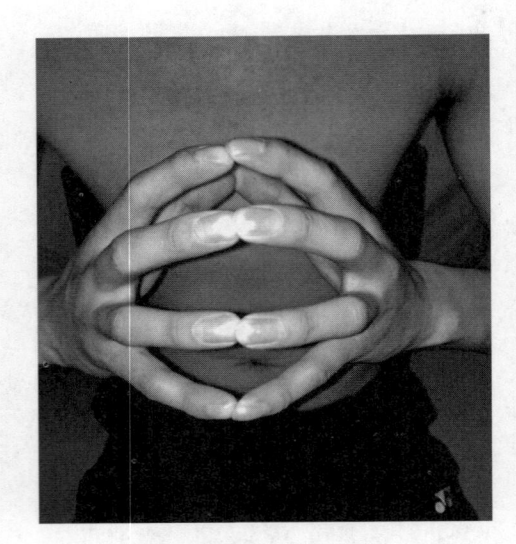

⑦点穴：取百会、太阳、风池、内关，每穴点10秒钟，以局部酸胀痛为度。

【提示】

①外出旅游，乘坐交通工具之前要注意休息，养精蓄锐。
②乘坐交通工具时要保持精神安静，闭目养神。
③在医生的指导下携带防晕药物。
④按摩与自我按摩是防晕动病的最佳手段，屡试不爽。

8. 中暑

中暑是由于长时间日光曝晒或在高温环境中劳动而引起。暑天在炎日下劳动、运动、长途跋涉等容易发生此病。当环境温度高于体温时，通过皮肤传导和辐射散热受阻而致此病。在高温下劳动或运动产热量显著增加，如果空气湿度过大，汗液蒸发困难，人体散热受阻，从而发生中暑。

此病的症状为头痛、头晕，四肢无力，胸闷心慌，口渴，恶心，严重时会引起肌肉痉挛，继而出现晕倒。

【治疗】

①迅速将患者转移到通风阴凉的地方，体温升高者用冷敷或冷水擦身。

②及时补充水分，少量多次喝凉开水或0.3%的清凉盐水。

③**掌抹前额**：坐位，双手掌从前额正中向两侧颞部推抹（图3-9-43），由轻到重，达到滋阴潜阳、醒脑明目的效果。反复操作2~3分钟。

注意事项：如果患者无力操作，需请医生给予按摩。

④**指点率谷穴**：坐位，双手拇指端对准头两侧的率谷穴点而按之（图3-9-44），由表及里，起到通经活络、清晕明目的作用。反复操作2~3分钟。

注意事项：率谷穴是足少阳、足太阳经交会穴，是治疗头痛头晕的要穴。双手用力要均衡，手法要灵活舒适。

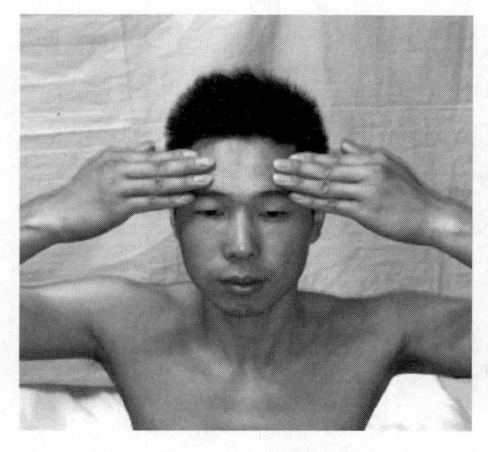

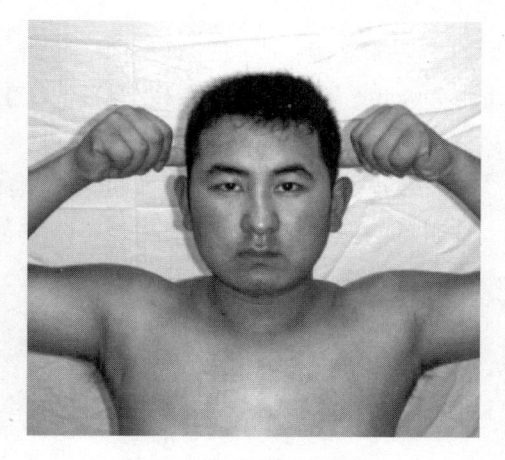

图3-9-43 掌抹前额　　　　　　　图3-9-44 指点率谷穴

⑤**推心置腹**：坐位，手掌从膻中穴至神阙穴推按（图3-9-45），由浅入深，达到调和脾胃、降逆止吐的疗效。反复操作2~3分钟。

注意事项：手法要平稳匀称，动作要连贯，不可重搓。

⑥**三指推顶**：坐位，一手三指从前额至枕部平推（图3-9-46），由轻到重，达到开窍醒脑、清眩止晕的功效。反复操作2~3分钟。

注意事项：三指用力要均匀，动作要连贯，不能跳跃。

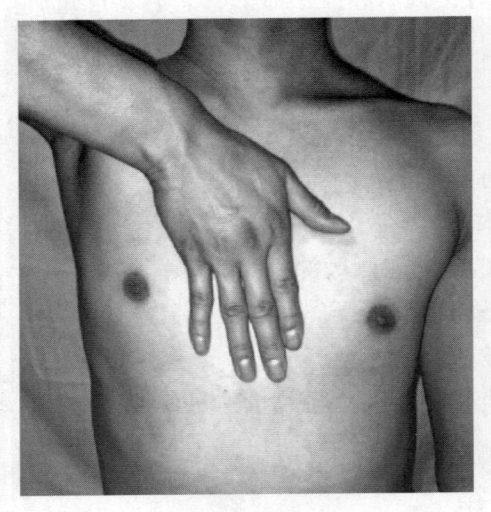

图3-9-45　推心置腹　　　　　　　　图3-9-46　三指推顶

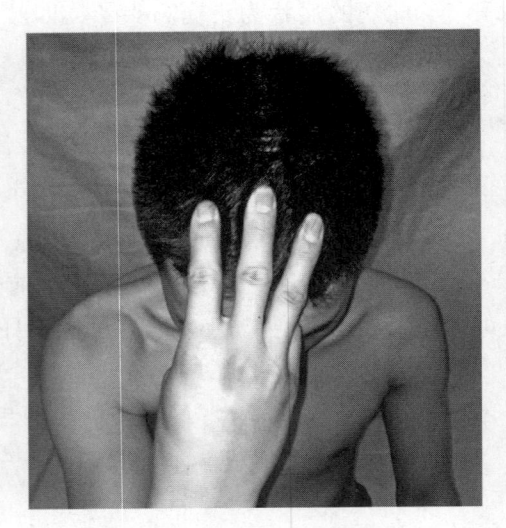

⑦**抹双柳**：坐位，双手食指屈曲，从印堂穴向两眉梢抹推（图3-9-47），由表及里，起到调和阴阳、明目清眩的作用。反复操作2~3分钟。

注意事项：由眉头向眉梢抹推，由里向外，不可由外向里逆向抹推。

⑧**点内关穴**：坐位，拇指端对准内关穴点而按之（图3-9-48），使局部有明显的得气感，达到疏通经络、安神除烦之效果。

注意事项：点10秒钟后松开再点，反复5~8次，具有调理心经气机、镇静安神的效果。内关穴属手厥阴心包经，为八脉交会穴之一。

⑨**点穴**：取上星、百会、印堂、合谷、足三里，每穴点10秒钟，以局部酸胀痛为宜。

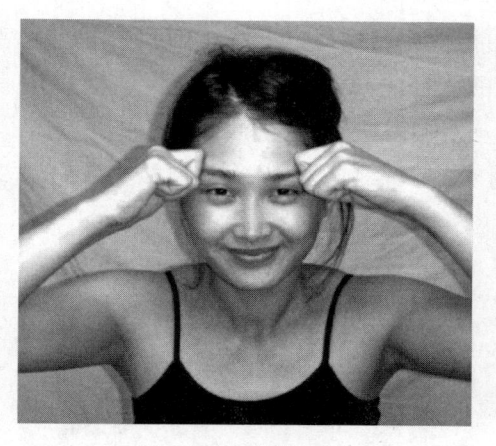

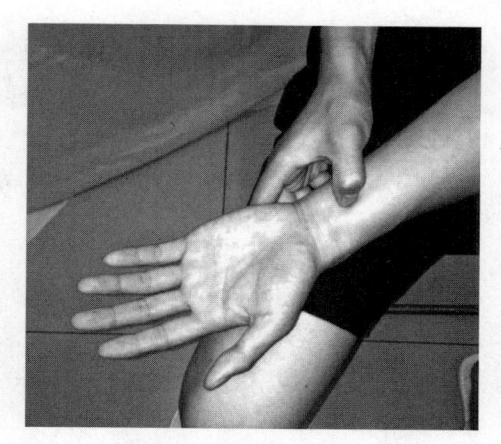

图3-9-47 抹双柳　　　　　　　　　图3-9-48 点内关穴

【提示】

①避免在烈日下长时间曝晒，盛夏酷暑季节在室内劳动或训练时要打开门窗。

②及时补充水分，饮用淡盐水或绿豆汤。

③当中暑出现循环衰竭、脱水、昏迷时，应立即送往医院抢救，采取静脉补液、冰块降温等措施。

9. 胃神经官能症

胃神经官能症是神经系统功能紊乱所引起的胃液分泌与消化功能障碍，而无器质性病变。此病在临床上常见，多见于青壮年，女性发病率较高。精神过度紧张，造成中枢神经调节作用紊乱，导致胃功能障碍，从而引起此病。

此病的症状为上腹部不适或疼痛，饭后症状加重，恶心呕吐，嗳气反酸，严重时吞咽困难。

【治疗】

①推心置腹：坐位，手掌从膻中穴至关元穴平推（图3-9-49），由轻到重，达到调和脾胃、消胀止痛的效果。反复操作2~3分钟。

注意事项：手法要平稳匀称，不可挤压叩按，忽浮忽沉。

②**指点三脘**：坐位，用手的食指、中指、无名指对准上脘、中脘、下脘点而按之（图3-9-50），使腹部有明显的酸胀痛之感，达到补脾益胃、消积止痛的疗效。

注意事项：三指要密切配合，用力对称，由轻到重，再由重到轻。注意保护皮肤。

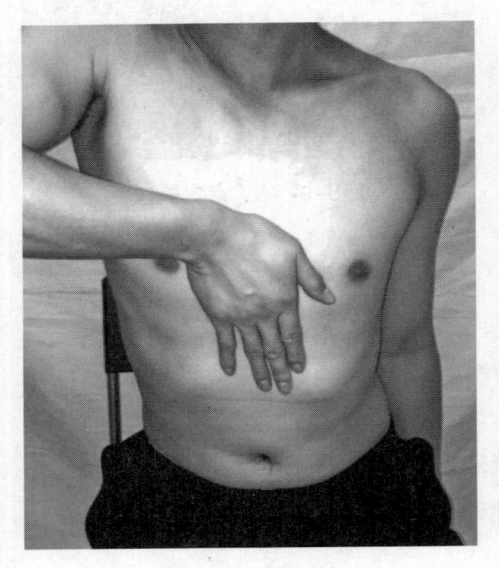

图3-9-49 推心置腹　　　　　　　　图3-9-50 指点三脘

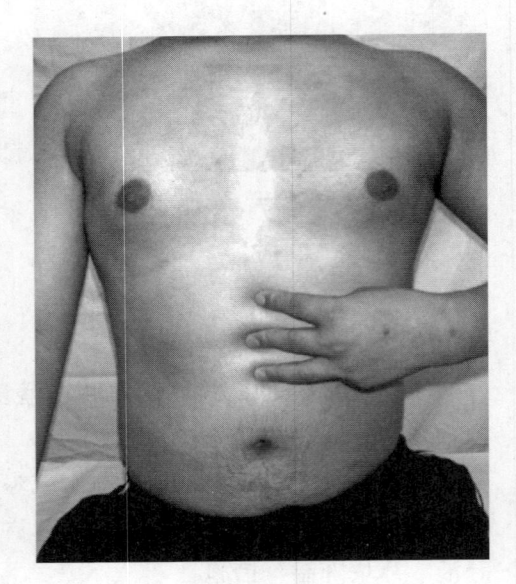

③**推运上腹部**：坐位，手掌置于上腹部做顺时针旋转推运（图3-9-51），由轻到重，起到健脾和胃、理气和中的作用。反复操作2~3分钟。

注意事项：手法要缓而有力，平稳匀称，柔中有刚，刚中有柔，刚柔相兼。

④**点足三里穴**：卧位，用拇指端对准足三里穴点而按之（图3-9-52），使局部有酸胀痛之感，达到通经活络、调理肠胃的功效。点10秒钟后松开再点，反复操作2~3分钟。

注意事项：拇指端垂直向下点按，使局部有较强的酸胀痛之感，胃痛随之减轻。

⑤**点巨阙穴**：坐位，用拇指端对准巨阙穴点而按之（图3-9-53），由表及里，达到疏通经络、和胃镇痛目的。反复操作2~3分钟。

注意事项：要用寸劲巧力，不可生抠硬掐。每点10秒钟后松开再点。

⑥掐四缝穴：坐位，用一手的食、中、环、小四指对准另一手的四缝穴点而掐之（图3-9-54），使局部有明显的得气感，达到顺气活血、消食祛积之效。

注意事项：掐5秒钟后松开再掐，反复5～8次。四缝穴属经外奇穴，主治小儿疳疾，治疗成年人的胃肠功能紊乱。

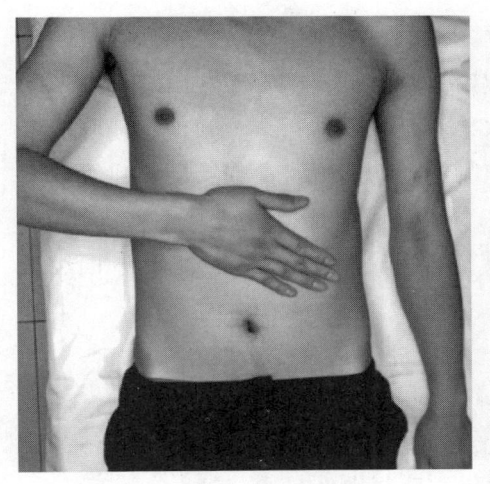

图3-9-51 推运上腹部

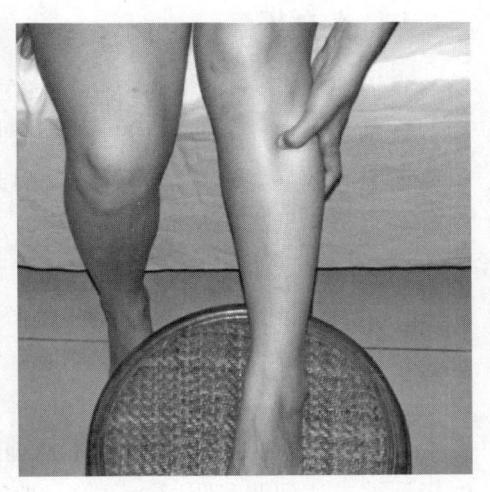

图3-9-52 点足三里穴

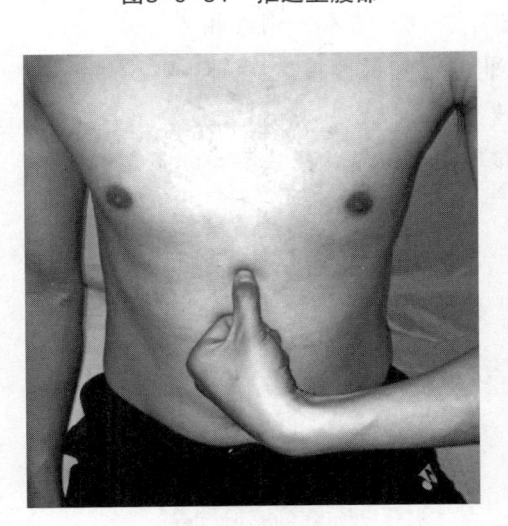

图3-9-53 点巨阙穴

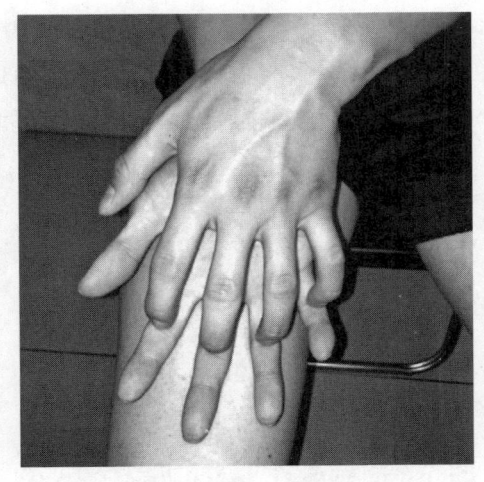

图3-9-54 掐四缝穴

⑦**点穴**：取章门、期门、梁门、足三里、内关，每穴点10秒钟，以局部酸胀痛为宜。

【提示】

①适度进行体育锻炼，保持良好体能与精神舒畅。
②戒烟限酒，不吃生冷油腻与辛辣食品。

10. 高血压病

高血压病是一种常见病。如果在安静休息时血压持续超过140/90毫米汞柱，就是高血压病。吃红肉过多，蔬菜水果不足，吃盐过多，致使小动脉血管收缩而引起此病。缺乏体育锻炼会引起植物神经功能紊乱，使支配心血管的交感神经兴奋性增高，从而导致此病。

此病的症状为头晕、头痛、头胀、眼花、失眠、心情烦躁、心悸、面红目赤等。

【治疗】

①**分推阴阳**：坐位，双手掌从前额正中向两侧颞部分推（图3-9-55），由轻到重，达到调和阴阳、镇静安神的效果。反复操作2～3分钟。

注意事项：双手用力要一致，柔中有刚，刚中有柔，刚柔相济。

②**揉按神庭穴**：坐位，中指指腹对准神庭穴揉而按之（图3-9-56），由浅入深，达到开窍醒脑、明目清眩的疗效。反复操作2～3分钟。

注意事项：神庭穴压痛点表浅，不宜用太大力量，手法要柔和舒适。

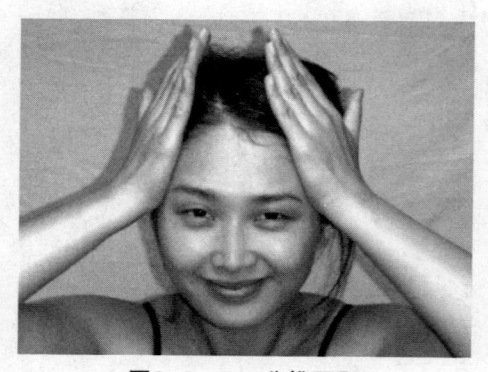

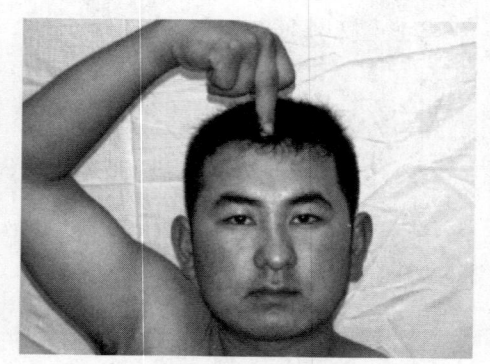

图3-9-55　分推阴阳　　　　　　图3-9-56　揉按神庭穴

③**四指戳顶**：坐位，以拇指、食指、中指、无名指对准头顶的四神聪穴戳而点之（图3-9-57），点而不移，达到散风活络、平肝降压的功效。反复操作2~3分钟。

注意事项：四神聪穴在百会穴的前后左右各一寸处，四指要垂直戳点，不可歪斜移动。

④**揉捏颈项**：坐位，拇指与其余四指呈钳形（图3-9-58），从颈上部至下部揉捏，由表及里，达到松解肌筋、开窍醒脑的功效。反复操作2~3分钟。

注意事项：五指要协调用力，手法要灵活自如。

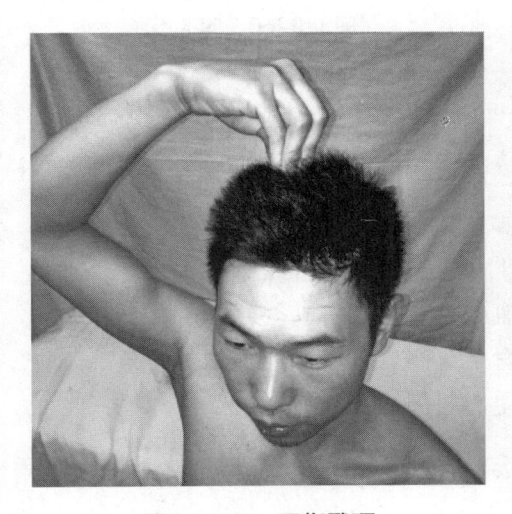

图3-9-57 四指戳顶

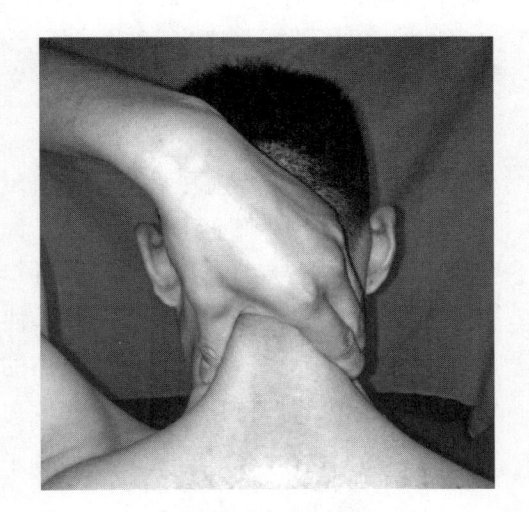

图3-9-58 揉捏颈项

⑤**三指推顶**：坐位，三指从前额至枕部推按（图3-9-59），由轻到重，达到滋阴潜阳、清醒明目之效。反复操作2~3分钟。

注意事项：三指要协同一致，推而按之，手法要缓而有力，刚中有柔，不可重搓重按。

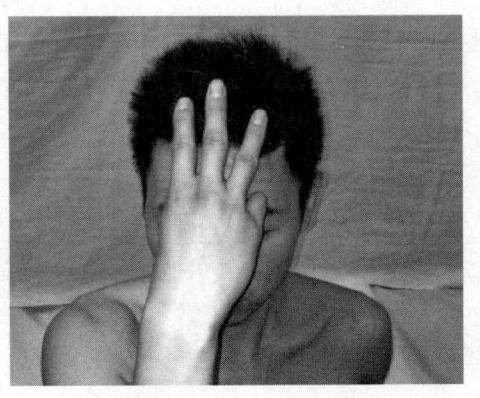

图3-9-59 三指推顶

⑥鸣天鼓：坐位，双手掩耳，食指压在中指上，然后食指滑脱弹击枕部（图3-9-60），发出咚咚之声，达到提神醒脑、清眩明目之效。反复操作2～3分钟。

注意事项：双手用力要协调一致，掩耳之手不能离开。

⑦点穴：取百会、上星、风池、曲池、合谷、足三里，每穴点10秒钟，以局部酸胀痛为宜。

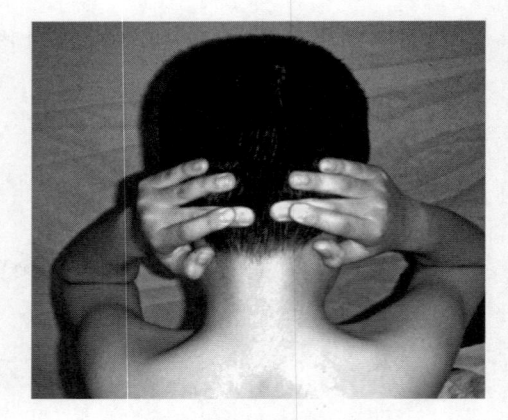

图3-9-60 鸣天鼓

【提示】

①按摩是治疗高血压病的辅助手段，严重的患者要靠药物控制。

②多摄取具有降血压作用的食品，如大蒜、洋葱、芹菜、海带、海鱼等。

③摄取富含钾的食品，如西红柿、土豆、薯类、绿叶蔬菜、水果等。钾具有排钠的作用，钠能使小血管收缩，使血压升高。

④运动能使血液中高密度脂蛋白的含量升高、低密度脂蛋白的含量下降，从而使动脉血管保持良好弹性与韧性，使血压保持正常状态。

11. 呃逆

呃逆俗称打嗝，喉间频繁发出呃呃之声。偶然发作可不治而愈，如持续不断则需治疗平息。饮食不当，摄入过多生冷寒凉食品，致使寒气蕴蓄于胃，胃失和降、气逆于上、上冲动膈；肝郁不疏、肝气横逆，侵犯脾胃，脾胃衰弱，胃气亏虚，清气不升、浊气不降，气逆冲膈等均会引起此病。

此病的症状为胃部不适，食欲不振，咽干口燥，呃逆连声。

【治疗】

①推心置腹：仰卧位，手掌从胸上部至关元下推（图3-9-61），由轻到重，达到调和气血、升清降浊的效果。反复操作2～3分钟。

注意事项：发力点是掌根，手法要平稳舒适，不能重搓重按。

②**补泻神阙**：卧位，掌心对准神阙穴做左右旋转推运（图3-9-62），左旋推运为补，右旋推运为泻。由表及里，达到健脾益胃、消食导滞的疗效。反复操作2～3分钟。

注意事项：手法要平稳，用力要均匀，不能忽快忽慢。

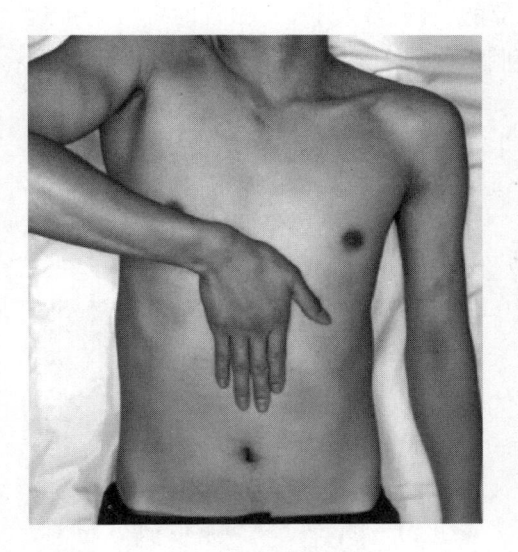

图3-9-61 推心置腹

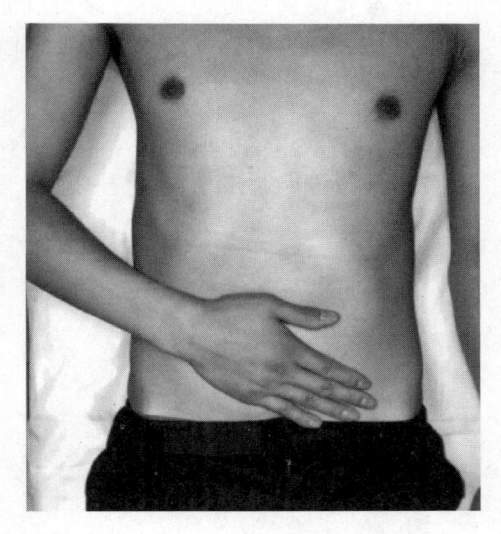

图3-9-62 补泻神阙

③**双点期门穴**：坐位，双手拇指端对准两侧期门穴点而按之（图3-9-63），由浅入深，达到调和脾胃、消除呃逆的功效。反复操作2～3分钟。

注意事项：期门穴是肝之募穴，是治疗呃逆的要穴。此穴压痛点表浅，点按要用寸劲。

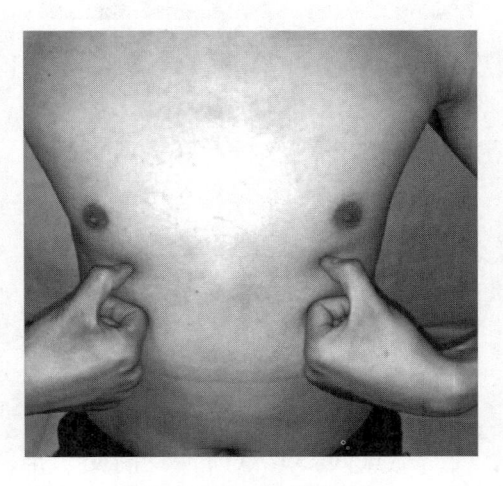

图3-9-63 双点期门穴

○ 自我按摩祛百病

④**点鸠尾穴**：坐位，用拇指端对准鸠尾穴点而按之（图3-9-64），由轻到重，起到疏通经络、健脾和胃的作用。反复操作2～3分钟。

注意事项：操作要稳妥，用力要均匀，不能重掐，每点10秒钟后松开再点。此穴是治呃逆的要穴。

⑤**推脾运胃**：卧位，一手置于上腹部的巨阙、幽门穴，做顺时针旋转推运（图3-9-65），由表及里，达到宽胸利膈、缓解呃逆的功效。反复操作2～3分钟。

注意事项：推运时掌根、大鱼际、小鱼际及五指为发力点，鸠尾、巨阙、幽门、期门等穴都在推运的范围内，一举多得。此法是降逆的重要手段，用力要柔和顺畅。

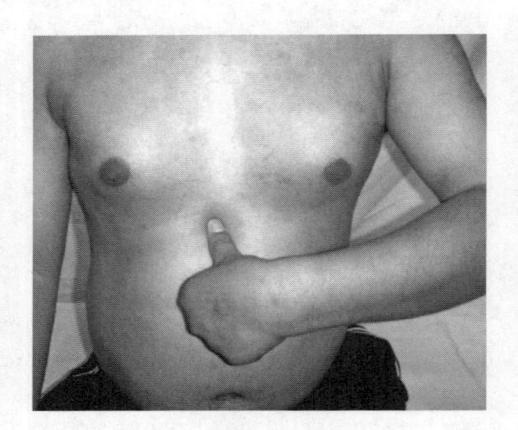

图3-9-64　点鸠尾穴

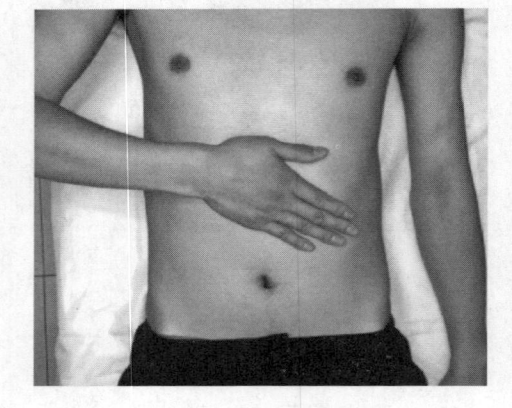

图3-9-65　推脾运胃

⑥**点天突穴**：坐位，拇指端对准天突穴点而按之（图3-9-66），使局部有得气感，达到宽膈和胃、降逆调气之效。

注意事项：点5秒钟后松开再点，反复5～8次。点此穴手法不宜过重，以免引起咽喉不适。

⑦**点穴**：取章门、三阴交、足三里、内关，每穴点10秒钟，以局部酸胀痛为宜。

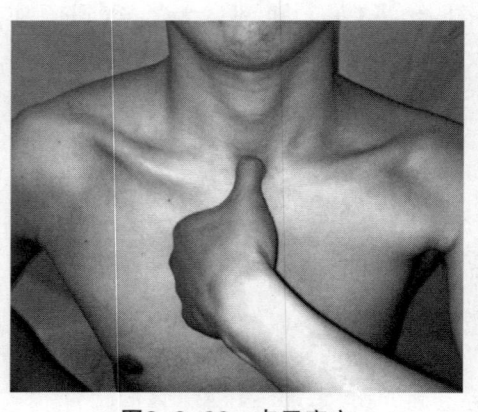

图3-9-66　点天突穴

【提示】

①吃饭不能太快，八成饱，不吃生冷油腻食品。
②从事体育运动，增强消化系统功能。

12. 便秘

便秘的原因很多，主要是大肠功能减退，蠕动减弱，粪便在大肠内滞留时间过久，水分被吸收，造成粪便干燥，排出困难，排便时间延长，多见于饮食不规律者及老年人。

老年人大肠平滑肌衰弱，腹肌无力，排便动力不足而引起此病。食欲不振，饭量过小，食物渣滓太少，致使肠蠕动减弱，也是发病的重要原因。

【治疗】

①**推心置腹**：坐位或仰卧，手掌从膻中穴至关元穴平推（图3-9-67），由轻到重，达到疏通任脉、畅通肠腑的效果。反复操作2~3分钟。

注意事项：手法要缓而有力，平稳舒适，不可忽轻忽重。

②**推按肠腑**：坐位或仰卧，以掌根依大肠的走向推按，其步骤为：用手掌从右下腹部往上推按到上腹部，由上腹部推按到左上腹部，再由左上腹部推按到左下腹部（图3-9-68），由表及里，由浮到沉，达到调和脏腑、促进排便之效。反复操作2~3分钟。

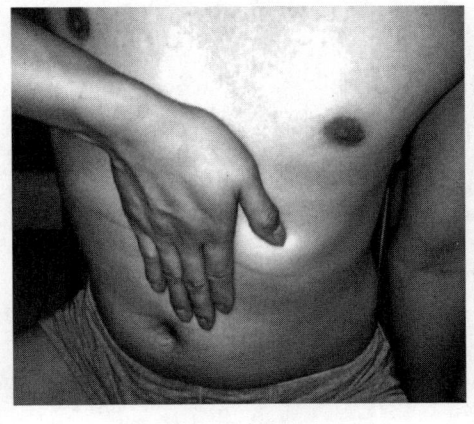

图3-9-67 推心置腹　　　　图3-9-68 推按肠腑

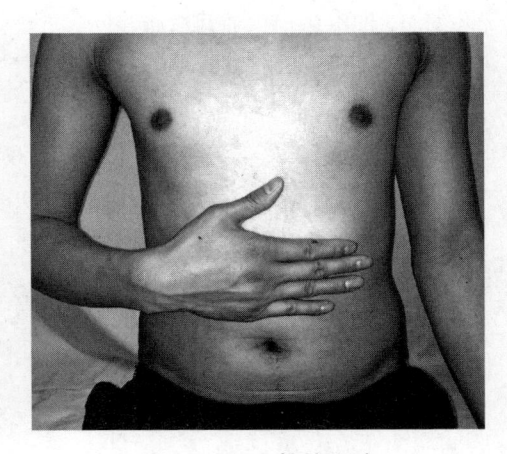

注意事项：手法要柔和舒适，不能重按重搓，不能逆行操作。

③**推运肚脐**：坐位或仰卧，掌心对准肚脐做顺时针旋转推运（图3-9-69），由浅入深，达到疏通脏腑、温通下焦、肠道自通的功效。反复操作2～3分钟。

注意事项：肚脐的压痛点表浅，不宜大力操作，要用寸劲巧力。

④**点天枢穴**：接上势，双手拇指或食指对准天枢穴点而按之（图3-9-70），点10秒钟后松开再点，反复3～5次，起到疏通腑气、增强排便的作用。

注意事项：此穴压痛点表浅，不宜大力点按。

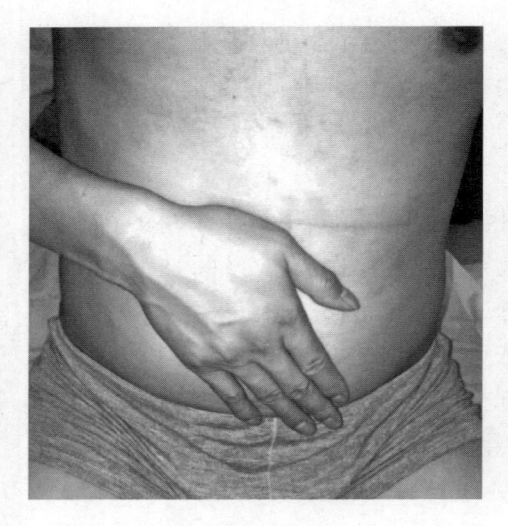

图3-9-69　推运肚脐　　　　　　图3-9-70　点天枢穴

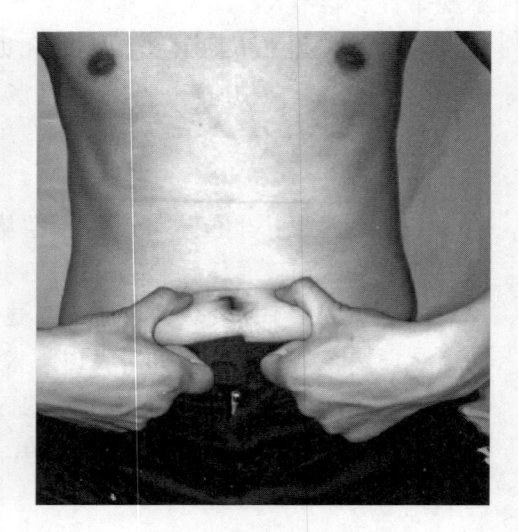

⑤**点章门穴**：坐位或仰卧，双手食指端对准章门穴点而按之（图3-9-71），使局部有酸胀痛之感，达到疏通腑气、顺气降逆的目的。点10秒钟后松开再点，反复3～5次。

注意事项：此穴压痛点表浅，不宜大力点按。章门穴是脏会，是治疗消化道疾病的要穴。

⑥**抓肚皮**：坐位，双手满把抓住肚皮，从上腹部抓至下腹部（图3-9-72），抓5秒钟后松开再抓，达到刺激肠腑、促进排便之效。反复操作2~3分钟。

注意事项：双手用力要匀称。要修剪指甲，免伤皮肤。

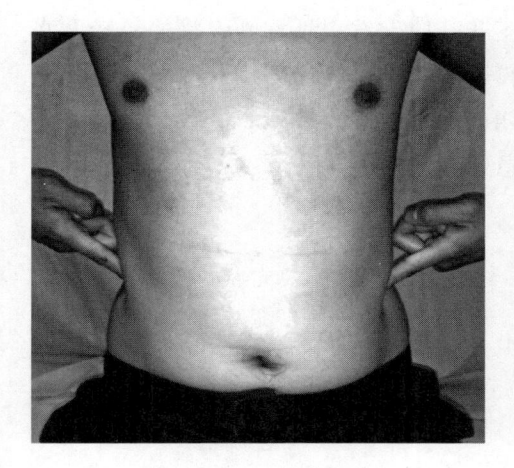

图3-9-71　点章门穴　　　　　　　图3-9-72　抓肚皮

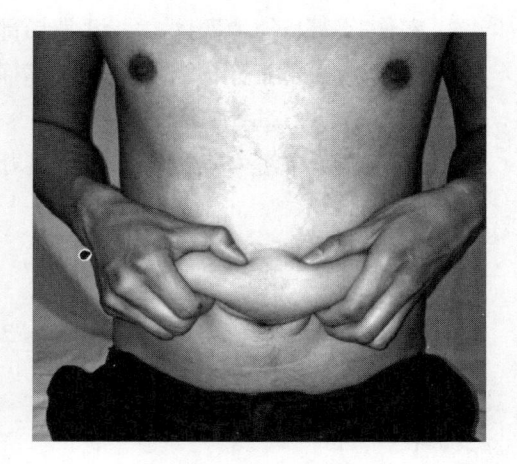

⑦**点穴**：取中脘、关元、足三里、合谷，每穴点10秒钟，以局部得气为宜。

【提示】

①养成按时排便的习惯。

②多食用蔬菜、瓜果、薯类、五谷杂粮。

③不要滥用泻药，以免伤津耗液，危害健康。

④积极参加体育活动，促进肠蠕动。

⑤治便秘验方：医圣张仲景用蜂蜜熬稠晾干后搓成条，塞入患者肛门内促使排便。最简便之法是把肥皂切成条，然后削成如小指长、如小指粗的圆柱塞入肛门，能立竿见影，大便随即便出，屡试不爽。

13. 冻伤

冻伤是由于天气寒冷而引起的组织损伤，局部血液运行受阻，组织缺血缺氧，从而导致局部组织出现病理改变。

冻伤临床上分为四度，一度为局部皮肤苍白，发绀、发硬、痒痛、轻度水肿；二度为局部肿胀，出现水泡，疼痛较剧烈；三度为局部皮肤呈黑褐色，表皮有血性水泡，患处麻木，皮肤坏死；四度为局部皮肤坏死、溃烂、发黑、脱落。一、二度冻伤可以按摩，但要避开患处水泡。

【治疗】

（1）手部冻伤

①**平推手臂**：坐位，手臂置于桌子上，下面放一软枕，用健侧手掌从患侧前臂上部至手背平推（图3-9-73），由轻到重，达到促进血运、活血止痛之效。反复操作2~3分钟。

注意事项：手法要轻柔，一定要避开水泡。

②**揉捏手臂**：接上势，健侧手从患肢前臂上部至手部揉捏（图3-9-74），由浅入深，达到温通经络、活血化瘀的效果。反复操作2~3分钟。

注意事项：按摩时要小心谨慎，手法要轻缓柔和。

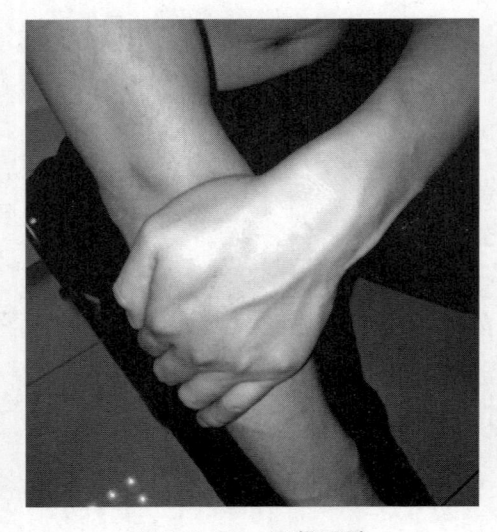

图3-9-73 平推手臂　　　　　　　图3-9-74 揉捏手臂

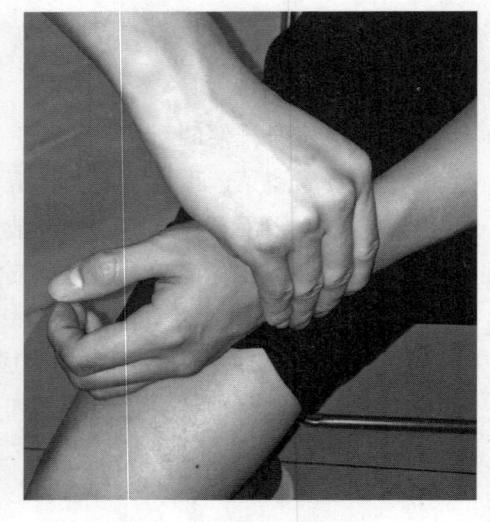

③推运手部：接上势，健侧手掌置于患手处做顺时针旋转推运（图3-9-75），由表及里，达到温经散寒、促进血运的功效。反复操作2~3分钟。

注意事项：手背如有破溃不能按摩，以免感染。

④点穴：手部冻伤取合谷、大陵、内关、外关，每穴点10秒钟，以有局部酸胀痛感为宜。

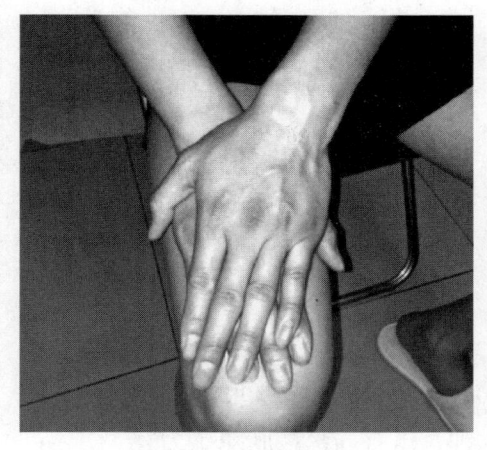

图3-9-75 推运手部

（2）足部冻伤

①平推腿足：坐位，手掌从患侧小腿上部至足部平推（图3-9-76），由轻到重，达到调和气血、活血化瘀之功效。反复操作2~3分钟。

注意事项：按摩前要细心检查皮肤有无破损，如有破损不宜按摩。

②揉捏小腿：坐位，从患侧小腿上部至足背揉捏（图3-9-77），由浅入深，达到引血下行、活血散结的目的。反复操作2~3分钟。

注意事项：手法要轻柔缓慢，不宜大力操作。

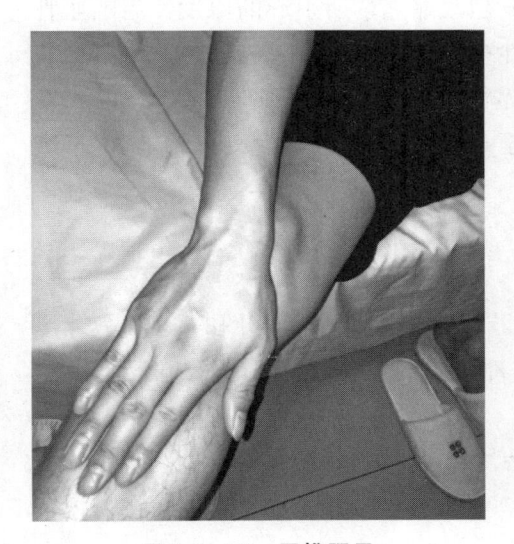

图3-9-76 平推腿足　　　　图3-9-77 揉捏小腿

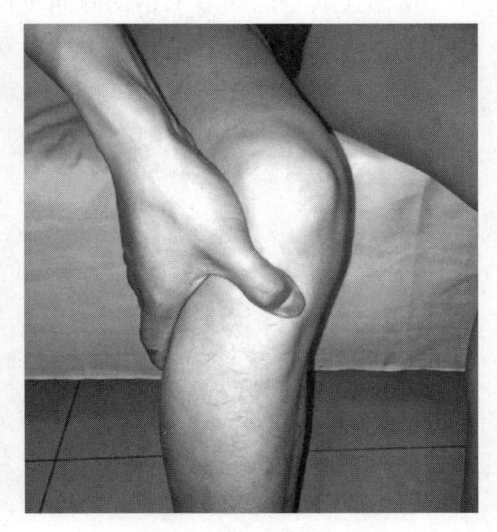

③刨推腿足：坐位，双手十指交叉，从患侧小腿上部至足背刨推（图3-9-78），由表及里，达到平衡阴阳、温络止痛的功效。反复操作2～3分钟。

注意事项：双手用力要均衡，手法要轻缓柔和。

④点穴：足部冻伤取解溪、昆仑、行间、足三里，每穴点10秒钟，以有局部酸胀痛感为宜。

【提示】

①注意肢体与手部的保暖，坚持体育锻炼，增强体质。

②皮肤破损、严重冻伤时不宜做按摩。

③皮肤溃者应去医院治疗。

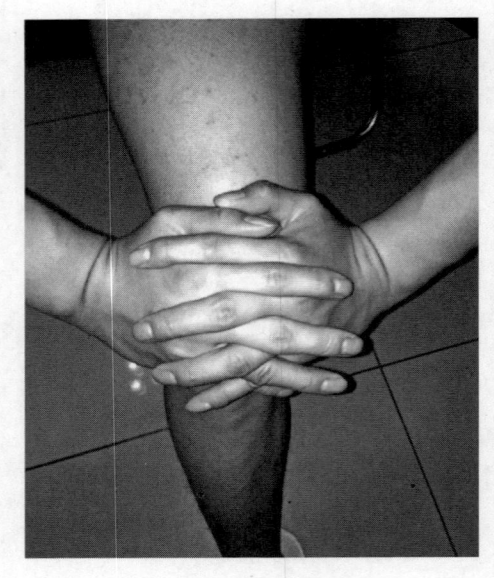

图3-9-78 刨推腿足

14. 雷诺氏病

雷诺氏病是因四肢末梢动脉间歇性剧烈收缩痉挛所引起的原发性周围血管性疾病，多发生于青春期与更年期，女性多为常见。

此病的症状为受到寒冷刺激或情绪激动之后，手指与脚趾突然苍白、发冷，常为对称性，发作一般几小时，甚至几天，同时伴有局部出汗，麻木，烧灼感和刺痛感，晚期皮肤发绀。

【治疗】

①搓捋上肢：坐位，健侧手掌从患肢肘部至腕部搓捋（图3-9-79），搓则沉滞，捋则滑浮，刚柔相济，起到梳理肌筋、祛风散寒之功效。反复操作2～3分钟。

注意事项：注意保护皮肤，阳面着力宜重些，阴面着力要轻些。

②**推运手部**：坐位，患肢放在大腿上，健侧手掌对准患侧手心做顺时针旋转推运（图3-9-80），由表及里，刚柔相兼，起到温经散寒、活血化瘀的功效。反复操作2~3分钟。

注意事项：手法要柔和舒适，手要紧贴皮肤，不能拍击与跳跃。

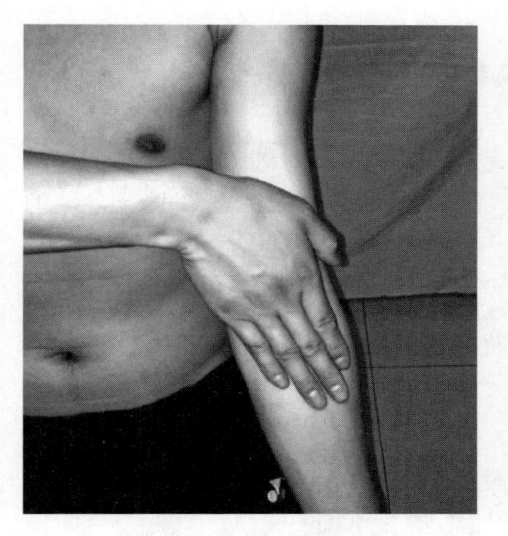

图3-9-79　搓捋上肢

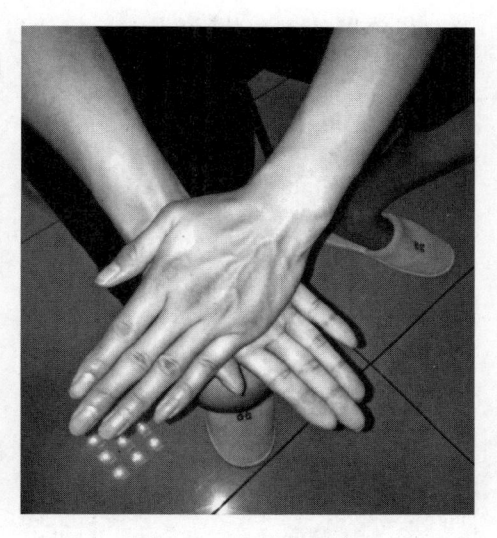

图3-9-80　推运手部

③**捻动患指**：坐位，用健侧手的拇指与食指捏着患指捻动（图3-9-81），宛若捻麻绳，由表及里，柔中有刚，刚中有柔，刚柔相济。反复操作2~3分钟。

注意事项：手指压痛点表浅，不宜用太大力量，皮肤发绀时不宜做按摩。

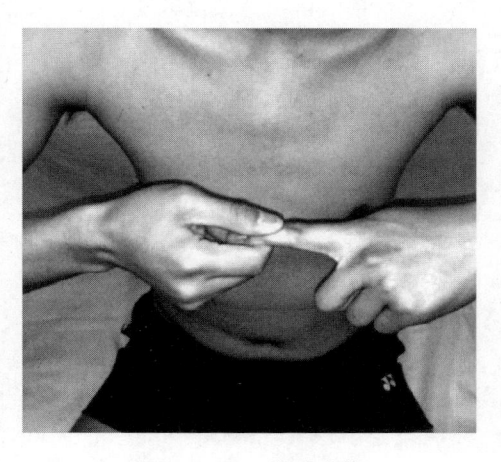

图3-9-81　捻动患指

④**掌推下肢**：坐位，双手从患侧大腿至小腿推按（图3-9-82），由浅入深，由表及里，起到调和气血、活血化结的作用。反复操作2~3分钟。

注意事项：双手用力要协调一致，手法要缓而有力。

⑤**刨推腿膝**：坐位，双手十指交叉，从患肢大腿至膝关节刨推（图3-9-83），由轻到重，由表及里，刚柔相济，起到舒展肌筋、活络止痛的功效。反复操作2~3分钟。

注意事项：双手用力要对称，手法要缓而有力。

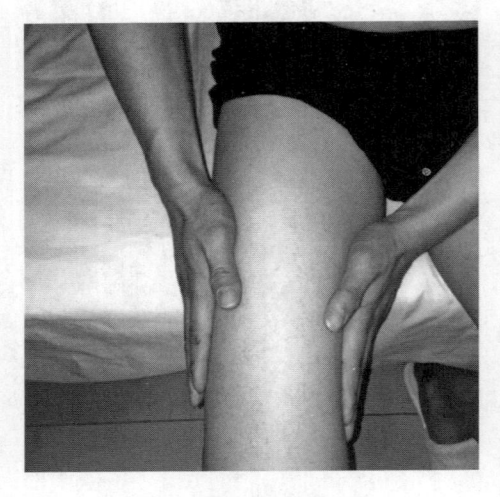

图3-9-82 掌推下肢

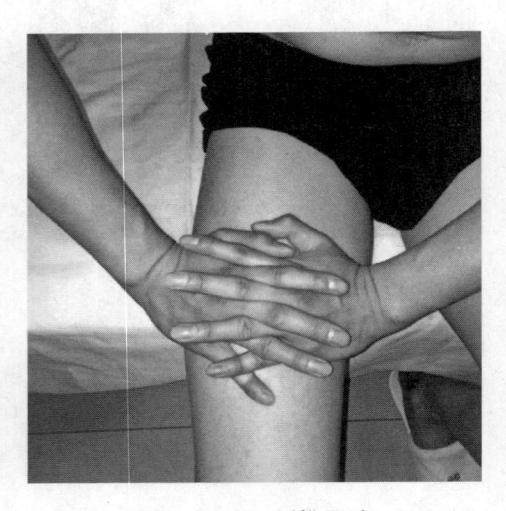

图3-9-83 刨推腿膝

⑥**按压足部**：坐位，手掌从小腿下部至足踝部按压（图3-9-84），由柔至刚，达到疏通经络、活血止痛功效。反复操作2~3分钟。

注意事项：按压时速度不宜过快，缓而有力，使力量达到深处。

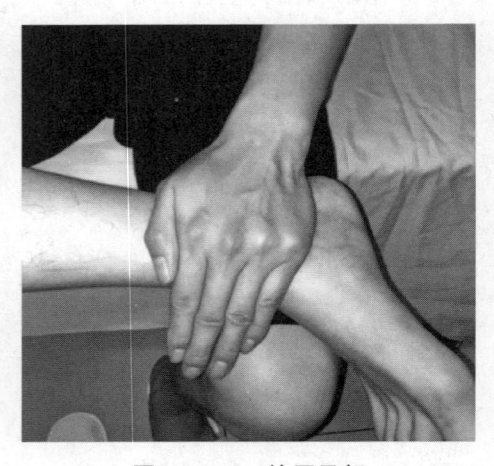

图3-9-84 按压足部

⑦**点穴**：取足三里、阳陵泉、悬钟、手三里、内关、外关，每穴点10秒钟，以有局部酸胀痛感为宜。

【提示】

①天冷时要注意保暖，尤其是四肢。
②不要吃辛辣刺激性食物。
③适度运动，戒烟限酒。

图书在版编目(CIP)数据

自我按摩祛百病 / 李家盈编著. – 北京：人民体育出版社，2019
ISBN 978-7-5009-5524-5

Ⅰ. ①自… Ⅱ. ①李… Ⅲ. ①按摩疗法（中医）–图解 Ⅳ. ①R244.1-64

中国版本图书馆 CIP 数据核字（2019）第 016009 号

＊

人民体育出版社出版发行
三河兴达印务有限公司印刷
新 华 书 店 经 销

＊

787×960　16 开本　21.25 印张　377 千字
2019 年 5 月第 1 版　2019 年 5 月第 1 次印刷
印数：1—3,000 册

＊

ISBN 978-7-5009-5524-5
定价：65.00 元

社址：北京市东城区体育馆路 8 号（天坛公园东门）
电话：67151482（发行部）　　　邮编：100061
传真：67151483　　　　　　　　邮购：67118491
网址：www.sportspublish.cn
（购买本社图书，如遇有缺损页可与邮购部联系）